アスペルガー症候群
歴史と現場から究める

石川　元　編

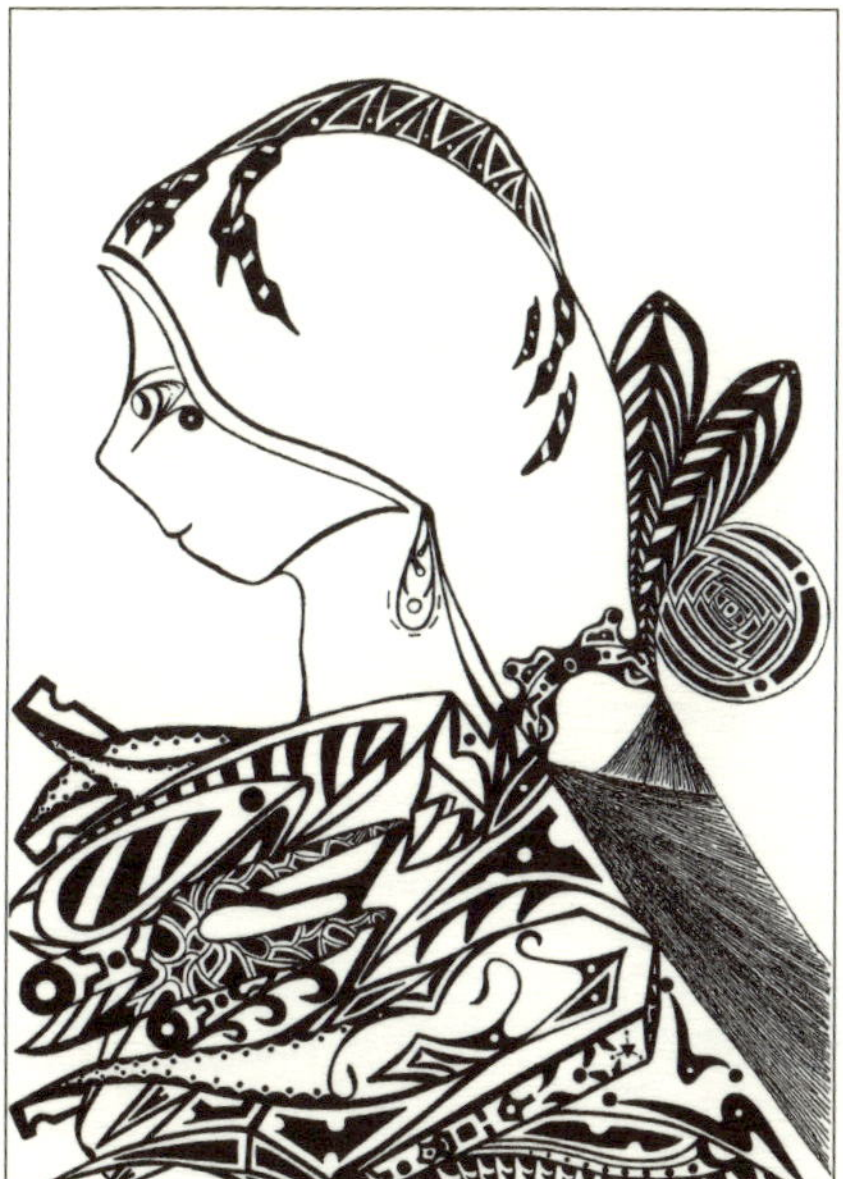

至文堂

目次

■知る

観る

■繋がる

■膨らむ

■繕　う

■継　ぐ

■喋　る

カバー「ひととき」・扉「仮面其ノ2」イラスト／芳田コウヨウ

知る

アスペルガー症候群の歴史

――統合失調症か人格障害かという論争に始まり広汎性発達障害に組み込まれはしたが発達障害と人格障害の接点としての存在意義が今後は注目されるべきだとの提言

石川　元

一　いわゆる「アスペルガー症候群」を狭めるか拡げるか

いわゆる「アスペルガー症候群」に関心が高まり止まらない。以前は児童精神医学や発達障害医学や司法精神医学の地味な研究対象であったのが、精神医学、小児科学、臨床心理学関係はもちろん、医学一般のメディアでも特集が組まれた。筆者が二〇〇六年三、四月に編集した一般読者向きの『現代のエスプリ』464号、465号、「アスペルガー症候群を究めるⅠ、Ⅱ」は昨今のＭＯＯＫでは珍しく、たちまちのうちに完売した。

専門家に留まらない。巷では、ともすれば一側面が誇張され、「あの人、アスペっぽい」などと日常でよく耳にする。その意味は、風変わりかつ偏狭で他者と円満な交流ができないという印象から、時々変な行動をして気味が悪いとか、とんでもない犯罪を引き起こす恐れもあるという風評まで含んでいる。

残念ながら、「アスペルガー」という特異な呼称が市井での知名度を上げた最大要因は、おそらくは凶悪少年事件であった。駿ちゃん事件（長崎市児童誘拐殺人）では、限局された興味が性的倒錯に、かんしゃくが殺人行為に発展したとの、元長崎大学医学部教授の鑑定結果に基づく家庭裁判所の発表が報道によって伝播した。十分な説明を欠き、誤解や憶測を招来したことも十分に考えられる。空港警戒態勢の不備を証明しようと行われた羽田全日空機長殺人事件の被疑者、人の死に興味をもったことが動機とされた豊川市老主婦強殺事件の高校生、中学時代に自分をいじめた同級生に復讐しようとしてその母親を刺した石狩市主婦殺人事件の高校生のときも報道されていた診断名は、駿ちゃん事件で、一気に人口に膾炙した。その後、化学の知識は教諭も一目を置く、名門高校女子生徒が、静岡県伊豆の国市で母親をタリウムで殺害しようとした事件があった。羽田全日空機長殺人での、日本初のアスペルガー障害との鑑定結果を提示した東京医科歯科大学教授による同様の診断が、今度は弁護士から発表され、それ以降は、刑の軽減を目的にこの診断名を弁護側が持ち出す傾向も否定できない。

世間で「アスペルガー症候群」が、急速に知名度を上げていったのと一部は連動するのだが、精神科医の下す公式の診断名として、ICD—10での「アスペルガー症候群」(Asperger's syndrome) およびDSM—Ⅳ—TRでの「アスペルガー障害」(Asperger's disorder) は以前よりもよく用いられるようになった。

DSMの場合は「自閉性障害」「レット障害」「小児期崩壊性障害」「特定不能の広汎性発達障害」とともに、ICDの場合は「小児自閉症」「非定型自閉症」「レット症候群」「他の(レット症候群以外の)小児期崩壊性障害」「精神遅滞・常同運動を伴う過動性障害」「他の広汎性発達障害」「広汎性発達障害、不特定の」とともに、広汎性発達障害 (Pervasive developmental disorders) という上位カテゴリーの傘下にある。

しかし一方で、司法以外の臨床、つまり、医療・教育・福祉の(特に支援を優先する)現場では、アスペルガー症候群(ICD—10)やアスペルガー障害(DSM—Ⅳ)といった操作診断を使用することや、いわゆる「アスペルガー症候群」を独立した形で把握するのを避ける動きも目立っている。「高機能広汎性発達障害」や「自閉性スペクトラム障害」に包含してしまう、という姿勢だ。

「高機能広汎性発達障害」は、上位カテゴリーを診断風に流用して、精神遅滞の見られない広汎性発達障害を一括りにしたものである。輸入概念だが海外では日本ほど頻繁に使われない。広汎性発達障害という国際分類での枠組みは破壊されていないので、操作診断の一段階でもあるのだが、「それ以上に細分化することはナンセンスである」という主張を孕んでいる。三歳までに二語文が習得できていたか否かがその後の発達に影響を及ぼすなどと考えるようなら、かくもラフな用語は使用しない。「高機能広汎性発達障害」は姿勢（立場）を明らかにする名称と考えたらよい。

「自閉性スペクトラム障害」にはもっと思想がある。よく、「自閉性スペクトラム障害」イコール広汎性発達障害と謳われ、イギリスでは「広汎性発達障害」は嫌われているのでその代替だと解説してある入門書があるが、筋金入りの「自閉性スペクトラム障害」では広汎性発達障害すら認めてはいない。社会性（対人関係）・コミュニケーション（言葉）・想像力それぞれの障害という三主要徴候があれば重症から「変人」まで含める。範囲は「広汎性発達障害」よりも更に広い。そこに含まれることになる様々な状態を連続線上に位置づけ、それぞれの間の異質性は不問に付し、むしろそれなりの均質性に注目を置く。しかも正常との間に明確な境界はなく連続的に移行すると考える。そして、すべてをスペクトラムで括っておいてあとは事例ごとに対応を検討する。学園紛争などで一部の自閉症研究が罪悪視され始めた、ある時期以降の日本では、自閉症支援に関する諸活動がローナ・ウィングの影響下にある人たちによって主導されたためであろう。「自閉症スペクトラム障害」という括り方が専門家にもずいぶん普及した。便利でもある。一時代前にはカナー型・アスペルガー型と騒いでいたのを知らない世代が増え普及に拍車がかかっている。

「高機能自閉症スペクトラム」になると拡がりに制限が加えられ実用性は増す。特別支援教育を準備する時期の文部科学省による調査にも採用された。「通常学級における（明らかな知的障害や知的障害絡みの事例を除いた）いわゆる「軽度発達障害」は六・二％」という数字を弾き出したアンケートのうち、自閉傾向を見る部分は、スウェーデンで開発された「高機能自閉症スペクトラム・スクリーニング質問紙（ASSQ）」を引用している。正確に「スペクトラム」を省き「高機能自閉症」という表現を当てているので一見、ローナ・ウィングの絡んだ「自閉症スペクトラム障害」と分かりにくい。保護者に教諭がプライベートなことを訊くことが御法度である学校という場では、三歳までの発達情報は当然入手できずアスペルガー症候群（ICD—10）やアスペルガー障害（DSM—Ⅳ）を用いるには困難であり、そのような情報が一切不要な「自閉症スペクトラム」を採用したのは賢明である。

「自閉症スペクトラム障害」に関連して、最近では海外でも「障害（disorders）」を実際に除いて「自閉症スペクトラム」という用語が用いられることがある。自閉症スペクトラム障害の『症』に既に障害が包含されているので『障害』を省略して訳出した場合と混同され、一層、用語としての出自が曖昧になっている。

種分け事務の如き「高機能広汎性発達障害」よりも「自閉症スペクトラム障害」には、含みや深みがあるという印象を筆者は抱いている。精神医学系の疫学者であるローナ・ウィングの発案であるからには、どこかで、精神医学における本来の「スペクトラム障害*」と通底しているのではないかと考えてしまうからだ。もちろんウィングの意向ではないのだが、「自閉症スペクトラム障害」という言葉には遺伝が見え隠れしてならない。だから家族内に使用するには素晴らしい概念で、一族の中に同じ系統の病気、人格障害そしてそれらを援助する適性の高い正常人が存在するということであれば納得できる。一般化するには飛躍がありパラノイックに見える。

日本での場合、「アスペルガー症候群」という漠然とした概念もしくはイメージがあるとするならば、精神科医によるDSMやICDを用いた操作診断であるアスペルガー障害やアスペルガー症候群、マスコミに流された鑑定結果、「アスペっぽい」という市井での表現は、すべて「アスペルガー症候群」を狭める、つまり限局する方向であろう。「高機能広汎性発達障害」や「自閉症スペクトラム障害」の流行は、「アスペルガー症候群」を拡げる、つまり敷衍する方向であろう。国際舞台ではどうだろうか？　実は、「アスペルガー症候群」の歴史は、その概念を狭めるか拡げるかをめぐる、（他の場合には見られないほど纏綿とした）長期に及ぶ攻防の軌跡であったのである。

*統合失調症と関連したさまざまな表現型、すなわち明瞭な統合失調症・不明瞭な統合失調症・統合失調症質（分裂病質）・不適切な性格などからなる一連の症候群が統合失調症と遺伝的関連のある人々に多くみられることから統合失調症の「スペクトラム」の一部を成すとするS・S・ケティ（一九六八）以来の考え方でICD−10にも明記されている。

二　「アスペルガー症候群」との呼称（英語）は ウィング（一九八一）より遙か以前から存在

子どもの「自閉」をめぐって、ハンス・アスペルガーとレオ・カナーに関して、これまでの定説を整理すると、以下のようになる。

●一九四三年、「自閉」性のある（autistic）子ども、のちの「早期幼児自閉症（early infantileautism）」が、米国の児童精神科医であり世界ではじめて「児童精神医学」を看板に掲げたジョンスホプキンス大学のカナーによる一一名についての英語による報告として登場。その翌年の一九四四年、それと発達のパターンが類似し、他の子どもたちと交わろうとしない、語彙は豊富だが言い回しが単調で抑揚の乏しい、特定のことに異常な興味を持つ、六―十一歳男児四名の事例がオーストリアの小児科医で後にウィーン大学の教授になったアスペルガーによって発表。「子どもの自閉性精神病質（autistischen Psychopathen im Kindes-alter）」と題するドイツ語での報告であった。

●カナーもアスペルガーも共に、「接触の喪失、自己への引き込もりと外界に無関心」という統合失調症の症状を捉えるため創られたオイゲン・ブロイラーによる精神病理学の用語「自閉」という表現を使ったと推測される。カナーの著作では「自閉」使用の由来について触れられていないが、アスペルガーの著作では丁寧にブロイラーとの繋がりが記述されている。

●同じく子どもの「自閉」でも、精神科医であるカナーは統合失調症の子ども版という「精神病」レベルの形容として否定的に捉えたのに対して、小児科医であるアスペルガーは、極端に偏倚した人格傾向の形容として肯定的に用いた。アスペルガー自身、統合失調症の「自閉」ではないと確信し統合失調症の「自閉」のアナロジーとして子どもに使用していたので、事例では起始が通常三歳以降つまり小児統合失調症発症より早期であることや家族要因（類似した人格特性が親族、特に父親に見られた）が強調されることで、入念に統合失調症との繋がりを払拭しようとした。予後を当初から楽観視（特別な興味を活かした就業が可能）したのも、精神病よりも精神病質（人格障害）として捉えたからである。

●同じ統合失調症でも、アスペルガーのいたオーストリアでは、伝統的ドイツ精神医学の流れから遺伝による生物素因の絡んだ脳の病態と捉えられていたのに対して、カナーのアメリカではドイツ精神医学から出発しながらナチスの圧力によりヨーロッパから亡命した一群の精神科医により（ユダヤ人であるフロイトの精神分析を背景に推進されたこともあり）環境による心理要因も大きく関与した病態と考えられた。

●英語で書かれたカナーの報告は戦勝国である米国での医学ということもあり世界を席巻、興味の焦点になったのに対し、ドイツ語で書かれたアスペルガーの論文はドイツとオーストリアで広まり、あとはオランダと旧ソ連、日本に伝わった程度だった。

ほぼ同時期とはいえ、カナーの方が一年先鞭を取ったことが時に強調される。現在の日本では、ローナ・ウィングの「アスペルガー症候群」観が支配的で、ローナ・ウィングがアスペルガーを日本に紹介したと考えている向きが多い。

先に少し触れたように、日本でも一九六〇年代に、小児科関係でアスペルガー型「自閉」の子どもが大々的に紹介され、アスペルガー自身が講演に来朝しているのだが、そのことについても、特に一般向きの「自閉症・アスペルガー症候群」関連の書物には記載がない。

イギリス以外のヨーロッパでの研究の流れはわが国ではほとんど紹介されていない。流布されている知識には大きな偏りがあるのではなかろうかと考え、ここ一年間、筆者は丹念にドイツ語を中心とした文献を渉猟した。その結果、一九八一年にウィングによって英語でアスペルガーが紹介される前に、六〇年代からヨーロッパ大陸ではドイツ語圏を中心にアスペルガーはカナーと同等に評価（六〇年代の日本に似ている）されており、英語でもアスペルガー（一九四四）が紹介されていることが分かった。

ドイツ（フランクフルト）のG・ボスは、『幼児自閉症』英訳版（世界規模の医学系書肆スプリンガー・ヴェルラーグ（ベルリン、ハイデルベルグ、ニューヨーク）から一九七〇年に上梓）のまえがきで、一九六二年のドイツ語版にはなかった「アスペルガー症候群」という呼称を初めて用いた。英語版の序文は、当時、『うつろな砦』など自閉症関連の著者として世界に名を馳せた、あとで少し触れる、アメリカのブルーノ・ベッテルハイムが寄せている。ボスによれば「カナー症候群」と「アスペルガー症候群」という「二つの症候群は、ヨーロッパのこの主題での論文や教科書で広く取り上げられ、両概念とも日常臨床に役立つ」とされた。

既に一九六八年の時点でボスは、ドイツ語でではあるが、アスペルガー（一九四四）をカナー（一九四三）との比較から検討し、（その後、一九八一年になってウィングが英語で指摘したように）自閉性精神病質にも精神遅滞の例が存在し、幼児早期自閉症にも特別な能力を持った例があるという臨床経験を報告し、両症候群の事例での連続性にも既に目を向けていた。優れた素養や特別の才能は、全般の知的レベルが通常低い幼児早期自閉症でも起きること、幼児期早期における発達の遅れがあるので早期幼児自閉症と診断された事例が、その後、優れた才能や言語技能や特別な興味や他者から孤立したスキゾイド様の接触も観察されるようになる一時期には、自閉性精神病質と診断される可能性があることも指摘された。

一方、その時期に、アスペルガー（一九四四）と同様な自験例とカナー（一九四三）と同様な自験例との臨床経験を通して、両群において明確な区別を打ち出したのは、オランダのヴァンクリベレンである。ほとんどの業績がオランダ語だが、ドイツ語や英語でも数多くの論文を書いた。アスペルガーの精神病質をカナーの自閉症から区別しようと整理されたのが表1である。カナーの幼児自閉症は病的発達を伴う過程、もしくは停止（standstill）に至る過程であるのに対し、アスペルガーの自閉性精神病質では状態が安定しており、限られた範囲内で好ましい方向に発達を遂げるとされており、両者はまったく別物なのだと。この見解は、児童精神医学の英文国際誌（一九七一）でも再度、詳述された。さらに、ヴァンクリベレン（一九六三、一九六四）は、上の子どもが自閉性精神病質像を示し、下の子どもが早期幼児自閉症の特質を有する三家族を観察することで、人格障害が有害環境によって悪化して精神病の形で現れるという仮説を立てた。

このようにボスやヴァンクリベレンの活躍によって、少なくともアスペルガーの業績とカナーの業績は、ヨーロッパ大陸では同等に評価され、六三年以降は英語圏にも浸透していたことは十分に示唆される。なお、カナーは「幼児早期自閉症」に関する英文のヴァンクリベレンの論文を自著の参考文献にあげているが、同時期のアスペルガーとカナーを比較する英文でのヴァンクリベレンの仕事は紹介していない。

ヴァンクリベレンによる積極的な評価は、興味深いことに、実はアスペルガーその人にも多大な影響を与えた。カナーによる一見同様な事例や、第三者によるカナー・アスペルガー比較に触発され、自説の中で漠然としていた方向が明確に規定され、主張したい核心が具現したのではなかろうか。先に述べたヴァンクリベレンの「人格障害が有害環境によって悪化して精神病の形で現れる」仮説に、アスペルガーは一九六八年に賛同の意を表している。晩年のアスペルガーの仕事はドイツ語であることもあって日本ではあまり知られていないが、アスペルガー（一九六八）で、アスペルガー自身が、カナーの業績を検討し、両者の差異を強調している。その部分を以下に引用する。

表1　2つの‘自閉’の対比（van Krevelen, 1962）

早期幼児自閉症（early infantile autism）	自閉性精神病質（autistic psychopathy）
1．障害（disturbance）は生後まもなく現れ、1年の間にあらゆる事象でみられる。	1．風変わりなところは2、3歳で見つかるが、学校に行き始めてから目立つ。
2．初語よりも始歩の方が早い。	2．始歩よりも初語の方が早い。
3．障害は男女ともにみられる。	3．風変わりなところは男性である特徴の一つの極限型である。
4．認知の欠損。	4．直観（見通し）の欠如。
5．社会での予後は好ましくない（poor）。	5．社会での予後はまあまあ（fair）。
6．言葉は伝達機能を欠く。	6．言葉を伝達手段として使える。
7．視線を合わせることはない：他者というものが存在しない。	7．ぞんざいに視線を合わせる：他者を回避する。
8．入院させてもホームシックの徴候は現れない。	8．ホームシックの徴候が現れる（ネコ程度のホームシック？*）。

＊原著には特に説明はなかったが筆者は「イヌは人に付き、ネコは家に付く」を臨床経験を基に連想した。最近、アスペルガー症候群を抱えたヒトをネコに喩える（ネコの）写真集がドバイの専門家によって国際的に出版されている。

もし、カナーの早期幼児自閉症が（小児統合失調症とは同一ではないとしても）精神病様あるいは精神病状態であるとすれば、アスペルガー（一九四四）の「中核となる事例」は、異例の伸びやかさと思考の創造性、論理的かつ抽象的に考える特別の能力を持った、極めて知力のある子どもといえる。いくぶんデレイズム（現実から逃避した非論理的な思考様式）風に考えることは多い、つまり現実をほとんど斟酌しないで（むしろ相当病的ではあるが）極端に論理的でしかし現実と無関係で、どちらかというとパラノイア様の思考過程を有するとしてもである。この種の患者の特徴は、周囲に応じた臨機応変に関心がなく、難解で、むしろ実用的でない特別な関心事に没頭する。早期幼児自閉症との、より重要な相違は、初期から、文法的には完全に正しい、言葉の選択に一風変わった精確さが見られる、程度の高い言語が（しばしば、自力で歩くのを学ぶ前に）発達しているという事実である。（筆者訳）

アスペルガー（一九六八）での結論は、「個人が異常な刺激を受ける病的な環境のもとでは、脳の病気であろうと、素質によるものであろうと、病的レベルの「自閉」が発展しうる。そしてその程度（スケール）の極限に、精神病・統合失調症・「早期幼児自閉症」という極端に異常な状態が見つかる」であった。これは、かなり後になってウィングによって提唱される「自閉症連続体（continuum）」、その後の「自閉症スペクトラム」と同様な捉え方である。移行モデルそのものが、既にこの時期から、アスペルガー当人によって認識されていたことを意味する。そして、後のウィングと徹底的に違うところは、アスペルガーの場合は、「連続体上にあっても（二つの症候群は）質的に異なる」という点である。ウィングの場合は、全体に均質であることが部分同士の異質を凌駕すると考えている。

アスペルガーは、カナーの事例も自分の事例も、移行する連続体の上にあるものの、前者は改善不可能な深刻な病理を有した精神病もしくは変性疾患であり、後者は治療教育が有効な精神病質であり別物でもあるという見解を終生、曲げることはなかった。

ウィング（一九八一）以降ではなく、アスペルガー及びカナー両群の連続性をめぐる論争は早くからヨーロッパでおこなわれており、この時期の論争にはイギリスのラター*（一九六八）も加わっていることは、興味深いことである。

*ラターとショプラーの共著『自閉症』（一九七八）でも自閉症と自閉性精神病質の鑑別の難しさについての記載がある。

三　「精神病質」を埋葬した、ローナ・ウィング「アスペルガー症候群―その臨床知見」（一九八一）

わが国では、「アスペルガー症候群」という名称はイギリスの疫学研究者ローナ・ウィング（一九八一）が初めて命名し英文で紹介したと記載してある総説や成書によく遭遇する。この時期は、アスペルガーの死の翌年に当たる。「アスペルガー症候群」という呼称を最初に英語で用いたのはボス（一九七〇）であることについては既に指摘した。『幼児自閉症―言語を指標とした臨床的および現象学―人間学的検討』という著書の中でである。

さらに、専門家でも比較的若い層の中には、アスペルガーをわが国に紹介したのはウィングだと信じている向きも多い。日本では、第二次大戦後、わが国の児童精神医学界には早期幼児自閉症と自閉症精神病質とがほぼ同時に伝わってきた。両者とも「自閉症」と訳されたため混乱を生じた。ウィーン大学病院に留学しアスペルガーの同僚に弟子入りしアスペルガー周辺での治療教育の高い評価を見聞した小児科医の平井信義、ジョンスホプキンス大学病院に遊学してカナーに直接教わった精神科医の牧田清志が、それぞれ師匠の考えや思いを報告し、どちらが「自閉症」を捉えた概念であるかを巡って、学会で数年にわたり議論を重ねた記録が残っている。

一九六五年十一月の日本児童精神医学会第六回総会ではアスペルガーにより「児童期の自閉症に関する諸問題」と銘打ち、「カナー型は早期発症の統合失調症だから改善の見込みはないが、アスペルガー型は定型発達の偏倚だから治療教育による改善が可能であり、アスペルガー型が自閉症の中核である」要旨の講演が行われた。その後、夫人だけの来朝に終わったが同学会で（アスペルガーの事例とカナーの事例の差異を強調する）ヴァンクリベレンの特別講演も計画された。

ウィング（一九八一）が「アスペルガー症候群」の命名者という錯覚はどうして成立するのだろうか？　たとえばオーストラリアのトニー・アットウッド（二〇〇四）が「名祖《なおや》の用語、アスペルガー症候群を初めて用いたのはローナ・ウィング（ロンドン）である」としているなど海外文献でも、そういう記述にいくつかであった。それなりの背景が存在するのではなかろうか。

まず第一は、それまで英文の論文では、「アスペルガー症候群」をタイトルとして掲げたものは皆無であった。ボスのように、成書の本文中に埋没する形ではなくタイトルの「アスペルガー症候群」だと（キャッチコピーとしての）インパクトは大きい。

第二に、（ウィングが疫学者であるためか）それまでのような精神病理学の「思想」（ボスは現象学）を欠いており、その観察に徹した客観性に、広い範囲の支持を得られる付加価値があった。ローナ・ウィングのそれ以前の経歴は、筆者の調査した範囲では、どこにも公開されていないのだが、一九六六年、ローナの夫でありイギリスの社会精神医学者であるジョーン・K・ウィングが編集した「早期小児自閉症」（この本には一切アスペルガーの名前は登場しない）に「治療のための教育についての臨床的解釈」分担執筆（十年後の同書第二版はローナ・ウィングが編集*する）などから出発した。なお内山登紀夫氏によればウィング夫妻は重度の知的障害を伴う自閉症の娘さん（一九五六―二〇〇五）を抱えておられた。

第三は、筆者が最も蓋然性が高いと信じている要因である。ヨーロッパを中心にアスペルガーはそれまでもそれなりに高く評価されていたことは確かだが、ウィングが論文を発表した時期に注目したい。一九八一年以降にアスペルガーへの認知が深まった背景として最も重要なのは、一九八一年以前はといえば、子どもの「自閉」が一種の統合失調症なのかどうかがまず取り沙汰された時代であったということだ。

そのため、カナーかアスペルガーかという議論は、自閉症というものが統合失調症から独立していない間は意味がなかった。つまり、世界規模では八〇年代になって初めて意味を持った。まったく同じテーマをヴァンクリベレンやボスが提起しても時期尚早なため議論の起爆剤にならなかった、と推測される。実際、研究者や臨床家が自閉症の妥当性（validity）を確証し、小児の統合失調症との相違を明らかにしたコルヴィンらの研究が重積されるのは、一九七〇年代である。

それまでに、子どもの「自閉」発見から数十年を要している。つまり、自閉症というものが公式に診断として認識されたのは一九八〇年からである。その間、カナーの概念は（より多く注目された者の運命として）既に多くの追試に晒され、その結果、オリジナルの自閉症概念自体は早くから部分修正を受けてきた。たとえば、アメリカ精神医学における精神分析（精神力動論）の影響は大きく、カナー事例の両親が高知能・高学歴で共感性を欠く（単に同僚など知的な親の子どもとが多かったということにすぎないと思われる）ことから、心理・環境要因が注目され、その後、自閉症は重度の情緒障害として精神療法の対象となった。この立場の極端な例は、（ちょうど、同じ時期、統合失調症がユダヤ人であるアメリカの精神分析医フロム・ライヒマンによって「統合失調症をつくる母親」に原因が求められたように、（オーストリア出身でナチの強制収容所から奇跡的帰還を遂げたユダヤ人心理学者、ブルーノ・ベッテルハイムによる「冷蔵庫（のような自閉症児の）母親」説である。心理・環境因説である「母原病」観は一世を風靡した。

また、カナーが元々正常知能のレベルとの関連で考えていた自閉症を抱える個人の精神遅滞にも注目が集まった。ウィング（一九八一）の登場は、疫学による洗礼というか、カナーの場合既に受けていた提唱者概念への部分修正が、ようやくアスペルガーにも到来したという証かもしれない。

ウィングの英文論文「アスペルガー症候群—臨床知見」（一九八一）は、おそらく、既に記したように、ヨーロッパでは「アスペルガー症候群」は用語として既に存在し英語でも紹介が進んでいたという事実を知った上で精読するならば、アスペルガーの業績を紹介する目的とはほど遠い内容である。

精緻な洞察力と徹底したこだわりをもつという、ウィングの（著作を通して得た筆者による）印象が正鵠を得たものであるとするなら、この論文は、（世界レベルで徐々に注目され始めた）「アスペルガー症候群」がウィングの危惧する方向―つまり「カナー症候群」と別個のものであるという地平に達しないようにする阻止行動の具体化であった可能性はある。その論文によって初めてアスペルガーを知ったという読者であればアスペルガーの紹介という要素も認知されるかもしれないのだろうが、筆者の印象としては、強烈な恣意を感じる。ヴァンクリベレン（一九七一）やアスペルガー（一九七九）が補強したアスペルガー症候群とカナー症候群の区別への明確化（縮める）に対抗する、曖昧化（拡げる）という意図が読み取れる。

ウィング（一九八一）では、発達初期の言語遅延が見られない、臨床所見も（自ら要約した）アスペルガーの知見と類似した群と、臨床所見は一致するが初期の言語に遅延がある点で異なる、もうひとつの群を区別する（疫学の）手法によってアスペルガー様の自験例が均質でないことを浮上させている。「歩く前に話す」は正しいとは限らないこと、軽度の精神遅滞を伴っている場合があること、男性だけに限定されないこと、なども指摘されているが、これらは既にボスらが指摘していたことである。小児科レベルより精神科レベルゆえにウィング（一九八一）の事例での重症度はアスペルガー（一九四一）よりも相対的に高いという、ウィング自身による言明はいかにも正直で好感が持てる（なお、ウィング自身にもアスペルガーの業績を英語で紹介したのが自分にされているという情報が入ったようで一九八六年の記事で「自分ではない」としてヴァンクリベレン（一九七一）とボス（一九七〇）とウォルクら（一九七九）を挙げており、こだわりと誠意の人柄が一層見て取れた）。

なおウィング（一九八一）に記されている、もうひとつ重要なことは、「アスペルガー症候群」（という、ボスもしくはヨーロッパ大陸での呼称）を踏襲し使用を提言した理由である。アスペルガーが用いた「精神病質（英訳すると psychopathy）」が、反社会的行為と同義なのでということであった。[**]

さて、ドイツ語と英語のニュアンスの違いはともかく、ウィング（一九八一）が「精神病質」を葬ってしまったことについてはこれまであまり問題にされていない。この前年にアスペルガーは世を去っているのにである。

両群に連続性があるかないかという単純な振り分けでは

ない。アスペルガーこそがスケール（連続体）であると最初に指摘している。しかし、たとえ量的な連続体を構成はしても、連続体の両端は質的に違うというのが、晩年までのアスペルガーの最終的な結論なのだ。アスペルガー（一九四四）により提示されたのは、自閉性精神病質があくまで人格障害であって精神病ではないという固執である。そして、晩年までの結論は、人格障害である自閉性精神病質は精神病もしくは変性過程であるカナータイプの自閉症とは異質だという確信である。アスペルガーの「自閉性精神病質」は、ウィングの「自閉症スペクトラム」とは水と油であり、自閉症スペクトラムに組み込まれない性質をもとより帯びている。このこだわりが終生にわたり続いたことから遡って、あらためてアスペルガー（一九四四）を考えてみると、筆者には、（読み手に向けられた）二大メッセージが見て取れる。ひとつは、言うまでもなく、観察事実の提示（観察した状態を叙述し事例群の共通項を総括する作業）である。いまひとつは、「新しい性格学的特質」（つまり精神病質の新類型）の提唱ではなかろうか？

＊実物を手にしない限り思い違いしやすいとは思うが、第一版もローナ編集だと紹介している日本の書物があるので、ここで強調しておきたい。

＊＊精神病質はドイツ語圏では、現在でも、英語圏の「人格障害」と同じ意味で用いられる。ウィングが「精神病質」を嫌悪し、自閉性精神病質でなくアスペルガー症候群と呼ぼうと提案したのは、当時の英語での「精神病質」は犯罪のにおいを漂わすソシオパチーを意味したからである。このようなウィングの用語へのこだわりは、昨今では国際分類に向けられている。「広汎性発達障害」について、「イギリスでは（広汎性発達障害は）嫌がられていて自閉症スペクトラム障害が用いられている」と以前から述べていた。

四　アスペルガー（一九四四）のウタ・フリスによる英訳から抹消されてしまった序章

アスペルガーがこだわり、ヴァンクリベレンがその立場を踏襲して強調したものは、アスペルガー（一九四四）での「中核となる事例」として提示された「新しい性格学的特質」ではなかったのだろうか。アスペルガー当人も了承した表1を、もう一度、よくご覧いただきたい。「アスペルガー症候群」は「新しい性格学的特質」であるという前提ですべてを捉え直す手掛かりという視点で見て欲しい。より事例を「精神病質」らしく見せる形で特質を誇張し、例外や境界域を棄却した結果が表1に結晶化しているのではなかろうか。

つまり、表1は現代でいえば、DSMに代表される操作診断のためのマニュアルに相当する。ウィングが「精神病質」を避けたことは、文化が違うとその言葉が誤解されるという危惧だけの問題ではない。ウィングが敢えて行った「新しい性格学的特質」への無視は、アスペルガーが生きていたら果たして肯定したであろうか。

このことについては、筆者が気付いたもうひとつの興味深い事実がある。筆者がウィングによる「精神病質」の切り捨てに感じ取ったのと同じ恣意を見たもうひとつの例について述べたい。ウィングと同じ英国で、確実にウィングの「自閉症スペクトラム障害」を志向する意図に賛同して上梓された（我が国でも翻訳が出版されている）、ウタ・フリス（一九九一）編集による『自閉症とアスペルガー症候群』には、編者自身によるアスペルガー（一九四四）の英訳が掲載されている。この編著は、「自閉症スペクトラム障害」説に賛同した同時代のさまざまな著者の論文と、古典であるアスペルガー（一九四四）の英語訳で占められている。

ここでのアスペルガー（一九四四）の英訳は抄訳ではないが完訳でもない。なぜ紹介なのに完訳でないのか？　序説つまり「新しい性格学的特質」の部分が削除されている理由について、自身による注で、フリスは以下のように書いている。

冒頭の七ページにわたる概論的でいくぶん散漫な序説は、テキスト「治療教育学」（一九五二）に改訂して再録された版でもアスペルガー自身が削除しているので、この翻訳でも削除した。削除部分は、当時知られていた種々のパーソナリティ類型論に関する論議で、それらは病理的形態だけでなく、ノーマルなパーソナリティの類型化を指向していた。アスペルガーは、その限界を克服するには、個別のケース研究だけでなく一般性のある記述が必要なことを示唆してそれを終えた。（冨田真紀訳、八四頁）

筆者の印象では、これは単純な「削除」ではなく、おそらくは書物全体が「自閉性スペクトラム」指向で縛られていることに由来するモンタージュ（恣意による編集）である。アスペルガー自身が他の著作（『治療教育学』）に一九四四年の論文収録する際も自ら削除しているので削除したという、フリスの記述を裏読みすれば、十年以上前に世を去った死者から生前に、あるいは（チューリッヒで児童精神科医になった）娘、マリア・アスペルガーからその時点で、削除の許可が取られていないことをも意味する。しかも、一部では名著の誉れ高い『治療教育学』の現物を入手してみて、筆者は愕然とした。気難しい評論集ではなく、カナーの『児童精神医学』と同じような、（今でいう）子どものこころの疾患・症状を羅列した内容の教科書であった。「自閉性精神病質」はそこでは一疾患、もしくは各論のひとつであった。つまり、すでに早くから完成に近い形で書かれていたこの論文を、一疾患もしくは各論のひとつとして教科書に取り込む、すなわち他の項目と釣り合いをとるためには、誰が考えても、大上段に構えた序章は、当然脈絡に沿わないので著者自ら積極的に取る必要があるだろう。

しかし、死後、アスペルガーがそうしたからという理由が、アスペルガーの古典を紹介するという場、つまり自らの教科書でのパーツとして取り込むのとは異なった文脈で通用するものだろうか。遺族でも弟子でもない他人の編集による『自閉症とアスペルガー症候群』のアスペルガー論文の部分という古典紹介の中でである。先にも触れたがこの本の他の著者、ウィング、タンタム、ギルバート、そして編者のフリスは、筆者流に表現すれば「量的な連続体を構成し、連続体の両端も質的な違いはない（アスペルガーならば逆に「質的に違う」と強調するであろう）、「自閉症スペクトラム障害」の立場で執筆している。

「治療教育学」には本の性質上不要だと自己判断したアスペルガーが、自らにとっても記念碑である論文にもし英訳の同意を求められ「ここは削除していいですか？」と問われていたら、精神病質という、精神病の病態としてではなく社会への適応形態である性格論上の逸脱を説く出発点となるための、著作の冒頭部分の削除を積極的に許可するとは到底考えられない。序説は、クラーゲスなど当時流布していた性格類型論を引用し一見難解なものの、パーソナリティを類型化するのは非常に苦労がいるが、個人差を踏まえてかつ、背景にある共通する特徴を見逃してはならないという極めてオーソドックスで常識的な見解であるのだが「古典紹介」には不可欠であろう。しかし、フリスの本に入ることは、「自閉」の子どもの一部が精神病質として独立する方向を助長する。「自閉症スペクトラム障害」の立場で固まった方向にとっては理不尽極まりないだろう。

「自閉症スペクトラム障害」が「アスペルガー症候群」を特色なし（骨抜き）にして拡散させる立場とすれば、「自閉性精神病質」は「アスペルガー症候群」の突出部分を誇張し例外を除去し「アスペルガー症候群」を収束する立場である。

五　現行の診断基準におけるアスペルガー症候群
――ローカルな百花斉放

現代では「アスペルガー症候群」といえばＩＣＤ―10での呼称である。しかし、それは精神医学の主流もしくは国際舞台でのことであって、ローカルな「アスペルガー症候群」は数多くあり、それぞれの恣意に応じてイージーに用いられている。ある領域や学派、各種の家族会や自助団体で「アスペルガー症候群」といえば特に断らず（ＩＣＤ―10以外の）特定の分類を自動的に指すことすらあり、資料を見るとき注意が必要である。その無秩序たるやは、ある意味では、現在、市井で「アスぺっぽい」がさまざまに解釈され多用されていることと、それほど変わりはない。

先にも少し触れたが、文部科学省が二〇〇二年に行った、学習障害、注意欠陥多動性障害、「高機能自閉症」の特徴を示す、通常の学級の児童生徒の全国実態調査（学習面ないし行動面あるいはその両方に著しい困難を持つと担任が回答した数が六・三％という数字を打ち出した）で用いられた「高機能自閉症」の出典は、主にスウェーデンで開発された「高機能自閉症スペクトラム・スクリーニング質問紙（ＡＳＳＱ）」である。この質問紙は、アーラース、ギルバーグとウィング（一九九九）による論文「学齢期児童のためのアスペルガー症候群など高機能自閉症スペクトラム障害スクリーニング質問紙」に搭載されている。そして、この標題での「アスペルガー症候群」は、著者にウィングが入っており、また「自閉症スペクトラム障害」を前面に出しているので当然ＩＣＤのそれではなくウィングの「アスペルガー症候群」の流れをくむものと一見しただけで判断できる。本文を読むと、ギルバーグとギルバーグ（一九八九）の診断基準によるものだと分かる。つまり、ウィング同様、「三歳までに言葉の遅れ」があるかないかを重視する立場ではない。ちなみにギルバーグのアスペルガー症候群・診断基準では、話し言葉と言語の特質として、(a)発達の遅れ、(b)表面的には誤りのない表出言語、(c)形式的でもったいぶった言語表現、(d)韻律（プロソディ）の奇妙さ・独特の声の調子、(e)表面的・暗示的な意味を誤解するなど言語理解の悪さ、の五項目のうち、少なくとも三つを満たせばよいとされ、「三歳までに言葉の遅れがない」ことは項目に挙がってもいない。ＤＳＭやＩＣＤでなく、このようにローカルな「高機能自閉症スペクトラム」（ギルバーグらのアスペルガー症候群を含む）をかつて文部科学省が調査に採用し学校現場で用いたのは、（保護者の職業すら問うてはいけない）教師に児童生徒の初期における言葉の発達具合、つまり三歳までに二語文が出たかどうかの情報入手が困難なので、そういう情報が「診断」に不要であり、現在の状態だけで教師が使用できるという理由からと推測できる。

ウィング（一九八一）は、先述のようにアスペルガー症候群を拡散させる姿勢をとったため、アスペルガー症候群診断についての基準は一切、提供していない。この年代以降、何を「アスペルガー症候群」とするかをめぐって、数多くの研究が行われた。個々の事例のものもあれば一連の事例を挙げたものも、基準が厳密なものも緩慢なものも、ある要素が参考程度とするか不可欠とするかを含め、国際基準（世界保健機構（WHO）一九九三、アメリカ精神医学会（APA）一九九四）以外にも診断のガイドラインが提示された（ギルバーグとギルバーグ　一九八九、サトマーリ、バルトルッチとブレンナー　一九八九、タンタム　一九八八、クリンら　一九九五、クリン、カーターとスパロー　一九九七）。

ローカルなガイドラインには興味深いものがある。（時に筆者なども面接時に感じる）人なつっこさを、タンタムは独自の「アスペルガー症候群」診断基準に含めている。そこでは「交友を求める」（sociable）と表現され、「エキセントリックなため仲間から避けられがちでも sociable にしたがる」と記載されている。DSM—Ⅳ—TRになって新たに加わったアスペルガー障害のテキスト部分では、自閉性障害と同じで「対人的欠陥は重篤」だが、自閉性障害の「対人的・情緒的無関心」とは異なり、アスペルガー障害では「常軌を逸し一方的ではあるが、他者に接近しようとする」とある。ウィングの（自閉症スペクトラム障害）「積極奇異型」と重複するであろう。

六　現行の診断基準におけるアスペルガー症候群
——世界規模の操作診断

発達初期における言語の遅延・逸脱など、どの要素をキーにするかと、「拡げる」か「狭めるか」との組み合わせで出来上がった診断基準同士に互換性はない。したがって、概念の歴史、つまりどういう「アスペルガー症候群」かの準拠枠が明示されないで使用されると混乱を招く。出現してからの年数が短いのにアスペルガーズ（ICDのアスペルガー症候群とDSMのアスペルガー障害を含めた総称としてこの先、使用）が定着したのは、上述の混乱が、国際性と利用頻度の上で他を凌駕する、操作診断への信頼を助長したとも考えられる。システマティックな操作診断、すなわち、事前の診断についての文献展望とデータの検討から大枠を作り例外（本文で解説する）を取り除き、省略と誇張を加えた基準項目を列記し、設定したカットオフ値を当てはめ機械的に診断作業を進め、一方で、その上で診断基準で選ばれ対象を集積し、均質な集団かどうかを検討し、前の診断基準に部分修正を加えていくという方式が王道となった観がある。

アスペルガーズは、歴史の上では、自閉症（autism）との関連（対比）によって規定されてきた。自閉症（autism）次第ということであった。そのため、自閉症（autism）の定義が、APAのDSM—Ⅲ（一九八〇）、DSM—Ⅲ—R（一九八七）から、DSM—Ⅳ（一九九四）およびWHOのICD—10（一九九三）へと変遷のたびに、（後の）アスペルガーズに相当する部分も連動した。

一九八〇年代の終わりまでに、DSM—Ⅳ（ICD—10も同様）の草案へと向けて改訂のプロセスは進行したが、アスペルガーズをこれら二つのシステムに含むか否かが討論のひとつの重要課題となった。アスペルガーズのような自閉症（autism）以外の状態を広汎性発達障害（PDD）に含めるかどうかは、当初は明らかではなかった。

自閉症（autism）とアスペルガーズに関する文献展望（ラターとショプラー 一九九二、サトマーリとサトマーリ 一九九二、サトマーリ 一九九二）とデータの再解析（ヴォルクマー、シチェッティ、ブレグマンとコーエン 一九九二、ヴォルクマー、シチェッティ、コーエンとブレグマン 一九九三）が行われ、実地試行（field trial）が施行された（ヴォルクマーら 一九九四）。世界の二一サイト（現場）と一二五人の評定者がほぼ一、〇〇〇事例を評定。評定の中には、年齢、IQ、コミュニケーション能力、事例の配置（クラス分け）などの情報も含まれていた。最終サンプルの中で、臨床家が定めたアスペルガーズの診断を受けた者が四八事例あった。臨床レベルでの診断あるいはICD—10が提示した基準により、アスペルガーズを持つと評定された事例では、話し言葉の発達に遅延はみられなかった。アスペルガーズを持つこれら個人を、IQ八五以上の（臨床レベルでの診断またはICD—10基準による）自閉症（autism）を有する個人と比較すると、アスペルガーズの方が有意に、言葉やコミュニケーションにおける逸脱症状は少なかった。また、知能テストでは、アスペルガーズは、動作性より言語性IQが高く、自閉症（autism）を抱える高機能の個人はその逆だった。さらに、アスペルガーズは、社会偏倚の症状が自閉症（autism）を抱える高機能の個人と比較して少なかった。

解析の最後で、アスペルガーズを、非定型自閉症あるいは特定不能広汎性発達障害（ＰＤＤＮＯＳ）を持った個人と比べるとアスペルガーズのほうに社会的逸脱や変化への抵抗の領域において、より大きな能力の欠如がみられた。

ＩＣＤ―10もＤＳＭ―Ⅳも、その後の患者における社会的障害如何にかかわらず、起始段階での言語発達によって、最初に自閉性障害とアスペルガー障害とに即座に篩《ふる》い分ける。しかし、ＤＳＭ―Ⅳの段階では、診断基準にある三主要症状のうちの二つが、自閉性障害とアスペルガー障害とでまったく同じなので微妙なニュアンスの差は捉えにくかった。ＤＳＭ―Ⅳ―ＴＲ（二〇〇〇）の登場によって、アスペルガー障害部分のテキストでの説明が倍増し、ＤＳＭ―Ⅳと比べると、格段に項目を選びやすくなった。すなわち、寸分変わらない文章（骨子）で表現される、同じ三主要症状でも自閉性障害とアスペルガー障害とでは表出のされ方に差異があることが具体的に述べられ、三主要症状には含まれていない特徴（不器用さなど）についても触れられ、さらには、三主要症状のうちアスペルガー障害の診断基準には含まれず自閉性障害だけの診断基準になっていた、コミュニケーションの質的障害に関してはアスペルガー障害でも何らかの問題が出現する可能性が記された。これらはＤＳＭ―Ｖに盛り込まれることだろう。

また、ＤＳＭでいえば、ＤＳＭ―Ⅳ（一九九四）以降、アスペルガー障害が、それまでの特定不能広汎性発達障害から独立し誕生した診断名に（カナー関連あるいは英米ではなく）、ドイツ語圏（ウィーン）で活躍したアスペルガーとレットの名前が登場したことは、それだけでも画期的な出来事である。

操作診断自体、登場以来、「狭める」存在だが、ごく最近のＤＳＭ―ⅣからＤＳＭ―Ⅳ―ＴＲへの変化をみれば、「狭める」方向性は一層明確になっている。筆者の印象では、以前の諸処のガイドラインよりも、アスペルガー終生の主張（ヴァンクリベレンの表1に集約）にむしろ近づいている。

過去には、古典症例に操作診断を当てはめてみて「アスペルガーの事例はアスペルガー障害というよりも自閉性障害である」と指摘する研究がいくつかあった。操作診断というものが、ひとつの準拠枠（最初に枠ありき）という展開以上のものでも以下のものでもないということを重々承知していれば、このような研究の出現によって操作診断の存在価値は軽減するものではない。

むしろ、名祖《なおや》の主張のどの部分を診断基準に盛り込んでいるかという点こそ注目されるべきである。そういう点では、言葉の発達をキーとする現行の国際分類は上述のように、アスペルガー（一九四四）だけでなく晩年におけるドイツ語の業績まで読み込んだ、かなり名祖《なおや》の意向にそったものだと筆者には判断される。

七　「自閉症スペクトラム障害」の更なる曖昧

「アスペルガー症候群」を収束させる立場である、現行国際分類の世界への浸透は、「アスペルガー症候群」を拡散させる立場にとっては、まさに進行する脅威である。「拡げる」方向は現代も、その代表格は変わらず「自閉症スペクトラム障害」の立場であろう。昨今は「自閉症スペクトラム障害」は拡大解釈される方向にある。たとえば「自閉症スペクトラムは自閉症の今日的な名称で、その中には自閉性障害、アスペルガー障害、小児崩壊性障害、レット障害、分類不能の広汎性発達障害の五つの診断を含む」と書いてある米国などの成書（たとえばカレン・シフ・エクスコーン著（F・R・ボルクマー　序）『自閉症ソースブック』）が公刊されている。日本でも「自閉症スペクトラム障害は広汎性発達障害の別名」と語る専門家がおられる。なぜ、「広汎性発達障害」や「自閉性障害、アスペルガー障害……」ではなくて「自閉症スペクトラム障害」でなければならないかという、用語に込められた恣意が無視され軌道修正もなされていない。「アスペルガー症候群」の拡散を指向する「自閉症スペクトラム」自体が拡散を免れない運命を孕んでいるとも言える。しかも、「自閉症スペクトラム障害」の「自閉症」には「障害」が既に含まれているので Autism Spectrum disorders には「自閉症スペクトラム」という訳語を使用するというのなら説得力があるが、実際に海外で Autism Spectrum という表現が近年、横行している。そういう点では、発案者のウィングは初志を貫いている。自閉症スペクトラムの前の名称である「連続体（continuum）」を論じた著作「自閉性障害の集合体」（一九八八）では、ICD—9（一九七七）について「（自閉症を）統合失調症の下位項目として取り上げていたにすぎないICD—8からは大きな進歩」、DSM—Ⅲ（一九八〇）について「精神病からは相当に改善されている」としながらも「障害を広汎性とする用語はまったく不適切……誤解されやすい」と批判し、国際診断分類に改善を促す姿勢を示したが、その後ウィングは、二〇〇五年に行われた全英自閉症協会主催の国際学会（すべての内容をインターネットのホームページで見ることが可能）における、オープニングの講演で「The present section in ICD-10 and DSM-IV on pervasive developmental disorders with their illogical mix of criteria should be thrown out of the window.（現行のＩＣＤ―10やＤＳＭ―Ⅳでの、筋の通らない基準を搭載した広汎性発達障害の部分は、無効にされるべきです＊」と述べている。ここでのＤＳＭ―ⅣはＤＳＭ―Ⅳ―ＴＲの誤記ではあるまい。ＤＳＭ―Ⅳでさえ既に大きく「狭める」方向にあったのに、ＤＳＭ―Ⅳ―ＴＲ（二〇〇〇）で更に顕著となった「狭める」方向性へのウィングの憤怒に違いないと筆者は受け止めている。

　もし、ＤＳＭが、アスペルガーのこだわりに更に一層忠実であるのならば、現行では疾患としての第１軸に属しているアスペルガー障害は、人格障害を表す第２軸に分類されなければならない。もっとも、さまざまな人々の恣意によって一部を利用され、内容を改変され、ただ名祖《なおや》としての形式的名誉だけが残されることは、創始者の宿命なのかもしれない。

＊thrown out of the window はイディオム

八　カナー（一九四三）とアスペルガー（一九四三）は「偶然の一致」か

カナーとアスペルガーは同様な事例をそれぞれ別箇に発見したという説が日本では「常識」として流布している。アスペルガーという人物への興味から慣れないドイツ語やスウェーデン語を読み進んだ。他のことに手つかずでウムラウトやリングの付いた文字を日夜読み漁った。そして、まだ我が国では活字にされていない、ある重大な事実を発見した。それについては最後に語る。アスペルガーの（加えてカナーの）来歴をも、この機会に纏めておく必要がある。自閉症・アスペルガー症候群の似たり寄ったりの本は量産されるが、歴史を知るということに関しては日本の読者には英米の一九八〇年代以降の情報とそれ以前の史実に関する英米の研究者による解釈しか与えられていない。

　日本でも訳出され、既に刷を重ねている、ウタ・フリス編『自閉症とアスペルガー症候群』（一九九一）には次のような記載がある。日本で以下の件が「常識」として定着したのはこの出版の影響が大きいであろう。もちろん原著・翻訳とも素晴らしい本である。そして、インパクトのある書物には強烈な恣意が潜伏という形で存在する。

ハンス・アスペルガーとレオ・カナーとは、ともにオーストリアに生まれ、ウィーンで教育を受けましたが、二人が顔を合わせたことはありませんでした。カナーは一八九六年に生まれ、一九二四年にアメリカに移住し、バルチモアのジョンズホプキンズ病院長に就任しました。児童精神医学のテキストを著したことで、彼は新しい学問分野の創始者となったのですが、その名声を最も高めたのは、自閉症の発見によってでした。一九四三年、カナーは臨床的実体としてはまだ認識されていなかったあるタイプの障害に対して「早期幼児自閉症」という呼称を導入しましたが、そうしたケースの記載はそれ以前にも見出せました。誰もそれ以前にはその重要性を指摘せず、呼称も与えなかったために足跡を残せなかったのです。……（中略）……カナーより十歳年下のアスペルガーは、小児科を専門にする希望をもって一般医学の道を歩んでいました。彼は、一九一八年頃からウィーン大学小児科クリニックで行われていた困難児に対する治療教育学のアプローチに心惹かれていました。彼はスタッフの一員となり、そこで教授資格の取得申請、すなわち第二の博士論文の執筆に取り組みました。その論文のテーマが「自閉的精神病質」と彼が名付け私たちが自閉症と呼んできたものでした。論文は一九四三年に提出され、一九四四年に刊行されました。……（中略）……驚くべき偶然の一致から、アスペルガーとカナーは、以前には誰もさしたる注意を払わなかった、まさに同じタイプの障害児についてそれぞれ独自に記述を行い、そして二人とも自閉という呼称を用いました。二人はともに自閉症とは主要な発達障害であり、子供の単なる珍しい興味のもたれる心の傷ではないことを最初に認識したパイオニアでした。

（冨田真紀訳、一二三―一二四頁[1]）

「そして二人とも自閉という呼称を用いました」の部分で、フリスは以下のようなという注を付し、おそらくは「驚くべき偶然の一致」が起きうる共通した背景だとしている。

この呼称は、元来はオイゲン・ブロイラーにより精神分裂病者の周囲の世界との接触の喪失を表すのに用いられたが、カナーとアスペルガーがこの呼称を選択した理由は、彼らが注目していた特異な子供たちを強く特徴付けたのが対人世界からの分離性だったためと考えられる。

（同上、一二六頁[1]）

カナーが教育を受けたのはウィーンでなくベルリンであることや、カナーが「早期幼児自閉症」という用語を病名にしたのは、一九四四年であること、というフリスの原著の間違いとか、当時のカナーはジョンスホプキンス大学病院長といった大物ではなく新設されたばかりの「児童精神科部門の長」にすぎない、と訳文に重箱の隅を突こうとして、上記の件を引用した訳ではない。

筆者は、数年前この本に出会って「驚くべき偶然の一致」に強烈なインパクトを受け、その後、アスペルガー（一九四四）とカナー（一九四三）の原著を入手し、出版された邦文との対訳資料を作成して勉強するうちに、アスペルガー（一九四四）では書かれているブロイラーの「自閉」との繋がりがカナー（一九四三）ではまったく触れられていないことに妙な違和感を覚えた。

オイゲン・ブロイラー（一八五七―一九三九）はスイス（ドイツ語圏）の精神医学者。「精神分裂病」（昨今の日本では「統合失調症」と意訳）という呼称を提唱し、その症状のひとつを「自閉」と呼んで重視したことは有名である。神経生理学・神経学・犯罪生物学を背景にした伝統的なドイツ精神医学の騎手で、エルンスト・クレッチマー（一八八一―一九六四）のようにユダヤ人ではなかったが（ユダヤ人であるシグムント・フロイトが創始した）精神分析にも理解を示し、弟子である（ユダヤ人でない）アーリア人のカール・ユングをフロイトの許に送ったことでも知られている。その『精神医学教科書』は息子のマンフレッド・ブロイラーが改訂し現在までドイツで版を重ねている（余談だが興味深いことに、版を重ねたあとの現代バージョン『精神医学教科書』ではカナーの幼児早期自閉症とアスペルガーの自閉性精神病質は「人格変種」の項目に並記されている）。

さて、カナーの一九四三年の業績は、掲載雑誌「ナーバス・チャイルド」はマイナーなものでまもなく廃刊になったため入手困難（多くの人はその後、この論文が収録された単行本で読んでいて、現在はインターネットでも見られる）であったが、取り寄せてみると論文の前に副編集長としての序文（単行本やインターネットにはない）があり、カナー自身が精神療法を継承した人物として、フロイト、ユング、アドラー、クレッチマー、アドルフ・マイヤーが挙げていた。一九四四年のアスペルガーの業績にも同様の内容があり、アスペルガーは、クレッチマー、イーリッヒ・イェンシュ（直観像の研究により有名なドイツの心理学者で、のちに研究成果がナチスのイデオロギーに編み込まれた）、ユングと記されている。ブロイラーは「精神療法」

という点から、いずれも列挙しなかったと思われるが、「自閉」を付けた初めての論文を掲載したローカルな雑誌「ナーバス・チャイルド」の余白に編集人にこんなことまで書くのならどうしてブロイラーに触れないか不思議に思った。

その後、筆者が調べた限りでは、カナーが活字上、ブロイラーの「自閉」にはじめて触れたのは、一九六〇年の論文である。そこでは、統合失調症（精神分裂病）と自閉症の異同について触れられてはいるが、子どもの「自閉」的もしくは自閉症という名前の由来については一切書かれてはいない。しかも文献に掲載されているのは一九五〇年に上梓となったブロイラーの英訳である。アメリカが独自の出発をした段階で精神医学者として教育を受ける機会がなく知識が乏しかったとしても、ジョンスホプキンス大学でのカナーの師匠であるアドルフ・マイヤーはドイツ語圏（スイス）出身の精神科医であり、しかもドイツ語が母国語であるカナーが「自閉」という専門用語を転用した経緯について一九四三年以来ひと言も触れらていないのはいとも不思議であった。

アスペルガーの場合は違う。アスペルガー（一九四三）では、自分が子どもを「自閉」と呼ぶことになった経緯を、ブロイラー由来であると明確に記し、文献として一九二二年のブロイラーによるドイツ語版原著を挙げている。一九四三年が、カナーの「自閉」という表現が印刷になった年であり同時に、（翌年印刷になる）アスペルガーの「自閉」という表現が教授資格論文として提出された年であるのなら、確かに「驚くべき偶然の一致」である。なぜ「偶然」ならカナーは「自閉」の由来について寡黙なのだろう。筆者の疑問はその後、丹念にドイツ語の文献を渉猟することで、解消した。カナーの「寡黙」には明らかに背景があった。それについては、予告したように、最後に述べる。

九　二人のオーストリア出身者
——アーリア人のアスペルガーとユダヤ人のカナー

カナーもアスペルガーもオーストリア出身であることは、ウタ・フリスの引用でも触れた。時代の上では、カナーの方が十歳年上だが、相前後して亡くなっている。

1　レオ・カナー（一八九四—一九八一）の来歴

カナーは一八九四年六月十三日、オーストリア・ハンガリー王国のクレコトヴ（Klekotow）という、ロシアのウクライナ国境に近い、ユダヤ人が住民の七〇％を占める町で、正統派ユダヤ教徒の両親のもとに生まれた。本名であったシャスケル・リーブ・コナー（Chaskel Leib Kanner）という名前には、終生悩んだ。まずは、シャスケル（イディシュ語つまりロシア連邦極東ハバロフスク付近のユダヤ人自治区における公用語で聖書の大予言者エゼキエルのこと）の響きが嫌いだった。リーブも好きでなかったので後にレオ（Leo）に改めている。アメリカではカナーと呼ばれ、コナーと正しく発音されることはほとんどなく、終生、違和感があったという。

父親は不愛想極まりなく、引きこもりがちで交際下手、タルムード（ユダヤ教の典範）を強迫的に精読する一方で、世間に役立ちそうにない大量の知識獲得に没頭。また、常軌を逸した記憶力があり、妻（レオの母親）によって玩具のように人前でそれを披露させられていた。レオの母親は何でも「逆」を志向するところがあり、ユダヤの伝統からよく逸脱。ユダヤ系でない、公立のハイスクールに入れられたレオは、学校で唯一人のユダヤ人のため、孤立と違和感を感じた。カナーも四人の同胞も、両親特に母親は、カナーら四人の子どものためにはこの土地を離れる必要があると感じていた。

一九〇六年（十二歳）、レオだけ、ベルリンのおじと暮らすようになり、まもなく他の家族も続いた。ベルリンの風土に触発され文才を発揮したレオは、作家を志望する。カナー家は、カッラ族の移民が居住する小規模のゲットーで質素に暮らし、父親は布屑の仲買人になり、家庭で小さなホテルを経営。レオは学校では成績はトップだが、またもや唯一のユダヤ人ということで、孤立し友達もいなかった。遠くなった父方祖父母を余暇の度に訪れたのは、特に二人を好きという訳でもなく、自分や父親に似て二人とも社交が不器用で、失敗しても揺れない情緒の平板さ（感情を表すことが不可能）の持ち主だったからのようである。後にレオは、祖父母の反応が奇妙で、第一次大戦で息子が軍隊に召集されたり、十七歳の娘がチフスで亡くなった後、変化が感じられず、「血や肉のある実在人物というよりもパラダイム（概念枠）だ」と述懐している（アメリカ精神医学会保管の非公開自叙伝）。祖父が死んだとき、レオは涙も流さなかった。

やがて、一九一三年（十九歳）にベルリン（Friedrich Wilhelms）大学医学部へ入学するも、翌一九一四年（二十歳）には学業を中断し医師の卵として、第一次大戦の中、オーストリア・ハンガリー王軍に召集され兵役に服した。一九一六年には大学に復帰し、附属のシャリテ大学病院で医師（内科医）になる訓練を積み、心電図の新分野での専門家をめざし、その方面の論文を準備し始めた。一方で、ベルリンの文化を満喫、芸術集団に積極的に参加した。一九二〇年に論文「休息と睡眠の心電図・心音図への影響」（独文）を発表、翌年、ドイツの医師資格を得た。

その後は、ユダヤ人には日に日に悪化する情勢の中で、一九二三年、貧困な経済状態のなか、アメリカの移住を勧められ、翌一九二四年、渡米。アメリカ中西部、南ダコタ州南東部の都市ヤンクトンの州立収容施設で医師補佐の職を得る。（健康に近い患者を診る）精神分析医以外の精神科医は、体力も知性も不適格で自信がなく志気を欠く医師が選ぶ時代だった。移民であることから他に選択肢はなかった。抗精神病薬のクロールプロマジンが登場する以前の州立施設は、睡眠作用をもつ抱水クロラールやパラアルデヒドが投与され拘束衣と不潔な独房に繋がれ、嘔吐した薬物の芳香を目指して口に蠅がたかっている、凶暴で「慢性狂気」の患者が大勢収容されており、まだホスピタルと呼べる段階にない、アシラムだった一九二八年（三十四歳）、前述のごとく、ユダヤつながりでアメリカに居住し精神医学の実力者になっていたアドルフ・マイヤー*に弟子入り。ジョンスホプキンス大学病院精神科に所属。一九三〇年、大学病院に開設された（アメリカ初の）児童精神医学部門とそのクリニックの長を拝命。一九三三年には准教授になる。

一九三五年、著書『児童精神医学・第一版』（英文）（マイヤーの脳器質因説・環境因説に立ち業績を展望する一方で七年間の観察を各論にまとめた（日本での初の翻訳は第三版で日本語版序でのカナーはその時点で名誉教授になっている）。

一九三八年、「情緒接触の自閉性障害」論文（一九四三）に書かれた第一例と面接を開始。

一九四三年、論文「情緒接触における自閉による逸脱」。一一事例、三人は言語表出なし、女性は三人。翌、一九四四年病名としての幼児早期自閉症（early infantile autism）を提唱。

カナーは自閉症の成因について、当初には統合失調症説、その後、心理・環境因説寄り最終的には発達障害説へとアメリカ精神医学の趨勢や自閉症に対する新知見が提示に応じて自説を修正。一方で「自閉」の子どもに、個人としての最大限の自由を認め理想主義・人道主義に基づく接近を試みた。

四十年代には、筆者から見て、特記すべきことが二つある。第一は、年代は不詳だが、第二次大戦終了の一九四五年までの間にカナー家に起きた凄絶な喪失である。レオの母親は揺り椅子でうたた寝中にナチスに銃殺され、さらにレオの女きょうだいの三人とその家族は強制収容所で殺戮。第二は、一九四二年、フォスター・ケネディとの遣り取りがアメリカ神経学会の会頭、フォスター・ケネディとの遣り取りがアメリカ精神医学雑誌にアメリカ掲載。「生きるに価しない命」という障害者観はアメリカでも当時多く支持されていたが、ケネディは優生学（人種改良）での断種・不妊の熱烈な支持者で、「重症奇型児」の安楽死を肯定していた。カナーは反対の立場を取った。このとき、雑誌の編集人は明らかにケネディの肩を持っている。

このようなカナーの来歴を要約するならば、自閉傾向をもった親族がいる環境で育ち、不遇をバネにしながらも幸運に恵まれ出世し、自閉傾向をもった子どもに献身するメイキング・サクセス・ストーリーということになる。マイヤーが統括していたジョンスホプキンス大学病院精神科と同小児科とは、（カナー教科書第一版のマイヤーによる序文によれば）以前から密接な関係にあり、二つの科の教授同士が協議した末に、カナーを長とする児童精神科部門が設置された。それから七年という短期間で教科書「児童精神医学」（初版）を公刊する。茨の道を歩んだカナーにとって、新しい部門は自己実現の正念場だったのだろう。

2　世界初の児童精神医学はジョンスホプキンス大学発祥ではない

ジョンスホプキンス大学病院小児科児童精神医学部門が、本当に世界で最初の「児童精神科」であったのかどうか。カナーの教科書第一版（一九三五）は原著を新潟大学から閲覧できたので調べてみると、もちろんその中に「自閉」の子どもは出てこない。カナー（一九四三）にあるように、カナー自身が初めて「自閉」の子どもを診るのは一九三八年だから当然のことである。カナーの教科書は、この領域の臨床と研究の歴史に始まり、各疾患・症状を網羅し自験例についての観察的事実を加えるというスタイルを取っている。その他は精神医学の従来の方法を子ども用にアレンジした面接法と各種テストの紹介である。その中で多くの参考文献が挙げてある。医学ということでいえば、まだアメリカよりもドイツ語圏が進んでいた時代である。当然、ドイツ語の論文や成書も引用されている。短い期間で権威をつくり出すために、凄絶たる努力で世界の資料を集めたと推測される。

　この教科書の目次をめくりながら、筆者は二人の名前を探していた。ラツアールとハンベルガーである。二人は、名前が付いていないだけで実質は世界で最初の「児童精神科」であるウィーン大学小児科治療教育部門の関係者である。この部門は、ラツアールが小児科教授ピルケ（ツベルクリン反応で有名な小児科医）の命により一九二〇年代に創始し、一九二六年には専用病棟として改築され、小児科医と精神科医が精神薄弱（現在の精神遅滞）触法少年・「心的異常児」（その後、アスペルガーが「自閉」と呼んだものに相当）を抱え、特別な教育を施す画期的なもので、小児神経学と精神医学を融合した研究・臨床を世界で初に展開した。ハンベルガーはピルケの後任の小児科教授で同部門を一層支援した。

　カナーの教科書第一版（一九三五）には、ラツアールとハンベルガーは著作の記載だけが、文献紹介の形で見つかった。それぞれ思春期の自殺と偏頭痛の項目に挙がっていた。ところがウィーン大学病院治療教育部門の活動についての記載は皆無である。** 矮小な論文を検索しながら、膨大な「治療教育」の記事を見過ごすことは不可能である。大幹を無視して枝葉を採用する恣意は、敗戦国ドイツの伝統を隠蔽してアメリカナンバーワンを標榜ということではあろうが、自らがナチスに追放され、近親を殺戮された、カナーの怨念も見え隠れする。

　ラツアール、ハンベルガーに続いて、ウィーン大学小児科治療教育部門を主宰するようになったアスペルガーの来歴に移ろう。

3　ハンス・アスペルガー（一九〇六—一九八〇）の来歴

　アスペルガーは一九〇六年二月十八日、現在ではスロバキア共和国との国境に近い、オーストリア・ハンガリー王国ウィーン近郊の小さな町ハウスブルン（Hausbrunn）（図1参照）の農業経営者の長男として出生した。代々農家で、同胞は弟ひとりである。ウィーンで育った幼少時より、語学に優れ、同年輩はほとんど興味を持つことのなかった、祖国の生んだ劇作家フランツ・グリルパルツァー***（一七九一—一八七二）を好みその言葉を日常会話に引用するので目立つ「変わり者」だった。独りでいることを好み、交友はほとんどなく、森での徒歩旅行や登山をこよなく愛するが、スポーツには不器用であった。パーソナリティは（実娘マリアによれば）終生、うち解けず、取っつきにくい（ドイツ語の「ウンナーバール（unnahbar）」）とのことである。

　終生の友人をも獲得した、つまり周囲との交友が始まったのは、一九二〇年代（十四歳以降）からで、ワンダーフォーゲルを主たる活動としたドイツ青年運動（のちにヒットラー・ユーゲントとして再編）に加わってからである。言葉・森や山などへのこだわりの強さという点では変わることはなく、一生ウィーンから離れず、晩年まで森と山に

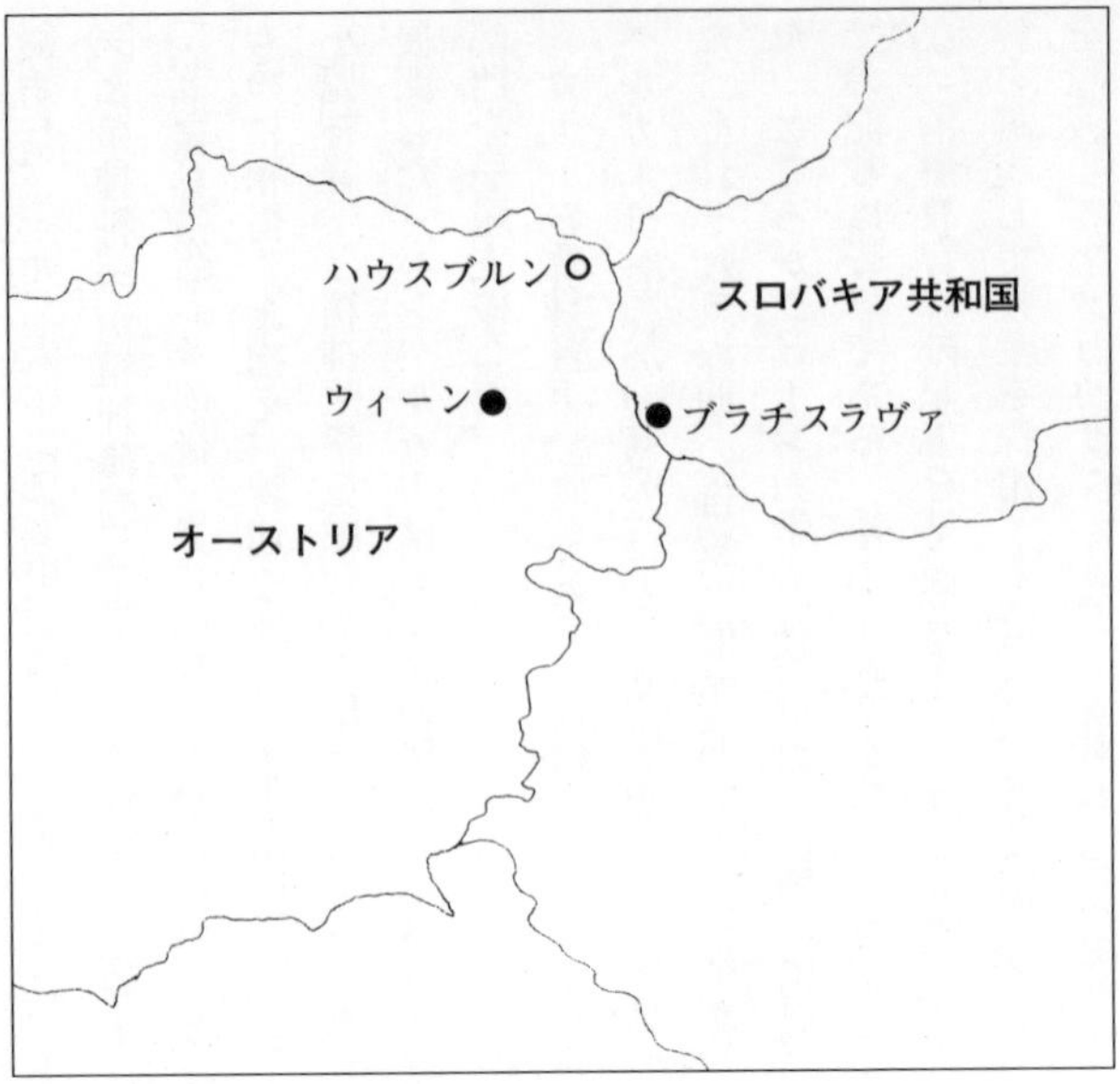

図1　アスペルガー生誕の地

おもむきグリルパルツァーを口にして、自説を変えず、ほとんどドイツ語でしか論文を書かなかったことからも見て取れる。

　この時期、王国はオーストリア第一共和国（一九一六）になっている。民衆が希望したように（フランスの干渉で）ドイツに加われなかった。また、青年運動がヒットラー・ユーゲントへと吸収されていく時期には、既にアスペルガーは医師の道を歩んでいた。一九二九年まではピルケ、それ以降は後任のハンブルガーと学生時代から小児科教授に接近しており、一九三一年（二十五歳）、医学部を卒業し医師になるとたちまち、同病院小児科に入局し、助手に。続いて、ライプチッヒの精神病院に勤務していたが、早くも翌年に、ハンブルガー教授の命で同小児科の治療教育部門を任された。治療教育部門は一九三二年に創始者ラツアールが急逝したあと子どもの神経学と精神医学の適任者がなく、前年からライプチッヒに派遣中の若いアスペルガーに白羽の矢が立ち、呼び戻されたのだった。天職を得たと自覚。その心境を（グリルパルツァーを引用し）よくしていたように自分を第三人称によって表現した逸話が残っている。

　一九三五年に結婚（同僚の追悼文から窺われるのは運転

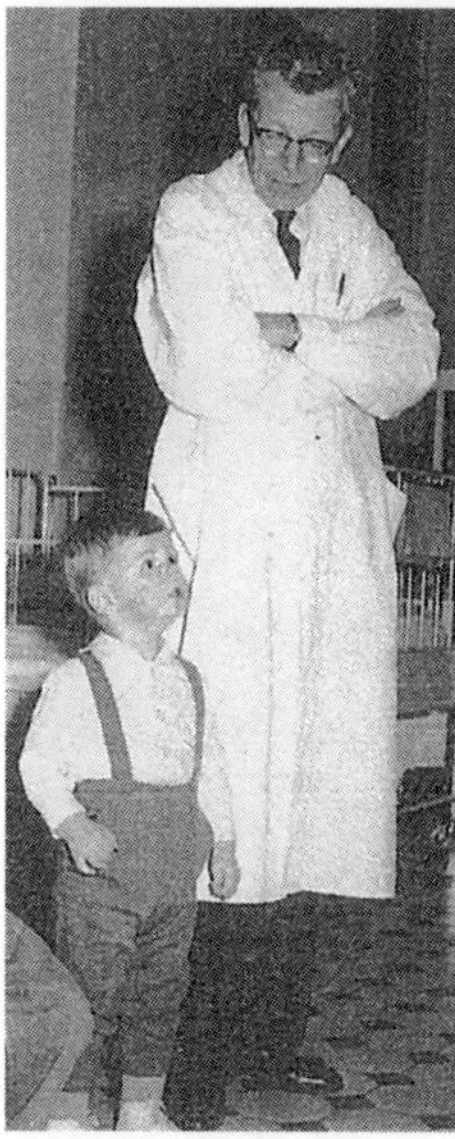

図2　白衣のアスペルガー
（文献②）

しながら歌の一章節を謳い切らないと気が済まないなど夫の無邪気なこだわりを終生見守ってくれる妻だったようである）。やがて、一九三八年、オーストリアは、民衆の歓迎を受けヒットラー率いる大ドイツ帝国に統合された。この間、一九三九年から第二次世界大戦に突入、その最中である一九四四年にアスペルガーによる、「心的異常児」を対象にした本格的な論文が、教授資格審査用に提出され、ドイツ語の学術雑誌に掲載された。「心的異常児」は「自閉性精神病質」と名付けられ、アスペルガー（一九四四）は、それまでの十年間で既に二〇〇近い事例を経験したと記している。

やがて一九四五年ヒットラーが自殺を遂げ、無条件降伏したドイツは敗戦国となった。一九四四年から四五年までアスペルガーは、ナチス軍としてクロアチアに赴いた。軍医なので、実質上は戦闘に参加して加害者・被害者になることはなかった。アスペルガーにとって、また治療教育部門にとっての戦禍による大きな痛手は、終戦直前一九四四年の砲撃であった。それにより施設は破壊。治療教育での遊戯療法や知能テストを担当し、アスペルガーの片腕でもあった看護師ヴィクトリーヌ・ツァックが爆死し、「自閉性精神病質」の事例記録など貴重な資料が焼失してしまったのである。

アスペルガーはクロアチアから帰還後、再びウィーン大学病院小児科に戻り、一九四九年以降は、カナーの「幼児早期自閉症」と自分の事例とを比較する論文を書き始めたが、英語で書いたり、外国に赴くことはなく、自説とドイツ語には拘泥した。一九五七年、オーストリアチロル州の州都にあるインスブルグ大学病院小児科正教授を経て、ウィーン大学病院小児科正教授に就任。一九六四年にはヒンターブルーレの施設、SOS—子ども村（Kinderdorf）にも就任。一九六六年には、コンラッド・ロレンツと論争。学際的・医学寄りの「治療教育」「医師と芸術」「芸術と治療教育」「臨死の子ども」をテーマに、一九七七年の最終講義（定年退職）まで、ウィーン大学病院小児科の長として、またオーストリアの文化人として活躍。一九八〇年で論文数は三六〇に達したが、ほぼ全部がドイツ語である。一九八〇年十月二十一日、ウィーンで死去。亡くなる直前まで仕事に献身した。

*アドルフ・マイヤー（一八六六―一九五〇）は、アメリカで活躍した、黎明期の精神科医のひとりで、後進に最大の影響力を与えた。スイスのニーダーヴェニンゲで、ユダヤ人として、出生。一八九二年にアメリカに移住し、一九一〇年から一九四一年まで、バルチモアのジョンスホプキンス大学病院で精神科の主任教授を務めた。マイヤーは、精神疾患に単純な生物学的説明を加えることを厭った。統合失調症を人格障害だと考えたほどである。心理生物学的研究を重ねることで、思考と感情が個々人の生理的状態に影響するさまを実証した。神経学にも秀でていただけでなく、多元論・語用論で裏打ちした、患者の病歴を構成する作業をアメリカの精神医学に初めて導入した。アスペルガーが当初から児童の「こころ」の専門医師であったのに対し、もともと小児科医でも児童精神科医でもなかったカナーにとって最初の論文はベルリンでドイツ語（カナーの母国語）で書かれた「睡眠と休息が心電図・心音図に及ぼす影響」であったわけだが、このコンセプトはマイヤーの「思考と感情が個々人の生理的状態に影響するさま」を実証した研究と通底するものがある。ベルリンはユダヤ民族にとって地獄の様相を呈し始め、海外への亡命も困難になりつつあった時期、特に狭隘とされたアメリカへの移民（優秀な人物だけが選別された）にアドルフ・マイヤーが関与した可能性は大きい。論文のテーマが取り持った縁かどうかは分からないとしても、その後のカナーの進路やジョンスホプキンス大学への登用を考えると蓋然性は高い。

また、経験の浅いはずのカナーが「自閉」の子どもにおける奇妙な言葉を記述し、考察したのは、マイヤーから語用論の手ほどきがあったのであろう。ドイツ語圏と主従を逆転させたアメリカ精神医学の隆盛を支えた、つい最近までのアメリカ精神医学界重鎮におけるユダヤ人の占める割合の高さを考えると、その源基にマイヤーの姿が垣間見える。

**一九五七年の出版であるカナーの教科書第三版には精神科医であるラツアールが同施設で、単に会合を持つだけだが小児科医と連携したということのみ、（第一版には共になかった）「児童精神医学の歴史」の項ではなく「小児科医との連携」の項で僅か一、二行追加がある。

***きまじめで気が小さくゲーテの招待にも応じずゲーテを怒らせた逸話が有名。のちにウィーンの名誉市民になった。

十　おそらくはアスペルガー自身が秘匿しカナーと同時代の自閉症研究者が隠蔽した世界で初めて子どもを「自閉」と表現した一九三八年の論文

カナー（一九四三）と比較され、一年あとの刊行という理由だけでカナーを嚆矢とする向きが多い、アスペルガーによる一九四四年の論文「子どもの自閉性精神病質（Die "Autistischen Psychopathen" im Kidesalter）」では、知的に高く弁も立つが社会性を欠く、四事例の男子が提示された。特有の行動様式（共感性を欠く、友情を形成できない、一方的な会話、特別な関心事に没頭、運動の不器用）と能力を有する「ちびっ子教授（嗜好の主題なら仔細に語る）」である。成人して、才能を発揮して専門職に着くこともできると、予後は楽観視され、実際に子どもの頃、ニュートンの過ちを修正し、天文学の教授になる人物もいた。子どもは父親に似ており、精神病や精神遅滞ではなく、精神病質（人格障害）であることが強調された。そして、同じ論文の中で、それまでの十年に二〇〇例近い同種の事例を診察したと語られたことについてはすでに述べた。

ところが、ドイツ語圏を中心に、アスペルガー周辺の論文を読み進めていくうち、筆者は驚くべき発見をした。実は、アスペルガーが「自閉」という表現をブロイラーから援用し「心的異常児」に適用したという知見は、カナーが世界で初めて「自閉」の子どもを報告した一九四三年から五年も溯る一九三八年に、既に書かれていたのである。つまり、**この種の子どもを「自閉」と表現したのは、一般に（専門家間でも）常識とされているように、レオ・カナーではなく、他でもないアスペルガーなのだ！**

一九三八年について、先に筆者は二つのことを記した。ひとつは、オーストリアが、大ドイツに民衆歓迎の中で併合された年である。いまひとつは、カナー（一九四三）が書いているように、カナー自身が初めて「自閉」の子どもとの面接を開始した年である。

一九三八年のアスペルガーによる論文「心的異常児」は、その年、ウィーン大学で大々的に催された講演の原稿であり、論文の形を取った長文のものなのでかなり早くから準備されていたのだと思われる。もちろんドイツ語で、掲載されたのはウィーンの週刊総合医学雑誌である。分野を問わず、当時のウィーンは世界での医学の中心である。週刊とはいっても、大型で良質の紙と格調高い活字の立派なもので、日本でも筆者の所属する地方大学の医学部図書館が所蔵しているくらいだから、当然、世界に発信されている。しかも、第二次大戦勃発の前である。学問の交流*が盛んであったジョンスホプキンス大学のかなりの医師の元に届いているはずだ。

アスペルガー（一九四四）は、教授資格を目的にまとめられたものである。一九三八年の論文と、アスペルガー（一九四四）との内容は重複する。しかし、書かれた目的が違う。講演自体が、異常児の存在価値を医師に、国民に、そしてナチスに訴えるものであった。

アスペルガー（一九三八）では「心的異常児」は、父親からの遺伝が濃厚で男児に限られ、逸脱した行動がみられるものの、特殊な能力を持ち、統合失調症の症状としてドイツの精神医学者オイゲン・ブロイラーが提唱した「自閉」概念を転用して「自閉性精神病質」と名付けたことが明記された。アスペルガー（一九四四）と比べ、ことさら強調されているのは、「自閉性精神病質」は精神病ではないこと、そのこだわりを治療教育によって良い方向に導けば優れた得意分野での就労可能であること、であった。

精神病でないこと、治療教育によって就労可能であることを、なぜかくも大々的に喧伝しなければならなかったのだろうか？

アスペルガー（一九三八）にも背景が明示されている。その年、オーストリアがドイツ帝国に統合されたことで、（おそらくは自分の子ども時代と共通点もあるとアスペルガー自身が考えていた）愛しい患者たちが、優生思想による断種や殺戮の対象になる危惧は急速に高まってきていた。初期には、ガス室はユダヤ人が対象ではなかった。「働かずして食料を費やす」「生きるに価しない」精神病、肢体障害、盲人、同性愛を抱える同胞への安楽死は、子孫を優れたアーリア人（生粋のドイツ人）に純化するための有効手段としてヒットラー登場以前から愛国心によって公然と認められており、オーストリアで法制化されるのも時間の問題であった。

*ウィーン大学病院小児科教授であったピルケにはパスツール研究所経由でジョンスホプキンス大学要職の依頼があったが断っているという逸話がある。

十一　「精神病質」の現代における意義

1　「アスペルガー症候群」を狭める立場の源流

アーリア人であるアスペルガーが、少年時代からドイツ青年運動（のちにヒットラー・ユーゲント）に参加し、第三帝国を支持し、アーリア民族の広告塔（ラツアールの時代にウィーン大学病院小児科治療教育部門では精神医学分野を一手に引き受け注目すべき業績を次々と産出していた同僚のルドルフ・アラーズはユダヤ人であるという理由で追放され米国に亡命）であったウィーン大学に在籍し、ナチスの政策を容認していたアスペルガーが、愛する「自閉」の子どもに、純粋なアーリア人国家をめざす思想による安楽死（尊厳死）を適用されてガス室送りの対象となったり「働かざるもの食うべからず」を適用されないために、社会性は異常ではあるものの重度精神薄弱（現在の精神遅滞）でも精神病でもなく、職業適性を備えている、自閉性

「精神病質」であると強調した論文こそが、アスペルガー（一九三八）であった。この年はオーストリアが（民衆大歓迎のもとで）合併され大ドイツ帝国の法規が適用される準備が整った年である。一九三八年、それはヒットラー率いる大ドイツ軍が、オーストリアを併合した年でもある。遺伝病の子孫を予防するための法律はドイツで一九三三年に成立していた。

　現代ではナチス悪行の極致のように言われている優生政策（断種・不妊手術）や安楽死（ガス室送り）は、ドイツではヒットラー登場前から（意外にも）支持されていた政策であった。戦争突入により、断種・不妊手術より手っとり早い安楽死が積極的に採用された。ドイツ人（アーリア人）の矜持と第一次大戦敗北後の不況から、（メンデルの法則を鵜呑みにすることでの）アーリア人の純血化と、「お荷物」となる「生きるに値しない命」（働かないで食べる者）として重度の障害者に対する安楽死とは容認されていたのである。ドイツ人のための措置であり、ユダヤ人は当然対象にならなかった。ユダヤ人の国外追放も、ヒットラー登場の遙か前から萌芽はあった。自国をもたず、情宣（文章や映画）で能力を発揮し、商売上手で国境や派閥を超えて同じ民族同士連帯するユダヤ人は窮状に喘ぐドイツ人の生活を脅かしていたのだろう。ヒットラーの時代になり、領土が拡がるとそこにいるユダヤ人や他国で移住を拒否され戻ってくるユダヤ人への対応に困ってガス室を使うようになるまで、優生政策や安楽死は自国民のためだったのである。

2　「アスペルガー症候群」を拡げる源流として、カナーを捉えてみる

アスペルガー（一九三八）が掲載された雑誌は、わが国で地方大学医学部の図書館が所蔵することから推測すると、さすが往時のウィーンは世界の医学を睥睨していたと納得するわけだが、全世界に向け発信されたもので、もともとドイツ語が母国語であり「世界の文献を集めた」筈のマイヤーやカナーの目にとまらないわけはない。「自閉」の語源を敢えて説明せず、終生アスペルガーについて触れることのなかった（逆にアスペルガーはカナーの業績について積極的に意見を述べている）カナーが、勝戦国の言語（英語）を背景に敗戦国の言語（独語）で書かれた業績を無視して「児童精神医学」という名称を設定して、その世界での頂点に昇りつめたとしたら、本人はもちろん周囲もアスペルガーからのアイデアの剽窃によって自閉症（autism）

という名称ができたと明かす機会もなかったのだろう。一九三八年にカナーが第一例を「自閉」としてその後追跡するようになったのも、アスペルガー（一九三八）を目にしていたか、ウィーンでの講演内容を漏れ聞いていたことは十分疑われる。もちろん、それでその前後のカナーの価値が評価されないわけではない。「自閉」の転用には寡黙でアスペルガーの業績にも言及しなかったという隠蔽は遠慮や自責と受け取ることもできる。

アスペルガーがカナーより五年早く、子どもを「自閉」と呼んだ事実の隠蔽は現在も続いている。生々しい形―つまり筆者からみると、故意犯のごとき形でそれが露呈しているのは、トニー・アトウッド（二〇〇六）である。実はこの近著に、しかも序文で後に引用するような形でアスペルガー（一九三八）に触れて起きながら、その内容がナチスから子どもを守ろうとした点を強調するのみで、「自閉」という言葉がその時代にブロイラー由来と明記した形で触れていることにはまったく言及していない。上記部分は正確にドイツ語を読みこなしてあり、「『異常である』ということは必ずしも『劣っている』とは限らない」というアスペルガー（一九三八）の中でのアスペルガーの名言まで挙げてあり、読みこなす時点で目に触れないことはありえないので、明らかに恣意としての隠蔽が見て取れる。

数年前、アトウッドは、アルペルガーの実娘で、スイスにおける児童精神科医である、マリア・アスペルガーフェルダーに会い、「御尊父の件で、その技量、パーソナリティ、そして特に一九三〇年代のウィーンでの職場環境についての話を聞き嬉しくなってしまった。マリアからは、一九三八年に発行された、御尊父による論文のひとつをいただいた。この年は、数年後、自閉性人格障害（注：精神病質という名称は避けている）として、そして結局は一九八一年に　アスペルガー症候群として知られるようになった特質について初めてアスペルガーが記した時である。」（アトウッド、九―一〇頁　二〇〇六（筆者訳））。

どうして「数年後、自閉性人格障害として」なのだろうか？「数年後」は一九四四年までのことである。一九三八年の時点で、特質は既に「自閉性精神病質」と表現されていたのである。アトウッドは一九五二年イギリス生まれ、ウタ・フリスの元でPh.D.を取得した心理学者で、オーストリアに移民し「自閉症スペクトラム」の視点からのアスペルガー症候群を手がけ、英、米、イスラエルなど世界中に独自の支援組織をもっている。

マリア・アスペルガーフェルダーには、ウタ・フリスも、スウェーデンのギルバーグを伴い、一九八九年にチューリッヒでインタビューを試みているが、おそらくはマリアが控え目に提示した「自閉」使用の嚆矢に触れていないことと同じであろう。そして、それらの流れの逆が、（おそらく多くのわが国の研究者や臨床家には因果関係がないと思われているであろうが）、DSMにおける名祖《なおや》としてのアスペルガーとレットの登場という形で起きていると考えられる。すなわち、米国のDSMにおいて、DSM—Ⅲ（一九八〇）の登場自体がアンチ精神分析であったのであるが、それでもカナーの幼児自閉症とそれ以外という大枠だったのがDSM—Ⅳ（一九九四）以降、特定不能の広汎性障害からアスペルガー障害とレット障害が独立するという異変が起きた。アスペルガーもレットもウィーン大学病院小児科治療教育部に所属したアーリア人である米国精神医学界におけるユダヤ系ボスの世代交代、非ユダヤ系でも名祖《なおや》になれる道が開かれたと想像するのは筆者だけであろうか。

八〇年代以降の研究を検討すると「アスペルガー症候群」を拡げる「自閉症スペクトラム障害」の立場には、なぜかユダヤ系の研究者が多い印象を受ける。移民であったかどうかという来歴は風雪によって曖昧にされたり、積極的に改竄されていて、カナーのように生々しく明かされているとは限らない。姓と名の別々の方法で検索すると出自が想像できる場合がある。* ホテルマンにとって必要なため、この種の検索が出来る出版物は多い（異なった少数民族同士を隣り合わせにすると喧嘩が起きるので一流のホテルマンは姓と名を見ただけである程度の出自が見分けられる訓練を受け知識を蓄える）。興味深かったのは、アスペルガーの業績を（ウィングとは逆に）「精神病質」を重視した形で一九六〇年代から英語でも紹介し、カナータイプとの差異を（晩年のアスペルガー自身以上に）強調したオランダの自閉症研究家、ヴァンクリベレンは、名前から、オランダ系ユダヤ人であることは明らかだが、アスペルガーの論文を亡くなるまで一度も引用したことのなかった、カナーの遅い時代の著作の文献欄には、このヴァンクリベレンが登場する。また、ヴァンクリベレン家の美術館にはカナーの肖像画が蔵されている。いとも不可思議である。

いま、筆者は自閉症研究の歴史を「ユダヤ人とアーリア人」とのメタファーから捉え直し纏め上げようとしている。差別は人間の脳の有する最も単純な認識（あるものとあるものの差から法則を導く）である。支援の準備として自閉症研究を取り巻く複数の「差別」がまずは明らかにされる必要がある。それは、もちろん、ユダヤ人対アーリア

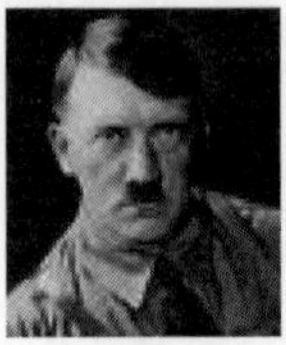

Adorf Hitler
1889―1945

1889 ブラウナウ（ドイツとの国境に近いオーストリア）でうまれる。
実業学校を経てウィーンへ。
美術学校を目指すが入試に失敗。
観光物の絵を売りホームレス生活。
1913 ミュンヘンに移住。
第一次大戦。バイエルンの軍隊に入る。
戦後、右翼教育要員に抜擢。
ドイツ労働者党に入る。
1922 Jugendbund der NSDAP（JdN）
1923 ミュンヘン一揆で逮捕
JdN は解散したが多くの地方青年組織がドイツとオーストリアで組織され JdN の穴を埋めた。
1925 国民社会主義ドイツ労働者党（ナチ党）結成
1928 ヒットラーユーゲント（10－14歳男子を皮切りに）
1930 ナチ党、国会で躍進
1933 ドイツで遺伝病の子孫を予防するための法律が成立
1934 ホンテルブルク大統領、死去。総督兼首相を「元首」に統合
1934 内閣と国防省、大躍進。
1938 オーストリアをドイツに併合（民衆は喝采）
1939 ポーランドに進入
第二次世界大戦
1940 日独伊三国同盟
1943 イタリア、連合国と休戦
1945 総統防空壕で自殺
ドイツ、無条件降伏。敗戦国に

Leo Kanner　1894―1981

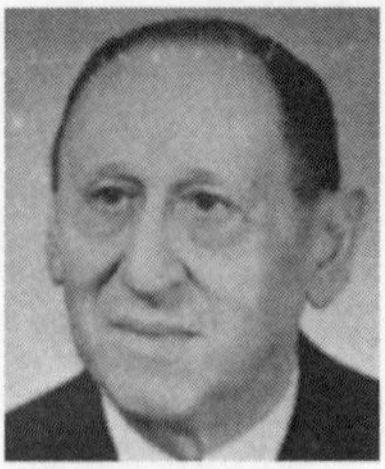

1894 クレコトヴ（Krekotow）（ロシアに近いオーストリア、ユダヤ人が住民の70%）で出生。
1906（12歳）
ベルリン（おじの所）へ　作家を志望
1913 ベルリン大学医学部へ
1914（20歳）
第一次大戦。オーストリア・ハンガリー王軍に医師の卵として召集。
1916 医学部に復帰、論文に取りかかる
1920 論文「休息と睡眠の心電図・心音図への影響」（独文）
1923 アメリカへの移住を勧められる
1924 アメリカ中西部、南タコタ州のヤンクトン精神病院
1928 アドルフ・マイヤーによる起用でジョンスホプキンス大学医学部へ
1930 大学病院に児童精神医学クリニック設立、長に
1935 著書『児童精神医学・第一版』（英文）
世界の業績集めるもウィーン大学病院「治療教育」について記載せず
1938 1943年論文の第1例と面接開始
1943 論文「自閉性情緒障害」
1944 論文「幼児早期自閉症」
精神病説　その後、心理・環境因重視から発達障害説へと周囲の状況に応じて自説は流転、
1960年以降
終生、アスペルガーを無視
（ユダヤ人としてのアーリア人への憎悪？・「自閉」剽窃の罪悪感？）
1981（86歳）
メリーランド州サイクスヴィル（Syskesville）で死去

⇨

アスペルガー自身の特質
・オーストリアから出ない、ドイツ語でしか書かない
・マイペース、こだわり（遺伝・生物学素因を重視、学説を変えない、趣味も同じ）
・学際的・医学中心の「治療教育」を志向
・自閉性精神病質の子どもへの強い愛着
優生思想・安楽死の対象にならないよう才能や就業可能な部分を喧伝
爆撃で資料を喪失
敗戦国になったこと
カナーを引用、カナーからは無視
ユダヤ人でないこと

（自閉性精神病質の子どもと自分との共通性を意識し、理想化？）

アスペルガー症候群の歴史

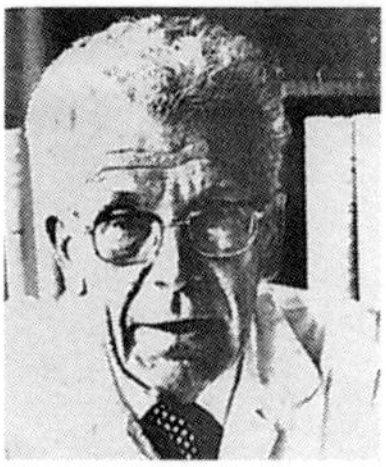

Hans Asperger　1906—1980

1906　オーストリア・ハンガリー王国のハウスブルン（Hausbrunn）（ウィーン近郊）の農業経営者の長男。ウィーンで育つ
言語（ドイツ語）に優れるが、運動は苦手で対人関係困難。
グリルパルツァーを級友との会話に引用。森や山での徒歩旅行を好む。
1916　オーストリア第一共和国：フランスの干渉でドイツに加われない）
1920 s　青年運動（ワンダーフォーゲル）
1929　ウィーン大学医学部学生中、小児科教授ピルケに接近
1931　同医学部卒業、即座に小児科助手に
1932　先輩の同僚ラツアール、急逝。
1934　ライプチッヒ精神病院に転勤。
1935　結婚
ウィーン大学病院小児科の治療教育部門をラツアールに代わり管轄。
（1938　オーストリア、ドイツ帝国に民衆歓迎の中で併合）
1938　論文「心的異常児」。子どもに「自閉」を使用
1944　論文「自閉性精神病質」
1944－45　軍医としてクロアチアに徴兵。
1944　治療教育の施設を戦禍で破壊、資料を失う。片腕の看護師ヴィクトリーヌ（Victorine）は爆撃で死ぬ。
1945　（終戦）
ウィーン大学病院小児科に戻る
1957　インスブルグ大学病院小児科正教授
1957　ウィーン大学病院小児科正教授
1964　ＳＯＳ－子ども村　(Hinterbruhl)
その後、カナーを評価・同じだが異なると自説に拘泥（カナーの反応無し）
1966　Konrad Lorenz と論争
学際的・医学寄りの「治療教育」、「医師と芸術」「芸術と治療教育」
1977　最終講義（定年退職）
1980　論文数360　ウィーンで死去

これまでの定説
1943　カナー：自閉性情緒障害
1944　カナー：幼児早期自閉症　autism という病名
アスペルガー：自閉性精神病質
1981　Lorna Wing：アスペルガー症候群、その臨床知見
1991　Uta Frith：アスペルガー（1944）の英訳/序章が脱落
1992　ICD－10　アスペルガー症候群
1994　DSM－Ⅳ：アスペルガー障害

⇒

独語圏の文献からの新事実
1938　アスペルガー：自閉性精神病質
1970　Bosch, G. アスペルガー症候群/カナー症候群
1980　アスペルガーは、亡くなるまで精神病質に固執

図3　（アスペルガー、カナーの写真　文献③より）

人という単純な図式ではないのだが、昨今の日本で、ウィング以降の英米の影響が色濃い、ある意味では膠着した、自閉症・アスペルガー症候群の史観に揺さぶりを掛け、柔軟な判断を許容する素地をつくることに繋がると信じるものである。臨床の場で児童精神科医として日頃考えているのは、子どもの「アスペルガー症候群」と大人の「アスペルガー症候群」を一連のものとして捉えていくには、発達障害と人格障害のインターフェイスを想定する必要性がある。「自閉症スペクトラム障害」や「高機能自閉症スペクトラム障害」はそれにストップをかけるものであろう。正しい史実こそ連想の母胎である。インターフェイスへの道、それは、とりもなおさず、「アスペルガー症候群」を操作診断や自閉症スペクトラム障害を通して整理するだけでなく、「自閉性精神病質」として再検討することにほかならない。

＊たとえばウタ・フリスについては、著作に付された著者紹介かHPの経歴のどこにもユダヤ系であることは明かされていない。一九四一年五月二十五日、ドイツに生まれた。終戦時には四歳である。五七年からは西ドイツだが第一次大戦後からそれまではフランスに帰属していたザールブリュッケンのザールランド大学で実験心理学と美術史を学び、六四年に心理学の学位を取得。以降はロンドン大学精神医学研究所での臨床心理学の訓練、一九六八年には自閉症をテーマにPh. Dを取得。その後もイギリスで活躍。夫と共著の本があり、フリスが夫の姓であることは分かるが、ウタ・フリスはミドルネームを欠いているので、旧姓から出自を辿ることができない。筆者がロマン語専門家芝田征治教授にウタ（Uta）というファーストネームから調査を依頼したところ、Uta は Yutta というスペイン少数山岳民族に語源を持ち、ユダヤ民族であることに誇りを持った親が女児に命名する例のひとつであることを教示していただけた。「こころの理論」で有名な英国のハッペはウタ・フリスの門下のようだが、そのフランチェスカという名前もユダヤに関連深いようである。日本でよく知られている、英米の（かつ、「自閉症スペクトラム障害」説を踏襲している）著名人には、芝田教授に教えを乞うと明らかにユダヤの姓を持つ学者や臨床家が散見された。自閉症認知障害説で世界的に有名なマイケル・ラターもユダヤ人だと日本で児童精神医学の大御所からお聞きしたがベッテルハイムやショプラーのように来歴を隠しきれない時期以降の常として、あらためて公表されてはいない。

3 「アスペっぽい」「アスペくさい」という仮の姿が担う「自閉性精神病質」の重要なイメージ

同類の病態であるとしても、今日に至るまで「アスペルガー」型での「自閉」の子どもが才知に溢れているというイメージで捉えられる源は、アスペルガー（一九三八）にある

表2

	アスペルガー	カナー
●政治背景（ナチスとの関係）	ナチスのギャラリー 自閉性精神病質は「生きるに値する命」と喧伝	ナチスの圧力により移民 ナチスに母親と同胞を殺される
●第二次世界大戦	クロアチアに軍医で赴く／敗戦国に	（第一次大戦ではオーストリア軍に徴兵） 戦勝国
●治療教育学／児童精神医学以前の専門	小児科	内科（心電図専門）のちに渡米して精神科に
●直接の師匠	ピルケ、ハンブルガー、ラツアール	アドルフ・マイヤー
●ブロイラーの「自閉」との関係	重視 引用した旨を明記	かなりあとに一般論として触れる 統合失調症の症状以上の説明なし
●精神分析（精神力動）との関係	一貫して無関係（説明にも援用せず）	時期に応じて重視
●当人・親族の「自閉」への親和性	本人に「自閉」傾向	父親、祖父母に「自閉」傾向
●「自閉」の子どもとの出会い	1944年までの10年で200例	1938年に第1例目
●「自閉」の子どもとして初報告	1938年	1943年
●「自閉」の子どもの性別・発語	1944年の報告は男児のみ、言葉に猛る	1943年の報告は11例中、女児3名、3名発語無し
●「自閉」の種類別援助	医学志向、且つ学際的な治療教育 知性・創造性で事例を選択すると見られがち	知的障害や創造力の如何を重視せず
●「自閉」の本質	精神病質（人格障害） 遺伝が濃厚	統合失調症（ただし環境因説を加味） その後、素因・環境因重視
●日本への紹介*	1960年代、平井信義により	1960年代、牧田清志により
●その後の発展	ボス（1970）「アスペルガー症候群」 ラター・ショプラー（1978）『自閉症』に自閉症との鑑別として自閉性精神病質が掲載 ウィング（1981）「精神病質」呼称廃止と「アスペルガー症候群」呼称継続を提案 DSM−Ⅳ(1994)とICD−10(1992、1993）に積極的採用 アスペっぽい・アスペくさい	ボス（1970）「カナー症候群」 ジョン・ウィング（1976）「カナー症候群」 80年代後半にローナ・ウィング「自閉症スペクトラム障害」、その後、ギルバーグら「高機能自閉症スペクトラム障害」 DSM−Ⅲ−R、ICD−9以前は中軸的存在
●筆者の印象	プライドを保ち妥協を好まないのを許容される環境に恵まれた	周囲に合わせる八方美人を演じざるを得ない境遇にあった

＊アスペルガーが使用した時期には、ブロイラーの専門用語である「自閉」は、ブロイラー自身によってそのスタイルの思考が、現実との矛盾を無視し想像的な満足をするのに役立つような空想、にまで拡げられ、統合失調症やパラノイアだけでなく、常人でも夢や詩作に現れるとされた。興味深いことに一九三八年刊の『哲学事典』（岩波書店）では autistisches Denken は「独善的思考」と訳されている。同時に入ってきたとき、日本へのカナーとアスペルガーの紹介者が、ともに精神医学で使われていた「自閉」という訳語を援用して「自閉症」と表現したが、当時はそれぞれが統合失調症と人格障害であったわけだから、たとえば「統合失調症の『自閉』様の」と「極度に独善的な」とに訳せば、混乱は起きず差異はよく伝わったであろう。

のではなかろうか。その後、アスペルガーの主張は終生、不変なのだけれども、上述の二〇〇人に及ぶ「自閉性精神病質」の中には、その後ボスが、さらにその遙かあとにウィングが示唆したように、知的にさまざまなレベルの子どもがいたと推測される。ところが、アスペルガー（一九三八）が「自閉性精神病質」の子どもについて切々と訴えているのは、社会的に問題を起こすも知的に優れた精神病質であって精神病でないこと、（こだわりを生かせて有能さを発揮すれば）就労可能であること、その二点であった。大衆の歓声と喝采のうちにオーストリアが大ドイツに併合されたことは、優生政策や安楽死をめぐる法律の適用は時間の問題である。精神病・重度の精神遅滞・就労できないことなどがガス室行きを約束する。アスペルガーが「自閉性精神病質」の子どもに心血を注いだ背景を推測するにはアスペルガーの生活史（あまり知られていない）が情報として必要であろう。またカナーがアスペルガー（一九三八）を目にする機会は非常に大きいと予想され、アスペルガー（一九三八）こそ、カナーが「自閉」のアイデアを剽窃したり、その種の子どもに注目し始める契機になったと推測されるが、それが正しいとしたら、その後、カナーが寡黙になり、また（カナーと同じくユダヤ人がかなりの部分を占める）特に英米の自閉症研究者・臨床家の間でアスペルガー（一九三八）が無視され続け、（精神分析が凋落してユダヤ人のトップが世代交替したと思われる時期にまで）アスペルガー（やレット）が評価されない歴史が続いたことの内部事情についても、ここで明らかにしなければならない。数ヵ月、筆者が調べ上げたアスペルガーとカナーの来歴をまとめてみた。自閉症の歴史についての定説に対する読者の再検討を待つものである（前掲図3、表2参照）。

最後に付け加えておくが、筆者には、アスペルガーが「自閉性精神病質」に終生こだわり続けたのは、子どもたちを守る方便以上の重要性を感じていたからだと思える。そのことを考えるとあらためて「自閉症スペクトラム障害」の、遺伝と離れ、正常域まで継がるパラノイックで非現実的な着想は批判を加えられるべきだと思う。「自閉症スペクトラム障害」が一般へでなく、家族に適用されたとき、それは素晴らしい概念であると、筆者は臨床経験から確信する。その家族の中には、自閉性障害や自閉性精神病質の人々も含まれ、加えて専門家以上に広汎性発達障害への援助に最高の技能を発揮できる、アスペルガー・トレンドを含めた正常域の親族が入っている。自閉性精神病質への再評価は、日本に浸透しすぎた自閉症スペクトラム障害説を、距離をもって眺められるチャンスを提供することであろう。

〔引用文献〕

（1）ウタ・フリス（冨田真紀訳）自閉症とアスペルガー症候群　東京書籍　一九九六
（2）Latz, J. : Hans Asperger und Leo Kanner zum Gedenken. Acta Paedopsychiat. 47 : 179–183, 1981
（3）Gillberg, C. : Hans Asperger–en. "onåbar" person. LÄKAR-TIDNINGEN, 87(38) : 2973, 1990
（4）Attwood, T. : The Complete Guide to Asperger's Syndrome. Jessica Kingsley Publisher, London, 2006

〔いしかわ・げん　香川大学医学部附属病院
子どもと家族・こころの診療部／教授〕

ハンス・アスペルガーによる「自閉性精神病質」と「治療教育学」

神内幾代

一 はじめに

医療、教育といった専門分野のみならず、最近では一般向きの記事でもアスペルガー症候群という用語をよく見かけるようになった。「あの人アスぺっぽいね」との冗談が、時に飛び交っている。偏狭で異様、円満な対人関係が保てない人物一般の形容として用いられるなど、医学的見地からすれば明らかに間違って理解されたまま、言葉だけが一人歩きしているという場合も少なくない。

学校訪問（巡回相談）において、教師から見て「気になる」の中に、（低学年ではADHD様症状は見られることもあるが）ADHDではなく、人見知りをしないで相手に近づいていくが友達がいない、早熟だが不器用である、誰もが知らないことについての該博な知識を有する一方で、知らない子どもがいないようなルールや常識に疎い、場が読めない、雄弁で知能は高いと思われるのにそれが成績に反映されない、予想外のかんしゃくや情緒反応を起こすことがある、といった、首を傾げざるを得ないような子どもたちがいる。特別支援教育の適用対象として浮上してくる子どもたちの、かなりの部分を占めていると思われる。核となる障害は社会性の欠如である。このような子どもたちの中で、はるか昔アスペルガーが記載した三症例と何ら違いのない典型例に出会うことも稀ではない。

筆者は、軽度発達障害の専門機関を標榜する大学病院の児童精神科（子どもと家族・こころの診療部）に小児科医として勤務している。最近、アスペルガーの原著論文（ドイツ語）とその英訳・和訳に触れる機会があり、また一九六五年にアスペルガーが来日し、児童精神医学会で持たれた講演の内容（原著と和訳）や関連のある当時の出版物を手に入れることができた。診療に忙殺されている日常から見ると、それらは著しく新鮮に思えた。

わが国に四十年以上も前から、アスペルガーを招聘するほど自閉症への関心が高かったことは意外であった。同時に、当時は自閉症をどう捉えるかで、カナー派（統合失調症の最早期発現型だとして疾病論的位置づけを図る精神科医の牧田　清氏）とアスペルガー派（精神病質だとして人格の偏倚とみなす小児科医平井信義氏）に分かれて論議がされていたことを知った。教育関係者の間では今でもカナー型・アスペルガー派型という分類を重用しておられる向きもないではないが、昨今、わが国の児童精神科臨床においてはそのような分類は痕跡すら存在していない。ヨーロッパの自閉症スペクトルには両者は含めてしまうのかもしれないが、アメリカ精神医学会のＤＳＭ―Ⅳの広汎性発達障害の中ではアスペルガー障害が、またＷＨＯの国際分類ＩＣＤ―10にはアスペルガー症候群が、それぞれ自閉性障害や幼児自閉症とは異質の単位として独立している。

市井でも「アスペルガー」という響きの良い言葉が聞かれる昨今、ルーツであるウィーンでの原著を中心に紹介することで、読者に、現代に至るまで纏綿と繋がるひとつの文化を感じ取っていただければ幸いである。

二　アスペルガー著「子どもの自閉的精神病質」の大略

ウィーンの小児科医で、後にウィーン大学小児科の教授となったハンス・アスペルガーは一九四四年に、発達のパターンが独特で、他の子どもと交わろうとしない、語彙は豊かだが単調で抑揚の乏しい、特定のことに異常な興味を抱くという特徴が六、七歳にかけて顕在化する四例の子どもについて報告した。加えて、よく理解して各児に適した治療教育を続ければ社会生活に大きな支障を来さないほどには成長すると総括している。

記述精神医学の雛形ともいえる、アスペルガーによる原著（「子どもの自閉的精神病質」(1)）は、まずその膨大な量に驚かされる。感想を織り交ぜながら要約してみよう。

1 序 説

のちに削除された冒頭の部分では、パーソナリティ類型論に関する論議が展開されている。小児科医の筆者には些か分かりにくい。同様な論議が同じ著者による「治療教育学」にも書かれていて、そちらのほうが理解しやすかったので趣旨を辿ることができた。要は、パーソナリティを類型化するのは非常に困難ではあるが、個人差を踏まえてかつ背景にある共通する特徴を見逃してはならない、という極めて正当で常識的な見解であった。この考えは、論文全体を通じて随所に現れている。

2 呼称と概念

ここで挙げた四つの事例を一括する呼称として「自閉性精神病質」を選んだのは、統合失調症における「自閉」の概念との絡みによる。ブロイラーが命名した、外界との接触の根本的障害を表す「自閉性」がほとんどの事例に見出された。ただし、統合失調症のように、外界との接触を徐々に喪失していくのではなく、そのような状態が最初から存在している。

3 臨床像

四つの事例が述べられている。三つについては、それぞれ、生育歴、外見、家族歴、知能の状態、治療教育の適用などについて記述され、残りの一つは、同様な経緯が脳炎の後にも生じた例として挙げられている。

事例に共通する障害（自閉的精神病質）の基本は、外界との接触において現れる。生後二年目に入ると周囲はその独特な様態に気づく。そうした特徴は生涯を通じて永続する。（これがカナー型との違いのひとつでもあるが）社会にどうにか適応していきながらも、いろいろな段階（家庭、学業、就業、結婚など）で対人関係による問題を起こしてしまう。共通する臨床像を以下に挙げると、

＊外 見

幼な顔ではなく小貴公子然としている（第四例は違っており、この項目は後に「外見は多様である」と訂正を加えられた）

＊視線の奇妙さ
目と目は合わず、はるか向こうを眺め、移ろいやすい。視野の周辺部で物事を感知（「じっと見ることはなくても周囲の世界を理解していることが折に触れて分かる」）

＊言　語
流暢な大人びた表現。聞き手に向けられたものではなく、自分の内から湧き出てくるものを語っているに過ぎない。物真似を演じているような不自然さが感じられる。コミュニケーションが取れないわけではないことは知能テストの応答を通して明らかだが、コミュニケーション内容は独特。言語表現の独創性は生活経験の独自性に起因するものであり、表現だけみると驚くほど成熟しているが、興味の範囲は狭小で、限局した領域だけが肥大している。会話中に反復する常同運動は見られるものの、伝達内容を補填するジェスチャーは乏しい。

＊知　能
創造的な知能はあるが、機械的な学習は苦手で課題が成就できない。既存の知能テストだけでは正しく能力を測定できない。たまたま特殊な興味と一致する教科であれば学習は順調に運ぶこともあっても、独自のやり方に固執してしまう。

＊社会集団での行動
集団として最小である家庭内でさえ衝突が起きる。自分の内なる衝動と興味だけで行動し、ひとりの世界に浸る。外の世界へは働きかけないが、外の世界からの侵入にはかんしゃくで応じる。

＊感情と知性の調和を欠く

＊欲動と感情における欠陥
性的側面、感覚（味覚、触覚など）において、希薄・無感覚、あるいは早熟、倒錯、過敏、偏倚がみられる。感情面での独特の欠陥は対人関係にも影響を及ぼす。

＊モノとの関係
モノに対して、異常に固執するか、偏った蒐集はおこなうが、モノを見立てて遊ぶとか、モノから何かをつくることはない。

＊ユーモア感覚の欠如

＊激しいホームシック
新しい環境になじまない。「感情の強固さを物語る」ものとされている。

＊不 器 用

字を書いたり、靴紐を結んだり、着替えたりに手間取る。運動は容易ではない。

＊悪　戯

この時だけ目は輝き、迅速に行動して、相手に攻撃的になる。加減を知らないことで社会的に問題となる。

4　遺伝学・生物学的要因

挙げられている事例はすべて男性である。遺伝的な側面として家族に本人と共通の特性が認められる。一人っ子である。父親には、高レベルの適応障害が見られることもあるが概して父親の多くは知的な職業に就き、変人ながら高い地位を得ている。

ここでは、自閉的精神病質は、男性的知性のひとつの極限的異形態だと断言。また、同様の臨床像が揃った女子事例（脳炎の後遺症を除く）に遭遇しなかったものの、男子事例の母親に自閉的行動特徴が明らかな者が何人も存在したことから、女子にみられないのは、単なる偶然か、女子の場合は思春期以降にしか現れないか、判然としないと記載している。

（注）この時点で、アスペルガーは男児の母親について小児期まで遡って聴き取りを行うなどの検討はしていない。また、のちにアスペルガーはアメリカで女児の事例を見ることになるが、「男性的知性のひとつの極限的異形態」という見解を変更しなかった。オーストリアでみられるような「学習することに優れ、具体的・実際的な仕事に向き、思考過程が情緒や本能に左右される」女性の本能的特質（男性の場合は「論理的、抽象的思考と構想力にすぐれている」）がアメリカという世界では失われているからこそ、女児の事例が出現すると考えたのである。「一人っ子」であるということについても、同様の思路によって解釈されている。「一人っ子であるために、大人だけの中で育って早熟な話し方や思考法が生じたり同胞葛藤の経験を欠いて対人関係に長けないので自閉的になるのではなく、親自体の遺伝的性質つまり、子どもを欲しいという本能が欠如していたり、性衝動が低かったり、また、夫婦間の心身不調和や子沢山を嫌う余裕のなさの背景にある自閉的傾向の結果、一人っ子になる」という展開なのである。アスペルガー自身が自閉性精神病質の子どもを支持し、愛惜していたことから彼自身の自閉性精神病質への親和性を指摘する意見（最近の英文入門書など）を信じる気持ちにさせるようなこだわりようである。

5　小児統合失調症との鑑別

「自閉」という概念を共有しているが、自閉的精神病質の場合、逸脱度は高度でも、妄想や幻覚を欠くこと、進行性の人格崩壊は見られないこと、から統合失調症ではないと判断され、同一の状態を保ちながらも多くは次第に適応し、それ相応の段階まで社会参加が達成できているとしている。

6　社会的価値

社会的価値（現代なら物議を醸すような表現）として社会環境への適応困難が本質的な特徴だと思われるので（特に知的障害を伴う場合は）社会参加は極めて難しい。知的障害がないか、平均以上の知能であれば職業上の成果が期待できる。特殊能力によって社会参加が可能である、とした。

7　治療的教育

各事例に治療的教育の経緯が添えられている。指導には、簡単なことであっても忍耐強い積み重ねが肝心で、その際のスタイルとして教育者側の個人的感情を「押し殺した、客観的態度」が要請される。また一般的・客観的法則であるかのような言い方で教示し、単なる生活のスキルでも、系統的な厳格に定めた予定表を守らせる形をとる必要がある、とした。

三　アスペルガー著「子どもの自閉的精神病質」の現代的意義

1　アスペルガー自身が既にスペクトルを想定していたこと

わが国における最近の自閉症関連の入門書に述べられている、自閉症研究の歴史の雛形は以下のようである。一九四三年レオ・カナー（ジョンスホプキンス大学児童精神科講座教授）が、翌年アスペルガーが、同じ「自閉」という用語を用い、各々別個に一群の子どもたちについて記述精神医学の形で報告し、それぞれ「早期幼児自閉症」「自閉的精神病質」と命名したが、発表当時はお互いに面識がなく、しかもアスペルガーの業績はドイツ語で書かれていたため、その後ウィングが英語で紹介する（一九八一年）まで英米圏では評価を受けることはなかった、と。

こうした見解は多くの本や論文でそのまま繰り返えされ、定説であるかのごとき印象を与えている。戦後指導的立場にあった米国の精神科医の出自がユダヤ系ドイツ人であること、日本ほどではないにせよ英米でも近年まで医学では英語とドイツ語が併用されていたことなどから考えると、「ドイツ語」云々説はあまりにも不自然である。アスペルガーはカナーの業績について論文を書いているがカナーの著作にはアスペルガーが引用されていないという事実にしても、語学の問題ではなく、米国で花開いた力動的精神医学の影響をダイレクトに受けたカナーがヨーロッパ伝統の記述精神医学を次第に軽視するようになっていった可能性、精神医学と小児科学の隔壁といった問題、が背景にあると考えるほうが自然である。

それはそれとして、上記のような「定説」があるためか、専門職でも、ある年齢層以下だと、ウィングの再評価があってからアスペルガーが日本でも知られるようになったと考える人は多い。実際にはわが国ではアスペルガーとカナーとは同じくらい知られていた。日本の児童精神医学領域では、アスペルガーのもとに留学していた小児科医平井信義とカナーのところで研究していた精神科医牧田清志が、それぞれの師匠を意識した活動を展開。どちらが自閉症をよく捉えた概念かを巡り数年にわたって議論が交わされ、自閉症といっても広い幅があるという認識に到達し、カナー型、アスペルガー型という考えが定着した。

このようなわが国での展開は、ウィングらがアスペルガーの原著を英文で紹介し、アスペルガー症候群と名付けた時期（一九八二）の二十年前のことである。その後、ヨーロッパでは「自閉症スペクトル」、米国では「広汎性発達障害」という概念が出現し、現在のＩＣＤ、ＤＳＭ分類へと発展していった。自閉症を種別化したうえで統合するという点では、日本の分類は現在の国際的見解の方向を示唆したものといえる。日本独自の自閉症観が国際的に通用しなかったのは、世界に向けて問われなかったからか、時期尚早だったから、と思われる。しかし、このような分類が、その後、時代とともに消褪したことを併せ考えると、自国での臨床経験の積み上げにより派生したオリジナルなものではなく、異文化紹介者間での学会論争の折衷案以上の価値を有するものではなかったのかもしれない。借り物だから、すなわち、カナー型、アスペルガー型の着想はアスペルガーが日本にもたらしたものに過ぎなかったという推理もできる。日本での講演記録を読んで分かったことは、その中でアスペルガー自身が、カナー群（Kanner'schen）、アスペルガー群（Asperger'schen）と称して、両者の一致面（外界との関係の障害、自分自身に対する関係の障害、常同性への内閉など）と鑑別点を述べ、カナー群がより重症な例に見られることに言及していることであった。この時点ですでにアスペルガーは、両者を同一病態の多面性・重症度の違いと捉えており、自らもアスペルガー群の方がカナー群より障害が軽度だと見なしている。

ところが、このようなアスペルガーによる、スペクトルに繋がる着想の萌芽は、カナーの業績を引用する遥か前の時期の、つまり冒頭から本論で取り上げている原著「自閉性精神病質(1)」に既に見ることができる。そこでは、自閉的精神病質について、「知的に高い人にのみ見られるのではなく、能力のより低い子どもにも、重度の精神遅滞を持つ子どもにさえ見られる」(症例ハーローの最後の部分)「接触障害の程度、そして知的能力の程度によって区別されるだけでなく、パーソナリティと特殊な興味とによっても一人ひとりが区別され、それらは驚くほど多彩でオリジナルなことが多い」(「臨床像」の最初の部分)「すべての能力レベルにわたり、極めて独創的な天才から、自分だけの世界に生きて何をなすでもない異様な奇人たちを間に挟み、さらに接触の障害が最も重い、自動人形のような精神遅滞の人まで至る」(「自閉的知能」の後半)と書かれ、その本質は接触の障害(社会性の障害)であり、様々な知的能力レベルに現れ、極めて独創的な天才から精神遅滞の人にまで及ぶことが示唆されている。ということは自閉的精神病質には今で言うアスペルガー症候群と自閉性障害(元はカナー型)の両方を含んでいて、原著に述べられた四例がその中で一つの類型を形作っていて、修正を加えながらその後のアスペルガー症候群に繋がっていくと考えることもできるのではなかろうか。

2　綿密な観察・研究と組織された関与・療育

「自閉性精神病質」の中では観察・研究と関与・療育は両輪のようにバランスが取れ、相互啓発し合っているという印象を受ける。ともすれば研究が現場で疎んじられ、臨床に関与しない研究者が疾患モデルを追求している今日の傾向とは対照的である。

「治療的教育」の項では(現代でいう)学習障害とのつながりにも言及している。(現在でいう)アスペルガー症候群に特徴的な不器用だけからは説明できない書字障害(K・エルンストの場合)を認知障害の一つ(個別の要素との関連で語の構造を理解できない)と見なし、治療の具体例を述べている。このような視点は、昨今の構造化された療育に通じるところがあると同時にカナーの最初の論文には見られないものである。

アスペルガーの「治療的教育」は、日本に導入され、紹介された段階でオリジナルとは異質になってしまったという多くの指摘がある（先には触れなかったがカナー型・アスペルガー型という分類が消褪したひとつの理由として日本流アスペルガー療育の不評という可能性もある）。そのひとつとして、冨田真紀（一九九六）[1]は、「今日のアスペルガー症候群」と称する解説（ウタ・フリスの訳本巻末）の中で、「日本では実に早くから知られてきた」アスペルガーの像は「歪曲」されたものであると指摘している。それによれば、日本では（紹介者の提唱によって）アスペルガーは「受容」と「遊戯療法」のシンボルと受け取られており、アスペルガーが目指した、「真の配慮と思いやり」を持ちながら子どもに社会生活の基本的原則を教える能動的な働きかけを行う姿勢の一部だけを誇張して、「子どもに対して、親や教師などの価値観を押し付けず、しつけや禁止をしない」「子どもの要求や在り方を受け入れること」が最優先されていたという。

実際、私たちが臨床の場でアスペルガーの子どもに社会生活の基本的原則を教えようとするという場合、こちらの忍耐も子どもの反発も並大抵ものではない。「要求や在り方を受け入れること」はそれと比べれば遥かに楽である。しかし、安易な妥協によって「基本的原則を教える」が一気に遠のく。「基本的原則を教える」はやはり大切で、そこまで仰々しい表現を用いなくても、メリハリのある枠付けが子どもを安定させるという場合は多い。その都度、子どもの主張を「受け入れる」ことは、「受け入れる」ことが不可能な状況が多すぎるので、結局は曖昧な対応を生み、かえって子どもを不安定にする。医療での治療者だけでなく、学校での教師の対応でも同様のことがいえると思う。「真の配慮と思いやりを持ちながら子どもに社会生活の基本的原則を教える能動的な働きかけを行う」ことは簡単にできることではない。

アスペルガーの原著論文、治療教育学、日本での講演のどれを読み込んでみても、「価値観を押し付けず、しつけや禁止をしない」「子どもの要求や在り方を受け入れること」に繋がる記載はない。ここでは、臨床家がすぐにできるようになることではなく、これを目標に努力する指標という意味で、「真の配慮と思いやりを持ちながら子どもに社会生活の基本的原則を教える能動的な働きかけを行う」が原著（最初の症例V・フリッツの「治療教育への示唆[1]」の部分）ではどのように表現されているかを要約・紹介することに留めたい。

「外からは簡単そうで単に片手間でしているように見えても、内実、何をおいても穏やかで冷静かつ客観的な態度が必要で、そのためには高度の努力と集中力が必要である。内面的な強靱さと自信を保つのは決して容易ではない」

「まず第一に、すべての感情を消し去った上で教育的関与がなされねばならない。そのためには子どもの言葉に拒否的な面が現れたら即刻かつ穏便に会話を打ち切ることが必要である。一方で、子どもにある種の自動的反射的服従も見られるということもある。この場合は、子どもが暗示に掛かりやすいので同じ口調で静かに語りかけると効果がある。いま一つは、何かを伝える場合、個別性を超越した客観的法則の如く語るべきである。厳格なスケジュールに従って生活を送るように教育すると、忍耐強い訓練を積み重ねることによって子どもの社会的スキルにも進歩が見られるようになり、世間に少しでも適応して行くことができる。そして、知的障害のない場合は、不器用ながらも専門的職業に就くことが多い。」

四　おわりに

以上アスペルガーの著作を紹介し、現在にも通じる考え方を中心に取り出してみた。当然違和感のある部分（自閉性精神病質を男性的知性のある極限的異形態と言い切り、アメリカで女児例が存在する背景を女性の男性化が見られる社会だからと考えたところなど）も散見され、専門家によれば四例はアスペルガー障害には当てはまらず、自閉性障害であると言う意見もあるが、今日の臨床にとっても極めて重要と思われる示唆に富んだ業績という印象を受けた。

アスペルガーのいう社会的価値（解釈によってはアスペルガー障害の子どもたちはみな素晴らしい業績を修めるという幻想を抱かせる可能性はあるが）から考えると、障害が軽度ゆえに発見されずに放置されている子どもたちを如何に早期に診断し、治療的教育に結びつけるかが重要になってくる。乳児の段階では診断は困難に思うし、実際三歳児検診に従事していても、数分の診察場面では、保護者の気づきがない場合、よほど典型的なアスペルガー障害でないと、自閉性障害のようには診断できないことが多い（余談ではあるが、保護者の気づきがない場合でも保育園、幼稚園の場では特徴を気づかれることが多いので早期集団保育ということは必要である）。しかし少なくとも就学前には診断が可能であるので、学業や友達関係でのトラブルが生じないうちに少しでも適応していく方向への治療的教育が必要であろう。

アスペルガー障害を診療しながら、原著における観察が今もって新鮮に眼前の子どもたちに適応できることに驚きを覚えると同時に、できるだけ社会に適応し、特別に備わった才能を見出す援助が少しでもできればと切に思う。なお、アスペルガーの四例はDSM―Ⅳでは自閉性障害と診断されるというMiller（1997）の論文など、現在の診断基準で古典的症例を解明しようとする報告はいくつかあるが、操作診断自体の問題と考え、本論では取り上げなかった。

〔引用・参考文献〕

（1）ハンス・アスペルガー、注釈　ウタ・フリス
2、子供の「自閉的精神病質」　ウタ・フリス編著（冨田真紀訳）『自閉症とアスペルガー症候群』　東京書籍　一九九六
（2）ハンス・アスペルガー（平井信義訳）　小児期における自閉症の諸問題　小児の精神と神経　第七巻第四号　二〇五―二一一
（3）ハンス・アスペルガー（平井信義訳）「治療教育学」黎明書房　一九七三

〔じんない・いくよ　香川大学医学部附属病院〕

知る

ローナ・ウィングとアスペルガー症候群

市橋香代

はじめに

二十年ほど前（一九八〇年代）、学生だった筆者は障害児医療研究会というサークルに所属し、毎月三〇人ほどの「障害児」を集めて遊ぶ「発達教室」という活動に参加していた。子ども達の「（親御さんから伺った）診断」は、「自閉症」や「ダウン症」、「精神遅滞」などさまざまであったが、その中に「自閉的傾向」という言葉が散見された。この用語が「自閉症」と告知するのがためらわれて用いられたものか、「自閉症と近い状態ではあるが診断基準を満たさない」ために告げられたものだったのか、親御さんが改変したのかは分からなかった。ただ「自閉症」よりもはるかに数が多かったことは記憶に残っている。

オーストリアの小児科医ハンス・アスペルガーが「アスペルガー症候群」の原型である「子どもの自閉性精神病質」を命名し、そのグループについて報告をしたのは一九四四年である[1]。四十年近くを経て一九八一年にイギリスの研究者ローナ・ウィングは、自閉症の疫学調査から同様の傾向を持つグループを取り出し「アスペルガー症候群」と題して発表した[2]。一九八〇年代後半には「自閉症スペクトル」という概念が生まれており、当時もう少し勉強熱心であれば、「自閉的傾向」という言葉にそれほど戸惑うこともなかったわけだ。恥ずかしながら、最近になりようやく長年の疑問が氷解した次第である。

一　ローナ・ウィングについて

ローナ・ウィングは一九二八年にイギリスのギリンガムで生まれた。ロンドン大学医学部を五二年に卒業し、精神医学を専攻。精神遅滞と自閉症スペクトル障害の研究を、ロンドン大学精神医学研究所社会精神医学部医学研究機構(MRC)をベースに五八年から九三年まで続け、その後もイギリスの全国自閉症協会の精神医学顧問として活動している。

彼女には一九五六年生まれの自閉症を持つ長女があり、社会精神医学者の夫ジョン・ウィングらが開始したキャンバーウェル地域での疫学研究に、六三年から関わっている。[3] もちろん個人的事情は彼らの研究に直接表れてこないが、研究の中に一貫してみられる「将来を見据えた総合的サービス」への真剣なまなざしには強く心をうたれる。近年日本で施行された発達障害者支援法に謳われる「生涯にわたる個別支援」について、四十年以上も前にここまで論じられていたと知ると胸が熱くなる。

アスペルガーとの絡みでウィングについて解説を加える本稿では、対象を極めて客観的に扱い続けた彼らの研究に失礼のないよう心がけながら、ウィング(以下、夫であるジョン・ウィングと区別する時以外は苗字のみ記す)が自閉症の疫学調査から出発して「アスペルガー症候群」を命名し、自閉症スペクトルの概念に至った過程を辿ってみたい。

二　自閉症をめぐる考えの変遷

自閉症を思わせる個々の記述は古くから散見される。一九四三年に、それらをはじめてグループとしてまとめたのがアメリカ合衆国の児童精神科医レオ・カナーである。[4] 彼は自分の外来に紹介されてきた子どもに共通の特徴を見出し「早期乳幼児自閉症」と名付けた。

ところが、当時の米国精神医学は、精神分析理論の影響を色濃く受けており、子どもが情緒的障害を受けているというカナーの観察の一側面のみが多くの精神科医の共感を呼んだ。また、自閉症と非常に早期に発症した統合失調症との異同が議論されるのと並行して、統合失調症の病因（現在では脳機能の障害とする考えが主流）として近親の関与が大とする家族研究が広まりつつあった。精神障害の環境因説を唱える学者にとって、自閉症は恰好の素材であった。カナーも当時の潮流であった力動精神医学に感化され、自説を次々と修正する羽目に陥ったようである。「とりあえず統合失調症とする」とされた自閉症では、家族機能、特に母子関係に問題があり、機械化した如き人間関係や親としての暖かみを欠く強迫性が環境要因として挙げられた。

翌一九四四年、アスペルガーは、カナーの自閉症よりも少し年長になってから異常に気付かれるグループを「子どもの自閉性精神病質」という名称でまとめて、ドイツ語で報告した。カナーの報告と極めて近い内容を有していながら、言葉の壁や第二次世界大戦の後遺症、精神分析理論全盛期ゆえの障壁などが影響したのだろう、ヨーロッパ大陸で当初から話題になり英語で紹介されたにもかかわらず、国際舞台で注目されるまでには実に二十年近くを要した。

ドイツでは一九五八年に自閉症症状を示す病態が比較検討された。カナーのグループ（早期乳幼児自閉症）は精神分裂病（統合失調症）の一型として、アスペルガーのグループ（自閉性精神病質）は人格障害として、その他に自閉症症状を伴う精神遅滞を加えて三型に分類され、すべてが脳器質性の病態であるとされた。

六〇年頃からカナーは自閉症を発達障害として捉えていたようであるが、公的には統合失調症の幼児型と位置づけていた。そして、特異な能力の存在を肯定しつつも知的な障害の併存を認める立場を取った。

一方、アスペルガーは自分の記述したグループを人格障害（旧概念では精神病質）とし、生物学的素因の関与が大きいことを前提としながらも、精神病というニュアンスを避けて性格の偏りに位置づけた。そのまま八〇年に亡くなるまで、カナーの自閉症とは異なるものであるとの立場をとり続けた。

六〇年代に入ると、子どもの発達に焦点を絞った研究から、自閉症の本態を脳機能の障害と捉える見方が発展していく。この過程で「自閉症の原因は身体的なものであって親の育て方とは関係がない」ことが、より明らかになった。これらの研究に大きく貢献したのは、マイケル・ラターらロンドン大学精神医学研究所を中心とした研究者達（イギリス学派、モーズレー学派、言語・認知障害説などと呼ばれている）である。ラターは一九七二年に英国ではじめて誕生した同研究所児童精神医学部の教授である。当時、ウィング夫妻は社会精神医学部に所属し、専門外である生物学的研究には関わっていなかったが、調査や福祉という援助に直結する分野でラターらの認知障害説（アンチ環境因説）を支持したので、いわゆる自閉症のロンドン学派として一括りにされるようになった。

七〇年代から八〇年代にかけて、カナーの自閉症はより広いスペクトルの一部分であるとする考え方が台頭し、ウィングらやスウェーデンのギルバーグらによる疫学調査によってそれは促進されていく。

自閉症に対する捉え方の変遷は国際疾病分類の変遷からも窺い知ることができる。世界保健機構（ＷＨＯ）の「国際疾病分類（ＩＣＤ）」では、第八版（一九六七）になって幼児自閉症が精神分裂病（統合失調症）の一型として取り上げられ、第十版（一九九二）では発達障害に区分されている。一方、アメリカ精神医学会（ＡＰＡ）の「精神疾患の分類と診断の手引き（ＤＳＭ）」では、第三版（一九八〇）より自閉症的な病態がまとめられ、第三版改訂版（一九八七）からアスペルガー障害が取り上げられている。どちらの診断分類でも、さまざまな領域の発達に障害が及ぶという意味から「広汎性発達障害」という用語が使われた。

もっとも、カナーの報告やアスペルガーの報告、そして後に述べるウィングの報告でも、記載された症例は現代の診断基準と必ずしも一致していない。現在用いられている操作的診断分類では、最初に疾患の基準を決め、臨床での追跡によって分類枠中のサンプルが相互に同質かどうかを検討して基準自体を修正していく。このため、オリジナルの報告と診断基準の不一致はどの疾患でも生じうる可能性があるわけだが、この点に関しては他に論を譲りたい。

三　日本における自閉症研究

海外の動向に加え、日本における自閉症研究についても述べておこう。自閉症と児童分裂病（児童期発症の統合失調症）の概念が混交していた昭和三十二年（一九五七）、わが国自閉症研究の原点とされている「比叡山の集い」が開催された。これは精神神経学会の秋期精神病理懇話会のテーマを「児童分裂病」とし、比叡山延暦寺の宿坊を会場として行われたものである。依頼された児童三人が保護者とともに入山し、その後参加者の間で夜を徹した議論が行われた。この会合で「ほぼ『早期乳幼児自閉症』の診断の合意を見た」と高木は述べている。(5)

前述のように一九六〇年代は自閉症と統合失調症の概念が混乱し、両者とも精神分析理論の影響を受けて心因説が主流であった時期である。ラターらの研究が進んでいた頃、日本でも京都大学グループの小沢、高木らが「統合失調症と自閉症とは関連の無いものであり、自閉症は言語認知機能の障害である」と示唆している。西欧諸国と比べても、かなり早い時期に自閉症が脳障害であるという考えが展開していたことが窺える。

一九六二年にはアスペルガーが来日して活発な論議がなされたものの、残念ながら、その後のわが国における自閉症論議に影響を及ぼすには至らなかったようである。アスペルガーが亡くなった翌八一年、ウィングの論文が発表されて同時に彼女の来日も実現した。こうして逆輸入のような形でアスペルガー症候群が日本に入るまで、アスペルガーの業績への関心は熟成されていたようである。

四　ウィングの主な研究

次に一九六〇年代半ばからのロンドン学派の自閉症に関する研究のうち、ウィングの貢献について触れたい。それは自閉症の言語・認知障害説を支持する比較研究、自閉症スペクトル概念の形成に至る疫学調査、そして調査のための評価票から自閉症の中核症状としての三つ組の提唱に至る道のりである。

まず、比較研究について述べる。親が記載した十歳頃までのカナー型自閉症の知覚、言語の異常、二次的な行動の問題について、他の障害児、また健常児とダウン症児を対照群として行われた。これによって、自閉症児には視覚、聴覚、音声・非言語の使用に問題があることや、失語症児、弱視・難聴児との類似点が示唆された。(6)

次にロンドンのキャンバーウェル地域で行われた疫学調査について述べる。一九六四年から精神障害、精神遅滞の人達を対象にした研究がはじめられ、この中で自閉症の疫学研究が行われている。十五歳未満の知能指数五〇未満(現在の基準では中等度以下という理解が近い)の精神遅滞および自閉症的特徴がある子どもを対象とし、その経過を青年期から成人初期まで追跡した。

追跡調査の結果、精神年齢に照らして社会性が正常である群と、精神年齢を問わず社会的相互作用が損なわれている群に大別できることが分かった。[7] なお、精神年齢は知能の指標で、生活年齢を分母として知能指数が算出できる。後者は何らかの自閉的特徴を持つ群であり、自閉症の対人関係の類型（孤立型、受動型、積極奇異型）*もこの調査から導きだされた。

同時に、自閉的特徴を持ちながらもカナーの基準を満たさない群が少なからず存在することと、年齢とともに自閉的特徴が変化する群がいることを見出した。これらの研究は現在でも自閉症の出現率（典型例は四～五／一万人）を予測するうえで貴重なものである。しかしながら、対象を精神遅滞に限っていたため、正常知能群まで含めたアスペルガー症候群全体の疫学調査はいまだにこの分野の課題となっている。

この疫学調査の事例を含め、アスペルガー症候群の臨床像や経過、そして病因や鑑別診断、疫学や教育などに言及する形で一九八一年に「アスペルガー症候群―臨床におけるひとつの見方」[2] が発表された。病因の部分では、「精神病質」という言葉で表現された「人格特性としてのアスペルガー症候群」というアスペルガー自身が重視した観点は見当たらず、遺伝負因や心理的要因に関して、疫学調査によってエビデンスを求めようとする文脈に徹している。生物学的な「病理」について概括されるのみで、精神医学の伝統であった精神病理に言及されてはいない。これは、著者が社会精神医学の研究者であるためなのか、英国の特性なのかはわからない。いずれにせよ、アスペルガーの「自閉性精神病質」とは全く異なる視座と文脈から「アスペルガー症候群」が論じられ括られている。

そして、冒頭に述べられているのは、カナーの自閉症とこの症候群を一緒に論じることによって、相互に共通する社会性における障害を根拠に、両者がより大きなひとつのグループであるといった主張である。この社会性の障害こそが、後に自閉症の基本的な障害としての「三つ組」に発展していくものである。すなわち、相互のやりとり social interaction、双方向のコミュニケーション social communication、対人理解に関わる想像力 imagination、における発達の障害である。ウィングはその後もカナー型自閉症との関連について検討を重ね、八八年の自閉症連続体

（continuum）という概念を経て、自閉症スペクトルという言葉が誕生した[8]。

＊ 固定したものではなく、成長や働きかけによって移行する。後に尊大型が付け加えられた。

五　ウィング研究の側面

次に彼女の研究を支えたと思われる側面について述べる。一九六二年、イギリスで各国に先駆けて自閉症のための親と専門家の民間組織（全国自閉症協会）が結成された。当時長女が六歳だったウィングは創設者のひとりで、後に副会長に就任した。この協会は六五年にイギリス最初の自閉症学校を、そして七五年には自閉症成人施設を設立して、成長後の自閉症への支援に大きな役割を果たしている。協会では当初カナー型自閉症に的を絞っていたが、やがて類似した問題を抱えて同じような援助を必要とする子どもが多くいることが分かってきた。自閉症の疫学調査から自閉症スペクトル概念の形成に至る現場感覚がこの場で醸成されたという感がある。

ウィングはその他に自閉症関連の啓発活動として一九六四年より親のためのガイドブックの出版を続けている。何度も改訂が加えられ、九六年に全面改訂されたもののタイトルが「自閉症スペクトル」である。また、一九七二年には同協会の機関誌に自閉症の障害を次のようにわかりやすくまとめている。

①基本的障害（ことば、知覚、感覚、運動など）
②特別な能力（計算・機械の組み立て・詩・カレンダー・音楽の記憶能力など）
③二次的行動障害（孤立、変化への抵抗、対人関係の障害など）

これは後に系統的な評価票へと発展し、疫学研究でも利用されることとなる[9]。さらに調査用の分類項目としてのみならず、個別に療育を行う際の評価としても用いられている。

おわりに

以上、ローナ・ウィングの業績に触れながら、アスペルガー症候群との関連について考えてきた。全体を眺めると、ウィングはアスペルガーの業績を再評価したというよりは、自閉症スペクトル概念に至る道のりで、アスペルガー症候群という括りを必要としたように見える。その目的は、六〇年代に夫らとキャンバーウェル研究をはじめた時から一貫して見られる、症状の軽重にとらわれない総合的サービスの保証であろう。これは今日の日本においても、大変参考になるものである。

一方で大きな国際疾病分類において、アスペルガー症候群もしくはアスペルガー障害が独立した疾患単位に発展してしまったのは、ウィングの意図とは逆方向であるとも言える。ウィング関連の文献[10]にアスペルガーとの出会いを述べる部分がある。そこにはカナーの自閉症とアスペルガーのグループは一緒ではないかと述べるウィングに対して、アスペルガーが「別の症候群だと答えた」と書かれていた。ただそれだけのことであるが、強く印象に残った。

〔引用・参考文献〕

（1） Asperger, H.: Die 'autistischen Psychopathen' im Kindesalter. Archiv fur Psychiatrie und Nervenkrankheiten 117, 76–136, 1944

（2） Wing L.: Asperger's syndrome: a clinical account Psychological Medicine, 1981, 11, 115–129

（3） Wing J. K. and Hailey A. M. (ed): Evaluating a community psychiatric service The Camberwell Register 1964–71, Oxford University Press, 1972

（4） Kanner, L.: Autistic disturbances of affective contact. Nervous Child 2, 217–250, 1943

（5） 京都大学精神医学教室　精神医学京都学派の百年　ナカニシヤ出版　二〇〇三

（6） Wing L.: The handicaps of autistic children—a comparative study. J. Child Psychol. Psychiat., 10, 1–40, 1969

（7） Wing, L. and Gould J.: Severe Impairments of Social Interaction and Associated Abnormalities in Children: Epidemiology and Classification. J. Autism and Developmental Disorders, 9(1), 11–29, 1979

（8） Wing L.: The autistic spectrum, Constable and Company Limited, 1996

（久保紘章、佐々木正美、清水康夫監訳　自閉症スペクトル　東京書籍　一九九八）

（9） Wing, L. and Gould J.: Systematic Recording of Behaviors and Skills of Retarded and Psychotic Children. J. Autism and Childhood Schizophrenia, 8(1), 79–97, 1978

（10） 久保紘章　英国自閉症研究の源流　相川書房　二〇〇四

〔いちはし・かよ　香川大学医学部附属病院子どもと家族・こころの診療部　助教授〕

知る

広汎性発達障害におけるアスペルガー症候群（障害）

中根　晃

一　診断基準の必要性

ある先輩が言った
「おいＡ、お前の弟、よく似ているな」
後輩のＢが言った
「先輩、Ａにはきょうだいはいませんよ」

もちろん、これは先輩がたまたま電車でＡによく似た少年を見かけてＡの弟だと思い込んだからだが、同じようなことがアスペルガー症候群をめぐって存在しているように思えてならない。言葉をよく話すが言動が不自然な児童や青年が診断学的手続きなしにアスペルガー症候群という病名で話題にのぼることが少なくない。そうしたケースを例にしてアスペルガー症候群の症状の特徴としてとりあげることは科学的に正しいことであろうか。研究者や臨床家がそれぞれ自分の作った診断基準で研究した成果はアスペルガー症候群（障害）についての普遍的な所見と言えない。自分の研究が正しいと主張するさいには国際的に認められているＩＣＤ—10[1]かＤＳＭ—Ⅳ[2]の診断基準に合致していることを明記する必要がある。ＩＣＤ—10とは、ＷＨＯが世界各国の死亡統計用にコード番号をつけた疾患分類の第十版である。ＤＳＭは米国精神医学会が編纂した精神疾患の診断と統計のための手引きで、現在、第四版ＤＳＭ—Ⅳ[2]が使用されている。このような国際的に認められた診断基準を採用することによって、研究者は同じ土俵に立って討論に参加することができるのである。

広汎性障害（ＰＤＤ）という名称はＩＣＤ—10およびＤＳＭ—Ⅳの双方に掲載されている疾患カテゴリーで、本論のタイトルである広汎性発達障害におけるアスペルガー症候群（障害）はこれに記載されている概念でのアスペルガー症候群（障害）を言う。

二　広汎性発達障害の概念

広汎性発達障害の名称はＤＳＭ—Ⅲ[3]（一九八〇）に初めて掲載されたが、それまでは小児自閉症は統合失調症の中の幼児型として掲載されていた。広汎性発達障害の名称は発達性言語障害や発達性読字障害などを一括した特異的発達障害の概念に類比される。特異的発達障害では特定の学力の発達に遅れが存在するが、自閉症では障害される精神活動の範囲が広く、かつ深刻であるという意味である。ＤＳＭ—Ⅲでも、その改訂版であるＤＳＭ—Ⅲ—Ｒ[4]（一九八七）でも広範汎発達障害として掲載されているのは小児自閉症が中心で、発症が幼児期か否かの同定が要請されているだけで、アスペルガー症候群が登場するのはＩＣＤ—10（一九九二）になってからである。

ＤＳＭ—Ⅲでは残遺状態という項目があり、その診断項目には、かつては小児自閉症の診断基準を満たしたことがあり、現時点では完全には自閉症の診断基準を満たしてはいないが、なお、意思伝達（コミュニケーション）の奇妙さと社会的未熟さが存在すると記述されている。ところがＤＳＭ—Ⅲ—Ｒになるとこの病型項目はなくなり、特定不能の広汎性発達障害（ＰＤＤ—ＮＯＳ）となっている。こうして見るとＰＤＤ—ＮＯＳは三、四歳以降になって言語発達が進み、知能検査でも正常ないしそれ以上と判定される、軽症化したＰＤＤに該当すると考えられる。日本では一九六五年にアスペルガー[5]（Asperger）が来日したこともあり、英国や米国と違って自閉性精神病質の概念[6]もある程度知られていた。さらに、アスペルガー自身が主張した重症で知的障害を伴うカナータイプの自閉症と、軽症で知能も高いアスペルガータイプの自閉症に区分する考えが受け入れられていたが、当時のアスペルガータイプの自閉症は

PDD—NOSに相当すると思われる。

高機能自閉症の診断基準はICD—10およびDSM—ⅣのPDDの診断基準には掲載されていないが、小児自閉症(ICD—10)ないし自閉性障害(DSM—Ⅳ)のうち、知能指数が正常レベル(IQが七五以上)のものに与えられる名称なので自閉性障害の診断基準を満たしている必要がある。そこで、アスペルガー症候群(障害)の診断基準で「特に他の広汎性発達障害の基準に該当しない」という項目が重要となる。これは高機能自閉症がアスペルガー症候群(障害)とは区別されていることを意味している。

なお、DSM—Ⅲの疾患分類は多軸診断を採用していて、児童・青年期の領域では精神遅滞、広範性発達障害および特異的発達障害の診断はⅡ軸に記載するよう指定されているが、DSM—Ⅳ(一九九三)では精神遅滞(知的障害)のみがⅡ軸記載となっている。

三　ICD—10のアスペルガー症候群

アスペルガー症候群が国際的な疾患分類に掲載されたのはICD—10からである。ICDすなわち国際疾患分類は各国の死亡統計を分析して全世界に健康施策を提言していく目的のための疾患分類で、様々な国で使用される疾患名を一定の分類体系に位置づけるこころみである。ウィング(Wing, 1981)[7]によって提唱されたアスペルガー症候群は多くの臨床家や研究者の賛同を得て、ごく一般的に使用されてきたので、ICD—10にも採録され、レット障害、小児期崩壊性障害とともに広汎性発達障害に組み入れられた。ICD—10では精神科疾患はFという大項目の中に掲載されているが、Fの章では疾患の概念や症状などの解説がつけられている。ICD—10は翌年、研究者用診断基準[8](DCR、一九九三)が刊行されている。現在、ICD—10の診断基準といわれるものはこのDCRに掲載されているもので、アスペルガー症候群の名称のもとに、

A　表出性・受容性言語や認知能力の発達において、臨床的に明らかな全般的遅滞はないこと、診断に当たっては、二歳までに単語の使用ができており、また三歳までに意思の伝達のために二語文(フレーズ)を使えていることが必須である。身辺処理や適応行動および周囲に向ける好奇心は生後三年間は正常な知的発達に見合うレベルでなければならない。しかし、運動面での発達は多少遅延することがあり、運動の不器用さはよくある(ただ

し、診断に必須ではない）。突出した特殊技能がしばしば異常な没頭に伴ってみられるが、診断に必須ではない。

B　社会的相互関係における質的異常があること（自閉症の診断基準と同様の診断基準）。

C　度はずれて限定された興味、もしくは限定的・反復的・常同的な行動・関心・活動性のパターン（自閉症の診断基準と同様の診断基準、しかし、奇妙な運動、および遊具の一部分や本質的ではない要素へのこだわりを伴うことは稀である）。

D　障害は広汎性発達障害の他の亜型、単純型統合失調症、スキゾタイプ性障害、強迫性障害、強迫性人格障害、小児期の反応性・脱抑制性愛着障害、などによるものではない。

と記されている。

ＩＣＤ―10は言うまでもなく一九七五年に刊行されたＩＣＤ―９（一九七六）の改訂版であり、これが施行された一九七九年から準備され、一九八四年には第一次試案が出されている。以後、世界四〇ヵ国、一一〇施設の研究者および臨床家が実地施行に参加し、一九八六年草案、一九八八年草案と、検討・修正を経て、一九九二年に正式に刊行された[1]ものである。日本では五施設に実施試行センターが置かれ、多くの研究者・臨床家が関心を寄せていたので、最終草案までにどのような分類になるかも広く知られていた。ＩＣＤ―10が掲載する広汎性発達障害の原案の作成者は不明だが、草案の起草委員にはウイングやラター（Rutter）の名前があげられている[1]。

四　ＤＳＭ―Ⅳのアスペルガー障害の診断基準

アスペルガー症候群の概念はウイング[7]（一九八一）がアスペルガー（一九四四）の記載[6]に若干の修正を加えたものである。その後、サトマリ（Szatmari, 1989）[9]、ジルベイユ（Gillberg, 1991）[10]によるものがあり、それに伴って多くの論文が発表され、ＩＣＤ―10の診断基準へと続く。ＤＳＭ―ⅣはＩＣＤ―10に強い影響を受けているとされる。アスペルガー障害の診断基準の作成過程についてはフォルクマー（Volkmar）らの報告[11]（一九九四）にあるように、策定にあたって多数の研究者が集まって高機能自閉症とアスペルガー症候群との比較をおこなった。そこでは両群の差は知能指数のレベルがアスペルガー症候群の方が高いということと、アスペルガー症候群では初期の言語発達に遅滞がないという点であった。

そこで、ＤＳＭ―Ⅳの診断基準はＩＣＤ―10の診断基準

表1　アスペルガー障害の診断基準（DSM-Ⅳ-TR）

A．以下のうち少なくとも2つにより示される対人的相互作用の質的な障害：
⑴　目と目で見つめ合う、顔の表情、体の姿勢、身振りなど、対人的相互反応を調節する多彩な非言語性行動の使用の著明な障害.
⑵　発達の水準に相応した仲間関係をつくることの失敗.
⑶　楽しみ、興味、成し遂げたものを他人と共有すること（例えば、他の人達に興味のあるものを見せる、持ってくる、指さす）を自発的に求めることの欠如
⑷　対人的または情緒的相互性の欠如.
B．行動、興味および活動の、限局され反復的で常同的な様式で、以下の少なくとも1つによって明らかになる：
⑴　その強度または対象において異常なほど、常同的で限局された型の1つまたはそれ以上の興味だけ熱中すること.
⑵　特定の、機能的でない習慣や儀式にかたくなにこだわるのが明らかである.
⑶　常同的で反復的な衒奇的運動（例えば、手や指をパタパタさせたりねじ曲げる、または複雑な全身の動き）.
⑷　物体の一部に持続的に熱中する.
C．その障害は社会的、職業的、または他の重要な領域における機能の臨床的に著しい障害を引き起こしている.
D．臨床的に著しい言語の遅れがない（例えば、2歳までに単語を用い、3歳までに意思伝達的な句を用いる）
E．認知の発達、年齢に相応した自己管理能力、（対人関係以外の）適応行動、および小児期における環境への好奇心などについて臨床的に明らかな遅れがない.
F．他の特定の広汎性発達障害または統合失調症の基準をみたさない

に準じた形で掲載されたと記されている（表1[12]）。前述のようにアスペルガー症候群の診断基準は複数存在するが、アスペルガー障害として掲載されている診断基準はDSM—Ⅳだけなので、アスペルガー障害としてあればDSM—Ⅳの診断基準に従って診断していたものに限定できるとともに、高機能自閉症と区別しての診断であることになる。DSM—Ⅳのテキスト改訂版（DSM—Ⅳ—TR）[13]では知的障害は存在しないか例外的で、幼少時に言語遅滞が存在せず、学齢期になって知的障害が明らかになることがあること、言語性能力は良く、語彙や聴覚性記憶のスキルが強

いが、非言語性能力が悪く、運動や視空間スキルが弱いことがしばしば見られること、運動が不器用で運動能力が遅れていていることがあり、そうしたさいに友だちから仲間に入れることを拒否されたり、社会的に孤立してしまうことになったりする。また、多動や不注意もしばしば見られ、アスペルガー障害と診断される前にADHDと診断されていることもあると記されている。鑑別診断として、自閉性障害（自閉症）とは幼児早期の認知や言語のスキルに有意な遅れがないこと、行動・興味・活動の限局性および反復常同性では自閉性障害に見られる癖のような反復運動や物体の一部への専念や変化への強い反応よりも、特定の狭い範囲の事物への興味や長時間の専念という形をとることが多いことが挙げられており、レット障害や小児期崩壊性障害との差異もされているが、PDD—NOSには言及していない。また、スキゾイド・パーソナリティ障害との関係は不明であるとしている。こうした諸特徴からアスペルガー障害は非言語性LD（学習障害）に位置づけられることもある。

五　自閉症スペクトラム

自閉症スペクトラム（autistic spectrum disorder）とはウィング(14)（一九九六）が提唱した概念で、社会的相互反応、意思伝達（コミュニケーション）およびイマジネーション（想像）の障害の三つに加え、範囲が狭く、繰り返しの多い行動が障害を有する一連の発達障害群で、アスペルガー症候群は前三者で特徴づけられるとしている。ウイングによれば、自閉症スペクトラムはICD—10の広性発達障害のカテゴリーと重複するが、それより範囲が広いこと、自閉症スペクトラムの臨床像は年齢の増加や環境によって変化するので、それを同定するための診断法はICD—10ならびにDSM—Ⅳを含め、一般に用いられる方式では不十分であるとしている。

ウィングはまた、社会的障害の様式から、孤立群、受動群、積極的だが奇異な群の三群にわけ、アスペルガー症候群は積極的だが奇異な群の臨床像に合致するとしている。また、孤立群は孤独者として、学校生活で同年輩の子どもの圧力を感じつつも、それらに耐え、大人になってキャリアとして成功し、時に学究として秀いで、結婚をするものもいるが、配偶者は情緒的な疎通性に欠けていることに気付くとしている。これは特定不能の広汎性発達障害ＰＤＤ—ＮＯＳに相当する病像である。こうして見ると、自閉症スペクトラムは重度の自閉性障害から高機能自閉症、アスペルガー症候群、さらに最軽度までの連続体ということになる。

このように、概念の上では広汎性発達障害と自閉症スペクトラムとは多少のずれが存在するが、通常はほぼ同義に使われているので、両者を同じものとして扱って差し支えないであろう。なお原名のautistic spectrum disorderは自閉症スペクトラム障害と訳出されていることもあるが、自閉症という名称はautistic disorderの訳なので、disorderを二重に訳していることになるので自閉症スペクトラムとするのが適正であろう。

高機能自閉症とアスペルガー障害の臨床症状はほぼ同一というのが一般的見解であることは間違いない。しかも、両者を区別して扱う場合と、ほぼ同一とみなす立場とがある。しかし、厳密には本論の広汎性発達障害におけるアスペルガー症候群（障害）というタイトルの中では両者は区別して扱わなければならない。とは言っても現在のアスペルガー症候群（障害）の診断基準（ＩＣＤ—10、ＤＳＭ—Ⅳ）はウイングをはじめ多くの学者が指摘するように必ずしも評判は良くはない。確かにゴールドスタンダードではないことは確かだが、この診断基準を採用し、知能指数を一致させるなどによってコントロール群を選んだ実験的研究のいくつかからは、両者に有意な差が存在すると報告されている。アスペルガー障害には、なぜ、一般のＰＤＤで障害の少ない視・空間認知に障害が目立つのか、なぜ発達性協調運動障害が高頻度に合併するのか、さらに非言語性ＬＤとの異同の問題などの未解決の事項も多い。こうした点に関しても、高機能自閉症とアスペルガー障害を区別したうえで脳科学的研究を進めることは臨床的にも意義のあることである。

〔引用文献〕

（1）WHO : The ICD-10 Clsssification of Mental and Behavioural Disorders : Clinical descritions and diagnostic guidelines. World Health Organization. Geneva, 1992.
（2）APA : Diagnostic and Statistical Manual of Mental Disorders. Fourth Edition, DSM-Ⅳ. American Psychiartic Association, 1994.
（3）APA : Diagnostic and Statistical Manual of Mental Disorders. Third Edition, DSM-Ⅲ. American Psychiartic Associa-

tion, 1980.

（4） APA : Diagnostic and Statistical Manual of Mental Disorders. Third Edition, Revised, DSM–Ⅲ–R, American Psychiartic Association, 1987.

（5） Asperger, H. : Probleme des Autismus im Kindesalter. 乳幼児期における自閉症の諸問題 児童精神医学とその近接領域 7 一一〇 一九六六

（6） Asperger, H. : Die “Autistische Psychopathen” im Kindesalter. Archiev für Psychiatrie Nervenkrankheiten. 117 ; 76–136, 1944.

（7） Wing, L : Asperger‘ syndrome : a clinical account. Psychological Medition. 11, 115–129, 1981.

（8） WHO : The ICD–10 Classification of Mental and Behavioural Disorders. Diagnostic criteria for research. World Health Organization. Geneva, 1993.
（ＷＨＯ 中根充文、岡崎祐士、藤原妙子訳 ＩＣＤ—10精神および行動の障害：ＤＣＲ研究用診断基準 医学書院 一九九四）

（9） Szatmari, P., Bartoulucci, G., Brenner, R. et al : A follow–up study of high–functioning autistic children. J. Autism Developmental Disorders. 19, 213–225, 1989.

（10） Gillberg, C. : Asperger syndrome : Clinical and neurological aspects of Asperger syndrome in six family studies. In : Autism and Asperger syndrome (ed. Frith. U.) Cambridge University Press, Cambridge 1991. pp 122–146.
（クリストファー・ギルバート 田中康雄監修 森田由美訳 アスペルガー症候群がわかる本 明石書店 二〇〇三）

（11） Volkmar, F. R., Klin, A., Siegel, B., Szatmari, P., Lord. C., Campbell, M., Freeman, B. J., Cicceti, V. Rutter, M., Kline, W., Buttelear, J., Hattab, Y., Forbonne, E., Hosino, Y. Bergman, J., Loveland, K., Szymaski, L., Toubin, L., Toubin, K. : Field trial for autistic disorders in DSM–Ⅳ. Am. J. Psychiatry, 151, 1361–1367, 1994.

（12） ＡＰＡ （高橋三郎、大野 裕、染谷俊幸訳） ＤＳＭ—Ⅳ—ＴＲ 精神疾患の分類と診断の手引 医学書店 二〇〇一

（13） APA : Diagnostic and Statistical Manual of Mental Disorders. Fouth Edition. Text Revision. DSM–Ⅳ–TR. American Psychiatric Association, 2000.

（14） Wing, L. : The Autistic Spectrum. A Guide for Parents and Professionals. Constable and Company Limited, London, 1996.
（ローナ・ウィング 久保紘章、佐々木正美、清水康夫監訳 自閉症スペクトル：親と専門家のためのガイドブック 東京書籍 一九九八）

〔なかね・あきら 横浜市西部地域療育センター〕

知る

広汎性発達障害の神経学的仮説

――内側側頭葉と前頭前野を中心に

十一元三

はじめに

本論では、アスペルガー障害（アスペルガー症候群）や自閉性障害（自閉症）を始めとする広汎性発達障害（PDD）の神経学的基盤について展望する。それに向けて最初に確認すべき点は〝PDDの特徴〟が指す内容である。周知のようにPDDは、運動、注意、知覚、感情、高次認知処理など幅広い領域にわたる多彩な特徴を持つ。さらに、これらの特徴は、年齢、知的発達、PDDの下位診断（自閉性障害、アスペルガー障害、特定不能型PDD）とともに大きく変化することが多い。そのため、PDDに共通する特徴について整理することが重要となる。

広汎性発達障害の中核的特徴(3)

PDDの第一の特徴は、「対人相互的反応性」に関するものである。これは米国の診断基準（DSM－Ⅳ－TR）でも最初に記載されており、PDDを理解するうえで最重要のキーワードである。DSM－Ⅳ－TRが診断基準項目として最初に取り上げている「対人相互的反応性」について、その趣旨を要約すると、

1　他者に対する意思伝達的な仕草や行動

2　注目・興味・関心を相互共有し、そのような仲間を持とうとする傾向

3　相手と双方向的なコミュニケーションや感情の成立

などのような、定型発達者なら自然に身につけている対人行動上の特性を表している。そして、これらの特性が減弱しているか、非定型的であることがPDDの中核的特徴である。重要な点は、定型発達者の場合、上記の特徴は生得的なものとして早期より明瞭に現れる。既に乳児において「人の気配」に反応する様子が観察されるが、これも対人相互的反応性の一例と考えることができる。

さらに、この特性は、成長とともに（後天的学習も手伝って）形成される〝社会性〟の生理的基盤であると考えられる。例えば、定型発達者では学童期後半になると〝群衆の中で声を張り上げる〟、〝知らない人にいきなり話しかける〟等の行為に抵抗を感じる（〝恥ずかしい〟と思う）「社会的感覚」を自然に身につけるようになる。このような感覚も対人相互的反応性を基盤とした現象であると考えられる。以上からわかるように、ＰＤＤの特徴である「自閉性」とは、必ずしも〝閉じ籠もり〟を意味するのではなく、ある種の「自己完結性」という方がふさわしい。

一方、日常用いる〝社交性〟、〝社会性〟、〝コミュニケーション能力〟などの語には、学習によって後天的に獲得した種々の「スキル」が含まれている。そのため、ＰＤＤの人のなかでも、洞察力や高い知的能力を持つ場合、挨拶、会話、マナー等で優れたスキルを有していることがある。そのため、ＰＤＤのハンディキャップを、一般にいう社交性・社会性やコミュニケーションの観点から捉えようとすると診断を見過ごす一因ともなる。

広汎性発達障害の第二の特徴

対人相互的反応性とならび診断基準に挙げられる特徴は、「強迫的で限局化された精神活動と行動の様式」である。言い換えると、ある決まった事柄に興味が集中しやすく、それ以外には関心が乏しくなりやすい。そして、興味の対象の多くは、〝変わったもの〟、〝専門的な知識〟、〝マニア的なもの〟となることが多い。さらに、決まり事や自己流のやり方に固執し、それが変更されることを嫌い、状況が予期に反すると混乱や動揺に陥りやすい。

その他の臨床的特徴

ＰＤＤ（特に自閉性障害）と一過性に合併することの多いてんかんやチック障害とは別に、幼児期からしばしばみられる特徴、すなわち注意転導性・多動傾向、癇癪、パニック、興奮、知覚過敏、感覚の不安定、協調運動の拙劣、緊張過多、情動不安定、易怒性、常同行為（ステレオタイプ）などが高い頻度で認められる。これら「早期合併症」には年齢とともに大きく変化（通常は軽減）してゆくものや薬剤が奏効するものが含まれる。

さらに、学童期を過ぎるころより、うつ状態（稀に躁状態）、幻聴、被害関係念慮（「自分を睨んだ・威嚇した」と思い込むなど）、被害妄想が出現することがある。このうち、うつ状態や被害関係念慮は実際に経験した被害体験（いじめなど）を契機に生じるケースが少なくない。さらに青年期以降、ＰＤＤの診断的特徴としてのこだわりに加え、強迫神経症に類した自我違和的な症状（反復確認、儀式的行動、その他の強迫行為）が現れて本人が苦痛を訴える場合がある。これらの「後期合併症」は、自然に改善することや、薬物療法や行動療法で軽減する場合など様々であるが、長期にわたり持続するケースもある。

精神生理・認知機能の特徴[4]

優れたエピソード記憶（特に視覚的記憶）やカレンダー計算（日付をいうと瞬時にその曜日を答える）を始めとして、ＰＤＤでは精神生理学的にユニークな特徴をもつことはよく知られる。他の例として、〝暗算〟のようなメンタルストレスでリラクセーション（副交感神経活動）が低下するのが一般的であるが、自閉症者の一部では暗算により反対にリラクセーションが増すという所見が得られている。言語についても、通常では語の持つ「意味」に注意が向かうのに対して、ＨＦＡやＡＳＰでは、語の「音韻」に対して非常に敏感であることを示すなどの報告がある。

神経基盤に関する仮説[1]

初期の仮説

以上のようなＰＤＤの特徴が脳のどのような部分の問題によっておきるのかについて様々な仮説と研究が登場した。初期の仮説として、過覚醒、低覚醒、両者の混在などを唱える覚醒障害説が現れて、責任部位としては主に脳幹部、とくに上行性脳幹網様体賦活系（ＡＲＡＳ）の機能不全が候補に挙げられた。次いで、エピソード記憶での検査の成績低下、なかでも短期記憶には問題なく長期記憶のみが低下するという健忘症候群との類似より、側頭葉内側構造である海馬の障害説も提唱された。それ以外の早期の仮説としては、ＰＤＤにみられる協調運動の低下に注目した小脳障害説などがある。

前頭葉障害説

（1）はじめに

一九八〇年頃から現れた仮説であり、提唱者により論拠に相違がみられるが、近年の前頭前野機能の解明に合わせて変化している感がある。前頭葉の前方を占める前頭前野(prefrontal cortex：ＰＦＣ）という広い領域の働きは長い間、謎とされていたが、二十世紀後半から現在にかけ、その働きが急速に解明されてきた。前頭前野はいくつかの部位に分けられるが、部位により働きは大きく異なるため、前頭前野障害説がＰＤＤのどういう特徴や検査結果をもとに唱えられているかに充分注意する必要がある。なぜなら、「（基本）障害説」とは、他の障害にはないＰＤＤ独自の状態像（診断的特徴）の根元となる神経基盤に関する仮説を意味しており、たとえ頻度の高いものであってもＰＤＤに〝合併〟しやすい状態像の説明にとどまるものは「（基本）障害説」とはいえないからである。前頭前野障害説を検討するにあたり、まず、ＰＦＣをいくつかの領域に区分してその働きを概観する。

（2）機能区分

ヒトで特に発達したと言われるＰＦＣは視床背内側核（ＭＤ）からの投射をもとに三つの部分、すなわち腹側面にあたる眼窩部（orbitofrontal cortex：ＯＦＣ）、背外側部(dorsolateral PFC：ＤＬＰＦＣ)、および前頭眼野（第八野、以下ＢＡ８）に分けることができる。しかし、機能画像研究を始めとする近年の知見をもとに以下の機能単位が用いられることが多い。

ａ　外側前頭前野

この部位はいわゆる前頭葉機能の代表格とも言える executive function（ＥＦ、〝実行機能〟ほかの訳語があるが、本来は複数の要素的機能を統制する〝管理機能〟を意味する）を担う最重要部であると考えられている。その背側部にあたるＤＬＰＦＣ（ＢＡ９、ＢＡ46）は、ＭＤを介して空間的処理を担う頭頂葉からの入力を受けている。この部位は、ＥＦの中心機能とも言える目的指向型プラニング、「セット」（心的構え）の次元外変更（規則内ではなく規則の枠組み自体の変更）、言語性および空間性ワーキングメモリの中枢であるとともに、エピソード記憶の記銘段階における「精緻化」（より詳細な処理を行って記憶を確かなものにすること）や「体制化」（覚えようとする幾つかの事柄をまとめて関連づけて記憶すること）、言語や画像の意味処理、自己遂行のモニタリング、眼球のサッケード抑制ほか意識的に行う複雑な処理のほとんどに関与すると考えられている。さらに、DLPFC（特に右側）は帯状回前方部（anterior cingulate cortex：ACC）とともに持続的注意を担っている。

一方、腹側部にあたる腹外側前頭前野（VLPFC、BA12／45／47）は、物体表象に関するワーキングメモリと長期記憶（長期貯蔵庫）の意識的検索を主に担うと考えられている。しかし、DLPFCとVLPFCの両者はACCとともに、EFやワーキングメモリに止まらず、記憶、判断、選択を要するほとんどの認知処理に関与していると分析する報告もある。

b　前頭葉眼窩部（OFC）

OFC（BA11／12／13／14）は、後頭葉に発する腹側視覚処理経路（物体同定に関わる“what stream”）からの入力を受けるとともに、二次味覚野でもある。さらに、嗅覚、体性感覚、聴覚成分の入力を受けている。この部位は、報酬に基づく学習（reward learning）において中心的役割を担っており、正誤のフィードバックを受けるような検査課題の遂行に一定の役割を果たしている。さらに、報酬刺激に対する自律神経反応に加え、表情や音声による感情表出の読み取りや対人状況に関する推論にも関与しており、OFC（特に尾側）の損傷は情動を中心とする非社会的人格変化をもたらしやすいことが報告されている。また、OFCは薬剤などへの嗜癖行動における渇望状態（craving）とも密接に関係している。

c　前頭前野内側部（medical PFC：MPFC）

近年ようやくMPFC（BA8／9／10）の役割の幾つかが知られるようになった。この部位は、自分自身の主観的状態を含む内的表象と密接に関連しており、自己の感情状態、思考、触覚、動作、自己の性格特性の表象に関与することが報告されている。同部位は、自分自身の体験したエピソード記憶の想起では必ずしも活性化するとは限らないことより、単に過去の状態についての自伝的記憶を反映したものではないことが分かる。さらに、自分以外のキャラクターにおける心的表象を推測する場合でもＭＰＦＣは活動することが知られている。

（3）前頭前野障害とＰＤＤ

前頭前野障害説の主流はＤＬＰＦＣの機能低下を仮定しており、主な論拠としては、目的指向型プラニングほかＥＦの障害（"Hanoi の塔"や Wisconsin カード分類テストの成績低下など）、ワーキングメモリの障害（出典記憶や時間的順序記憶などの成績低下）などが挙げられている。特に近年では、ＰＤＤの特徴の殆どをＥＦの障害から説明しようとする心理学者も現れた。その一方、ＥＦに加え、感情に関連する機能など、前頭前野以外も含む複数の領域の障害を仮定する立場もある。

前頭前野のみに起源を求める仮説の最大の難点は、検査成績上、多数の例外の存在である。ワーキングメモリの検査、あるいはＥＦを調べる Wisconsin カード分類テストや Raven 色彩マトリクス検査のような神経心理検査で優れた成績を示すＰＤＤの人は少なくない。すなわち、被験者の年齢や知的発達によっては、ＥＦやワーキングメモリについては通常（以上）の能力を示すことがある。臨床像の点でも、幼少期からみられるＰＤＤの対人的特徴については、ＥＦあるいはワーキングメモリの問題として説明することは困難である。

上記以外で前頭葉が関与する仮説として、内側前頭側頭葉（いわゆるリンビックリング：limbic ring）の障害説がある。これは、同部損傷例にみられる運動機能および社会的行動の変化と自閉症者との類似をもとに提唱されたものである。前頭葉に限局せず、側頭葉および間脳の一部を含む領域が神経基盤として仮定されているが、その損傷例との異同について、アスペルガー障害や特定不能型ＰＤＤのケースと比較した場合、相違点が目立つようになるもの の、ＥＦ障害説やワーキングメモリ障害説と比べると、ＰＤＤの特徴をより無理なく説明しようとしたものと考えられる。また、近年の脳機能画像研究でしばしば低下が報告される領域はＤＬＰＦＣよりもＭＰＦＣである。

扁桃体—辺縁系障害説

自閉性障害からアスペルガー障害を包含する広汎性発達障害という広い診断単位を、限局した脳部位の障害として説明のは困難であると予想する研究者は多い。事実、これまで紹介した仮説はいずれもそれなりの説得力を持ち、広汎性発達障害の持つ一側面をうまく捉えているように思われる反面、説明困難な部分を数多く含んでいる。

既に述べたように「基本障害仮説」という場合、第一にPDDの中心的特徴である「対人相互性の障害」、そして「強迫的で限局化された精神活動や行動の様式」という二つの診断的症候を説明できることが不可欠である。一九九〇年前後よりようやく、その有力な候補として「扁桃体—辺縁系障害説」が登場した。その背景として、高機能自閉症やアスペルガー障害への注目にともない、PDDの根本的ハンディキャップが何かという議論が活発になり、ラター(Rutter, M)に始まる英国の〝言語認知障害説〟(フリス(Frith, U)、バロン・コーエン(Baron-Cohen, S)、ハッペ(Happe, F)ら)の問題点に気付かれるようになったのが一九八〇年代後半であったという状況が存在していたと思われる。

(1) 扁桃体とは

周知のように、脳(中枢神経)は神経細胞(ニューロン)がネットワークを形成する組織であり、巨視的には左右の大脳半球が下方で合流して脳幹部となり、脳幹部の後方に小脳が位置している。神経細胞は、本体にあたる「細胞体」と、そこから枝分かれして伸びる多数の「樹状突起」を持ち、「軸索」とよばれる長い樹状突起がシナプスを介して他の細胞と連絡している。

大脳の表面には多数の〝しわ〟(脳回)が観察されるが、脳全体の表面をおおう層(「大脳皮質」)は細胞体が密集する部分である。一方、脳の断面を観察すると、大脳皮質の層の下に軸索からなる「白質」と呼ばれる領域が広がっている。その白質に埋もれる形で、ところどころに細胞体の集落が存在している。それらは「神経核」と総称されるが、扁桃体もその一つである。

人の持つ能力のうち、文字の読み、意味理解、計算、推論などの知的能力(高次認知機能)を担う中心部分(〝中枢〟)はすべて大脳皮質のうち進化論的に新しい「新皮質」、なかでも「高次感覚連合野」と呼ばれる部分が担っている。それに対し、皮質下にある神経核の働きは随分異なっており、自律神経活動、運動の協調ほか自動的制御、情動、愛着反応や集団行動などのように、意識的、知的な活動とは異なる働きを担っている。

（2）扁桃体のはたらき

霊長類の研究から、扁桃体は社会的行動に関与しており、この部位が損傷を受けると、群れから孤立することが報告されている。さらに、扁桃体は恐怖などの情動、喜怒哀楽の感情の発現や他者の感情理解において大きな役割を果たしていることが明らかとなった。実際、扁桃体を損傷すると、通常であれば恐怖をもたらす刺激に対して情動が喚起されないのみならず、情動の関与した表情に対する記憶も低下することが報告されている。

最近の研究では、コミュニケーションにおいて大きな役割を果たす他者の視線に対する応答にも扁桃体が関与することが分かった。また、新奇刺激への反応（〝定位反応〟と呼ばれ、自律神経が関与する）、反復刺激に対する馴化（馴れ）の成立や、学習・脱学習の形成においても主要な働きを担っていることが分かっている。さらに、哺乳類での実験より、扁桃体の一部が損傷されると一度学習したパターンの脱学習が困難となることが分かっている。

（3）仮説の根拠

近年の認知神経科学の知見を踏まえると、広汎性発達障害の中核的特徴である対人的・社会的・情緒的な相互性の問題に扁桃体の機能が関与していることはほぼ確実と考えられる。現在、説得力のある唯一の自閉症の動物モデルといわれるバチェバリアらによる両側の扁桃体（周辺部も含む）損傷モデル（霊長類）の研究は、このことを裏付けている。

本仮説の最も有力な証拠は剖検所見である。顕微鏡による脳組織の緻密な観察は、高性能のＭＲＩでも描出できない脳組織の異変が検出できるため、現在なお最も確実な方法と言える。その剖検研究では、自閉症者において「パペッツの感情回路」を中心とする幾つかの部位と小脳に病理変化が見出されているが、ボーマンとケンパーによる多数例の研究で例外なく異変があった部位が扁桃体であり、海馬を含む周辺の皮質や視床下部の乳頭体などとともに、細胞のサイズと密度、樹状突起の枝分かれなど神経組織の発達に停滞がみられた。

間接的な根拠としては、神経変性疾患における変性部位と症状との関連を調べた研究がある。結節性硬化症の患者において、病巣（結節）の脳内分布と結節の出現にともなう様々な症状を調べたところ、ＰＤＤの状態像を示した患者はいずれも側頭葉内に病変（結節）が観察され、前頭葉内の病変のみではＰＤＤに類する状態には至らなかった。

（4）仮説の有効性

既に述べたように、広汎性発達障害の多岐にわたる特徴すべてを、ごく限られた神経組織の機能のみから説明することは困難と思われる。とくに、診断的特徴以外の付随的特徴、例えば、注意の問題（過剰選択性など）、覚える対象によって成績が大きく変化する記憶、数字・規則・辞書的知識への独自の関心、知覚過敏などはＰＤＤのサブタイプや個人差の影響を受けやすい。これらの状況を考えると、「基本障害仮説」にとって重要となるのは、第一に、対人相互的反応性の障害という中核的特徴、第二に、強迫的傾向および主たる関連症状についての説明可能性である。以下、この点を念頭に置いて扁桃体―辺縁系仮説を検討する。

先述のように、扁桃体は対人相互的反応性に中心的働きを担うとともに、以下に述べるような部位と機能的に関連しており、それらの働きに大きな影響を与えている。例えば、扁桃体と隣接している「海馬」は、新たに体験したことがらの記憶（エピソード記憶）を担っており、扁桃体の損傷が記憶を低下させることが知られている。同じく、扁桃体から直接の線維連絡をもつ「尾状核」（大脳基底核の一つ）は、強迫症状と関係する部位であることが分かってきた。実際、扁桃体とともに尾状核も低形成であった自閉症のケースが報告されている。さらに、扁桃体から強い投射を受ける「帯状回前方部」は、注意の制御に関与している。前頭前野の底面にあたる「前頭眼窩野」も扁桃体からの神経伝達が豊富であるが、この部分は正負の報酬による行動制御や嗜癖行動との関連が確実視されてきた。上記以外の部位の中では、扁桃体は「ＡＲＡＳ」を含む脳幹部や「視床下部」にも投射することより、覚醒や緊張状態、そして自律神経系への影響が充分に考えられる。

このように、ＰＤＤの特徴のうち、中核的特徴を含む主な所見が扁桃体―辺縁系障害説から説明できるように思われる。それらをもとに派生し得る問題まで推測すると、情動や高次認知機能にとどまらず、運動や感覚情報の処理にも影響が及んでいる可能性があり、ＰＤＤの臨床像と合致する部分が大きい。

扁桃体の役割は解明途上にあり、現在、最も活発に研究されている部位の一つであるため、今後さらにＰＤＤとの関係が見出されるかも知れない。その際、剖検研究で見出された異変は、扁桃体およびその関連部位（主にパペッツの回路内）の「成熟停滞」の所見であることに注意する必要がある。すなわち、扁桃体の限局的〝損傷〟とは異なり、恐らく低分化の状態で「機能している」という点こそがＰＤＤ独自の特徴と関連していると疑う方が妥当であろう。神経発達の可塑性を考えた場合、上記見解は、ＰＤＤの児童に対する早期療育[2]が対症療法的プログラム以上の有効性を持つ可能性にもつながる。

おわりに

繰り返し述べたように、ＰＤＤにみられる多彩な特徴に、側頭葉、前頭葉、頭頂様、間脳・脳幹部、小脳など多くの部位の機能が関与している可能性があることは当然であると考えられる。本論では、このことを念頭に置きつつも、ＰＤＤという状態の原発的神経基盤について検討した。その結果、最有力の候補として側頭葉内側構造を中心とする領域が考えられ、それと密接な線維連絡を持つ部位の機能不全もＰＤＤの状態像形成に恐らく関与していること、そしてＰＤＤの中核的特徴がＤＬＰＦＣを中心とする前頭前野に起源を持つとは考えがたいことが示唆された。

今後、表情や相貌呈示に対する活動低下が報告されている上側頭回や紡錘回など、対人刺激に関連する高次感覚連合野の機能低下についても、当該皮質そのものの障害を疑うのみならず、皮質下構造（特に側頭葉内側部）との関連で捉えなおす必要性が考えられる。それらの作業を通じて、ＰＤＤにおいて、より中核となる神経基盤が明らかになるものと思われる。

補足すべき点として、しばしばＰＤＤで低形成が報告されている小脳（皮質および神経核）についても、近年は運動のみならず、認知処理や情動に対する影響が確実視されるようになった。今後、ＰＤＤにおいても小脳の問題が関与している可能性は充分に考えられる。

最後に、これまで説明した通り、ＰＤＤの抱える根本的問題は、大脳皮質（特に高次連合野）の機能（読字、書字、計算など）と関連する学習障害（ＬＤ）、あるいは多動・不注意・衝動性などに中心的問題をもつ注意欠陥／多動性障害（ＡＤ／ＨＤ）とは性質を異にするものである。従って、例えば〝非言語性ＬＤ〟などのように、ＰＤＤをＬＤの概念上に位置付けようとするのは、両者の根本的問題の誤解（あるいはＰＤＤの診断の見過ごし）に基づいており、神経科学的に不正確のみならず、臨床診断と神経生理学との整合性を欠くことになる。このような混同が発生しやすい背景として、元来、教育・心理関係者にとって必要なはずの児童精神医学の基礎知識がほとんど普及していないという我が国の現状がある。その意味でも、神経学的仮説の展望を通じてＰＤＤのもつハンディキャップを再検討することの意義は大きいと思われる。

〔引用・参考文献〕

（1）十一元三　アスペルガー障害の神経学的基盤　精神科 5(1)　六―一一　二〇〇四

（2）十一元三　Prizant BM, Wetherby AM, Rubin E, Laurent AC.　近年の発達論的療育プログラム　こころの臨床アラカルト 23　三二七―三三〇　二〇〇四

（3）十一元三　高機能自閉症、アスペルガー症候群　医療　若子理恵、土橋圭子編　自閉症スペクトラムの医療・療育・教育　一四一―一五五頁　金芳堂　二〇〇五

（4）十一元三　自閉症の認知機能　脳と精神の医学 16　二七―三七　二〇〇五

〔といち・もとみ　京都大学医学部保健学科教授／Case Western Reserve 大学児童青年精神医学部門〕

知る

アスペルガー症候群の人々の対人障害の成り立ち

――「こころの理論」再考

神尾陽子

私たちは人と関わる時、意識しようがしまいが相手の身体から発するシグナルに反応する構えをとっており、相手の心理状態をだいたい察知することができるらしい。たいていは、努力しなくてもふと相手の表情や声色の変化に気づくことができるが、時には、注意深く相手の顔から目を離さずにいるといった努力も必要となる。おとなは普通、あからさまな身体表現は控えるので、表情、まなざし、声の調子などは心理状態を理解する手がかりにはなるが、もっと正確に他者を理解するには、社会的文脈をも参照しなくてはならない。私たちの日常の対人場面においては、これらの一連の対人情報処理が意識的無意識的に行われ、他者とのやりとりのなかで絶えず情報がアップデートされることになる。

アスペルガー症候群の人々は自閉症の人々と同様、対人関係性に困難を持ち、特定の事柄に強い興味とこだわりを有し、柔軟性に欠ける。平均水準以上の知能と言語を有する一方で、対人障害は発達早期から持続し、幼児期に見逃されていても長じるにつれて集団社会の要求水準も高くなるので、対人行動の奇妙さが目立つようになる。他人との違いに本人が気づくことはあっても、「こころの理解」がどういうことなのか、そしてなぜ重要なのかわからない。他の人々が互いの言外のメッセージをいともやすやすと利用できることは、彼らにとってまるで魔法に見える。彼らはマニュアルなどの文章理解は得意だが、会話や物語などでは字義通りに解釈するので、冗談、皮肉、からかいなどの微妙な言外のニュアンスがわからない。聞かれたことには答えるが、しばしば的はずれとなったり、一方的過ぎたり、双方向的な会話は苦手で、親密な関係を構築維持するのは難作業である。アスペルガー症候群だけを対象とした研究はまだ乏しく、高機能自閉症との共通点が多いので、本論では自閉症という術語をアスペルガー症候群を含む広義に使用する。

今日、自閉症の発達モデルを提供する理論的枠組みはいくつか提唱されているが、アスペルガー症候群の初期発達についてはわかっていないことが多いため、完全なものは存在しない。本論では、アスペルガー症候群の対人障害の成り立ちを理解するために、発達早期に遡ってどこにつまずきがあるのかを検討したい。対人情報処理が、日々対人交流を経験するなかでどのような発達の道すじを辿るのか、そしてそれはアスペルガー症候群成人特有の症状形成にどのようにかかわるのかを、人の顔や表情についての研究知見を中心に整理する。そして今日、多義的に用いられている「こころの理論」あるいは「マインド・リーディング」、「メンタライジング」という枠組みが捉えている側面、また捉えていない側面を検討し、アスペルガー症候群という未解明の臨床病態の理解や治療への手がかりに向けて、今後何が明らかにされないといけないのかについて、考察を試みる。

「こころの理論」あるいは「マインド・リーディング」仮説のめざす方向と自閉症への援用

もともと「こころの理論」概念は、霊長類学、哲学、進化心理学領域で、ヒトの社会的能力をめぐる議論から発展し、その後一九八〇年代にヒト幼児の発達心理学領域で、心理課題が作成され「こころの理論」の獲得についての発達的知見が得られた。自閉症と「こころの理論」研究の接点は、今から二十年前、一九八五年にバロン－コーエンの「自閉症児は心の理論を持っているのか？（Does the autistic child have a theory of mind?）」という画期的な論文[1]に始まり、一躍自閉症の対人障害の説明概念として注目されたという歴史的経緯がある。その後、自閉症研究の進展と歩調を合わせるように、「こころの理論」仮説（「マインド・ブラインドネス仮説」も同義）は新たな概念を導入するなどして、最新の研究動向との整合性を保ってきた。その結果、今日の「こころの理論」仮説の意味するところは、必然的に多義的となり、当初の、他の理論的立場との際立った相違は薄れてきたが、あらたな研究対象（統合失調症など種々の臨床群）や研究手法（ニューロイメージング）を取り入れつつ、今日も精力的に行われている。一方、自閉症領域においては、対人障害の成り立ちを解き明かす期待は薄れ、多くの研究者は別の道を模索しているというのが現状である。

当初から一貫して「こころの理論」能力（近年フリスはメンタライジング能力という術語をほぼ同義に使用している）を特徴づけているのは、自分や他者についての心的帰属に従事するモジュールの仮定である。このメタ表象モジュールは、対人知覚や情動から分離可能な、自動的に作動する独立したシステムと仮定されている。このような高次能力を獲得したヒトだけが（高等霊長類もわずかに）、時には他者を欺き、時には協力し合う社会生活を維持できると説明されている。[2]

今日、定型発達成人の「こころの理論」能力の神経基盤を特定しようとする研究は、古典的な人形劇や物語を用いた課題ではなく、コンピュータ・ゲーム課題を用いて脳機能を測定するあらたな試みに着手している。たとえばじゃんけんや、信念と相互利益ゲーム（trust and reciprocity game）で被験者が知覚するのは、画面上にランダムに呈示される合図や金額だけであって、実際には人の目も顔も声も知覚されない。被験者の頭の中でのみゲームパートナーとしての人が想定されていることになる。これらの試みは、完全に抽象化され知覚から分離された、純粋なメタ表象機能を抽出し、その脳内局在を調べる方向を目指しているようである。[3]

「こころの理論」研究は、脳損傷や統合失調症患者など様々な臨床群を対象としているが、なかでも生涯にわたって対人障害を呈する自閉症は、「こころの理論」能力のモジュール性あるいは領域固有性の支持的証拠として注目されてきた。つまり、自閉症は「こころの理論」能力あるいはメンタライジング能力の選択的欠損の好例とみなされる。このような自閉症のモデル化は、当初、斬新で衝撃的であったが、次第に自閉症研究者から疑問視されるようになってきた。第一に、発達しつつあるこころと脳に、モジュール性あるいは領域固有性という概念がフィットするのかという、発達現象の根本的理解に関わる疑問である。第二に、自閉症の対人障害に関して、対人認知を重視する「こころの理論」仮説に対して、対人知覚や対人情動のコンポーネントを重視する立場がある。第三に、高次の「こころの理解」は何を発達的起源とするのかという現在ホットなトピックに関して、最近の乳児研究知見は、領域固有な前駆体を想定する「こころの理論」仮説とフィットするのかどうかという点である。これらの問題点を順番に検討してみたい。

Q1　対人認知は発達早期からモジュールなのかあるいはモジュール化するのか？

自閉症の「こころの理論」仮説は、自閉症の対人障害が対人認知モジュール欠損、すなわち対人認知という領域固有の発達障害であることを仮定している。フリスらは、自閉症者の実際の臨床像が対人認知以外にも言語や反復常同行動など多様な症状群を呈することについて、発達早期には領域固有であった障害が、発達過程において広汎に波及効果を及ぼすためと説明する。(2) 本論で再考する点は、成人の神経心理学モデルにフィットするモジュールという定式化が、乳幼児期から成人期に至るダイナミックな発達という現象と矛盾が生じないかどうかである。そこで対人認知のコンポーネントの一つである顔処理を例に挙げてこの点について検討したい。

定型発達成人の顔識別スキルは、他のモノ識別と比べて格段に優れることはよく知られているが、それを支える大脳皮質部位（紡錘状回顔領域、fusiform face area：FFA）と顔処理に特有な処理方略の存在は、「顔モジュール」説の根拠となっている。これに対して、顔処理に特異的な処理方略と脳部位は、ある種のモノの識別について熟達訓練を受けた人（バードウォッチャーなど）がモノを識別する際にも利用するようになることを示した一連の実験がある。(4) この実験例は、顔処理のモジュールがモノ処理のモジュールから分離可能な独立した存在であるとする立場への反証となる。私たちの脳は、顔が私たちの社会生活にとって特別だから顔に最適化されたのではなく、顔を何度も繰り返し経験した結果、顔が特定の処理方略とその方略に選択的な視覚領野と結びつき、最終的にＦＦＡ活動を基盤とした顔処理のモジュールが実体化するという可能性を示している。この一連の研究はモジュール化が成人で生じることを示したが、はるかに可塑性の高い乳幼児期には、もっとダイナミックなモジュール化が進行することが推測される。

定型発達乳児は、生後十時間以内に対人刺激に対して選好（preference）を示し、生後三十六時間で複数の表情を弁別的に模倣し、生後数日で母親の顔を他人の顔から識別し、一歳前後では母親の顔があらわす情動的意味を理解するようになる。この後も児童期から青年期を通じ、顔処理の知覚機能とその神経機構の成熟は続く。完成に長時間を要する顔処理の発達過程は、その間の経験の役割、そして経験をサポートする顔への「選好」あるいは「モチベーシヨン」の果たす役割の大きさを語っているようである。「選好」あるいは「モチベーション」の役割について、フリスはこころの理論システムを始動させるトリガと記述しているが[2]、実際にはトリガ以上の意義があると思われる。定型発達乳児を観察すると、対人刺激へ向かわせる強いモチベーションは、乳児が対人的な経験に没頭する環境を自ら積極的に構築することをサポートしていると言っても言い過ぎではない。つまり「選好」は、生後まもなく始まる熟達化の全過程を通じて人の注意を対人環境に向かうように牽引し、顔を媒介とするコミュニケーションの機会を豊富に提供する結果、脳の機能や形態の漸進的変化を伴うモジュール化が進む、という説明も可能である[5]。モジュールは始まりではなく、発達の産物であり、脳のモジュール化という「過程」こそが発達の実体であるとすれば、発達最早期に発症する自閉症は、対人認知モジュールの欠損というより、むしろ対人認知の「モジュール化」の失敗と言うことができよう。

では自閉症のモジュール化の失敗は、対人領域限定なのであろうか。カナダで継続中の自閉症ハイリスク乳幼児研究は、後に自閉症と診断される乳児は生後六ヵ月から一年目にかけて、視覚的注意の解放（disengagement of visual attention）が、定型発達児とは対照的に、困難になっていくと報告している[6]。この実験で用いているのは対人刺激ではなく動く幾何学刺激であるから、発達最早期に対人領域に限定されない障害の存在を示唆する、画期的な結果である。これまで自閉症の対人障害のみが重視され、非対人のモノについての知覚や認知については体系的な研究がほとんどなされてこなかったし、自閉症児の知覚についての古典的研究（参考文献「自閉症の知覚」）は知的障害のある重度の自閉症児を調べているため、アスペルガー症候群の人々の一般的知覚や注意については現段階ではほとんどわかっていない。

Q2　自閉症の対人障害—対人認知それとも対人知覚・対人情動（図1）

自閉症の「こころの理論」仮説は、自閉症で理解が困難なのは「基本的」感情（喜怒哀楽）ではなく、「認知的な」感情（驚いている、恥ずかしいなど）に限定されると予測し、対人知覚と対人情動の障害はあっても付随的と考える[7]。しかしながらこの仮説は、アスペルガー症候群のような言語・認知水準の高い人々を簡単に説明できない。彼らは基本的感情のみならず「こころの理論」の標準的な課題にも難なく正答する[8]。「こころの理論」の困難は日常場面に近い物語課題を用いてかろうじて見いだせる[9]。このよ

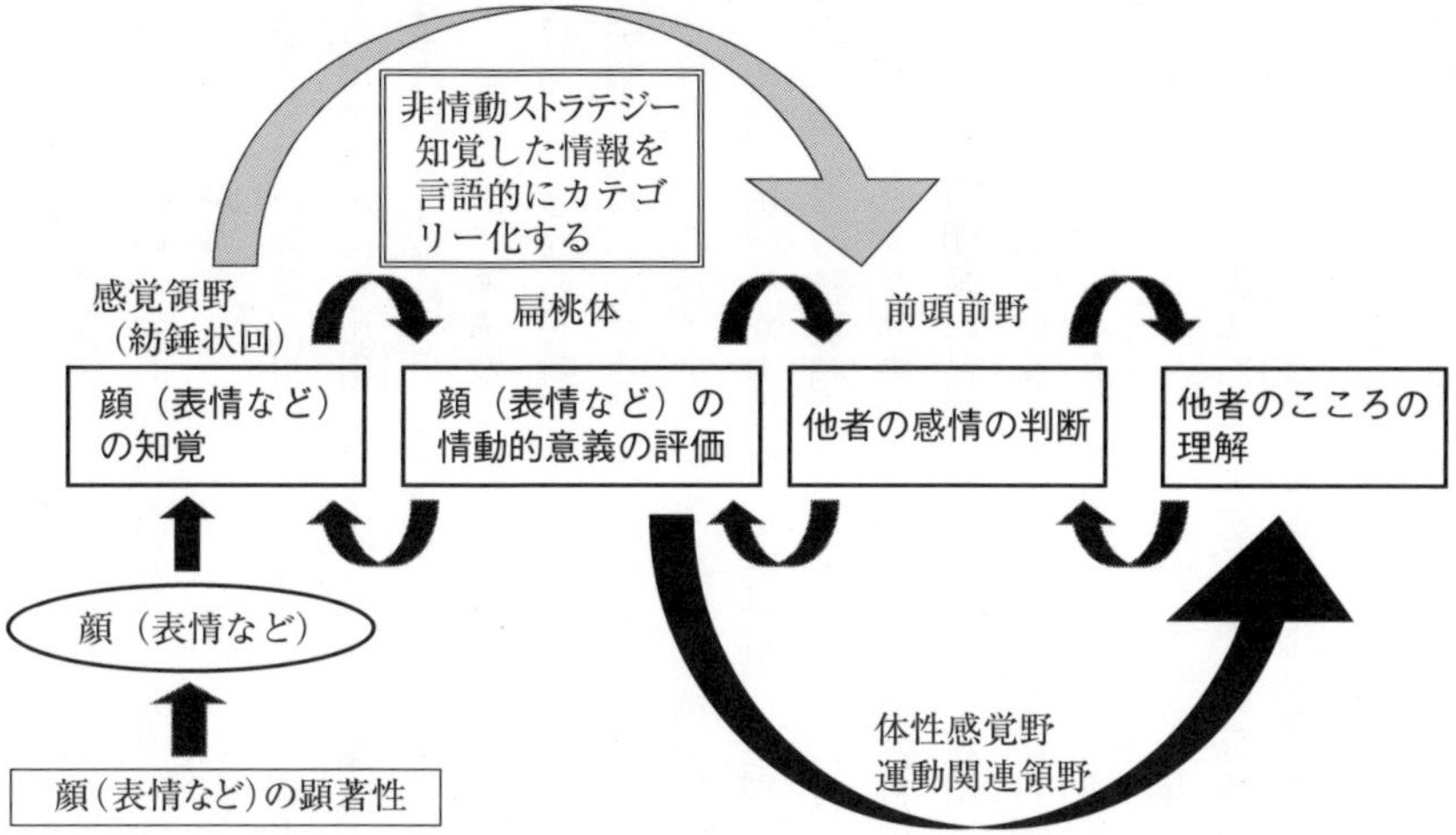

図１　顔認知過程モデル（神尾，2004を改変）

通常、顔認知から他者のこころの理解に至る過程は、顔知覚、情動的意義の評価、他者の感情についての認知的判断を介している。場合によって、直接他者の感情についての認知的判断を介さずに他者のこころの理解に至るルートもありうる。自閉症者にとっては、顔は顕著性に欠くため、必然的に顔知覚は非定型的となる。また知覚情報を情動を介さずに、言語的にカテゴリー化して他者の感情識別に成功することもある。しかしながら代償的ストラテジーでは、他者のこころの理解には至ることは困難である。

黒で塗りつぶした線で示されたルートは、定型発達者のもので、自閉症者ではうまく機能していないと考えられる。

グレーの線は、自閉症者に独特な代償的ストラテジーを示している。

うな心理課題成績の良好さと日常生活での顕著な対人障害との大きなギャップは、アスペルガー症候群の人々では驚くことではない。問題解決に用いる独特な代償的なストラテジーによってこれは説明がつく。その一つが、言語情報への依存である。たとえば、サリーとアン課題と呼ばれる標準的誤信念課題を定型発達児は四歳でパスするが、自閉症児は八歳レベルの言語能力を必要とする。[2] 表情理解についても言語情報に依存するようである。表情と同時に、一致する感情語が呈示されると成績が上がり、表情と不一致な感情語が呈示されると言語に惑わされて成績が下がる。[10] 実際、高機能自閉症とアスペルガー症候群成人の表情識別時の脳活動を調べたｆＭＲＩ研究によると、顔識別と関係ない脳部位を利用していたことがわかった。

　これらより、アスペルガー症候群の人々が表情や「こころの理論」に正解するということが意味するのは、代償的方法によって、みかけ上問題解決したということにすぎず、表情や「こころの理論」を通常の意味で身体レベルで「わかっている」と言えないであろう（図1）。「わかる」ための重要な側面として、言語や認知による意識的処理を介さない自動的処理、いわば「直感」的な側面に注目する必要がある。

筆者らは、高機能自閉症およびアスペルガー症候群の児童青年の自動的な表情知覚の特徴を、感情プライミング（affective priming）という現象に注目して調べた[10]。恐れ表情、幸福表情、表情のない真顔、モノなどの写真を、自覚的に知覚できない短時間呈示した後で、それらとは無関係な刺激を呈示して好き嫌いの印象を尋ねる。後続刺激に対する好き嫌いのバイアスから、顔や表情が無自覚的に人に与える情動的意味がわかる。その結果、定型発達群ではモノより顔、さらに真顔より表情のある顔に対して、有意な感情プライミング効果が生じたが、高機能自閉症およびアスペルガー症候群の児童青年では、顔や表情に感情プライミング効果が見られなかった。このことから、高機能自閉症およびアスペルガー症候群の児童青年は通常の表情識別はできるにもかかわらず、自動的に顔に反応して生じるはずの情動反応が希薄だと言える。図1の黒色の矢印が示すように、定型発達では、顔など対人刺激に備わる顕著性に対して敏感に反応し、顔は優先的に知覚されるので、その後の認知処理が効率良くなされる仕組みとなっている。自閉症やアスペルガー症候群の人々にとっては、顔は環境内の溢れる事物のなかにあって特別な存在ではないため、知覚のレベルにおいても、それに続く認知レベルにおいても、顔処理は通常とは異なるルートを介し、こころの理解には到達しにくいと考えられる。

対人認知が対人知覚と密接に関連しているさらなる支持的証拠は、生得的に視覚障害を持つ人々の対人認知の発達にみることができる。視覚障害児は乳幼児期から対人的やりとりを視覚的に経験することができない。他者の意図や感情の理解は、青年期には克服されるものの、児童期ではやや遅れる[11]。視覚障害児は自閉症児と違って、幼少期から対人的かかわりに意欲的で、また聴覚など他の知覚モダリティを利用することができるにもかかわらず、「こころの理論」の初期獲得が遅れるという事実は、発達早期の対人的経験において他者の知覚的手がかりを「見る」という経験の重要さを示唆している。

Q3　乳幼児期の社会的発達—「こころの理論」能力の起源を探して

他者のこころについての表象理解が獲得されるよりも早い乳幼児期における社会的発達では、一歳前後が大きな節目と考えられている。生後十二ヵ月頃の幼児は、おとなとやりとりする場面で、自発的に指さしや発声を伴って自らの興味の対象におとなの注意を向けさせ、共有しようとする行動をとる。これは共同注意行動（joint attention behavior）と呼ばれ、おとなとのやりとりがこれまでにも増して続くようになる。よちよち歩きの幼児は、自分が興味をひかれた落ち葉や小石などを拾っておとなに見せに持ってくる。この時の幼児は興味を持ったモノを見つめるだけでなく、おとなの方へも交互に視線を移して、自分の興味をわかってくれたかどうか確認するように見てくる。この時期の幼児は、他者が何かを志向する行為主体であることを理解しているにちがいない。バロン─コーエンは共同注意行動を発達早期における「こころの理論」の前駆体と想定し、一般に考えられているよりも早い、生後数ヵ月の段階で可能となると考えているようである[12]。しかしながら、他者の志向性を理解しているから共同注意行動が出現するのか、共同注意行動を繰り返すうちに次第に理解するようになるのか、これは未解決のニワトリ─卵問題である。

バロン─コーエンは、共同注意行動が「こころの理論」の前駆体ならば、自閉症幼児では欠損するであろうという理論的仮説にもとづき、生後十八ヵ月の大規模幼児集団を対象とした調査を行った[13]。その結果、共同注意行動（他者の指さし・視線理解と原叙述的指さし産出）とみたて遊びの三種類の行動ができない幼児は、高い確率で自閉症と診断され、定型発達児や他の発達障害児から区別された。この結果にもとづき、指さし理解や産出、そしてみたて遊びの三つの行動の欠如が、十八ヵ月時における自閉症特異的マーカーである可能性を指摘した。その後、六歳まで長期追跡した結果からは、早期発見された自閉症児よりもはるかに多くのアスペルガー症候群を含む自閉症スペクトラムの幼児が、未発見のまま存在したことが明らかになった[14]。

筆者らは[15]バロン─コーエンよりも多くの対人行動を網羅したチェックリスト[16]を用いて、十八ヵ月の自閉症スペクトラムのハイリスク児を調査した。その結果、アスペルガー症候群を含む自閉症スペクトラム児が失敗するのは、前述の三項目に限らず、興味あるものを母親に見せるという共同注意行動や、他児への関心、他者の模倣、原命令的指さし、言語理解など多様な行動に及ぶことを見いだした。このことは自閉症の発達早期の機能異常が、共同注意だけでなく、情動、知覚、運動、言語など複数のモダリティに偏在する可能性を示す。そして留意しておかなくてはならないのは、一歳前後の定型発達児に生じる急激な発達的変化は、マルチモーダルに同期して進行するという事実である。一歳児は、他者の動作、音声、頭の動きや視線などの身体的手がかりを知覚・追従し、モノを視覚的に定位することに加え、興味や感情をおとなと共有し、あいまいな状況になるとおとなの表情を見て確認を行うようになる。これは共同注意が含意する以上のものと言わざるを得ない。

おわりに

自閉症やアスペルガー症候群の対人障害の成り立ちは、乳幼児期に遡ると単一の認知モジュールではなく、複数のモダリティに及ぶ複数のレベルに見いだすことができる。自閉症のマインド・ブラインドネス仮説が、発達初期の領域固有な障害から発達につれて広汎な諸症状へ向かうと想定した方向性とは逆に、自閉症児の一歳前には対人および非対人領域にかかわる一般的な注意の発達異常が指摘されており、一歳過ぎでは注意、情動、言語、知覚、運動領域に広汎な非定型な発達の芽生えが認められる。自閉症の発達をよりよく説明するには、単一の障害に始まり周辺に波及するというモデルよりもむしろ、複数の異なるレベルで発達不全が進行し、異モダリティ間の同期的な発達が妨げられていると考えた方がうまく説明できると考えられる。

「こころの理論」仮説あるいはマインド・ブラインド仮説は言及していないが、おそらく最も重要な要因に、乳児期に始まる経験と自閉症に深く関与する遺伝的要因の相互作用があるであろう。成人期での視覚経験が大脳視覚野の神経結合の構造上の精緻化と機能向上をもたらす事実が教えるように、可塑性の大きい幼い脳は、生得的な制約のうちにも経験に依存して発達していく。とりわけ他者を巻き込むかかわり合いの経験は、感情を高揚させ、より深いかかわり合いへのモチベーションを高め、認知を高めるという意味において、経験は発達期においては必要不可欠な要因である。[17] 他者の「こころ」を理解できるようになる前に、他者や自分の「こころ」を直接知覚できるかたちで（幼児は母親と同調、模倣しながら、身体を介する表現のそこかしこに自分のものか母親のものかまだ未分化な「こころ」を知覚している）複数のモダリティを通して経験することで、後の対人知覚や対人認知の基礎が準備されていくのだろう。

自閉症やアスペルガー症候群の人々は、私たちより何かが足りないのではなく、異なっているのだ。今後の最重要研究目標は、彼らの独自のこころと脳の発達の軌跡を明らかにすることで、彼らが幼い時にどのように世界を捉えており、成長に伴い、世界像はどのようにして形作られるのか、そしてどのような援助を必要としているのかを知ることである。そして、そこから治療のゴールが見えてくるはずである。

これまで私が何を言おうと、どんな考え方をしようと、どんな行動をしようと、ずっと変わらず味方でいてくれた人たち、みんなが素晴らしい贈り物をしてくれた。……自由という名の贈り物。自分なりに試行錯誤する自由、持って生まれた性質、自分に向いた仕草を磨き、高めながらゆっくり成長していく自由という贈り物なのだ。……彼らはアスペルガー症候群の人々にとっては、自分を知るための指標でもあり、鏡でもある。彼らの仕草をみれば、自分がおかしくないかわかるし、彼らの目を見れば、自分は何者なのかを確かめることができるのだから。

リアン・ホリデー・ウィリー

（「アスペルガー的人生」[18]より抜粋）

〔引用文献〕

（1） Baron–Cohen S, Leslie AM, Frith U : Does the autistic child have a "theory of mind"? Cognition 21 : 37–46, 1985
（2） Frith U : Mind blindness and the brain in autism. Neuron 32 : 969–979, 2001
（3） Gallagher HL, Frith CD. Functional imaging of 'theory of-mind'. TRENDS in Cognitive Science 7 : 77–83, 2003
（4） Gauthier I, Skudlarski P, Gore JC, et al : Expertise forcars and birds recruites brain areas involved in face recognition. Nat Neurosci 3 : 191–197, 2000
（5） Karmiloff–Smith A : Is atypical development necessarily a window on the normal mind/brain? : The case of Williams syndrome. Dev Sci 1 : 273–277, 1998
（6） Zwaigenbaum L, Bryson S, Rogers T, et al : Behavioral manifestations of autism in the first year of life. Int J Dev Neuroscience 23 : 143–152, 2005
（7） Baron–Cohen S., Spitz A., Cross P : Do children with autism recognize surprise? A research note. Cognition and Emotion 7 : 507–516, 1993
（8） Bowler DM : 'Theory of mind' in Asperger's syndrome. J Child Psychol Psychiatry 33 : 877–893, 1992.
（9） Kaland N, Møller–Nielsen A, Callesen K, et al : A new "advanced" test of theory of mind : Evidence from children and adolescents with Asperger syndrome. J Child Psychol Psychiatry 43 : 517–528, 2002.
（10） 神尾陽子　自閉症の対人認知研究の動向：顔研究からのレッスン　精神医学　46　九一一—九一三　二〇〇四
（11） Dyck MJ, Farrugia C, Shochet IM, et al : Emotion recognition/under standing ability in hearing or vision–impaired children : do sounds, sights, or words make the difference? J Child

Psychol Psychiatry 45 : 789–800, 2004
(12) Baron–Cohen S : Mindblindness. The MIT Press, 1995
(長野　敬、長畑正道、今野義孝訳　自閉症とマインド・ブラインドネス　青土社　一九九七)
(13) Baron–Cohen S, Cox A, Baird G, et al. : Psychologicalmarkers in the detection of autism in infancy in a large population. Brit J Psychiatry 168 : 158–163, 1996
(14) Baird G, Charman T, Baron–Cohen S, et al : A screening instrument for autism at 18 months of age : A 6–year follow–upstudy. J Am Acad Child Adolesc Psychiatry 39 : 694–702, 2000
(15) 神尾陽子、稲田尚子　乳幼児健康診査における自閉症スペクトラム障害の早期診断：日本版M–CHATを用いて　第46回日本児童青年精神医学会総会　二〇〇五
(16) Robins DL, Fein D, Barton ML, et al. : The Modified Checklist for Autism in Toddlers : An initial study investigating the early detection of autism and pervasive developmental disorders. J Autism Dev Disord 31 : 131–144, 2001
(17) Hobson RP : Social engagement and understanding in chimpanzees and humans. Monographs of the Society for Research in Child Development, 133–152, 2005
(18) リアン・ホリデー・ウィリー　(ニキ・リンコ訳)　アスペルガー的人生　東京書籍　二〇〇二

〔参考文献〕

* Hermelin B, O'Connor N : Psychological experiments in autistic children. Pergamon, Oxford, 1970
(平井　久、佐藤加津子訳　自閉症の知覚　岩崎学術出版社　一九七七)
* Hobson RP : Autism and the development of mind. Psychology Press, 1993
(木下孝司監訳　自閉症と心の発達　学苑社　二〇〇〇)

〔かみお・ようこ　国立精神・神経センター精神保健研究所
児童・思春期精神保健部〕

観る

アスペルガー症候群（障害）は乳幼児期から判別できるか？
——幼少時期における情報をどう活用するか

白瀧貞昭

アスペルガー症候群（障害）とは

近年、自閉性障害を中核に持つ広範囲な障害のことを自閉症スペクトラム障害（ＡＳＤ）と総称するが、その中の中心に位置するのが自閉症である。自閉症を特徴づける三つの主要症状のうち、二番目の言語を中心とするコミュニケーション機能の障害がほとんどなく、従って、一番目の社会性の質的障害、三番目の興味・活動の限局性あるいはこだわりなどを持つものを今日の定義ではアスペルガー症候群（障害）と言うのである。また、幼児期での言語発達については著明な遅滞を示さないものが多いとされている。

反対に、アスペルガー症候群（障害）では幼児期での運動発達（特に、微細運動）に多少の遅れが認められ、学童期以降になってもこの運動の障害が認められることが多いとされている。以上がアスペルガー症候群（ＩＣＤ―10での定義であり[1]、また、同様にアスペルガー障害という名を設けたＤＳＭ―Ⅲでの定義である[2]。

アスペルガー症候群（障害）と言う名はもともとこの障害を持つ児について最初に報告したハンス・アスペルガー（一九四四年）に因むものであるが[3]、彼は今日で言うパーソナリティ障害の一種とみなしていたようである。いわば、人格という最中核部分の歪みのようなものを問題にしたのであり、今日の認知、知能、等の道具的機能の障害と見る見方とは大きく異なっていたと言うべきであろう。

アスペルガー症候群（障害）の
自閉症スペクトラム障害における位置

自閉症スペクトラム障害には自閉症、非定型自閉症、アスペルガー症候群、レット症候群などが分類される。また、重篤な知的障害を伴わないという意味で「高機能広汎性発達障害」という言葉が最近よく用いられるが、この中にはアスペルガー症候群（障害）と高機能自閉症の二つを含める。しかし、目下、両者のそれぞれの概念的独立性についてはまだ結論が出ていない状況である。高機能と言う言葉は広汎性発達障害児の全般的知能に関して言及した言葉であるが、自閉性障害の程度そのものも高機能児の方がより軽微であるという特徴がある。

自閉症の概念はアスペルガー症候群（障害）概念の導入よりも早かったために（実は、アスペルガーが最初に彼の「自閉性精神病質」概念として発表したのは一九四四年で、(4)ドイツ語で書かれた論文であったために英語圏では長い間、等閑視されていた）、年少時期の両者についての理解においても差があり、自閉症についての幼少時期特徴に関しては既にかなりの知見が集積されていると言える。最近になってやっと認知され始めたアスペルガー症候群（障害）の幼少時期特徴を知ったうえで、それをアスペルガー症候群（障害）の早期診断・早期治療（療育）に生かしていくことはこれからの課題であると言えよう。現時点ではアスペルガー症候群（障害）が診断される平均年齢は十歳前後ではないかと思われる。他方、自閉症の診断はもっと早く、三歳頃には日本中どこへ行っても診断が可能になっていると思われる。

自閉症の早期診断とそのために必要な情報

我々(5)が行った自閉症の年少時期の特徴を把握する方法は、一歳半健診を起点にして、以後自閉症ハイリスク児を検出し、このグループの児を前方視的にフォローするというものであった。その結果、社会性の障害に相当する年少時期の特徴は「母子間愛着関係確立の障害」として現れ、興味活動の限局性・同一物への強迫的固執は一歳半すぎでも例えば、棒きれを常に手放せないと言う形でそのまま現出することを確認した。次に、自閉症の年少時期に早期診断のためにどのような行動なり、発達チェック項目を選定すべきかについて解説することにする。

自閉症の三主徴（アメリカ精神医学会の診断定義による）
一・対人的相互反応における質的障害（社会性障害、対人関係障害など）
二・意思伝達、コミュニケーションの質的障害（発語、発話の障害、ごっこ遊び欠如）
三・興味・活動の限局性、強迫的こだわり

右の表に自閉症の三主徴を示したが、これだけでは目の前にいる子どもが自閉症か否かの診断は出来ない。まず、これらの徴候はでき上がった自閉症で見られる症状を示したもので、そこに到る年少時期の子どもではより未熟な発達段階に応じた障害形しか見られないはずであるからだ。以下にこの三主徴を順番に見ていくことにする。

1　対人的相互反応における質的障害、社会性障害、あるいは対人関係障害の有無

（ア）母子間愛着関係確立

社会性障害、対人関係障害の前駆、あるいは初期徴候は発達のかなり早い時期から出現していると考えて良い。自閉症と診断された児の母親からの聴取による自閉症の初期徴候としてよく引用される「生後三ヵ月頃に、あやしてもよく笑わなかった」、「この頃、視線が合いにくかった」、「抱っこされるときに、まるで丸太を抱いているような感じがした」などの特徴が本当に母親以外の人からも客観的に確認されていたかどうかはわからない。これは、自閉症が三歳頃に診断された児の母親による後方視的観点からの幼児期発達想起に限界があるからである。

健常な社会性発達には発達段階依存的な内容があることを我々はここで思い出す必要がある。つまり、一歳台、二歳台の子どもの持つ社会性機能は母子関係機能に他ならないのである。この時期の社会性機能の障害形は、従って、母子関係確立の障害として現れているはずであると考える必要がある。とすると、むしろ、二歳頃の母子間愛着関係確立の度合いについての母親からの情報が必須のものにな

る。このことを確かめるために、次のような事柄について具体的に質問をしていく必要がある。

「新奇場面で母親との距離を短くできたか」

「戸外での手つなぎ行動がとれたか」

「百貨店などで迷子になったことがなかったか」

「公園などで子どもの方からの自発的母親探索行動があったか」

「普段から、家の中でも母親への社会的参照視があったか」

「本当の意味での対人間での相互的関係が持てたか」

これらの質問に対して、いくつかの項目で「なかった」と答えられた場合、自閉症スペクトラム障害の可能性が高い。
(イ) 人見知り
通常では生後十一ヵ月頃から見られる人見知り現象が見られなかった場合、子どもの愛着対象としての母親認識ができていなかった可能性が高い。いわゆる、母親が子どもが困ったり、不安になったときに帰るべき「安全基地」としての機能が子どもに認識されていたかが疑わしい。また、母親像がイメージとして子どもの中に形成されていたかが疑わしいと思わせる現象である。当然、人見知りが見られなかったという子どもには母子間愛着関係の確立障害があると考えて良い。
(ウ) 共同注視機能
この機能の意義について、以前はもっぱら対象物の視覚認知、興味という観点からのみ取り上げられていたが、現在では横にいる人との興味の共有のために、他者の意図、存在理解が得られているときに成立すると考えられるようになったので、自閉症スペクトラム障害では三歳ころまで発現しないことが多い。
(エ) 叙述的指さし行動の発現
指さし行動の中でも低次のもの(指示的、命令的)は一方的な対人関係しか持てない自閉症スペクトラム障害児でも持てるが、自分の見つけた対象物への興味を他者と分かち合いたいという意図が込められた叙述的指さしは自閉症スペクトラム障害児のこの時期ではほとんど見られない。
(オ) ごっこ遊び、やりとり遊びの成立
以前からよく知られていたごっこ遊び、やりとり遊びの欠如が自閉症スペクトラム障害児の少なくとも幼児期前半で見られることは間違いない。
(カ) 園などでの一人の大人(担当の教師など)への愛着関係が成立しているか

家での母子間愛着関係確立の延長上に園での担当教師などへの愛着関係が確立しているかを知る。この愛着関係が確立した後に初めて子ども同士の対人関係が持てると考えられる。

（キ）同年代の子ども同士の関係は持てないのが当たり前と考える。発達的にその前に形成されるはずの母子関係すら十分に確立されていないのであるから。同年代の子どもとの対人関係が持てるまでの発達段階をたどってみて、そのうちのどの段階まで達成されているかの検討を行うための情報を少なくとも得ることが重要である。

2　言語を中心とするコミュニケーション障害の有無

○言語理解、言語表出について、年少時期からの発達マイルストーンについての情報

（ア）相互的な会話が成立していたか

（イ）社会的文脈に沿った言語、文章の使用が可能であったか

（ウ）正しい語音の産出、発話における正しいイントネーションの使用が可能であったか

（エ）より明確な相互的会話の成立が認められていたか

○非言語性コミュニケーション機能の発達についての情報

（ア）バイバイなどの他者に向けた動作ができたか、特に手のひらが相手の方に正しく向けられたバイバイ行動ができたかどうか確認する。

（イ）他者との共通理解を含むジェスチャーなどの使用が可能であったか

3　興味・活動の限局性、同一性への固執などの有無、およびその重篤度

（ア）親が教えないのに自分で文字、アルファベットが読める、自動車、電車などの型名にやたらと詳しい、など興味・活動の限局性が無かったか。

（イ）外出の際などに常にあるものを持っていないときがすまない、一度通った道にこだわる、着るもの・履くもの、食べ物などのあるものに異常にこだわる。そして、自分の得たい物が得られないとパニックに陥ってしまうなどの現象が見られたか。

（ウ）常に自分のやりたいことをやりたいようにするなど、顕著なマイペース主義とも見える基本的態度を有していなかったか。

（エ）上記の幼児期前期での顕著なマイペース主義が集団の中ではますます目立つようになり、特に設定保育の場所などである時間から別に時間への切り替えが極端に下手であった。

（オ）学習能力に関して、ＷＩＳＣ—Ⅲ知能検査結果から著明な不均衡構造が認められなかったか。

以上、挙げた行動特性なり、現象はかなり自閉症年少時期に特異的なものである。換言すれば、自閉症リスク児、あるいは自閉症年少時期の児の診断的価値の高い有用情報であるといえる。アスペルガー症候群（障害）の年少時期診断のために必要な情報は上記の自閉症児に関する情報から二番目の「言語を中心とするコミュニケーション障害の有無」に関するものを除いたものについて検討する作業を行えばよいと言うことになる。

アスペルガー症候群（障害）の診断は何歳頃に可能か？

前にも触れたように、現時点では日本でアスペルガー症候群（障害）の診断がなされるのは早くて十歳頃ではないかと思われる。しかし、アスペルガー症候群（障害）が日本で広く認識されるようになったのがつい最近のことであり、また、この障害の概念規定がまだ不鮮明で、仮にある人がアスペルガー症候群（障害）の診断をしたとしても同じ診断名の中に多様な、換言すれば多くの異質な人を含むことになる等の理由で診断年齢も非常に幅広い分布を示すことになる。最近、筆者もクリニックで、十八歳でアメリカ留学をしている女子学生が初めて、自分で自分がそうではないかと気がついて相談に来たというケースがあったり、そうかと思えば、三歳の子どもの母親が自分の子どもがそうだと疑って連れてこられたので診察をしたところ、やはりアスペルガー症候群（障害）と診断できたというケースもあるのである。

自閉症と違って、自閉性障害の程度が非常に軽度であり、知的発達障害も極く限局性の知的機能に存在するアスペルガー症候群(障害)では早期診断をいくら努力しても、幼児期前半に行うことは困難であると感じている。そこで、現段階では早期診断への努力目標として、就学前の時期に診断できるようにしようと筆者は考えているところである。

アスペルガー症候群（障害）の早期発見・診断

アスペルガー症候群（障害）の発見・診断をまず、就学前の段階で行うことを筆者は現時点で早期発見・診断と名付けたいと考えているのであるが、そのためには、自閉症の早期発見・診断の時に行ったように、アスペルガー症候群（障害）の初期徴候をまず検出することが必要である。これは、アスペルガー症候群（障害）のリスク児をその前に選別し、この児を前方視的にフォローアップする態勢（保健所での一斉健診を利用するのが最も近道）、を作り上げることにより達成される。折しも、平成十七年四月に制定された「発達障害者支援法」で発達障害者の早期診断などがうたわれており、この意味で一斉健診の見直しも要請されている。そのためにも、「乳児期からスタートする全ての子どもに向けた一斉健診を土台とする縦断的、前方視的発達フォローアップ体制を中心部分に据える。発達障害児を可能な限り早期に検出し、早期療育を始めるという発達障害児限定型のフォローアップ体制は余り役に立たない。従来の障害が確認されてからその子どもたちのフォローアップを始めるという方法を根本的に変革する。発達早期から、そして子どもがまだ、健常発達をしていると思われる時期から将来の障害発生を予測しながら前方視的に、かつ一人ひとりの子どもを縦断的にフォローアップを行うという体制が必要である」との認識、あるいは従来の障害の診断に対する方法の根本的視点変換が必要なのでないかと筆者は考えている。

〔引用文献〕

（1） World Health Organization : The ICD–10 Classification of Mental and Behavoural Disorders : Clinical Description and Diagnostic Guideline. WHO, Geneva, 1992

（2） American Psychiatric Association : Diagnostic and Statistical Manual of Mental Disorders (4 th ed.). Washington, DC., 1994

（3） Asperger, H. : Die “autistischen Psychopathen” im Kindesalter. Archiv fuer Psychiatrie und Nervenkarankheiten 117 : 76–136, 1944

（4） Wing, L. : Asperger's syndrome : a clinical account. Psychological Medicine 11 : 115–129, 1981

（5） 白瀧貞昭　自閉症のハイリスク乳幼児の諸問題　精神医学　38　一一一八―一一二六　一九九六

〔しらたき・さだあき　武庫川女子大学教授〕

高機能広汎性発達障害の診断とスクリーニング

栗田広

はじめに

アスペルガー障害（症候群）は、もっとも高機能（精神遅滞または知的障害が併発しない、すなわち知能指数（ＩＱ）七〇以上）の広汎性発達障害（pervasive developmental disorders：以下ＰＤＤと略）の一型であるが、その概念についてはかなりの混乱がこれまでに存在してきた。本論では、アスペルガー障害を理解するために必要と思われる、アスペルガー障害を含む高機能（ＩＱ七〇以上）広汎性発達障害の診断とスクリーニングについて述べる。

一　広汎性発達障害（ＰＤＤ）

ＰＤＤは、自閉的な発達障害群であり、①対人関係の障害、②コミュニケーションの障害（言葉をはじめ、指さし、ジェスチャーなどを含む意思伝達機能の障害）、③こだわり・常同行動（特定の対象や習慣などに執着したり、体の一部あるいは全体のパターン化した運動をくり返す）の三領域の症状で特徴づけられる。ＰＤＤは、五つの単位障害からなり、それらは、本論が依拠するアメリカ精神医学会の診断統計マニュアル第四版（ＤＳＭ—Ⅳ）の用語では、

①自閉性障害（小児自閉症ともいわれ、自閉症と略称されるPDDの中心的障害）、②レット障害（レット症候群ともいわれ、女児のみに生じる最重症のPDD）、③小児期崩壊性障害（少なくとも二歳までは正常に発達し、その後、精神発達の退行が生じ、自閉的となる自閉性障害よりは重症のPDD）、④アスペルガー障害、および⑤特定不能の広汎性発達障害（PDDNOSと略称され、PDDではあるが他のPDD単位障害の診断基準を満たさないもので、自閉性障害の診断基準を満たすほどには自閉症状がないPDDという意味で、非定型自閉症ともいわれる）である。

一九九〇年以前は、PDDには精神遅滞（知的障害）の合併が多いとされていたが、一九九〇年代後半になって、PDDを有する人には精神遅滞を合併しない、すなわち高機能（IQ七〇以上）である人が多いことが知られるようになった。単位障害でみると、重症のPDDであるレット障害と小児期崩壊性障害には高機能はなく、高機能が存在しうるのは、自閉性障害、アスペルガー障害、PDDNOSの三障害である。

二　高機能PDDの分類と有病率

一九九〇年代後半から、それ以前より高いPDDの有病率を報告する疫学研究が発表されるようになり、現在では、PDDの有病率は一%程度と考えられている。しかもPDDの多数派は高機能ということが最近の理解である。

ロンドン近郊で二歳半〜六歳半までの一万五、五〇〇人の子どもについて、DSM—Ⅳを用いて行われたチャクラバルティ（Chakrabarti）とフォンボン（Fombonne）[1]の疫学研究では、九七人のPDD児が見出され、PDD全体の有病率は〇・六二六%で、その七五・八%が高機能であった。自閉性障害の有病率は〇・一六八%で、その三〇・八%が高機能で、アスペルガー障害の有病率は自閉性障害の二分の一の〇・〇八四%で全例が高機能であり、PDDNOSの有病率は自閉性障害の二倍強の〇・三六一%で、その九二・五%が高機能であった（各一人ずつのレット障害と小児期崩壊性障害の患児は高機能ではなかった）。これらの数値から、高機能PDDの中での単位障害の比率を計算すると、自閉性障害が一一・六%、アスペルガー障害が一七・四%、PDDNOSが七一・〇%となり、高機能P

ＤＤの大部分がＰＤＤＮＯＳであり、高機能ＰＤＤの代表と考えられていたアスペルガー障害は高機能ＰＤＤの二割弱であり、高機能の自閉性障害（高機能自閉症）は高機能ＰＤＤの一割程度となる。

三　高機能ＰＤＤ単位障害概念の混乱

前節で述べたように、高機能ＰＤＤの七割は高機能ＰＤＤＮＯＳであり、アスペルガー障害はその四分の一であり、高機能自閉症はその七分の一程度であるということは、わが国ではあまり知られていない。それどころか、わが国では、高機能ＰＤＤとアスペルガー障害および高機能自閉症の区別を明確にせず、高機能ＰＤＤをアスペルガー障害（症候群）あるいは高機能自閉症と言ったり、アスペルガー障害と高機能自閉症を同じもののように述べている〝専門家〟が少なくなく、臨床現場や患者家族に混乱を生じさせている。国際的に共通のＰＤＤの単位障害の診断基準が使用できる現状では、それらの診断をきちんと行うのは専門家の責務であるが、現実にはそれはやさしい仕事ではない。ＰＤＤ単位障害の診断は、ＰＤＤの典型的な状態が明確な幼児期とくに四歳以前の状態に基づいてＤＳＭ―Ⅳなどによってなされるものであり、小学校入学以降の状態だけを診てＰＤＤの単位障害を診断することはできない。

ＤＳＭ―ⅣなどのＰＤＤの各単位障害の診断基準は、基本的には自閉性障害（小児自閉症）の診断基準にもとづいて作成されており、ＰＤＤの単位障害の診断をするには、それを疑う子どもが自閉性障害の診断基準を満たしたことがあるかどうかを検討することが出発点である。自閉性障害の診断のためには、対象の子どもの母親に詳細な面接を行い、典型的な自閉症状が存在する幼児期に、その子どもが自閉性障害の診断基準の三領域（対人関係の障害、コミュニケーションの障害、こだわり・常同行動）について各四項目、計一二項目の診断基準項目のうち六項目（少なくとも対人関係の障害二項目、コミュニケーションの障害一項目、こだわり・常同行動一項目を含む）以上に該当する明確な症状を有していたことを確認しなければならない。この明確な症状という意味は、各診断基準項目において重症度を評定し、一定レベルの明確な症状がある場合に、その項目に該当したとすることである。したがって、ある診断基準項目について軽い症状のみが存在する場合は、その基準を満たしたとはしない。このあたりの評定を厳密にできないと、自閉性障害とそれより該当する診断基準項目が少ないPDDNOS（非定型自閉症）の区別が消失してしまう。すなわち、一般人口中では自閉性障害よりはるかに多いPDDNOSが、PDDの専門機関でも、あまり診断されていないというわが国の現状は、このことに由来する。

四　自閉症状の段階評定

PDDの単位障害をきちんと診断していくためには、自閉性障害の診断基準の各項目をさらに適切な下位項目に分けて、それぞれを段階評定してそのプロフィールや得点で自閉性障害を診断していくということがもっとも厳密な方法である。現在、そのような方式でもっとも歴史があるのは、一九八九年に発表された自閉症診断面接（Autism Diagnostic Interview：ADI）と一九九四年に発表されたその改訂版であるADI—Rである。これらは対象となる子どもの母親に対して用いる研究用の半構造化面接であり、現行のADI—Rは施行に三時間程度を要し、自閉性障害の診断はできるが、アスペルガー障害など他のPDD単位障害の診断は可能ではなく、シカゴ大学での数週間の英語で行われる講習を修了しないと使用できず、また日本の臨床場面では不可欠の日本語版の作成は開発者が課す厳しい条件を満たさないと許可されず、日本でも修得者はいるが、広くわが国の臨床現場で用いることができるものではない。

筆者は、かつて米国のショプラー（Schopler）らが作成した小児自閉症評定尺度（Childhood Autism Rating Scale：CARS）の日本版である小児自閉症評定尺度東京版（CARS—TV）の信頼性と妥当性の論文をJournal of Autism and Developmental Disorders誌に発表したとき、その論文の前の掲載論文がADIの最初の論文であったため、自閉症の診断の際に症状の段階評定をすることの重要性に印象付けられ、DSM—ⅣとADI—Rの出版以後は、自分の臨床の場で、ADI—Rとは別にDSM—Ⅳの自閉性障害の診断基準の一二項目の各項目に一定数の下位項目を設定し、それを段階評定し、他の必要な評定項目を加え、PDD単位障害の鑑別も可能にした様式（広汎性発達障害評定システム　Pervasive Developmental Disorders Assessment System：PAS）を作成し、改良を重ねてきている。同様な試みは他にもあると思うが、筆者はこのPASを用いて、PDDの臨床を行う中で、PDD単位障害の客観的な区別が可能となり、また相互間の移行のありうること、近縁障害との類似性などを認識してきた。

五　PDD単位障害間の移行

PDD単位障害間には移行がありうる。自閉性障害の診断は、それが誤診でない限り、その人に生涯ついてまわるものである。高機能自閉性障害を有する人などでは、年齢とともに自閉症状が改善し、診断基準を満たさない程度になる人もいる。その場合は、典型的な症状がすでに存在しないという意味で、自閉性障害部分寛解と診断するのが正しい。自閉性障害と診断したが症状が軽くなったからPDDNOSとするとか発達経過がいいのでアスペルガー障害とするのは間違いであり、誤診でない限り自閉性障害と診断された例からPDDNOSやアスペルガー障害への移行はない。

ありうる移行は、PDDNOS（非定型自閉症）から自閉性障害およびアスペルガー障害へのものである。PDDNOS（非定型自閉症）の診断は、自閉症状が自閉性障害の診断基準を満たすほどない状態について診断されることが多い。とくに幼い子どもの場合、初診時にPDDの特徴は明確にあるが、こだわりや常同行動があまり目立たず、あるいは言葉がまだないために、コミュニケーション障害領域の症状があまり見られないなどのことで、自閉性障害の診断基準を満たさずPDDNOSと診断されることがある。そのような子どもが、年齢が上がり、しかし対人関係の障害があまり改善せず、一方、こだわりなどが目立ってきて、自閉性障害と診断変更される場合は、多くはないがある。また三歳前のPDD児で自閉性障害の診断基準は満たさないが言葉は二歳前に出現し比較的よく表出し二語文がまだ出ていない場合、PDDNOSの診断がなされるが、その子どもが三歳前に二語文を表出するようになれば、アスペルガー障害に診断変更されることがある。あるいは三歳前にすでに二語文をよく話し言語発達が良好なPDD児で、対人関係の障害領域では、他人との情緒的交流が乏しいという一項目のみが該当するのでPDDNOSとされたが、その後、年齢が上がって、年齢相応の友だち関係が持てない（友人関係の成立は精神年齢が三歳以前の子どもでは評定できない）ことが明確になって、情緒的なかかわりはあまり改善せず、こだわりも持続していれば、アスペルガー障害と診断が変更される。

このような区別をきちんとするのは専門家の仕事であり、そのためには、前述した通り、自閉症状の細かい段階評定が必要である。そのような努力がないと、PDD単位障害間の鑑別や移行の判断はできない。

六　高機能PDDと注意欠陥多動性障害（ADHD）

高機能PDDを有する子どもは、個人差はあるとしても、学齢頃になると表面的な対人反応はかなり見られるようになり、一定のコミュニケーション能力も有するようになるので、あまり自閉的に見えなくなる。また彼らは一定の多動性と注意の障害があり、そこに注目するとADHDと誤診されることが少なくない。またADHD児には多少なりともこだわりがあり、中にはかなりこだわりの強い子どももいる。このためADHDが高機能PDDと誤診されることも少なくない。

現在、国際的な診断ルールとして、PDD（あるいはその単位障害）があると診断された場合には、多動性や注意の障害があっても、それらはPDDに伴うことが通常なので、重ねてADHDとは診断しないことになっている（ADHDの診断をするためには、PDDを除外することが必要である）。したがって類似性があるとしても高機能PDDである場合は、ADHDと診断できる症状が重なっていても（それがありうることは知られている）、その子どもの障害は高機能PDDであって、ADHDではない。

高機能PDDとADHDの区別は、非常に重要である。なぜなら、高機能PDD児は、PDD共通の対人関係の困難性を有しており、対人関係ははるかに自然なADHD児に比べて、きめ細かい長期にわたる対人関係技能のトレーニングなどが必要になる。また、ADHD児の多くは、いずれ就労し、結婚し、子どもを持つので、就労が困難で、結婚や子どもを持つ可能性が非常に低い高機能PDD児に比べてはるかに社会適応や予後が良好である。したがって、高機能PDDをADHDと誤診することは、その子どもへの適切な対応を遅らせ、適応をさらに困難にする危険性がある。またADHDを高機能PDDと誤診することは、その子どもに不当に困難な将来があることを誤って伝えることになり、そのことの重大さは、高機能PDDをADHDと誤診することよりも大きいかもしれない。PDD

の症状を詳細に評定してきた筆者の経験からは、とくにADHDとの区別が難しいのは、高機能のPDDNOSでとくに自閉症状が軽いケースである。そのようなケースは、たしかにADHDと高機能PDDの境界を形成するものであると感じている。

七　正常知能PDDのスクリーニング
——自閉性スペクトル指数日本版

英国のバロン・コーエン（Baron-Cohen）ら[2]によって開発された正常知能成人を対象とした自記式質問紙である自閉性スペクトル指数（Autism-Spectrum Quotient：AQ）は、正常知能PDDのスクリーニング尺度である。筆者らは、バロン・コーエンと版権を有する出版社（Kluwer Academic/Plenum Publishers）から、それぞれ二〇〇一年七月と十月に研究目的でAQの日本版を作製する許可を書面で得て、自閉性スペクトル指数日本版（Autism-Spectrum Quotient Japanese version：AQ—J）[3]を作成した。

AQ—Jは五〇項目からなり、各項目は、〝確かにそうだ〟〝少しそうだ〟〝少しちがう〟〝確かにちがう〟の四段階のいずれかを、あまり長く考えずに選択して答える。配点は、自閉的な人で高得点が期待される二四項目では、〝確かにそうだ〟と〝少しそうだ〟の回答に一点が、〝少しちがう〟〝確かにちがう〟に〇点が与えられ、自閉的な人で低得点が期待される二六項目では逆に、〝確かにちがう〟と〝少しちがう〟の回答に一点が与えられ、得点は〇点から五〇点に分布し、高いAQ—J得点が高い自閉性を示す（AQ—Jは、言語性IQが八五（正常下限）以上で高校生以上が対象となり、記入時間は一〇～一五分である）。

筆者らは、AQ—Jを二五人の正常知能のPDD青年と全国から無作為に抽出された二一五人の二十代と三十代の成人に施行し、正常知能PDDをスクリーニングできるAQ—J得点すなわちカットオフ得点を二六点とした。しかしこの研究からは、AQ—J得点が二六点より高いことでPDDを疑うというよりも、二六点に満たない場合にPDDを否定し、二六点より高い場合には、専門家の診察を必要と判断することを勧めている。その理由は、カットオフ得点二六点の陽性的中率（カットオフ得点を超える人のうち、実際にPDDである人の率、つまりカットオフ得点を超えることによってPDDである確率）は二四％と低く、陰性的中率（カットオフ得点を超えない人のうち、実際に

ＰＤＤではない人の率、つまりカットオフ得点を超えないことによってＰＤＤではない確率）は九六％と高いからである。スクリーニング尺度は診断をする尺度ではなく、専門家の診断を必要とする人を選択することが重要な機能である。その意味で、ＡＱ―Ｊの得点が二六点を超えなければ、ＰＤＤの疑いはまずなく、専門家の診察は必要なく、二六点を超えた場合は、専門家の診察を勧めることがＡＱ―Ｊの実際的な使用法となる。

筆者らとほぼ同時期に、ＡＱを用いて、正常知能ＰＤＤ患者とＰＤＤでない発達障害を有する人を比較し、臨床場面でのＡＱのＰＤＤカットオフ得点を検討したウッドベリー・スミス（Woodbury–Smith）[4]らは、二六点という同様なカットオフ得点を報告している。このことは、日本と英国の民族的・文化的な差異を越えて、ＡＱ―ＪとＡＱが正常知能ＰＤＤのスクリーニング尺度として、同様な機能を有していることを示したものである。

筆者らはＡＱ―Ｊを適切に用いることによって、わが国において、正常知能のＰＤＤ成人のスクリーニングが可能になると考えている。しかし重要なことは、専門家の診断が必要とされた人に対して、適切なＰＤＤの単位障害の診断を含む評定を専門家がすることであるが、そのことについては、現実にはすでに述べたような問題が存在する。

おわりに

療育や教育のためであれば、高機能ＰＤＤであることが正しく把握されていれば、単位障害の診断は不詳でも大きな問題はない。しかしアスペルガー障害を診断するためには、アスペルガー障害を含めて高機能ＰＤＤの単位障害の診断を適切にすることが必要である。このためには、自閉性障害の診断基準項目の重症度評定をきちんとし、ＰＤＤ単位障害の区別を専門家が正しく行っていくことが必要である。それ抜きでは、高機能ＰＤＤとアスペルガー障害と高機能自閉性障害をきちんと区別してこなかった、わが国の従来の高機能ＰＤＤ領域の混乱を解消することはできない。

〔引用文献〕

（1） Chakrabarti S, Fombonne E. Pervasive developmental disorders in preschool children. JAMA 2001 ; 285 : 3093–3099.
（2） Baron–Cohen S, Wheelwright S, Skinner R, Martin J,

Clubley E. The Autism–Spectrum Quotient (AQ) : Evidence from Asperger syndrome/high–functioning autism, males and females, scientists and mathematicians. J. Autism Dev. Disord. 2001 ; 31 : 5–17.
(3) Kurita H, Koyama T, Osada H. Autism–Spectrum Quotient Japanese version and its short forms for screening normally intelligent persons with pervasive developmental disorders. Psychiatry Clin. Neurosci. 2005 ; 59 : 490–496.
(4) Woodbury–Smith M. R, Robinson J, Wheelwright S, Baron–Cohen S. Screening adults for Asperger syndrome using the AQ : A preliminary study of its diagnostic validity in clinical practice. J. Autism Dev. Disord. 35 ; 2005 : 331–335.

〔くりた・ひろし　東京大学名誉教授／全国療育相談センター〕

「WISC—Ⅲ」からみたアスペルガー症候群

加藤弘美

一　はじめに

ほんの数年前まで、相談機関に不登校の子どもが来所しても、こちらからWISC—Rを実施することはごく稀であった。「知能検査」を実施するということ自体、保護者や子どもに言い出しにくかったし、その後、特にセラピーに入るという場合、子どもとの良好な関係を構築することを「知能検査」の実施が妨げるような感じすら覚えた。ところが、昨今ではそうした事情は様変わりした。軽度発達障害への関心が高まり、明らかにLD、AD／HD、アスペルガー症候群が疑われるという場合ではなく、不登校を主訴に来所した子どもに対しても、その背景に軽度発達障害の可能性があるのではないかと「知能検査」を行う傾向にある。わが国での、このような流行の推移と時期を同じくして、海外での切り替えに沿ってWISC—RはWISC—Ⅲに改訂されている。そのため、あたかもWISC—Ⅲが軽度発達障害専用のテストであるような印象さえ周囲に与えている。二十一世紀を迎え、テスターの意識は、検査を用いないでこころを伺うスタンスから堂々と脳を扱う姿勢に変わったといっても過言ではないであろう。このような状況の中、アスペルガー症候群の見立てにＷＩＳＣ—Ⅲは、いまや必要不可欠な「知能検査」なのである。

二　ＷＩＳＣ—Ⅲ

ウェクスラー式知能検査は、一九四九年にＷＩＳＣ(Wechsler Intelligence Scale for Children)として開発され、幼児用のＷＰＰＳＩ(Wechsler Preschool and Primary Scale of Intelligence)から成人用ＷＡＩＳ(Wechsler Adult Intelligence Scale)まで、適用範囲の拡大と改訂による発展を続け、世界的に広く用いられている。このうちＷＩＳＣ—Ⅲはウェクスラー式児童用知能検査第三版の略称で、その適用は五歳から十六歳までである。一三の下位検査(知識、類似、算数、単語、理解、数唱、絵画完成、符号、絵画配列、積木模様、組合せ、記号、迷路)から成り立っており、このうち、耳から聞いた言葉を理解したり、言葉で表現する能力をみる「言語性検査」に相当するものは、知識、類似、算数、単語、理解、数唱であり、目で見て理解し非言語的方法で応える能力を見る「動作性検査」に相当するものは、絵画完成、符号、絵画配列、積木模様、組合せ、記号、迷路である。これらを算定することで、全般的な知能水準の測定に加え、言語性知能指数と動作性知能指数も得ることができる。さらに、群指数という特徴の捉え方も導入されており、言語理解、知覚統合、注意記憶、処理速度という四つの観点からも各能力や能力間の差異を測定できる。また、各下位検査の評価点比較によって、細かいレベルでの認知能力の特徴を把握することもできる。

このように、二領域(言語性・動作性)、四領域(群指数)、一三領域(下位検査)と巨視から微視にわたって段階的に把握していくことで全体像を推測するものである。

三　文献展望

海外での報告の多くは高機能の自閉性障害や特定不能の広汎性発達障害との比較を通して、国際分類でアスペルガー障害もしくはアスペルガー症候群と診断された個々の事例が均質な特徴を共有するかという目的で、ＷＩＳＣによって得られたデータの解析が試みられており、臨床場面での覚え書きは昨今では稀である。アスペルガー症候群でのＷＩＳＣの特徴を指摘したわが国の業績としては、岡田[3](二〇〇四)は、知識、理解、類似、積木模様、単語、絵画完成の評価点が、組合せ、符号の評価点よりも高いこと、知識と類似の評価点が算数の評価点より高い点を挙げている。また、高機能自閉症に比較すると、言語性IQが有意に高く、単語と理解の評価点は高い傾向にあるという点を指摘している。高橋ら（二〇〇二）[4]は高機能自閉症との比較を、WISC―RとK―ABCにより検討し、言語性IQはアスペルガー症候群が高く、動作性IQは高機能自閉症が高いことを観察した。瀬戸屋ら（一九九九）[5]は、WISC―Rによりアスペルガー障害とそれ以外の高機能広汎性発達障害の認知プロフィールを比較し、アスペルガー症候群は、知識と単語において、高機能自閉症より有意に高く、広汎性発達障害より高い傾向がある。動作性下位検査では、絵画配列、積木模様、組み合わせ、符号の評価点において、高機能自閉症の方がわずかに高いことを示唆した。

四　アスペルガー症候群という見立て

WISC―Ⅲはアスペルガー症候群の見立てを行うためのテストではない。それにも関わらず、知能検査を施行したあとで、私たちは同僚や上司と「やはり○○ちゃんはアスペルガーらしさがあるよね」と会話することも日常的に経験している。もちろん、このような発言の根拠には、知能検査の測定値だけではなく、行動観察や生育歴からの印象も含まれている。そして、その発言内容がそのまま所見に反映されているのではないだろうか。

私たちが子どもにWISC―Ⅲを施行する時点で、その子どもについて既にいくつかの情報を得ている。その子どものことを何も知らないでいきなり検査を実施することはありえない。「アスペルガーらしさ」という印象を構成する要素を時間の流れによって想定すると、次のような場合が挙げられる。

（1）アスペルガー症候群またはその疑いとして他機関から紹介されてくる

（2）子どもの生育歴をはじめとした、保護者からの情報からアスペルガー症候群ではないかと考える

（3）検査を施行してみて、子どもとのやり取りも含む行動観察とその結果から、アスペルガー症候群またはその疑いと考える

（1）（2）（3）をすべて満たしていれば、筆者にとって「アスペルガーらしさ」という印象は果たして強まるの

だろうか。

（1）ではなく、たとえば「不登校」「ひきこもり」として紹介されてきた場合、筆者は軽度発達障害の背景があるかどうかも、最近では考慮するようになっている。また、「ＬＤ」「ＡＤ／ＨＤ」などと特定する判断がなされている場合でも、高度の社会性欠如や学校での不適応状態が継続しているのであれば、最初から見立てを絞り込まないようにしている。

（2）については、印象というよりもむしろ国際分類の診断基準と照合する過程である。たとえば「三歳児検診などで言葉の発達の遅れが指摘された」という情報があれば自動的にアスペルガー症候群と想定しない。

このように考えていくと、筆者が「アスペルガーらしさ」とする場合は（3）が最も重要な要素と思われた。

そこで、以下では（3）について詳述する。

五　アスペルガー症候群という印象を強める　ＷＩＳＣ—Ⅲの特徴

1　検査態度

一般に検査場面は、教示が明確であり何をすべきか分かりやすい。そのため、子どもたちにとっては取り組みやすいようである。しかし、アスペルガー症候群の場合、教示通りに実行しようと頑張りすぎ、疲れ果ててしまうことがある。状況を察して、続けるか止めるかの微妙なタイミングが摑めない。検査者がこのことに配慮しないと子どもに過剰適応させてしまうこともあるだろう。同様な背景によるが、日常生活で、自由な会話を求められる場面では消極的であっても、目標が明確な検査場面では積極的になることがあり、検査場面だけを鵜呑みにして「対人関係に困難さがない」と判断を誤ることがある。

会話が一方的になりやすい特性も見られる。たとえば、「単語」で、その言葉の意味を答える場面では「○○なら知っている。それはこういう意味で……」と自分の知っている単語の意味を披露したりする。重要なことであれ瑣末なことであれ、知っていることを全て話そうとする。ここには、相手（この場合は検査者）の意図を読むことが苦手であるという特徴が強く出ている。検査者は記録を取るのに苦労する。また、一般の使用法とは異なったその子ども独特の表現もよく現れる。

2　数　値

全検査ＩＱは、境界線知能から、高いＩＱまで広い範囲に及ぶ。

言語性ＩＱの方が動作性ＩＱより高い傾向にある。アスペルガー症候群は言語の遅れはないか、あっても軽微であると国際分類で定めているので当然のことである。

群指数においても言語理解が知覚統合より高い傾向にある。ＡＤ／ＨＤの症状を伴うと、注意記憶が低い場合がある。

3　下位検査

下位検査のそれぞれの問題が、難易度の順にしたがって並べられている。前半のやさしい問題ができて、後半の難しい問題ができないという傾向が一般的だが、アスペルガー症候群の場合、そのような傾向にならないことも多い。

言語性検査では、［知識］や［単語］が、［理解］よりも高い傾向にある。

それぞれの下位検査から、筆者が経験からで得たアスペルガー症候群の感触をあげてみる。

［知識］（問に対して答が幾通りもないような、文字通り一般的な知識を問う）での特徴としては得点が高い（知識の量が豊富）。問答の形式も応じやすいようである。

［類似］（共通の概念をもつ二つの言葉を示しどのように類似しているかを問う）

カテゴリー的思考力を発揮しやすいので低くはない。

［算数］（問題を聞き、暗算で答えさせる）計算が得意でも、文の聞き取り理解が弱い場合は得点が低くなる。

［単語］（言葉の意味を説明）辞書通りに理解していることで得点が高い。

［理解］（日常的な問題の解決と社会的なルール等について説明する）

社会性に問題があるので、そのために低いと想定されるが、実際には高い例がある。その場合、知識として得た事柄をそのまま回答している可能性がある。知識の量の多さで苦手な面を補っているので、現実に直面した場合、頭では分かっていながら行動できないことも多い。一方、得点が低い場合、「もし○○だったら?」という仮定を思い描くことに失敗している可能性もある。また、自分がどうするのかではなく、一般的に考えてどうなるか、と視点を変えることが難しいので、実際に経験したことでないと、期待される回答が導き出せないこともある。

［数唱］（聴覚的短期記憶を測定）

比較的良好なことが多い。

以上、「言語性検査」の得点が高くなる要因の一つに、多くの知識を獲得していることが考えられる。解答をする際、獲得されている知識を応用して類推するというよりも、獲得されている知識と問題を一つひとつ照合する傾向にある。

動作性検査に関しては全般的に苦手な場合が多い。

［絵画完成］（絵カードを見て欠けている部分を指差す）

絵についての知識をもとに回答している。または、興味関心が先行して、主題から離れた枝葉に敏感に反応して得点に結びつかないこともある。生活場面で見慣れているモノと絵画完成の絵カードの差にこだわり一般化や応用ができない、子どもの知っているモノと絵カードがかなり似ていないと「同じ」と判断されない、ということがある。

［絵画配列］（物語を描いた数枚の絵カードを意味が通るように並べ変える）

内容を正確に理解できず、独特なストーリーを展開していても、絵の順番が正しいこともある。これは、原因と結果の関係性を理解できていなくても時間経過を理解することでも正解を導き出すことなどによる。実際の場面では困難さを伴うというギャップも示唆される。四コママンガに嵌っている子どもで高得点というケースもあった。

［積木模様］（見本に対して同じ模様を決められた数の積木を用いて作る）

非言語的な概念を形成する力を必要とするためか、アスペルガー症候群では、苦手な傾向を示し、高機能の自閉性障害では得意な傾向がみられる。

［符号］・［記号］（視覚による弁別と動作との協応が求められる）

目と手の協応が弱く得点が伸びないこともある。手指などの動きがぎこちないことも影響する。また、短い時間にすばやく書くということよりも、見本通りに正確に書くということにこだわり、得点が伸びないこともある。

［組合せ］（ピースを組み合わせて具体物の形を完成させる）

全体を予測する力が弱いために、失敗することも多い。しかし、ピースの長さや描線を手がかりに、正解を導き出すこともある。作っている時は何になるかが分からず、出来上がってから、ようやくそれが何であるか分かることもある。

［迷路］

さまざまである。

4　プロフィール

言語性検査、動作性検査ともに、下位検査間に得意なことと苦手なことのばらつきが目立つことも多い。

アスペルガー症候群の特徴である、言語性ＩＱが動作性ＩＱよりも高いことは、［知識］［単語］の得点が高く、その他の下位検査でも大きな落ち込みが見られないためである。

また、聴覚的言語刺激についての短期記憶も比較的良好である。動作性ＩＱが低いのは、空間的能力、知覚的体制化などの視覚的な情報処理能力が弱い傾向のためといえる。視覚運動協応の不得意も影響している。

言語性ＩＱが優れていても、現実場面では苦戦していることが多く見受けられる。知識や語彙が豊富であるために、周囲の人からは、理解できているのに、なぜ適切に行動できないのか、と不思議に思われることも多い。

六　おわりに

ＷＩＳＣ—Ⅲを活用することで、子どもの障害への理解はより深くなる。ここでいう「理解」は、アスペルガー症候群だからどういう特性がありこのように支援すると言うように、単にパターンに当てはめることではない。特に教育相談では、個々の事例に「寄り添う」姿勢が求められるが、このことは、アスペルガー症候群ならアスペルガー症候群の特徴を念頭に置いたうえで、それを抱える個々人に合わせて支援していくということだと筆者は捉えている。そのような場でこそ、ＷＩＳＣ—Ⅲは対応や支援を考えるための情報として活用されるのである。

執筆に際し示唆を頂いた石川元先生に深謝致します。

〔引用・参考文献〕

（1）上野一彦、海津亜希子、服部美佳子　軽度発達障害の心理アセスメント　日本文化科学社　二〇〇五
（2）藤田和弘、上野一彦、前川久男、石隈利紀、大六一志編著　ＷＩＳＣ―Ⅲ　アセスメント事例集―理論と実際―　日本文化科学社　二〇〇五
（3）岡田　俊　アスペルガー症候群における認知の特徴と神経心理学　精神科治療学　19⑽　一一九七―一二〇三　二〇〇四
（4）高橋知音他　高機能自閉症、アスペルガー症候群と診断された子どもの認知特性―ＷＩＳＣ―ＲとＫ―ＡＢＣによる検討―　ＬＤ研究　第一〇巻　第二号　一二八―一三五　二〇〇一
（5）瀬戸屋雄太郎他　ＷＩＳＣ―Ｒによるアスペルガー障害およびその他の高機能広汎性発達障害の認知プロフィールの比較　精神科治療学　14⑴　五九―六四　一九九九

〔かとう・ひろみ　日本大学文理学部心理臨床センター相談員（臨床心理士）〕

ＩＴＰＡから観たアスペルガー症候群

角山富雄

一　はじめに――現状と背景を観る

「ＩＴＰＡ」は心理言語学的な視点から言語認知能力の発達を調べるための検査である。本検査の詳細は後に述べるとして、本論では、この検査を通して、アスペルガー症候群（以下、ＡＳと略記する）のコミュニケーション行動にみられる特徴を展望してみたいと思う。とは言ってみたが、現在までのところ、このような切り口の研究はけっして多いとは言えないのが実情で、その原因の一端は、ＩＣＤ―10やＤＳＭ―Ⅳのａｓ診断基準が、言語発達に著しい遅れのないことを前提にしていることと関係があるように思われる。事実、ＡＳには外見上、言語認知能力にさほど重篤な障害がないように見えることが多く、それが、「ＩＴＰＡ」を媒介にＡＳの行動特徴を読むという発想を妨げてきたのであろう。

対照的というほどではないが、言語認知能力の関与が顕著な学習障害、とりわけ言語性の学習障害に関しては、わが国でも「ＩＴＰＡ」を活用した研究が従来から比較的多くみられる。もっとも、学習障害は「読み書きの障害：dis-lexia」、つまり「文盲」など、話しことばと書きことばの落差を背景とした問題を、現象的に整理記述しようという意図が生み出した概念なのでその周辺には必然的に、現在の用語で言えば「広汎性発達障害」と一括されるさまざまな障害、たとえば、自閉症、自閉傾向、言語性学習障害、非言語性学習障害、注意欠陥多動症候群、ＡＳなどが含まれる。というわけで、「ＩＴＰＡ」はつまるところ、それらさまざまな障害を鑑別するための道具のひとつとして使われてきたというのが現状だったようである。

たとえば、金子・都築（一九九七）[1]は「ＩＴＰＡ」の理論的基盤となっているOsgoodの言語モデルを援用しながら、健常児と非言語性学習障害児、言語性学習障害児と非言語性学習障害児のあいだに、「読み」のモダリティーの違いがあるかどうかの検証をおこなっている。また、石川（一九九九）[2]は未熟児を対象にしながら、広汎性発達障害を除外した「学習障害」の基底病態を特定するために「ＩＴＰＡ」を活用しており、若尾・笠井ら（二〇〇一）[3]は「ＩＴＰＡ」を活用して言語性学習障害の特徴を浮き彫りにしようとしている。つまり、いずれの研究においても、「ＩＴＰＡ」活用の眼目は、各障害の特徴が言語認知機能のどういった側面の障害として現れるかの特定にあったようだ。こうした研究動向からみるかぎり、ＡＳと「ＩＴＰＡ」の現状の接点は、ＡＳ除外診断の道具としてなら「ＩＴＰＡ」を活用する途も残っているという程度の消極的なものだというのが実情のように思われる。

1　アスペルガー症候群のコミュニケーション障害

言語認知能力に問題があるかどうかの議論はさておき、ＡＳ患者には診断基準にも記されているように、他者との共感性に問題のある独特なコミュニケーション態度が認められると言われている。フリス（Frith, 1989）[4]はそれを、ＡＳ患者には相手のこころを読む能力が欠如しているためだと説明している（「こころの理論」）。また、彼女の共同研究者ハッペ（Happé, 1994）[5]は、Frithのいう「こころを読む能力の欠如」を、文脈情報を統合させてその意味を読み取る能力の欠如と読み替え、ＡＳ患者にみられるコミュニケーションの障害を「central coherence（〃本音にせまる力〃とでも意訳すればよいか：筆者注）」の欠落という概念で説明している。語用論（pragmatics）風に言うなら、ＡＳ患者には他者の発話内容（content）は理解できても、その発話意図（intent）がうまく読みきれないのだと説明することもできる。周囲の目から観れば、ＡＳ患者のそういった素振りは、〝分かっていながら自分勝手なことを主張する〟故意の仕打ちと映りかねない。そして、これが他者とのコミュニケーションに軋轢と誤解を生むきっかけとなり、ＡＳ患者に対人関係のトラブル、被害感や抑うつ感をおこさせる原因となる。

「ＩＴＰＡ」を媒介に、彼らの言語生活を浸食するこの軋轢、誤解の背景にせまることはできないのだろうか。もしそれができれば、われわれはこの検査装置に、ＡＳ除外診断の道具という以上の、より積極的な治療的意味を加味させることもできるのだが。

2　アスペルガー症候群にみられる「場違い」の感覚

ＡＳ患者のコミュニケーション障害については、「アスペルガー障害」の名称起源にもなったアスペルガー（Asperger）自身が、小児自閉症という概念誕生の発端ともなったその最初の論文（一九四四）[6]で、自ら報告した四症例の行動特徴をどのような言葉で記述していたかを振り返ってみると興味深い問題が浮かび上がってくる。周囲から彼らがどのような目で見られていたか。Asperger はそれを語るのに、「悪意、意地悪：Bosheit（独）、malice, spitefulness（英）」、「悪賢さ：raffiniert（独）、cunning（英）」という用語を多用している（英訳語は Frith（1991）[7] から引用）。われわれはそこに、当時のウィーン社会を支配していた、いかにも西欧的な「規律：discipline」重視の精神風土の影を読むことができる。つまり、衝動的で「自分ひとりの自分：sein eigenes Selbst」に固執する子どもたちの振る舞いは、当時の社会通念からみれば、大人に対する敬意（Respekt）を欠いた悪意と悪賢さの産物としか映らなかったということである。

大人に対する敬意の欠如は、共同体の一員としての自覚欠如とみなされ、そういう子どもには容赦なく「教育不能：schulunfähig」のレッテルが貼られた。われわれはその背景に、規律を重視した西欧の学校風景だけでなく、全体主義をかかげたナチス侵攻の暗い影を感じずにはいられない。全体の雰囲気を乱す者は、いかなる理由があるにせよ排除する。Asperger が報告した四症例中の二症例が、戦争で故郷を追われた東欧からの移民や戦争で職を失った市民の子弟だったことを考え合わせると、当時のウィーン（西欧社会）にはいたるところにさまざまな共同体のほころびが露見しはじめていたのだと思われる。Aspergerが報告した子どもたちの振る舞いは、そのようなほころびを生きる一般市民にとって、自分たちの生活を支えてきた共同体アイデンティティに立ちこめる暗雲の予兆と映ったのではないだろうか。裏返せば、Aspergerは学校から紹介されてくる独特の感性をもった一群の子どもたちを、ひとりの医者として、時代変化に翻弄された社会不安の声から救い出そうとしていたのかもしれない。彼はまず、その子たちを「悪意」や「悪賢い」といった中傷から解き放つために、ブロイラー（Bleuler）が使った「dereistisches Denken」という用語で捉え直し、そこから「判断力欠如」「無目的」「現実無視」「注意の混乱」「衝動性」など、彼らの行動特徴を記述するための中立的な概念を導き出すのである。

Bleulerが使った「dereistisches Denken（dereistic thinking）」という用語には、Frithの英語訳注(7)（兲頁）によれば、感情に翻弄されて統制を欠いた思考という意味があったようだが、Aspergerは多分「dereistische」のラテン語語源（de＋rē）に則して、もっと平たく、「現実離れした」考え程度の意味で使ったのではないかと思われる。わが国では「分離的思考」と訳されているようだが(8)、語感としては「場違いな考え」と意訳した方がよいのではないだろうか。場違いな存在は、いつの時代、どこの世界でも創られる。場の雰囲気を乱す者、仲間はずれ、よそ者、少数民族、外国人、異端者、障害者など。

Aspergerは後にわれわれがＡＳと呼ぶことになる子どもたちとのコミュニケーションを通じて、彼らのなかに「悪意」ではなく「場違い」の雰囲気を読み取り、さまざまな検査評価によって、その原因背景となる生理学的、心理学的要因をつきとめることが、彼らの救済に通じると信じたのではないか思う。この視点はわれわれがいろいろな道具でＡＳ患者を評価するときにもたいへん参考になる。ＩＴＰＡを媒介にして、われわれは子どもたちにどのような贈り物が用意できるかが重要なのである。

二　道具を観る――ＩＴＰＡの特長

ＩＴＰＡ（Illinois Test of Psycholinguistic Abilities）はオズグッド（Osgood）が提唱した言語学習モデルを基礎にして作成された言語学習能力診断検査で、三歳から九歳十一ヵ月までの児童を対象に標準化されており、子どもの言語能力を多面的に評価できることもあって、わが国では言語発達障害児や学習障害児を対象にひろく用いられている。この検査の特長は、コミュニケーションに関連した言語学習能力を「能力」「回路」「水準」の三次元で分析しプロフィール化できるところにあり、全体で一〇種類の下位検査から構成されている。以下にその三次元の概要をまとめておく。

＊「能力」とは、言語習得に関連した五種類の能力、つまり、「受容能力」（見たもの聞いたものを認知理解する能力）と、「連合能力」（認知理解した概念や言語シンボルを内的に操作し、類推する能力）、「表出能力」（考えをことばや動作で表す能力）、それに「構成能力」と「配列記憶能力」を指し、十種類の下位検査はこの五つに以下のように下位分類される。

「受容能力」：（ことばの理解）、（絵の理解）
「連合能力」：（ことばの類推）、（絵の類推）
「表出能力」：（ことばの表現）、（動作の表現）
「構成能力」：（文の構成）、（絵さがし）
「配列記憶能力」：（数の記憶）、（形の記憶）

＊「回路」とは、言語学習に関連した感覚刺激の受信—応答、つまり、情報伝達回路のことを指し、本検査では、ことばの習得に関係の深い「聴覚—音声回路」（聞いて話す）と「視覚—運動回路」（見て行動する）の二つが想定され、上述の五つの能力に含まれる下位検査の一番目が「聴覚—音声回路」の課題、二番目が「視覚—運動回路」の課題になっている。

＊「水準」とはコミュニケーション行動の内的組織化レベルを指すと考えればよい。上述の五種類の能力のうち、種々のシンボル操作を前提にした内的組織化レベルの高い「受容」「連合」「表現」の三つは「表象水準」に属する能力、自動的反応を前提とした内的組織化レベルの低い「構成」「記銘」の二つは「自動水準」に属する能力として分けられている。

なお、本検査は各下位検査毎に結果が偏差値（暦年齢相当＝三六）で表示可能なため、子どもたちの言語能力を個体間で比較できるだけでなく、個体内比較することで各自のコミュニケーション行動を得手不得手のプロフィールで確認することもできる。

三　症例データを観る

ＡＳ家族研究の一環として、ギルバーグ（Gillberg, 1991）[9]は二症例にＩＴＰＡを実施した結果を報告している。一症例目は初診時四歳の男児「カエル大好き」ちゃんである。彼は三～四歳頃まではあまりおしゃべりが達者な方ではなかったが、その後急速に大人のことばを模倣するようになった。六歳五ヵ月のとき実施したＩＴＰＡのプロフィールは「ことばの理解」「数の記憶」「ことばの表現」は良好だったが、「絵の理解」「絵の類推」は苦手だったと記されている。「聴覚―音声」回路に比べ「視覚―運動」回路が劣るプロフィールである。二症例目は初診時七歳の男児「数学大好き」ちゃんである。七歳のときに実施したＷＩＳＣ知能検査の結果は、言語性ＩＱが一八八に対して動作性ＩＱは一〇〇と著しい乖離が認められたが、同時期に実施したＩＴＰＡのプロフィールは全体に平均以上で、能力間、回路間にもさほどの差が認められなかったようである。

次に著者が自験例に実施したＩＴＰＡのデータを少数ではあるが紹介しよう。

1　ＬＤ症例とＡＳ症例、言語発達遅滞症例のＩＴＰＡプロフィールを比較する

図1はＡＳ症例（三例：六歳から九歳）、ＬＤ症例（言語性ＬＤ八例：五歳から七歳、非言語性ＬＤ四例：六歳から七歳）、言語発達遅滞症例（四例：五歳から十一歳）に実施したＩＴＰＡのデータ・プロフィールを比較したグラフである。

ＡＳ診断基準やGillberg（1991）[9]、Stewart（2002）[10]、Ellis and Gunter（1999）[11]、金子・都築（一九九七）[1]、石川（一九九九）[2]、若尾・笠井ら（二〇〇一）[3]、大石（一九九五）[12]などの指摘を参考に、言語性ＬＤの場合は「視覚―運動回路」が「聴覚―音声回路」に比べて優位に働くが、非言語性ＬＤの場合は逆に、「聴覚―音声回路」の方が「視覚―運動回路」よりも優位に働き、ＡＳは非言語性ＬＤに準じたプロフィールをみせるのではないかという仮説を立てることも不可能ではない。図1には、言語性ＬＤとＡＳにこの仮説を支持する傾向が若干みられ、ＡＳ鑑別診断に資する結果かとも思われるが、症例数が少ないので確たることは言えない。

それより興味深いのは、「ことばの類推」と「文の構成」の結果である。この二課題は、文章を聞かせ、そのシンタ

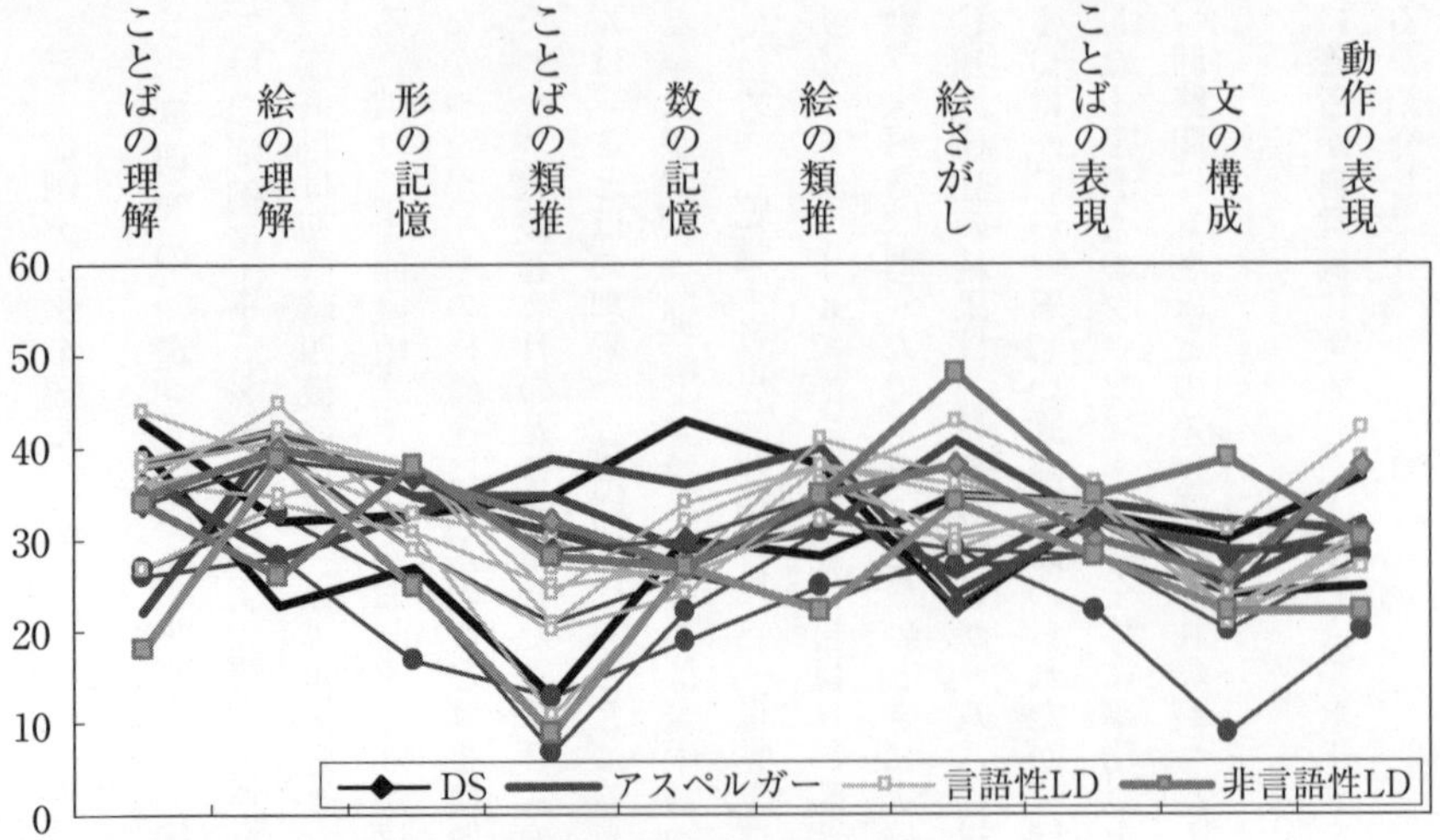

図１　アスペルガー症候群とLD、言語発達遅滞（DS）のITPAプロフィール比較（自験例）

グマティックな時系列情報をもとに、該当する言語パラダイムを想起させるもので、メタファーを使いこなす能力との関連性が強く示唆されるのだが、言語発達遅滞や言語性ＬＤだけでなく、言語機能に問題がないとされる非言語性ＬＤやＡＳにも、この二課題に低得点の傾向が現れている（ＡＳの詳細なＩＴＰＡプロフィールについては、次項の二症例を参照）。ＡＳに観察されるコミュニケーション障害の原因の一端をここにみることはできないだろうか。日頃われわれはメタファーを介して微妙な表現意図をやりとりすることが多い。ＡＳ患者にみられる「ことばの類推」や「文の構成」の低得点は、メタファー処理のかたくなさや未成熟を暗示していると考えると興味深い。

2　ＡＳ症例のＩＴＰＡプロフィール推移を読む

図２と図３は、ＡＳ症例二例（いずれも自験例）のＩＴＰＡプロフィールが年齢推移とともにどのように変化したかを図示したものである。症例１と症例２の初診時プロフィールには、先述の「聴覚―音声回路」優位の傾向が現れている。症例２では、ほぼ同様の傾向が二年後のプロフィールにもみられるが、症例１では、広範なキャッチ・アッ

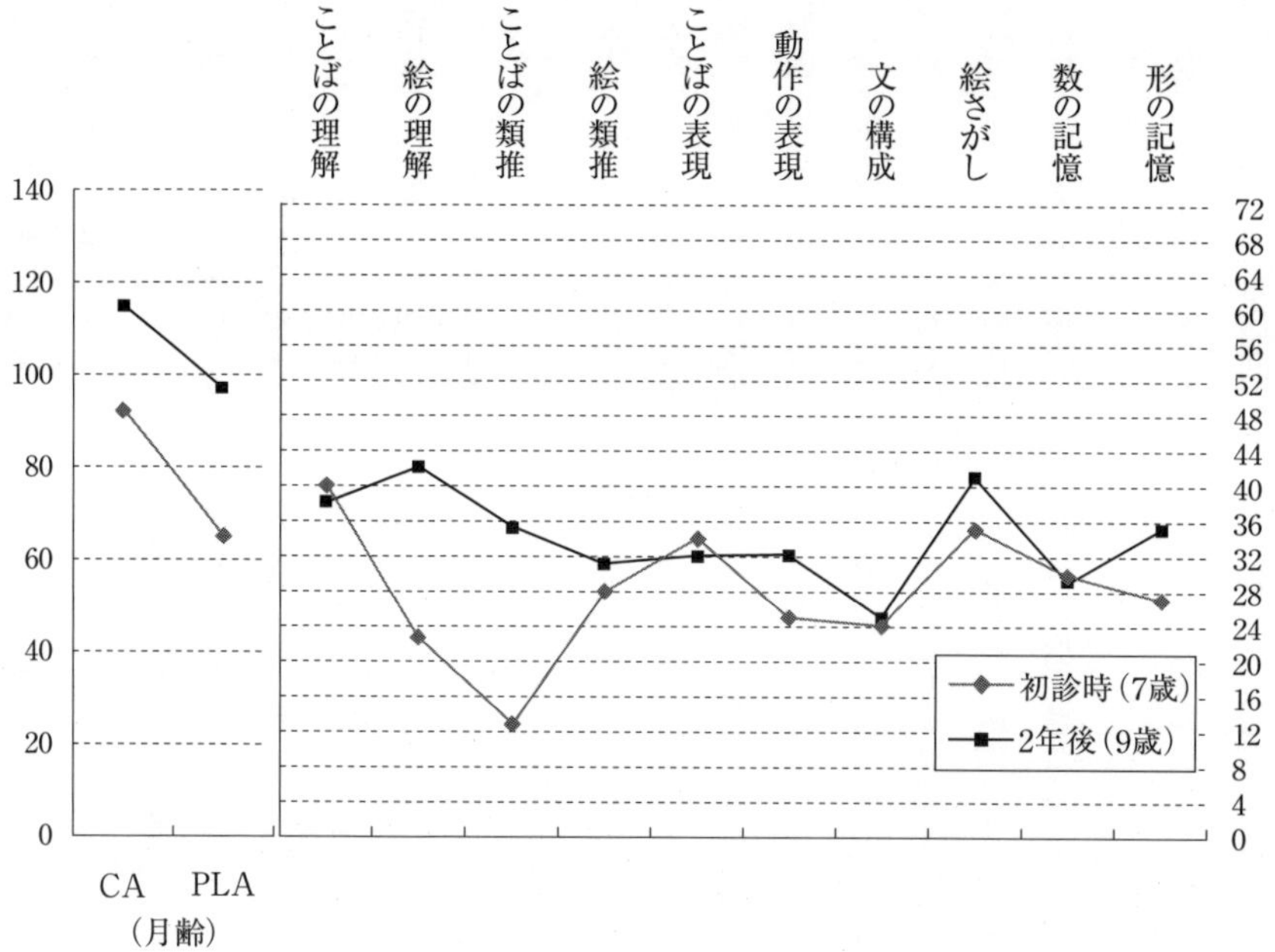

図２　AS 症例１の ITPA プロフィール時系列推移

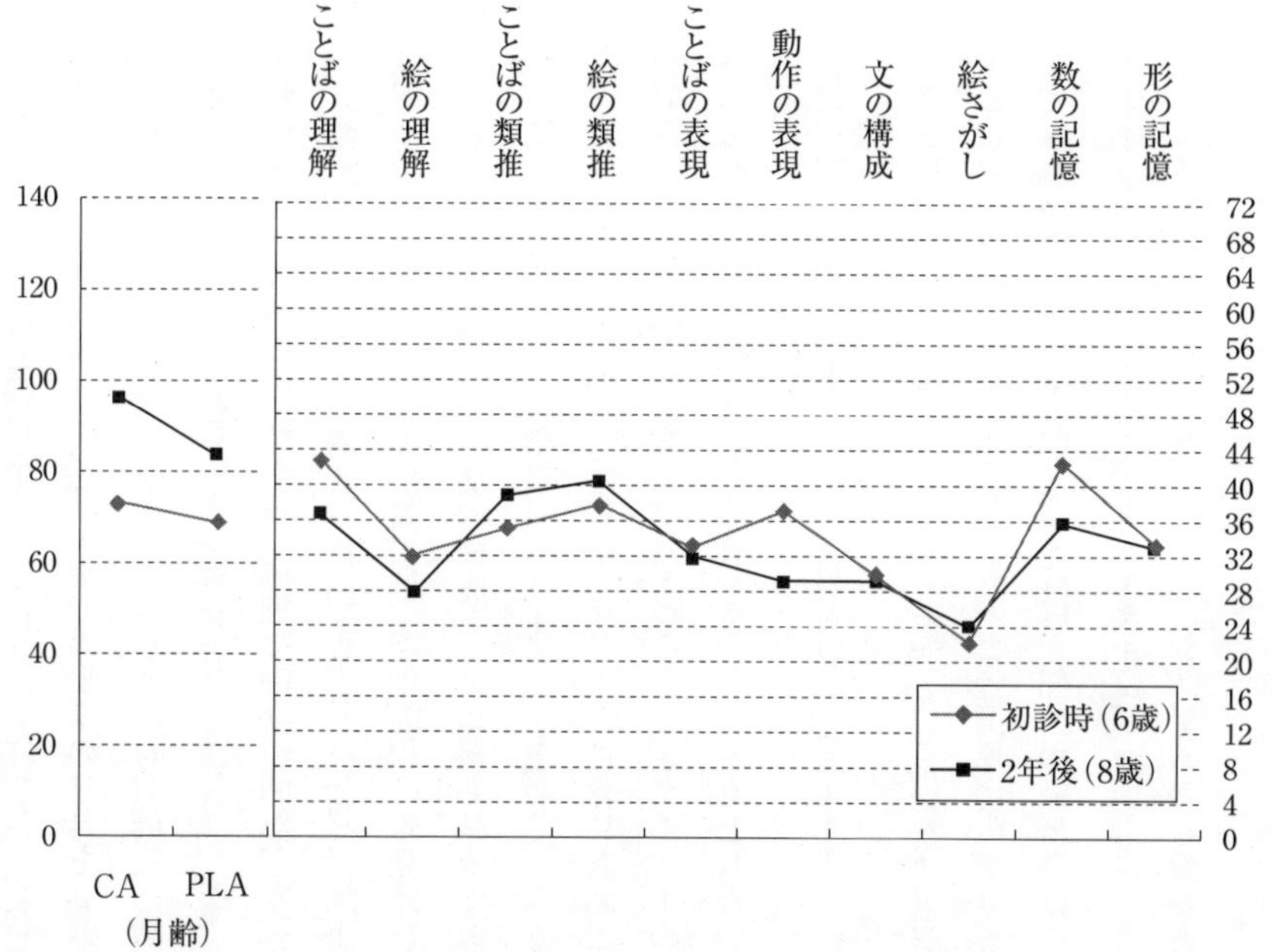

図３　AS 症例２の ITPA プロフィール時系列推移

プとともにこの傾向がくずれ、フラットなプロフィールへと移行している。

もう少し詳しくみてみよう。症例1には幼少期から融通の利かないところが多々あり、それが原因でクラスメイトや担任と衝突が絶えなかった。われわれはそれを、彼のITPAプロフィールにみられる「ことばの類推」と「文の構成」の低さと関連づけて考えてみてもよいと思う。つまり、メタファーの処理能力があまりに未熟なため、ことばにつき過ぎ、それが災いして、表現が紋切り型になりすぎたり、相手のことばを「自分の文脈構成」で分断しすぎるとか、日々変化する自分と周囲との関係をことばでうまく掬いとれないなどの現象を引き起こし、それが混乱を招く原因になったのではないだろうか。しかし、彼には年齢の推移とともに「ことばの類推」に顕著なキャッチアップが認められ、それとともに、自分の生い立ちを歴史年表風に「○○時代」「××時代」と命名しながら、劇画タッチの表に仕上げるなど、彼固有の表現世界が展開されるようになった。

症例2には、幼少期から自分の世界にこもって、ひとつのことに集中する傾向があった。初診の六歳頃には既に、カレンダーの月日と曜日をすべて正確に記憶していたし、自分を含めた家族のスケジュールや出来事の日付を完璧に暗記していた。しかし、記憶力のよさとは対照的に、彼には相手の表現意図を読むのが極度に苦手という面があり、それが彼を、周囲から浮いた、孤独で抑うつ的な存在へと仕立てていったようである。彼のITPAプロフィールは、初診段階から「ことばの類推」が年齢相応の発達を示していたが、構成能力（「文の構成」）には落ち込みがみられ、この傾向は二年後のプロフィールでも変化がなかった。自分固有の文脈世界ではメタファーの世界に遊ぶことができても、それを他者と共有することでメタファーの世界に広がりをもたせることが難しかったのかもしれない。

四　臨床に活かす——ASのフラクタル世界を探す

AS患者は「ことばにつき過ぎる」。ことばにメタファーとしての意味を含ませ、人やものとの関係に広がりをもたせるのが苦手なのである。それは、部分の厳密さにこだわるあまり、全体を観るのをやめてしまった結果であり、そこに彼らの行動を司るスーパー・システムの特徴があると言ってもよいのではないだろうか。

しかし、ＡＳ臨床の要は、メタファーを嫌い部分の厳正さに拘るあまり、「ことばにつき過ぎる」きらいのある彼らの性向をネガティブな病理とみなして、その修復、矯正に努めることにより、全体性、つまり、ものや人との融和を図ることにあるのではない。むしろ、部分にこだわる律儀さを核とし、その律儀さを端緒にひとつの全体が構築される、そのような領域を彼らとともに探し求めるのがＡＳ臨床の要ではないかと思われる。部分のなかに全体がある。そんなフラクタルの世界イメージが重要なのではないだろうか。全体から部分を観るのを常とする人からみれば、「ことばにつき過ぎる」彼らの発話は「場違い」なものと映るかもしれない。しかし、ことばの厳密さに拘ることからしか見えてこない世界もある。

ＩＴＰＡを通してわれわれが彼らになしうることは、まず第一に、彼らが言語認知能力のどの領域において優れているかを見きわめ、それを契機に彼らとその家族が、皆とともに生きる自信をとりもどせるよう援助することではないだろうか。そして第二は、それを端緒に、彼らが自らの独自世界を切り開いていく、それを援助をすることであろう。「ことばの類推」と「文の構成」という検査項目のなかに、そのためのヒントが隠されているように思われてならない。

〔引用文献〕

（１）金子一代、都築繁幸　ＩＴＰＡモデルに基づく学習障害児の読み書き能力の検討　信州大学教育学部紀要　九〇　五一—六〇頁　一九九七

（２）石川道子　学習障害の基底病態—特に未熟児領域から—特集　第四〇回日本小児神経学会　シンポジウムⅠ：医学は学習障害児（ＬＤ児）をどこまでとらえたか　脳と発達　31　二二九—二三六頁　一九九九

（３）若尾佳代、笠井新一郎他　言語性ＬＤを呈した1症例について—標準失語症検査、失語症構文検査を用いた評価分析—　高知リハビリテーション学院紀要　2　六九—七六　二〇〇一

（４）Frith U.: Autism and theory of mind. In C. Gillberg (ed), Diagnosis and treatment of autism. New York: Plenum, 1989.

（５）Happé F.: An advanced test of theory of mind: understanding of story characters' thoughts and feelings by able autistic mentally handicapped and normal children and adults. J. Autism Dev. Disord. 24, p. 129–154. 1994.

（６）Asperger, H.: Die 'Autistischen Psychopathen' im Kindesalter. Archiv. für Psychiatrie und Nervenkrankheiten 117, p. 76–136. 1944.

(7) Asperger, H. (Translated and annotated by Uta Frith) : ‘Autistic psychopathy’ in childhood. in Frith, U (ed) : Autism and Asperger syndrome. p. 37–92. Cambridge University Press. 1991.

(8) Frith, U. (ed) : Autism and Asperger syndrome. Cambridge University Press. 1991.
(冨田真紀訳　自閉症とアスペルガー症候群　東京書籍　一九九六)

(9) Gillberg, Ch. : Clinical and neurobiological aspects of Asperger syndrome in six family studies. in Frith, U (ed) : Autism and Asperger syndrome. p. 122–146. Cambridge University Press. 1991.

(10) Stewart, K : Helping a child with nonverbal learning disorder or Asperger's syndrome. New Harbinger Publications. 2002.
(榊原洋一　小野次朗訳　アスペルガー症候群と非言語性学習障害　明石書店　二〇〇四)

(11) Ellis H. D. and Gunter H. L. : Asperger syndrome : a simple matter of white matter? Trends in cognitive sciences 3 (5), p. 192–200. 1999.

(12) 大石郷子　表現活動におけるコミュニケーション指導過程の一考察—自閉的傾向のある子を中心として—　北海道教育大学情緒障害教育研究紀要　4　四三—四六頁　一九八五

〔参考文献〕

*旭出学園教育研究所　ＩＴＰＡの理論とその活用　日本文化科学社　一九七五

*上野一彦　学習障害児の教育　日本文化科学社　一九九二

*Kirk, S. A., McCarthy, J. J. and Kirk, W. D. : Examiner's Manual Illinois Test of Psycholinguistic Abilities, Revised Edition. The University of Illinois Press. 1968.
(旭出学園教育研究所、上野一彦、越智啓子、服部美佳子　言語学習能力診断検査手引　一九九三年改訂版　日本文化科学社　一九九二)

*辻井正次　自閉症児者の「こころ」を自閉症児者自身が探し求める場—高機能広汎性発達障害（高機能自閉症・アスペルガー症候群）への心理療法的接近から—　イマーゴ　7(11)　一〇九—一二二頁　一九九六

*内山登紀夫、水野　薫、吉田友子編　高機能自閉症アスペルガー症候群入門—正しい理解と対応のために—　中央法規　二〇〇二

〔かくやま・とみお　神奈川県立足柄上病院副技幹／臨床心理士
言語聴覚士〕

繋がる

アスペルガー症候群
——思春期以降の合併症と自殺

吉川　徹

一　はじめに

　近年アスペルガー症候群をはじめとした発達障害が注目されるにつれて、それらに合併する精神障害への対応を求められるようになってきている。アスペルガー症候群や高機能自閉症を持つ子どもの場合には、思春期以降の時期は、合併精神障害の好発する時期となる。

　筆者が勤務していた県立単科精神病院の児童・青年期専門外来では、主に思春期以降の子どもの診療を行っていたが、初診する患者の四分の一程度がアスペルガー症候群をはじめとした広汎性発達障害であり、その多くが高機能例であった。思春期以降にはじめて事例化するケースに、アスペルガー症候群が単独で見られることは少なく、何らかの感情障害や精神病性の障害など合併症のみられるケースが大部分であった。

　この項では、アスペルガー症候群で思春期以降に多くみられる合併症について、その基本的なとらえ方を述べ、それぞれの障害について概説する。最後にアスペルガー症候群と自殺の問題についてもふれてみたい。

二　二次障害という考え方

発達障害をめぐって「二次障害」という言葉が、一般にはよく用いられる。この言葉は発達障害を持つ子どもが、その障害の特性のために、生活の中で生じる様々な困難や周囲の不適切な対応等のために、二次的にうつ状態や強迫症状などを呈することを指している。また明白な精神障害までを生じなくとも、自己評価の低下や、周囲の働きかけを被害的、迫害的に解釈しがちになる傾向なども含めて、二次障害と呼ぶこともある。こうした二次障害に対する周囲の認識を高めることや、その発生を防ぐ取り組みは、アスペルガー症候群に対する幼児期、学童期の関わりの中の、もっとも重要なポイントの一つである。

しかしアスペルガー症候群に合併して生じる精神障害が、すべて二次障害のみで説明できるわけではない。アスペルガー症候群をはじめとする広汎性発達障害と統合失調症との異同や、その合併については、古くから議論がなされている。アスペルガー症候群において統合失調症を合併する率が、一般人口に比して高いか、低いかという議論にはまだ答えは出ていない。またやはり生物学的素因の関与が強いとされる双極性感情障害を合併するアスペルガー症候群の症例も稀ではない。こうしたいわゆる「内因性」の精神障害とアスペルガー症候群との間に共通した生物学的な基盤、脆弱性や遺伝的背景が見られるのかどうかという点は、今後の発達障害研究の大きな課題である。

またいわゆる二次障害の発症やその症状の現れ方に、アスペルガー症候群のそもそもの特性が反映されていたり、あるいは共通する生物学的な背景が存在していたりする可能性も考慮せねばならない。アスペルガー症候群をもつケースが、反応性の症状として強迫性障害を呈したり、一過性の精神病症状を出現させたりすることも多いことが知られているが、そこには単なる偶然や発生頻度の問題を超えた、何らかの関連があることが想像される。

三　思春期以降に起こりうる合併症

1　うつ病、躁うつ病、うつ状態

抑うつをはじめとした感情障害はアスペルガー症候群でもっともよく見られる合併症である。そのうちの多くは反応性のうつ状態と考えられるが、一部のアスペルガー症候群を持つ人には、内因性のうつ病や双極性障害（躁うつ病）が見られることもある。

アスペルガー症候群に見られる抑うつ状態では、定型発達者と同じように、憂うつな気分、気力の減退、集中力の低下、不眠、食欲の低下などが現れる。しかしアスペルガー症候群を持つ人においては、自分の感情や内省を言葉で表現することが困難であることも多いため、主観的な症状をとらえることが難しいことがある。また言語を用いたコミュニケーションが苦手な例では、不安や抑うつ気分が、イライラする、怒りっぽくなる、落ち着きがなくなるなどの形で表現されることも多くみられ、小児のうつ病と同様の非定型的な症状を示すことがある。

またアスペルガー症候群を持つ人では、感情表現や表情の変化が少ない、他者とコミュニケートすることを好まない等の行動上の特徴から、うつ病と誤診されることもある。特に思春期以降にはじめて事例化した場合、診断に当たっては注意深い発育歴の聴取が必要となる。

①　うつ病、うつ状態

アスペルガー症候群に見られるうつ状態のうちもっとも多いものは、反応性の抑うつ状態である。

アスペルガー症候群を持つ子どもでは、前思春期、思春期のころになって、他人との人間関係を持つことに興味が出てくることも多い。しかし元来のコミュニケーションの障害のために、そうした試みはうまくいかないこともある。また学業やその他の領域でも、知的な能力も高く、努力もしているわりに結果や他者からの評価に結びつかないという体験をすることも多く、挫折感を持つことがある。更にはこうした体験に加え、あるいはこうした体験がきっかけとなっていじめをうけることも少なくはない。

このような例では反応性のうつ状態を呈することがあり、なかには大うつ病性障害の診断基準を満たすものもある。また慢性のうつ状態が持続し、気分変調障害と診断されることも多い。

②　双極性感情障害（躁うつ病）

アスペルガー症候群に見られるうつエピソードは双極性感情障害によるものであることがある。逆に周期的に問題行動が多発するケースなどで躁エピソードの存在が見逃されていることもある。アスペルガー症候群における双極性感情障害の発生率についての信頼性の高い研究は存在しないが、一般人口よりも高いとされることが多い。

2　統合失調症、統合失調症様障害、短期精神病性障害

アスペルガー症候群に思春期以降、統合失調症様症状が見られることは稀ではない。こうした症状の出現を機に、精神科を受診する症例も多い(1)。

アスペルガー症候群における統合失調症様症状では、アスペルガー症候群の病理そのものに起因する認知の偏りやファンタジーへの没入傾向、タイムスリップ現象などとの鑑別が常に必要となる。また思春期ごろのアスペルガー症候群の子どもに被害関係念慮を見ることは多く、時には一見妄想とも思われるほどに強く被害感を訴えることがある。しかしこれらをすぐに精神病性障害と結びつけて考えることは適当ではなく、多くは彼らのコミュニケーション障害や、それまでの生活体験からくる認知のパターンと考えられる。

しかしこのように慎重にアスペルガー症候群の特徴そのものに由来する統合失調症の類似症状を除外していったとしても、一定の割合で精神病圏の障害を合併していると考えざるを得ない症例を経験することがある。

その多くはなんらかの明確な心因、ストレス因子を持つ一過性の精神病性障害であるが、一部には統合失調症と診断できるケースもある。

①　短期精神病性障害、統合失調症様障害

アスペルガー症候群に見られる統合失調症様症状では、明確なストレス因子があり反応性の精神病性障害と考えられるものが多いが、一部に完全に統合失調症を合併していると考えざるを得ない例がある。

これらの多くは急速にはじまり、場合によっては著しい解体や退行、幻覚、妄想などの症状を示すものの、比較的短期間に急速に回復するという経過を取るように思われる。必要があれば入院治療なども考慮し、安全感が保証される環境を確保したうえで、抗精神病薬の投与を行うことが望ましい。

②　統合失調症

広汎性発達障害と統合失調症は従来その鑑別が問題とされてきたが、近年になりその合併が注目されるようになってきている。アスペルガー症候群における統合失調症の合併の頻度について、一般人口に比して高いとする研究がある一方、低いとするものもあり、その結論は出ていない。

また逆に、前述のような一過性の精神病の時期を経過した後に、残存したアスペルガー症候群の元来の特徴が統合

失調症の慢性症状として捉えられ、統合失調症と診断されているケースを見ることもある。

3　強迫性障害

広汎性発達障害では、強迫症状に類似した反復行動や、儀式的な行動が多く見られ、どこからが二次的に生じた強迫性障害であるのか、鑑別するのは困難である。しかしアスペルガー症候群の例では、強迫症状に対する自我違和感を言語的に表出できるものがあり、強迫性障害の診断も可能となる。年長になるに従い、強迫行為よりも強迫観念の割合が高くなり、自我違和的な性質が増す傾向があるとされている。アスペルガー症候群にみられる強迫症状は、不安や抑うつ間との関連があると考えられ、ともに増悪することがみられる。

4　カタトニア

ウィング（Wing）は広汎性発達障害の中に、青年期から成人期前半に、動作が緩慢となり自発的に動くこともできなくなる例が少数あることを指摘し、強迫症状、儀式的な行為を伴う例もあるとした。

このカタトニアはこれまであまり日本では話題となることが少なかったが、臨床的には時にみられる症候である。高岡は気分障害にカタトニアを合併し、ＳＳＲＩの投与が有効であった症例を報告し、両者に共通する心理的基盤が存在するのではないかとしている(2)。

一方でカタトニアを統合失調症の症状、あるいはそれに関連する症状ではないかとする報告もあり、抗精神病薬が用いられることもある。またカタトニアには電気痙攣療法が有効ではないかとする報告もある。

筆者はアスペルガー症候群に伴うカタトニアには、統合失調症と近縁のもの、気分障害によるもの、強迫症状やこだわり行動の極端に高度なものが混在しているのではないかと考えている。いずれにせよアスペルガー症候群には先のような障害が出現した際に、カタトニアという症状を呈しやすいなんらかの生物学的、心理学的基盤が存在すると言えるのではないだろうか。

5　解離性障害と虐待

これまでアスペルガー症候群と解離性障害との関係については、あまり研究がなされてこなかった。しかし杉山は最近、高機能広汎性障害に解離性障害を見ることは比較的多いと述べ、高機能広汎性障害者の手記に、解離性同一性障害を思わせる記述が見られること、ファンタジーへの没入傾向と解離との関連などを指摘している。また杉山は高機能広汎性発達障害では、虐待経験を持たないものにも解離性障害が生じやすい可能性を示唆している。[3]

広汎性発達障害を持つ子どもは虐待を受けることも多いとされる。特に一見、障害の存在がわかりにくく、なおかつ愛着の形成が遅れ、多動、非社会的な行動が見られやすいアスペルガー症候群の子どもは、被虐待のハイリスク群となる。またアスペルガー症候群を持つ子どもの親にもアスペルガー症候群や、関連する障害がみとめられることがある。特に母親にそうした特徴が見られる場合には、ネグレクトなどが生じやすく、虐待へとつながることも多いようである。

しかしアスペルガー症候群を持つ子どもへの虐待の影響についてはまだ十分に研究されているとは言えない。多くの合併する精神障害の成立に虐待やいじめ等の外傷的な体験が関与していることは、間違いないと考えられる。虐待を受けたアスペルガー症候群の子どもの愛着形成はどのように修飾されるのか、また心的外傷後ストレス障害はアスペルガー症候群の子どもではどのような形をとって現れるのか、そういった点をさらに明らかにしていく必要がある。

6　てんかん

自閉症児にてんかんが合併し、思春期から青年期に出現する率が高いことは、よく知られている。アスペルガー症候群でのてんかんの合併率は知られていないが、五～一〇%程度ではないかと推測されている。自閉症では、中、重度の精神遅滞や受容性言語障害がリスクファクターとなることから類推すると、アスペルガー症候群における合併率はより低いと考えられるが、一般人口よりも高い可能性がある。

7　性同一性障害

まだ報告はさほど多くないが、アスペルガー症候群に性同一性障害を合併する例があることが知られてきている。また異性装を好むものも時に見られる。

アスペルガー症候群においては、特に前思春期、思春期以後、性的なものに限らないアイデンティティの確立の困難が認められるが、性同一性障害の発症もこれと関連する可能性がある。また彼らのファンタジーへの没入傾向が、こうした状態の出現に関与しているとも考えられる。

四　アスペルガー症候群と自殺

アスペルガー症候群の自殺例の報告は少なく、十分な研究がなされているわけではない。しかしウィング（L. Wing）はアスペルガー症候群の追跡調査の中で実に一一%ものケースに自殺企図が認められたとしており[4]、経験のある臨床家には同様の指摘をするものもいる。また近年病跡学の見地から、広汎性発達障害者であったと考えられることの多いオーストリアの哲学者、ヴィトゲンシュタイン（L. Wittgenstein）が、終生希死念慮に悩まされ、それに抗いつづけたことも、よく知られている。ただし彼の一族には感情障害を持っていたと考えられる人も多く、彼の希死念慮にはその影響もあるものと考えられる。

最近では有木らが抑うつと強迫症状を呈した後、自殺企図に至った症例を報告している[5]。自殺、自殺企図に至る症例では、この例においても、また自験例においても、その多くが合併する精神障害の影響を強く受けているように思われる。合併する精神障害、特に統合失調症やそれと関連する精神障害、感情障害を早期に発見し、適切に対応することが、自殺予防の最も大切な点であると考えられる。

ギルバーグ（C. Gillberg）はその著書のなかで、アスペルガー症候群の人には「自殺はいい考えとは思えないね。ひとつには自殺に失敗して脳に損傷が起こるかもしれない。これはよくないよ」と伝えるのがよいと述べているが、これは彼らの認知特性にうまく配慮した言葉のかけ方であるように思われる[6]。

五　おわりに

アスペルガー症候群における合併症を考える際には、アスペルガー症候群そのものの症候と、合併する精神障害による症候を鑑別していく作業が不可欠となる。しかしその一方で多くの合併症の成立過程や、症状の現れ方にアスペルガー症候群の特徴が色濃く見られることもまた念頭に置いておかなければならない。

合併症について常に考えながら、対応を考え、研究を進めていくことは、アスペルガー症候群を持つ人の生活の質の向上に直結し、また病因の解明にもつながってゆくのではないかと思われる。

〔引用・参考文献〕

（1） 吉川 徹 広汎性発達障害に見られる精神病様症状 精神科 4(6) 四一二—四一五 二〇〇四
（2） 高岡 健他 自閉症スペクトラムの1症例に見られた気分障害とカタトニー 臨床精神医学 34(9) 一一五七—一一六二 二〇〇五
（3） 杉山登志郎 アスペルガー症候群の現在 そだちの科学 №5 九—一二 二〇〇五
（4） Wing L. Asperger's syndrome : a clinical account. Psychol Med 1981 Feb ; 11(1) : 115–29
（5） 有木永子他 抑うつと強迫行為を呈し過量服薬に至ったアスペルガー症候群の一症例 臨床精神医学 34(9) 一二五三—一二六〇 二〇〇五
（6） クリストファー・ギルバーグ（田中康雄監修 森田由実訳） アスペルガー症候群がわかる本 明石書店 二〇〇三

〔よしかわ・とおる 名古屋大学大学院医学系研究科健康社会医学専攻 親と子どもの精神医学講座 親と子どもの心療学分野〕

アスペルガー症候群と気分障害

井口英子

一　はじめに

アスペルガー症候群（Asperger's syndrome：以下ASと略）は、自閉性障害を中核とする広汎性発達障害という大診断カテゴリーの中に属し、対人的相互反応の障害を中心に、コミュニケーションの障害と、限定され反復的・常同的な行動、興味および活動を有するという、自閉性障害と共通する特徴を持っている。しかし、初期の言語・認知発達に遅れがなく正常あるいは境界域以上の知能を有し、その障害特徴の表れ方も自閉性障害とは異なる点が多く顕著でない場合もあるため、乳児期から児童期にかけては障害の存在に気付かれないことも多い。そのため一次的な障害を主訴にその時期までに精神科医療を受けることは、比較的稀であると言える。しかし、思春期・青年期以降になってからASに他の精神障害が合併したり、行動上の問題が生じることがしばしばあり、これらを主訴にしてAS本人あるいは家族が精神科を受診する機会は増える。合併する精神障害としては、気分障害、強迫性障害、不安障害、統合失調症様状態などが挙げられるが、中でも気分障害との合併が多いと言われている。

ＡＳの概念を国際的に広めた英国の精神科医ウィング[1]は、ＡＳの青年・成人一八名中四名に気分障害、四名に抑うつを見出したが、その後も青年期・成人期の合併として抑うつが最も多いという報告がなされている。[2]また、ＡＳの家族には抑うつが多く、[3]その発症率は高機能自閉症の集団と比較しても高かったことが報告されており、[4]双極性障害についても同様に、広汎性発達障害の中でもとりわけＡＳの家族に発症率が高いという報告がなされている。[5]家族に気分障害がいる場合はＡＳ本人も気分障害、とりわけ双極性障害を合併する可能性が高いとも言われており、[6]ＡＳにおける気分障害の合併には遺伝要因の関与も示唆される。

一方、神経生物学の観点からも、ＡＳと気分障害との関連性が指摘されており、その一つとして扁桃体が現在注目を集めている。扁桃体は、側頭葉の前方内側に両側性に位置する灰白質構造であり、他者の表情や目などの、情動的意味の大きい対人刺激に関する情報処理に中心的役割を果たすなど、情動や記憶に大きく関与することが知られている。ＡＳを含む広汎性発達障害は、他者の顔および表情認知の様式が定型発達者と異なることが知られているが、これは認知の前段階である情動的評価の障害に由来するものであり、これこそが広汎性発達障害者の有する対人的相互反応の障害の本質に関わる部分であるとされている。[7]広汎性発達障害における情動的評価の障害の神経基盤としては、機能的脳画像研究知見、[8]神経病理学的知見、[9]広汎性発達障害の動物モデル[10]などから扁桃体が推定され、これらから扁桃体の機能不全が広汎性発達障害の対人的障害に関与する可能性が高いとする仮説が提唱されている。[11]

一方近年、前頭前野、大脳基底核、視床、扁桃体などの間に気分を調整する神経回路が存在し、その回路で情動の認知やその制御がなされていると推定されており、気分障害はその神経回路の異常により気分調整に障害が起こったものと考えられている。[12]また双極性障害のＭＲＩでは、前頭前野の萎縮、脳室拡大、海馬の体積減少と並び、扁桃体の体積増加という形態異常が指摘されているが、扁桃体の形態異常については小児の双極性障害にも認められるなど早期から存在するため、[13]発病時からの異常である可能性が指摘されている。[12]機能的脳画像研究においては、双極性障害における辺縁系の活性異常や、[12]躁状態下における扁桃体の活性の増大が報告され、これらの所見から扁桃体が双極

性障害における感情調節に関連していることが示唆されている。(14)

このように、ASと気分障害とはその合併率の高さと共に様々な側面からの関連性が指摘されているが、本稿では実際に筆者が診療にあたった症例を紹介し、ASと気分障害の合併症状の特徴や治療について触れた。

二　症　例

初診時十五歳、男性

両親と妹との四人家族。妹もASであり、母親は感情の起伏が激しく、母方の叔父が統合失調症である。胎生期・周産期に異常はなく、言語発達、運動発達ともに遅れはなかったが、電車、パソコン、電気機器、科学などへの興味の限局や、物の配置や日課などに対する同一性保持・変化への抵抗などの特徴は幼児期より認められた。気に入った電車に一人で乗ったりするため頻繁に迷子になり、警察に保護されることも多かったというが、対人的関心はあり、接触の仕方は一方的ではあるものの、趣味を通じて数人の友達はいた。小学五年生の頃から、電気コードの扱い方や食物の安全性など身近な種々のことに対する不安や心配が頭に浮かぶと、その都度母親に確認を求めるようになり、不安が高じると衝動的に壁に頭を打ちつけるなどの自傷行為を時折生じるようになった。中学生になってからは、学校生活の中での他者との気持ちの行き違いに悩み、自宅でイライラすることが多くなり、中学三年生の三学期から不登校となった。そのため中三（X年）の三月に当センターを受診し、ASと診断された。

X年四月には、希望していた高校の電気科に入学したが、期待の反面不安も強く入学式には出席できなかった。四月中旬から登校を始めたが、高校生活以外の事柄に対しても様々な不安や心配が次々頭に浮かび、不眠がちとなり身体が重く痺れたように感じるようになったため、結局学校は十日ほど後から登校しなくなり休学届けを出した。抑うつ症状に対して抗不安薬の投与を開始し、しばらくすると電車に乗ったりなど好きなことをして穏やかに過ごすようになったが、秋頃から次第に意欲的となり活動性が増し、友人と会う機会が増え、「アルバイトをしたい」と言ったり、新しく転入する学校を探し始めたりした。

（X＋一）年一月下旬より、多弁・多動となり、「自分の書いた小説を販売する方法を思いついた」と言って即行動に移そうとしたり、「爆発物をしかけた」と言って警察に電話をしたりし、気分変動が激しくなったため、躁状態と判断しリチウムの投与を開始した。不安・焦燥感も同時にみられ、個人的な些細な相談のために警察や保健所に頻繁に電話することもあったが、三月中旬より行動面では徐々に落ち着きがみられ始めた。しかしその後も、突然にパソコンの安全性に関することなどの不安が生じると、何も手につかなくなり部屋中を歩き回り食事も摂れず、母親に何度も同じ事を尋ねたり、「死にたい。ラクになりたい」と言ったりし、不安感からわずかな時間でも一人では過ごせず、昼夜逆転し夜になると眠っている母親を起こし話し相手にさせることが続いたため、家族が疲弊、憔悴した。このため本人と両親の希望により、(X＋一)年五月末に入院することとなった。

入院中本人は「自立したい。心配性を治したい。身体を鍛えたい」と言い、やや強迫的に運動をする傾向があったが、病棟のルールは守り規則的な生活を送るようになった。他患とは一定の距離を保ちながら交流する姿が見られたが、他患同士が喧嘩を始めそうな緊迫した場面に偶然居合わせた際には、第三者である本人が最も興奮し始め、仲裁に入ろうとした看護師に対し拳をつくり身構え「やりましょうか」と挑発的な言動を取るなど、対人関係場面において、特に喧嘩や暴力に関連する事柄に刺激を受けやすく、状況理解や対応に困難が生じることがうかがえた。しかし、全般的には気分の変動は小さくなり、症状には改善が認められたため、約一ヵ月後に退院となった。その後は興味の対象に熱中することはあっても、明らかな気分の変化は認められず、不安症状も軽減している。薬物は、入院中よりリチウムとクエチアピンを継続している。

三　考　察

症例について

本症例は、ASに双極性障害を合併した例である。小学校高学年の頃から様々なことに対する不安や心配が生じるようになり、全般性不安障害に近い状態であったと考えられる。不安の対象は特定の状況や事物に限定されてはおらず、また強迫観念と呼べるほど反復的・持続的なものではなかった。不安が生じる度にそれを口にし、母親に確認を求める行為がみられたが、これには元来有する強迫的傾向と共に、思ったこと全てを即言葉にするというコミュニケーション障害から派生する特徴とが関連していると考えられる。中学生の頃から対人的な問題で悩みイライラするようになり不登校となった後、高校での適応困難も明らかになった頃から、抑うつ気分や焦燥感が顕著になり身体症状も出現するなど抑うつ状態を呈するようになった。休学してしばらくの後、次第に活動性が増し躁状態に転じたが、爽快気分が続いた期間は比較的短く、不安・焦燥の強い躁うつ混合状態が長く続いた。入院治療の導入は家族の疲弊がきっかけになったが、本人も同意し、本人なりの目的を持って入院したことが達成感につながり、懸念された気分症状の増悪をみることなく、結果的に改善をもたらしたと考えられる。

双極性障害（躁状態）の合併について

ＡＳに双極性障害が合併する場合、双極性障害の症状が適切に評価されていないことが多く、その症例数は実際より少なく見積もられている可能性があると言われる。これは、ＡＳに合併する双極性障害の症状や経過が、定型発達者の場合と異なり複雑で多様であることが多く、元来有するＡＳ由縁の症状や行動に覆われてしまうためと考えられる[15,16]。ＡＳの若年者に、混在した気分状態や慢性的な焦燥、希死念慮、反抗性などが見出される時には、双極性障害の合併を考慮した方が良いであろう[15]。

ＡＳに双極性障害を合併する場合にも、定型発達者と同様に、抑うつ状態が先行した後に躁状態に移行することが多い。しかし、自己の心理状態を把握することが元来不得手であることから、質問の仕方によって答えが左右されるリスクが高いため、自覚的な気分を聴取する際には注意を要する。また、言葉の遣い方が独特で、ペダンティックであったり大仰あるいは淡々とした表現をするＡＳの場合であると、その話し言葉から気分の異常を判断するのは難しい。平素より早口である場合は一層その傾向が強まり、会話の開始や順番の交替などの会話形式が不適切で一方的である場合には、思考奔逸や談話心迫も重なり更にやりとりは成立しなくなる。また、非言語性コミュニケーションの障害を有することから、元来より表情の変化が少なかったり不自然であったり、ジェスチャーが乏しかったりぎこちなかったりする場合は、躁状態の際にもやはりその不自然さや硬さは残るために、定型発達者の場合よりも躁的な気分や感情が読み取りにくい。対人関係の様式が積極的なタイプのASであれば、躁状態になればその傾向が更に顕著になるが、受動的なタイプであればたとえ躁状態にあっても他者との接触があまり増えない場合があり、社交性の増大も判りにくい。また、ASでみられる興味の限局は、躁状態を合併すると気力や活動性が亢進するため、更に興味の対象への固執・熱中の度合いが増すことが多い。また、多動や注意転導傾向を有するASの場合は、躁状態になるとそれらの傾向は更に増幅される。

ASに合併した双極性障害に対する薬物療法は、定型発達者と比較して反応があまり良くないことが多い。ASのみを対象として薬剤の効果を調べた多数例研究はなく、広汎性発達障害を対象としたものも、二重盲検法を用い比較対照試験を行った研究は少数である。しかし、ASと気分障害との間には遺伝的および神経生物学的関連性が指摘されていることから、リチウムやバルプロ酸などの気分安定薬がASの気分調整に特別な役割を果たすのではないかとの仮説が立てられ、比較的高用量のリチウムとバルプロ酸の併用で躁状態に対する効果が得られた例も報告されている[17]。非定型抗精神病薬であるリスペリドンは、近年広汎性発達障害に用いられることが多い薬剤であり、イライラ、衝動性、攻撃性、多動などを軽減させると言われている。また、リスペリドンは定型発達者において双極性障害の成人や児童に治療効果があることが報告されており、このことから、双極性障害を合併したASの治療にもリスペリドンが有効であることが推測される。また、他の非定型抗精神病薬であるオランザピンやクエチアピンも、広汎性発達障害および双極性障害にそれぞれ投与が試みられている段階であり、有効であったとする報告も散見されている。

躁状態を呈し、外来治療において精神症状の改善が困難な場合には、入院を検討することもある。入院の選択基準や治療方針は定型発達者に準じて考えることになるが、環境調整の一環として入院治療を上手に組み込むことができれば、薬物療法のみでは治療困難なケースの症状改善に役立つことが期待できる。しかし、他者と生活空間を共有するという大きな環境の変化を受けることにより、逆に刺激性を強め焦燥感を高じ、気分の高揚や変動が著しくなり状態が悪化するおそれもある。これらの不利益を可能な限り避けるためにも、事前に入院環境や入院中の生活について詳しく説明し、入院の目標や期間の見込みなどもあらかじめ決めておくなど、本人の不安をできる限り取り除き入院生活のイメージと先の見通しを持ったうえで入院した方が、本人の気分の動揺を減らし良い結果につながりやすいと考える。

抑うつ状態の合併について

抑うつ状態は、ASに合併する精神症状として、その程度に違いはあっても臨床場面で実際に最もよくみられる。学校や社会での不適応がきっかけになっていることが多く、不登校や家庭内暴力、引きこもりなどの問題に並存していることもしばしばある。抑うつ状態の場合にも、抑うつ気分や思考・運動制止などの症状に関してAS本人が自己の状態を言葉で的確に述べるのは難しい。言葉数の少なさや表情変化の乏しさ、活動性の程度、対人的交流のあり様などは、横断面だけを診ても、元来から有する特徴なのか抑うつ状態が合併しているのかが判別しにくく、このような場合には身近にいる家族や学校の教師などからの聴き取りが必須になる。言語における感情表現からは、抑うつ症状の程度を誤って過小評価するおそれがあるが、逆に感情表現が苦手な分〝死〟については早期の段階で深刻味なく口にすることも多い。希死念慮を口にすることとそれを実行に移すまでの心理的過程と時間経過を定型発達者と比較するのは危険であり、ASへの対応原則通り、その表出された言語表現のみを過剰に重視することは避け、これまでの経過や本人の思考・行動様式の特徴、衝動性の高さなど、全てを材料にして自殺企図の危険性、切迫性、遂行の実現性の有無を判断するべきである。

またASに合併する抑うつ状態では、焦燥・イライラが顕著になり刺激性が強まることが多く、これらは本人の言動から明白であることが多い。家族をはじめとする周囲の者に対し反抗的・攻撃的な態度を取ったり、かんしゃくを起こすことが頻繁になり、予想通りに物事が進まなかった時に起こすパニックも多くなる。そのような際には、これまでにはみられなかった暴言や暴力、器物損壊が出現することもある。また、平素は軽度であった聴覚などの感覚過敏性が鋭くなり、バイクの音や咳払い、子どもの声、携帯電話の着信音などに敏感に反応してイライラを生じやすくなることもある。一方で、定型発達者と同様に、気力が減退し興味や関心のあった活動に対しても喜びが失われることもあるが、逆に平素からの興味の対象へ更に没入することもある。しかしこの場合は躁状態と異なり、過度の熱中というよりも常同的・強迫的な色彩が濃くなる。

精神病症状とは言えない程度の被害念慮もまた、ASが抑うつ状態を合併した際には、定型発達者よりも生じやすい。イジメや周囲からの拒絶などの対人的問題が直接的なきっかけとなって抑うつ状態が引き起こされた場合には、対人的な不安と緊張が極度に高まった状態にあり、そのような中で周囲の人物の些細な言動を全て被害的に捉えがちになるのは、対人状況の把握や他者の言動の意図を理解することが困難なASにとっては当然の反応とも言える。

ASに合併した抑うつ状態に対する薬物療法は定型発達者に準じるが、SSRIは広汎性発達障害者の強迫症状や攻撃性に対する有効性も認められており[18]、よく用いられる薬剤である。しかし、これらの薬剤により軽躁状態が誘発されたという報告もあり[19]、とりわけ双極性障害の家族歴を持つASへの抗うつ薬の投与は慎重に検討するべきである。

定型発達者における抑うつ状態に対しては、休息を目的として学校や職場を一定期間休み自宅療養が選択されることが多いが、ASにおいては〝何もせず家でゆっくり過ごす〟という漠然とした指導では逆に焦燥感を生じさせ療養の意味を持たなくなることが多いため、自宅療養中の具体的な日課については、強迫的にならない程度のおおまかなものをあらかじめ決めておいたほうが、本人は安心することができ気分の安定につながる。学校不適応が抑うつ状態の原因になっている場合、学校内での特定の生徒や教諭との関係、学校のカリキュラムや全体の雰囲気などが問題となっていることが明らかなケースでは、対人関係が緊密でなく個性や自主性を重んじ集団行動を求められず規則が緩やかであるなど、本人がより適応可能でありそうな学校に転校し、環境調整を行うことによって劇的に症状が改善する場合も多い。

また、不適応からくる慢性的な抑うつ状態には、長期的な心理療法が必要になる。これまでに経験した対人状況を詳しく尋ね、その時の感情をラベリングするにふさわしい言葉を共に探し当て、その感情とその時にとった行動と周囲の者の反応との因果関係を客観的に明確にしていく。その中で認知の歪みが明らかになればそれを修正し、不適応行動に替わる適切で具体的な対処行動を考えていく。ASは、自らの体験を他者と話題にして真に共有する機会を持ちえてこなかった場合も多く、これまでのエピソードを丁寧に取り上げていくことは、認知行動療法としての成果が期待できるだけでなく、本人の自尊感情を回復させ抑うつ気分や不安の軽減にもつながる。

不適応状態が長く続き抑うつ状態が遷延化した末に、それまで引きこもり状態を続けていたAS本人が、不意に自己を変革して状況を打破しようとし、社会参加の意欲を持って教育を受けようとしたりアルバイトを始めたり就職先を探そうとすることがあるが、順調に事が進まず改めて挫折を経験することをきっかけに、再び焦燥感をつのらせ現実社会や将来に深く絶望し深刻な希死念慮を抱くことがある。このような強烈な絶望感や希死念慮がひとたび生じると、元来から持つ強迫的傾向も関与して、〝死〟以外の選択肢が思考から失われ絶望感と希死念慮が反復され持続することがあり、周囲の者は気に留めないような出来事も本人にとっては大きな意味を持つ動機となり、衝動的に実行に移そうとすることがある。未遂に終わったとしてもそれをきっかけに心理状態に変化が起こることはあまり期待できず、自殺企図をも繰り返す傾向があるため、大きな注意が必要である。

自殺企図などの緊急時、または環境調整の一環として入院治療が考慮される場合があるが、抑うつ状態における入院はごく一時的な危機介入の役割しか果たさないことが多い。また、普段自宅に引きこもりがちで家族以外との対人関係がごく限定されているタイプのASは、入院という環境そのものによって強い対人刺激に曝されることになり、それにより更に焦燥感を高じて状態を悪化させることも多い。定型発達者の場合と異なり、ASの入院は休息の意味を持たないため、抑うつ状態を合併している場合の入院選択には慎重な検討が必要である。

四　おわりに

ASは生来的な発達障害であり、医療機関を訪れるのは思春期以降が多いものの、基本的な特性は生涯持続する。また気分障害もその発症年齢は児童・思春期から老年期までと幅広く、両者はライフステージのどの段階においても合併する可能性があると考えられる。しかし合併症状に対する適切な評価は困難なことが多く、また、その治療法は確立されておらず、薬物療法と共に心理療法、家族への心理教育、環境調整を適宜組み合わせたものになる。合併精神症状の背景にある、ＡＳ本人の有する特徴や本人を取り巻く周囲の環境および事情は個々によって異なっており、それらを検討せずに前景に立っている精神症状のみを治療することはほぼ不可能であるため、個々の治療内容はそれぞれ異なったものになり、綿密で柔軟な対応が必要とされる。今後、ＡＳに対する心理学的および神経生物学的研究が進み、また気分障害の神経基盤が更に明らかになれば、双方の関連性についても多くの事が示唆され、その診断や治療法の進展が期待できると考えられる。

〔引用・参考文献〕

（1） Wing L : Asperger syndrome : A clinical account. Psychol Med, 11 ; 115–129, 1981.

（2） Ghaziuddin M, Weidmer–Mikhail E, Ghaziuddin N : Comorbidity of Asperger syndrome : a preliminary report. J Intellect Disabil Res, 42 ; 279–283, 1998.

（3） Ghaziuddin M and Greden J : Depression in children with autism/pervasive developmental disorders : A case–control family history study. J Autism Dev Disord, 28 ; 111–115, 1998.

（4） Ghaziuddin M : A family history study of Asperger syndrome. J Autism Dev Disord, 35 ; 177–182, 2005.

（5） Delong GR and Dwyer JT : Correlation of family history with specific autistic subgroups : Asperger's syndrome and bipolar affective disease. J Autism Dev Disord, 18 ; 593–600, 1988.

（6） DeLong R and Nohria C : Psychiatric family history andneurological disease in autistic spectrum disorders. Dev Med Child Neurol, 36 ; 441–448, 1994.

（7） 神尾陽子、Wolf J, Fein D 高機能自閉症とアスペルガー障害の児童青年の潜在的な表情処理：表情は認知をプライムするか？ 児精誌 44 二七六―二九二 二〇〇三

（8） Balon–Cohen S, Ring HA, Wheelwright S, et al : Social intelligence in the normal and autistic brain : An fMRI study. Eur J Neurosci, 11 ; 1891–1898, 1999.

（9） Kemper TL, Bauman ML : The contribution of neuropathologic studies to the understanding of autism. Behav Neurol, 11 ; 175–187, 1993.

（10） Bachevalier J : Medial temporal lobe structures and autism : a review of clinical and experimental findings. Neuropsychologia, 32 ; 627–648, 1994.

（11） Baron–Cohen S, Ring HA, Bullmore ET, et al : The amygdala theory of autism. Neurosci Biobehav Rev, 24 ; 355–364, 2000.

(12) Strakowski SM, Delbello MP, Adler CM : The functional neuroanatomy of bipolar disorder : a review of neuroimaging findings. Mol Psychiatry, 10 ; 105–116, 2005.

(13) Monkul ES, Malhi GS, Soares JC : Anatomical MRI abnormalities in bipolar disorder : do they exist and do they progress? Aust N Z J Psychiatry, 39 ; 222–226, 2005.

(14) Altshuler L, Bookheimer S, Proenza MA, et al : Increased amygdala activation during mania : a functional magnetic resonance imaging study. Am J Psychiatry, 162 ; 1211–1213, 2005.

(15) Frazier JA, Doyle R, Chiu S, et al : Treating a child with Asperger's disorder and comorbid bipolar disorder. Am J Psychiatry, 159 ; 13–21, 2002.

(16) Duggal HS : Bipolar disorder with Asperger's disorder. Am J Psychiatry, 160 ; 184–185, 2003.

(17) Duggal HS : Mood stabilizers in Asperger's syndrome. Aust N Z J Psychiatry, 35 ; 390–391, 2001.

(18) McDougle CJ, Naylor ST, Cohen DJ, et al : A double–blind, placebo–controlled study of fluvoxamine in adults with autistic disorder. Arch Gen Psychiatry, 53 ; 1001–1008, 1996.

(19) Damore J, Stine J and Brody L : Medication–induced hypomania in Asperger's disorder. J Am Acad Child Adolesc Psychiatry, 37 ; 248–249, 1998.

〔いのくち・えいこ　大阪府立精神医療センター〕

繋がる

アスペルガー障害と統合失調症性人格障害
(Schizoid Personality Disorder)

岡島美朗
加藤敏

近年、小児自閉症をはじめとした広汎性発達障害はさまざまな方面から注目を集め、精神科臨床においても発達障害という観点の重要性が指摘されるようになった。そのなかでもアスペルガー障害は、話し言葉の遅れをはじめとした言語面での著しい障害を呈さないため、幼児期・少年期は異常を指摘されないままに過ぎ、青年期に至って初めて自己の社会化の過程で挫折し、事例化することが少なくない。その際、単に不安性障害や抑うつ性障害と診断され、アスペルガー障害にふさわしい適切な対応がなされないことが多い。アスペルガー障害と診断される症例のなかには、従来であれば統合失調性人格障害と診断された症例も含まれており、アスペルガー障害と統合失調性人格障害の両者がはたして全く違うものなのか、重なるものなのか、あるいは同じものなのかについてはさまざまな議論のあるところである。これに関連して、そうした症例が精神病状態をきたした場合、統合失調症の発症とみるのか、発達障害を基盤とした不適応反応とみるのかをめぐり、見解の相違が生じることがみられている。

確かにアスペルガー障害と統合失調性人格障害は、ともに人との（親密な）関係が欠如していることに最大の特徴がある点から、その社会技能（social skill）の特徴に注目する限り、鑑別が困難にみえる。実際、近年精神科で用いられることの多い（アメリカ精神医学会により作成された精神障害の分類体系）ＤＳＭによる操作的診断基準では、この二つの障害の診断クライテリアはきわめて類似したものになっており、症候論上の議論が混乱している印象がある。ちなみに、哲学者ヴィトゲンシュタインはかつては分類気質ないし分裂病質とみられていたのだが、最近はアスペルガー障害だとする見方が出されている。

そこで本論では、まずアスペルガー障害と統合失調性人格障害の原典に立ち戻って、その理解の変遷を検討することを通して、両者の関係を考察したい。

アスペルガー障害の変遷

アスペルガー障害は、よく知られるようにウィーンの小児精神科医、アスペルガー（H. Asperger）が一九四四年に著した教授資格論文「小児期の自閉性精神病質」に由来する。(2) 彼は、十歳以前から著しい行動異常によって学校での教育が困難になり、ウィーン大学の治療教育部で治療を受け四症例を詳細に記述し、その基本障害をブロイラー（E. Bleuler）のいう自閉に類似する社会機能障害に求めた。人格の中核は障害されていない点で、統合失調症の病態とは一線を画するものだとして、自閉性精神病質（autistiche Psychopathe）と名づけた。

アスペルガーは、普通の子どもでは社会的な習慣が「無意識に、本能的」に獲得されるのに対し、この障害をもつ子どもたちではこの「自明なこと（Selbstverständlichkeit）」が欠如し、他人の気持ちの了解や言語的、非言語的コミュニケーションなど、日常生活のさまざまな局面で要請される柔軟な生きたやりとりに著しい障害をきたす点に注目する。この他者との、また共同社会との関係の障害から、学校で教師の指示に従わず、衝動に突き動かされ、自分の興味で動いてしまい、他の児童とけんかしたりものを壊したりする華々しい行動といった、アスペルガーが「自閉的悪行」と呼ぶ破壊的、暴力的な行動を招く。その一方でアスペルガーは、彼らは単なる「感情貧困」とはいえず、動物に対して、あるいは特定の人に対しては豊かな感情を持って接したり、芸術に対して深い理解を示すというように、特定の局面、領域では豊かな感性を発揮することに注目する。また、特異な才能を開花させて、数学や化学、芸術の方面で実際に活躍している人が一部確実にいることをふまえ、自閉性精神病質が創造性において優れた知性をそなえている点にも注意を向ける。

今日から見ると差別的という非難を受けるかもしれないが、アスペルガーは女性と男性の知性、感性の違いをふまえ、それぞれにふさわしい仕事について次のように述べる。女性は「具体的で直観的、実際的な作業が向く」のに対し、「論理的、抽象的能力の精緻な思考様式、独自の研究は男性に向く」。これをふまえ、自閉性精神病質は「男性的知性の極端な亜型」であるという見方さえなされる。そして、自閉性精神病質による社会本能の障害は、人生の長期にわたってそのままずっと続くわけでは必ずしもなく、「発達も適応も可能であり、発達の過程でかつては思いもしなかった社会適応の可能性が浮かび上がる」という、人に希望を与えてくれる展望を示す。自閉性精神病質を持つ人たちは社会でしかるべき場所を得れば良好な適応ができる、というアスペルガーのこの考え方は、彼の長期におよぶ多数の観察例に基づいて導かれていることを指摘しておかなければならない。この観点から、自閉性精神病質をもつ患者への教育的配慮の要諦が述べられる。

つまり、彼らに対し普通の子どもにとって「自明なこと」を学ばせる必要があり、これによって患者の振る舞いを大きく変えることができる。その際、「君はこうしなければだめだ」といったように相手に面と向かって言い聞かせる仕方ではなく、「世間ではこうしているけれど」といったように、一般的な客観法則として教えるとうまくいくと、具体的な教育技法にも触れている。[2] この提言は、現代においても傾聴に値するだろう。

およそ以上のような輪郭を持つ自閉性精神病質というあらたな臨床単位はドイツ語で書かれたこともあり、英語圏では長く知られないままであったが、一九七〇年頃にようやく注目されはじめた。しかし当時は、自閉症との関連にはむしろ否定的な意見が多かった。例えばファン・クレフェレン（D.A. Van Krevelen）は、言語発達に遅延がない自閉性精神病質では、歩き始めるのが遅く、話し始めるのが早い点で、言語発達が幼少時から目立つ自閉症とは病態を異にするとした。[7] ウォルフ（S. Wolff）らは、自閉性精神病質を小児における統合失調性人格ととらえ、言語機能の障害が軽いことや、反復動作を示さないことで高機能自閉症と区別できると論じている。[11] こうした流れは、一九八一年にイギリスの精神科医ウィング（L. Wing）の「アスペルガー症候群：臨床的記述」[9]という論文の登場により、大きく変わることとなる。

ウィングは、アスペルガーの記述を高く評価し、社会のなかで問題行動を起こす含みを強く賦与される精神病質という呼称に代え、アスペルガー症候群と呼ぶことを提唱した。彼女はアスペルガーの記述に合致した自験例三四例の病歴をもとに、この病態を記述し①言語面では、衒学的で長たらしい話し言葉、常同的な話し言葉、韻律のない話し言葉、②対人面では非言語的コミュニケーションの障害、独特の社会的相互関係、他人への共感のなさ、③行動面では反復的行動、変化への抵抗、不器用または常同的運動、肥大したスキルまたは限局した興味などの特徴を挙げている。しかし、アスペルガーが記載した運動機能に対する言語機能の優越や、特定の領域における独特で創造的な能力といった特徴に関しては、必ずしもそうは言えないと異議を唱えている。そして、アスペルガー症候群の疾病論的位置づけに関しては、さまざまな疾患との鑑別を論じたうえで、小児自閉症とはさまざまな点で差異があると認めながらも、むしろ共通点のほうが多いとして、この二つの病態を分離することはできない、と論じている。

ウィングらは、ロンドン近郊で大規模に行った疫学調査をもとに自閉症の小児の特徴としていわゆる三つ組みの障害、すなわち(1)双方向の対人的相互作用の障害、(2)言語の理解と使用の障害、および(3)柔軟な想像力の障害と、その代償としての反復的、常同的行動を抽出した。アスペルガー症候群に関する理解は、この三つ組みの障害に引きつけたものとなっている[9]。また、男女比に関しては、アスペルガー症候群と診断された三四例中、男性二八例、女性六例で、アスペルガーの記述ほどではないにしろ、やはり男性に多い。

これ以降、アスペルガー症候群は自閉症の一型として扱われるようになった。DSM－Ⅳで採用されたアスペルガー障害のクライテリアもこれを踏襲しており、(A)対人的相互作用の障害と、(B)制限された反復される常同的な行動、興味、および活動のパターンが障害の中核として挙げられている[1]。

このように、アスペルガーとウィングはともに自験例の観察をもとに、それぞれ自閉性精神病質とアスペルガー症候群の特徴を記載しているが、それぞれが明確なクライテリアをもって対象を抽出しているわけではなく、時代背景もあってか、両者の扱った患者群は内実を異にするものだったのではないか、という疑問が残る。事実、両者が挙げている臨床例の具体的記述をよくみると、一見とても同じ病態の記述とは思えないほど異なった印象を受けるところがある。アスペルガーが挙げている症例は、単に対人交流から引きこもっているだけではなく、幼時からさまざまな問題行動が目立ち、学校での教育に大きな支障をきたす。例えば、彼が最初に挙げているフリッツは、幼少時から「言いつけに従わず、したいことをしたり、言われた真反対のことをする。幼いときから落ち着きがなく、どこにでも行き、何でも手に取りたがり、凡てに気を引かれ、抑えようとすることは何でも無視した。ひどい破壊衝動を持ち、手にしたものをたちまち引き裂いたり壊したりした」という。アスペルガーは、こうした問題行動とともに、「得意の領分」で非凡な能力を示すことも強調して述べている。

それに対して、ウィングが範例的として挙げている第一例をみると、小児期から大人しく、手のかからない子どもである。いつも静かで一人で遊んでおり、他の子どもにおもちゃをとられても抵抗しなかったという。学校では、暗記で対応できる課目に比して、抽象的な理解を要する問題が苦手であったものの、大きな問題なく過ごし、長じては変化の少ない事務職に長年ついている。二十八歳になってはじめて神経質と内気な性格に悩み精神科を受診している。

今日、アスペルガー障害をもつ患者は幼年期、学童期は際立った異常に気付かれず一応の社会適応をし、青年期になって医療機関に登場してくることが多いとされているが、ウィングの症例にはまさにこうした特徴が見出せる。このようにみると、アスペルガーの記述した自閉性精神病質は、状況にそぐわない攻撃的な行動を含め、全般的に社会に対しきわめて能動的である一方、ウィングのアスペルガー症候群はそれとは対照的に受動性が目立つ。そうした両者の諸特徴のなかから重なる事項が抽出されて、今日のアスペルガー障害の診断基準ができあがっていることがわかる。

統合失調性人格障害と操作診断

それでは、統合失調性人格障害は、元来どのようなものだったのだろうか？　その由来はクレッチマー（E. Kreschmer）の著書『体格と性格』[5]に遡る。クレッチマーは、患者およびその家族の精神障害ないし性格の調査をし、個人の体格、性格と、精神病とが有機的な関連を持つと考え、一定の性格と精神病質人格、さらに精神病とのあいだに生物学的連続性を構想した。そのなかで、循環気質―循環病質―躁うつ病の系列と対置されるかたちで、分裂気質―分裂病質―統合失調症*という系列を取り出した。

クレッチマーのいう分裂病質を人格障害の一つとしてとらえたのが、DSM分類における統合失調性人格障害である。統合失調性人格障害では、一般に社会からの孤立と、何事にも興味や感情を示さないことが特徴とされているが、クレッチマーの記載する分裂病質の記述は、そうした正常機能の欠如にはとどまらない特徴を示している。彼は、「分裂病質の人間は表面と内面を持っている」とし、短期間の観察ではわからない二面性がその特徴であるとする。分裂病質性格の外面的特質のうち、頻度の高いものとして、一群：非社交的、静か、控え目、真面目、変人といった自閉的特徴、二群：臆病、恥ずかしがり、敏感、感じやすい、神経質、興奮しやすい、自然や書物に親しむという、繊細さと過敏性、および三群：従順、気立てよし、正直、落ち着き、鈍感、愚鈍という性格特徴を挙げている。クレッチマーは、これらの性格特徴にみてとれる繊細かつ過敏な仕方で感情的な動きをみせる高感性要素と、周囲の動きに動じない無感性要素が同時に存在する際の混合割合を、精神感性の割合と名づけ、その混合比に応じてさまざまなヴァリエーションがあるとする。その周囲に対する過敏で繊細な感性のために、精神の安定を失いがちであるために、対処戦略として一群にみられるように社会に対して自閉的構えをとっているという理解も可能だろう。

分裂気質、分裂病質と統合失調症との関係については、さまざまな議論がなされているが、クレッチマー自身は、「精神病前、精神病、精神病後、また精神病でなく単に分裂病質といったことを互いに区別することは心理学的に不可能である。ただ一切を連続したものと見るときに、正しい像がえられる」と述べている。[5]この見解は、分裂気質、分裂病質、統合失調症が人格構造からみると同じスペクトラムにあると考えれば理解できるだろう。

では、分裂病質の現代版である統合失調性人格障害は、どのようにとらえられているのだろうか。DSM―Ⅳではクライテリアとして七つの特徴が挙げられているが、いずれも社会関係からの遊離、対人関係状況での感情表現の範囲の限定を示すものであり、クレッチマーの記述に照らせば、いずれも一群と三群に含まれるもので、精神過敏性をあらわす二群の性質は含まれていない。このことは操作診断では、信頼性・再現性を維持する必要があるために、客観的な特徴が重視されるという事情と無関係ではないかもしれない。こうして、クレッチマーの記述のもつ奥行きの深さが失われていることは否めない。

＊schizoid personality disorder は、かつては分裂病質人格障害と訳されていたが、今日では統合失調性人格障害と訳すことが推奨されているため、それにならう。しかしクレッチマーの用語である schizothym, schizoid はその連続性を考慮して、あえて分裂気質、分裂病質という従来の訳語を採用した。

現代におけるアスペルガー障害と統合失調性人格障害

以上論じたように、アスペルガー障害と統合失調性人格障害は、ともに元来の記述から一定の変更が加えられる形で現在の診断基準に取り入れられている。すなわち、アスペルガー障害では自閉性精神病質にみられた攻撃的な傾向や、特定の領域における才能を、また、統合失調性人格障害においては分裂病質の精神的過敏性と繊細さの特徴を取り去り、外面的に把握しやすい対人関係上の特徴が強調されている。その結果、両者は横断的な臨床像としては、きわめて似通ったものとなっている。そもそも、アスペルガーとクレッチマーの考え方に立ち返ると、自閉性精神病質と分裂病質には共通点が多いことに気づく。創造性について言えば、クレッチマーは『天才の心理学』[6]のなかで卓越した思想家、芸術家などの傑出人には分裂気質、ないし分裂病質の人が多いと述べ、分裂気質（ないし分裂病質）と創造性の密接な関係に注目している。他方、アスペルガーは自閉性精神病質は、ユング（C. G. Jung）のいう内向的思考と並び、クレッチマーのいう分裂病質に近似すると述べている。

統合失調症人格障害をもつ人は、不安性障害やうつ病性障害のためにはじめて精神科を受診することがある。同様にアスペルガー障害を持つ人はパニック様状態やうつ状態、躁病様状態、ひいては急性幻覚妄想状態を呈して、はじめて精神科を受診することが少なくない。またアスペルガー障害をもちながら、それと診断されずに、「変わった人」と評されながらそれなりに社会適応をしている人もかなりいると思われる。このような事情をふまえると、アスペルガー障害そのものは統合失調症性人格障害と同様、DSMの分類でいう臨床疾患にかかわる一軸障害よりも、むしろ人格障害にかかわる二軸障害に位置づけたほうがより適切であるという見方が成り立つと思われる。また筆者の一人加藤が、最近提唱している精神障害を捉える二つの基本視座、すなわち情動面や活動面で興奮しているのか、逆に意気消沈しているのかという生の力動に注目する生命力動の視座と、対人関係をはじめとしたもともとの人格特性がいかなるあり方をしているかに注目する人格構造の視座に立脚するなら、アスペルガー障害そのものはまずもって人格構造レベルの障害と把握されるべきだろう。[4]

注目すべきことに、ウィングはアスペルガー障害と統合失調性人格障害に差異があることを認めつつ、共通する部分が大きいことを重視して、統合失調性人格障害もを彼女の提唱する自閉症スペクトル（autistic spectrum）に包含することを提案している。[10] すなわち、「人格障害」の呼称はあいまいで、「統合失調性人格障害」という用語は精神病である統合失調症を連想させるうえに、そう診断したとしても必要な治療、援助、サービスが受けられるわけでない。それに対し、自閉症スペクトル（障害）に組み入れることにより、発達のどの側面に障害があるかを正確に評価することができ、援助する方法に実際的な応用がきくというのである。[9] この見方は今日広く受け入れられており、冒頭に述べたように、従来統合失調性人格障害とされた症例が、アスペルガー障害と診断されるという事態も起こっている。

このようなアスペルガー障害を広くとろうとする視点は、従来精神科臨床において軽視されていた発達の視点を広げ、治療的な示唆を与える点で意義深いが、同時に外面的な自閉の背後にある病理を見誤る可能性を孕み、ひいては統合失調症の発症を見落とす危険も否定できないように思われる。操作診断に終始することなく、患者の内面を理解しようとする努力が、よりよい治療的援助には不可欠であろう。

アスペルガー障害では、カナーにより最初に提唱された自閉性障害と同様、まず第一に、人と「目と目で見つめ合う」アイコンタクトの障害が重視される。このことは、アスペルガー障害、および自閉性障害において、人間のなまのまなざし、また他者の存在そのものが恐ろしいものとして体験されていることを指し示す。ちなみに、幼少期に自閉症の診断を受け、自己治療的な創造的な営みのなか動物行動学の分野で博士号を取得し、大学で教鞭の職につくに至った研究者テンプル　グランディンは、「他人と握手をし、正面から顔をみるのに二十五年かかった」と回想している。しかもなお、「結婚は恐い」と告白する。(3)

こうした生身の他者のまなざし、存在に対する恐怖は、統合失調性人格障害にもみてとれ、その点でもアスペルガー障害と統合失調性人格障害は共通するといえる。

人間の進化という見地に立脚した進化精神医学（evolutionary psychiatry）において、他人と友好的な情緒的関係を確立できない人々について、スペーシング・パーソナリティー障害（spacing personality disorder）という概念が提唱され、そのなかの代表的なものとして、妄想性障害と並び統合失調性障害があげられる。(8) この見方からすれば、アスペルガー障害もスペーシング・パーソナリティー障害のひとつに組み入れることも可能だろう。

本論では、アスペルガーの原典を再評価しつつ、アスペルガー障害と統合失調性人格障害の近縁性について論じた。アスペルガー障害がより早期に顕在化した統合失調性人格障害ではないかという見方も不可能ではないかもしれないのだが、実際の患者を前にした臨床的な印象には確かに違いがあるのも事実である。この違いについて論じる紙幅はもはや残されていないので、別な機会にゆずりたい。

〔引用・参考文献〕

（1） American Psychiatric Association : Diagnostic and Statistical Manual of Mental Disorders (4th Edition). American Psychiatric Association, Washington DC, 1994
（高橋三郎、大野　裕、染矢俊幸訳　ＤＳＭ—Ⅳ　精神疾患の分類と診断の手引　医学書院　一九九五）
（2） Asperger, H. : Die “Autistischen Psychopathen“ im Kindalter. Archiv für Psychiatrie und Nervenkrankheitem, 117 ; 76–136, 1944
（詫摩武元訳　小児期の自閉性精神病質　児童青年精神医学とその近接領域　34　一八〇—一九七、二八二—三〇一　一九九三）
（3） Grandin, T. : Ma vie d' d'autiste. Odile Jacob, Paris, 1994.
（4） 加藤　敏　統合失調症の語りと聴取　金剛出版　二一七—二三三　二〇〇五

（5） Kretschmer, E. : Körperbau und Charakter. Untersuchungen zum Konstitutionsproblem und zur Lehre von den Temperamenten. Springer Verlag, Berlin, 1955
（相場 均訳 体格と性格 体質の問題および気質の学説によせる研究 文光堂 一九八一）
（6） Kretschmer, E. （内村祐之訳） 天才の心理学 岩波書店 一九八二
（7） Van Krevelen, D. A. : Early infantile autism and autistic psychopathy. Journal of Autism and Childhood Schizophrenia 1 : 82–86, 1971
（8） Stevens, A., Price, J. : Evolutionary Psychiatry. : A newbeginning (Second Edition). Routledge, London, 133–140, 2000
（9） Wing L. : Asperger's syndrome : A Clinical account. Psychological Medicine, 11 : 115–129, 1981
（10） Wing L. : The Autistic Spectrum. A Guide for Parents and professionals. Constable and Company, London, 1996
（久保紘章、佐々木正美、清水康夫監訳 自閉症スペクトル 親と専門家のためのガイドブック 東京書籍 一九九八）
（11） Wolff, S., Barlow, A. : Schizoid personality in Childhood : A Comparative Study of Schizoid, Autistic and Normal Children. Journal of Child Psychology and Psychiatry, 20 : 29–46, 1979

〔おかじま・よしろう　自治医科大学精神医学教室講師〕
〔かとう・さとし　自治医科大学精神医学教室教授〕

繋がる

アスペルガー症候群（障害）と統合失調症

石井　卓

はじめに

筆者は大学病院の児童精神科外来で、十八歳未満の症例の診療に当たっている。時折、一般精神科で統合失調症の診断を受け治療継続中だがアスペルガー症候群の可能性を疑われ、筆者の外来に紹介されてくるケースが少数ながらある。あるいは、今まで統合失調症と診断されてきた症例が、アスペルガー症候群を含む広汎性発達障害へと診断変更されることがしばしばあることが指摘されている（高木二〇〇四[1]）。アスペルガー症候群と統合失調症との鑑別および合併の問題が、一般精神科臨床の場で、関心や議論の的になっていることを窺わせる。

先ほど「アスペルガー症候群を含む広汎性発達障害」という表現を使ったことについて、一言付言したい。アスペルガー（一九四四[2]）の業績を再評価しアスペルガー症候群と命名したウィング（一九八一[3]）の論文から明らかなように、現在のアスペルガー症候群は自閉症から派生した概念である。現在流用している診断基準（ＩＣＤ―10、ＤＳＭ―Ⅳ）では、包括概念である広汎性発達障害のうち、言語の発達の比較的良好な一群をアスペルガー症候群とする定義を採用しているが、アスペルガー症候群が、他の広汎性発達障害と一線を画する特異的な性質を持つ疾患単位かどうかについては諸家の間で見解が一致しない。従って、筆者は、アスペルガー症候群と統合失調症との関係を論じるにあたっては、広汎性発達障害と統合失調症との関係と読み換えるのが実際に即していると考えるので、この小論でも同様の流儀で以下の論述を進めていくことにする。

一　広汎性発達障害と統合失調症との鑑別

かつて筆者は、広汎性発達障害と統合失調症との鑑別において留意すべきは以下の三点に集約されると指摘した。すなわち、第一に、広汎性発達障害は幼児期からの非定型的な発達過程に着目した概念であるのに対して、統合失調症はある段階まで発達を遂げた個人における発病という事態と、それに引き続く機能低下という一定の経過を辿る疾患であること、第二に、広汎性発達障害にみられる特徴的な言動と、統合失調症の陽性症状との見かけ上の類似、第三は、広汎性発達障害と統合失調症が陰性症状という共通のアスペクトを有する点である（石井　二〇〇四）[4]。ここでは上記のうち、第二と第三について、特に第二については事例を挙げながら少し敷衍して述べてみたい。

1　陽性症状の見かけ上の類似

陽性症状、陰性症状の別は、元来統合失調症を記述する際に提唱された用語であるが、広汎性発達障害に適用を広げると、障害特有の行動特徴は陽性症状に当たり、獲得すべき機能が身についていない側面は陰性症状といってもよいであろう。例えば、言語の遅れは陰性症状だが、オウム返し（反響言語）や対語の逆使用（人称代名詞の逆転を含む）、不自然なイントネーションなどは、この障害に特有の言語病理であり、陽性症状とみることができる。

広汎性発達障害の人が示す、限局した領域への著しい興味や熱中のパターンは、陽性症状とみなすことができよう。その内容は、例えばロゴマークや電車、時刻表といったものから、少し内容が込み入ってくると、既存のアニメやテレビ番組への熱中というかたちをとることもある。授業中や往来など衆人環視の中で場面をわきまえず、独語やジェスチャーを交えてアニメやテレビ番組の場面を再現独演して楽しむ姿が、幻覚、妄想と解釈されがちなことが以前から指摘されている。

一方、前述のような既存のシステムへの興味限局とは対照的に、その人独自の恣意的なシステムあるいは世界観というかたちをとることもある。アスペルガーの概念に関するわが国最初の論文である石井らによる症例報告（石井ら一九六七[5]）では、恣意的に考案した独自の位階制度をクラスメートに強要したという中学生（症例C）の例が紹介されている。その記述によれば、Cは幼児期より人との協調が苦手で、幼稚園では他児との衝突を繰り返し、小学校では友人と交われず孤立していた。小学二年のとき医師であった父親の専門書を読破、小学三年には都電の路線図に興味を抱き運行系統図を丸暗記するなど、興味の偏りがみられた。以下に症例報告の一部から引用する。

「中学時代、Cは（エネルゲン神）という自らの神に捧げる（新世界語）を考案した。また、中学二年生になって、級友にC独特の位階制度をしいて、その一覧表を教室の壁にはり出し組中を混乱させた。級友を一等官より五等官までに分け、一、二等官にグレーデ（grosse Idee の意）の称号を与え、自らは三等官に位した。第一等官および第二等官には、その後から彼らの荷物を持って騎士としてかしずき、第四等官および第五等官は農奴として侮蔑の眼で対したために、上の称号のものからは迷惑がられ、第五等官の級友からは激怒をかったという。高校二年生のときに（社会主義の思想の洗礼）を受けて、その制度を撤廃したが、そのとき第一等官の女性に撤廃宣言にいくと、「勝手に撤廃するやわ」と一蹴されてしまった。（中略）二十九歳の時点で当時の反省を求めると、「全く撤廃した時はせいせいしました。他人にかしずくことも要らないし、自分の階級をあげようと努力して自らを鞭打つこともしなくてすみましたし……」とのべ、その位階制度の奇矯さについては何ら反省の態度がなかった」（前掲論文より抜粋）。

根拠不明の、また他者の社会的参照を経ないまったく独りよがりの私的な世界観に基づく一種のシステムを着想し、周囲の人まで巻き込んでしまった事例である。他者と共有されない自分だけの発想と内容の奇妙さ、強固な確信という点では妄想に近いと言っても過言ではない。統合失調症の妄想とは異質で、かつ広汎性発達障害特有の性質を挙げるとすれば、①生育歴から広汎性発達障害であることは明らかであり、この着想は発病という文脈で捉えるよりもむしろ、それまでの生育歴上のこだわり史ともいえる遍歴の延長線上にある。②その内容は、他者を一元的、固定的にランクづけしたものである。物事が連続的に推移することが容易に理解されず、いったんこうと思い込むと白か黒のいずれかであり中間を認められないという、広汎性発達障害の人にしばしばみられる相対的な価値判断の困難さや思考の柔軟さの不足がよく表れている（Cの学童期のエピソードに「一メートルは長い？　短い？」「二メートルは？」と長い短いの境界がどこにあるのか知ろうとしたという記述もある）。③この奇妙な着想と思い込みに基づく習慣を、さしたる契機もなく唐突に放棄している。

③と類似した事例としては、毎日同じメニューばかり判で押したように要求し食べていた自閉症者が、はっきりした理由もなくある日突然食べなくなるといったエピソードに遭遇することがあるが、このような「私的な習慣の突然の放棄」は、広汎性発達障害の人に比較的しばしばみられる現象である。

高木（二〇〇四）[1]は、成人のアスペルガー症候群と統合失調症の症例提示をした上で、両者の世界観を比較し、前者が「すでにわかっている決まった世界」に住むと標識したのに対して、後者は、自分自身も含めて「一寸先は闇の予想のつかない世界」に住む不安であると指摘している。広汎性発達障害と統合失調症の陽性症状の鑑別に当たっては、見かけ上の類似にとらわれず、生活史上の位置づけや発病という文脈でとらえられるかどうか、さらに症状の背景となる認知パターンや世界観の相違に着目することが重要なポイントであると考えられる。

2　陰性症状―共通のアスペクト

統合失調症と広汎性発達障害は、社会生活からの回避や撤退、共感性の障害、遂行機能の障害などの陰性症状という共通項をもつ。そうだとすれば、陰性症状を主体とする単純型統合失調症と広汎性発達障害との鑑別は一つのテーマになるであろう。単純型統合失調症（以下、「単純型」と記す）は、ＤＳＭ―Ⅳでは統合失調症の下位分類から除外されているが、ＩＣＤ―10では五類型の一つとして位置づけられている。ＩＣＤ―10の「単純型」の記載は以下の通りである。「これは行動の奇妙さ、社会的な要求に応じる能力のなさ、そして全般的な遂行能力の低下が、潜行性だが進行性に発展するまれな障害である。妄想と幻覚ははっきりせず、破瓜型、妄想型、および緊張型の統合失調症よりも、精神病的な面が明瞭でない。明らかな精神病性症状の先行をみることなく、残遺型統合失調症に特有な「陰性」症状（例えば、感情鈍麻、意欲低下）が少なくとも一年以上にわたって進行する。社会性の機能低下が増大するにつれ、放浪することがあり、自分のことだけに没頭したり、怠惰で無目的になる[6]」

この記載を読む限り、どの時点を「発病」と考えるのかが不明瞭である。「潜行性」とあるので、むしろ発病がいつの時点かはっきりと特定できないのが特徴だとも考えられる。また「進行性に発展する」とあるが、この表現はある幅をもったスパンでの出来事を暗示しており、従って発病の初期においては横断面のみによる診断は不可能ということである。「まれな障害」とあり、有病率が一％のオーダーと言われる広汎性発達障害とは異なっている。以上を踏まえると、「単純型」は非常に稀で、長期経過をみない限り容易に診断がつかないということになる。

ところが、単純型を統合失調症の一類型として最初に位置づけたブロイラーによれば、単純型統合失調症は入院例ではまれであるが、外来ではしばしば遭遇され、その日暮らしの生活を送る者や、協調性のない口論ばかりしている上流階級の婦人といったタイプにみられるという。また統合失調症の症候学を論じた章の冒頭には「あらゆる正常者への移行が存在すること、軽症例や顕著な症状のほとんどない潜伏性統合失調症が顕在性の症例よりも非常に多いという事実を知ることはきわめて重要である」という記載がある（Bleuler, 1911）[7]。

統合失調症を構想した時点で、ブロイラーは正常との移行の不鮮明な裾野の広い一群、今でいうスペクトラムを想定していたように思われる（有力な概念が誕生すると、その外延は拡大する傾向を持つようだ）。おそらくブロイラーには発達という観点がなく、「精神機能の分裂」を様々な成人の症例の横断面に見ようとした。その中には、非定型的発達の既往をもち、成人の時点で協調性のなさが目立つ人や、社会的場面での衝突の末、他者との接触を避け隠遁生活にはいった人などが多数含まれていたのではないだろうか。ブロイラーが一般人口の中に決して稀ではないとした、単純型統合失調症の概念は、現在ＩＣＤ―10の中にかろうじて生き残ったが、構想当初の時点では、現在でいう広汎性発達障害のケースと相当の割合でオーバーラップしていたと推測する。

「単純型」という診断名があるがために、発達期の情報を十分に得ないまま、現症の評価とともに、比較的短期間の経過から「潜行性」あるいは「進行性」と断じられ、「単純型統合失調症」と診断され治療された症例が、かつて少なくなかったかもしれない。これは「誤診」として片付けるべきものではなく、むしろ診察者の診断的アプローチの相違と、精神医学自体の未熟さからの結果というべきであろう。ただし診断名の相違によって、治療的スタンスが若干異なってくる。統合失調症の治療に際しては、病的な事態からの回復が第一の目標となる。一方、アスペルガー症候群をはじめとする発達障害は発達に着目した概念であり、その予後について十分な実証的研究はこれからの課題であるが、少なくとも医師は発達障害の診断のもと、当人がその人なりのスピードで不足部分や未熟な領域を発達によって克服していくのを期待する構えで診ていくことになる。治療スタンスに大きな影響を及ぼすことを考えると、安易な「単純型」の診断は慎むべきであり、可能な限り生育歴の評価を行って発達障害と診断すべき症例か否か検討することが重要だと思われる。

二　広汎性発達障害と統合失調症の合併

一九八〇年代以降、自閉症と統合失調症症状の合併に関する報告が内外でなされている。フォルクマー（一九九一）[8]によれば、自閉症者の〇・六％に統合失調症の合併が認められ、一般人口のそれと大差はないとしているが、対象を広汎性発達障害全体に広げると、スタールベルグら（二〇〇四）[9]の臨床研究では三％に統合失調症の合併がみられたといい、その他の精神病状態の合併を含めると七％に達したと述べている。一方スポーンら（二〇〇四）[10]は、統合失調症患者のうち過去に広汎性発達障害の診断を受けた者が二五％あったと報告している。

これらの最近の知見は、従来統合失調症の病前性格や前駆状態とみなされてきた状態像の中に以前考えられていたよりも多い割合で広汎性発達障害が紛れ込んでいた可能性を示唆しているように思われる。成人患者の研究を中心に発展してきた統合失調症の精神医学が、発達精神医学的な観点から見直され書き変えられていくことが今後の課題となるであろう。

〔引用・参考文献〕

（１）高木　宏　アスペルガー症候群―成人症例の報告―②―破瓜型統合失調症との比較による、その妄想形成と世界観の考察―　精神科治療学　19　一二二三―一二二八　二〇〇四

（２）Asperger, H. (1944) : Die "autistischen Psychopathen" in Kindesalter. Archive für Psychiatrie und Nervenkrankheiten, 117, 76–136.
（詫磨武元訳　児童青年精神医学とその近接領域　三四　一八〇　一九七、二八二―三〇一　一九九三）

（３）Wing, L. (1981) : Asperger's syndrome : a clinical account. Psychological Medicine. 11 ; 115–129.

（４）石井　卓　アスペルガー症候群：統合失調症との鑑別　精神科治療学　19　一〇六九―一〇七五　二〇〇四

（５）石井高明、浅岡まさみ　自閉的精神病質の症例研究　児童精神医学とその近接領域　8　一八七―一九五　一九六七

（６）World Health Organization. (1993) : The ICD–10 Classification of Mental and Behavioral Disorders : Clinical Descriptions and Diagnostic Guidelines. WHO, Geneva, 1992.
（融　道男、中根允文、小見山実監訳　ＩＣＤ―10精神および行動の障害―臨床記述と診断ガイドライン　医学書院　一九九三）

（７）Bleuler E : Dementia praecox oder Gruppe der Schizophrenien. Deuticke, Leipzig (1911)
（飯田　真、下坂幸三、保崎秀夫ほか訳　早発性痴呆または精神分裂病群　医学書院　一九七四）

（８）Volkmar, F. R. & Cohen, D. J. (1991) : Comorbid Association of Autism and Schizophrenia. American Journal of Psychiatry, 148 ; 1705–1707.

（９）Stahlberg, O. et al. (2004) : Bipolar disorder, schizophrenia, and other psychotic disorder in adults with childhood onset AD/HD and/or autism spectrum disorders. Journal of Neural Transmission, 111 ; 891–902.

（10）Sporn, A. L., et al. (2004) : Pervasive developmental disorder and childhood-onset schizophrenia : Comorbid disorder or a phenotypic variant of a very early onset illness? Biological Psychiatry, 55 ; 989–994.

〔いしい・たかし　名古屋大学医学部附属病院親と子どもの心療部〕

アスペルガー症候群と非言語性LD

榊原洋一

疾病分類学・ノゾロジー（nosology）

本論に入る前に、ノゾロジーに内包される問題点について、触れておきたい。

ノゾロジーは、疾患ないしは疾病分類学と邦訳される。私たち臨床の医師が、診断と治療を行うときの原則は、その患者さんの持つ疾患の診断をし、その疾患の標準的な治療を行うことである。肺炎、肝炎といった診断をつけるためには、その疾患概念を構成する症状や、検査データあるいは病理検査の結果を適切に解釈し、診断に到達する必要がある。診断は一つとは限らないし、明らかな診断（確定診断）にたどり着かないまま、治療を行わなければならないこともあるが、むしろそれは例外である。

診断（名）は、臨床医学のもっとも基礎的な概念であり、それが不明確であれば、治療の効果に直接大きな影響がでることになる。診断名は、疾病全体を表現するいわば顔であるといえる。

診断名の中には、近代医学始まって以来現在に至るまで、診断名が代表する病態との関係が一度も揺るがずに使われてきた確固としたものがある。心筋梗塞や脳腫瘍、肺炎、肝炎といった診断は、細かな変遷はあるものの、昔と今でもほとんど変わらない。

しかし、診断名の中には、医学の進歩とともに変化したり、新しく生まれてきたものがある。後天性免疫不全症候群（エイズ）や川崎病や福山型筋ジストロフィーは、この五十年の間に新しく生まれた診断名である。

こうした新しい診断名の来歴は一通りではない。エイズは、感染性が変化したサルのウイルスが近年になって人に感染するようになったと考えられている疾患であり、昔は存在しなかった。川崎病は、日本の川崎富作氏が、これまでは薬剤アレルギーの重症型などと紛らわしいが、心筋梗塞などの独特の症状を呈する乳幼児期の疾患として発見したものである。昔から存在したかどうかは明らかではない。福山型筋ジストロフィーは、川崎氏と同じく小児科医の福山幸夫氏が、生まれたときから筋力の弱い乳児達の中に、痙攣などの症状を伴う一群があることを見出し、一つの独立疾患として位置づけ命名された。原因についていろいろな研究が行われた結果、遠い昔にある一人の患者さんに生じた遺伝子異常が、世代を経て伝わったことが明らかになった。つまり、診断名が作られるずっと以前から、気がつかれずに存在していたのである。

さらに、もう一つ例をあげたい。それはメタボリック・シンドロームである。日本語に直訳すると、代謝症候群となるこの疾患概念は、ここ数年の間に新しく提案され次第に定着してきたものである。メタボリック・シンドロームの「症状」とは、

(1)　ウエスト（腹囲）が男性で一〇二㎝以上（日本人では八五㎝以上）、女性で八八㎝以上（日本人では九〇㎝以上）

(2)　中性脂肪が一五〇 mg/dl 以上

(3)　ＨＤＬコレステロールが男性で四〇 mg/dl 未満、女性で五〇 mg/dl 未満

(4)　血圧が最大血圧で一三〇 mmHg 以上または最小血圧で八五 mmHg 以上

(5)　空腹時血糖値が一一〇 mg/dl 以上

とまとめることができる。

すぐに分かるように、メタボリック・シンドロームは、すでに存在していたいくつかの疾患（高血圧、高脂血症、肥満）を組み合わせたものである。わざわざそのようなことをした理由は、こうした症状の組み合わせがある人は、統計的に有意に高頻度で、心筋梗塞や脳梗塞になりやすいという疫学的事実があるからである。

メタボリック・シンドロームのような新しく既成の診断名を組み合わせた診断名の出現によって、同一の病態に対して、二つ以上の診断名がつくことになることに注目したい。高血圧とメタボリック・シンドロームは同一個人に診

断名としてつけることが可能であるが、内容が重複しているのである。

アスペルガー症候群と
非言語性学習障害のノゾロジー

アスペルガー症候群と非言語性学習障害というテーマの本論の目的は、二つの問いに集約されるだろう。一つは、この二つの疾患（ないし障害）名は同じものを指し示しているのか、それとも異なった病態を示しているのか、という問いである。もちろん、この問いには、イエス、ノー以外の回答も存在する。それは、一群の共通の症状を有するが、異質の（heterogenous）複数の疾患の集りを、一部の症状の相違点を境に二つに分けられた二群に対して診断名がつけられた、という回答である。

もう一つの問いは、もしこの二つの診断名がそれぞれ代表する疾患（ないしは障害）が同じ実体であるとしたら、どちらが「正当な」診断名であろうか、という問いである。

例としてあげた川崎病には、その疾患としての独立性と命名をめぐった来歴がある。川崎氏が、川崎病を新しい疾病概念として発表したときに、多くの小児医学の権威が示した反応は、それが新しい概念ではなく、薬物などによる激しいアレルギー反応のひとつ（Stevens–Johnson 症候群）であろう、という冷ややかな態度であった。しかし、症例報告が相次いでなされる中で、川崎氏の主張が正しいことが少しずつ認められ現在にいたっているのである。高熱と、皮膚の発疹、手指の先のむくみと皮膚の落屑《らくせつ》、そして心臓の冠状動脈の梗塞を高頻度に伴う川崎病は、多数の研究者の原因の究明に向けての努力にもかかわらずまだ原因が分かっていないが、独立した疾患として世界中で認められるようになったのである。

アスペルガー症候群は、アメリカでレオ・カナーが小児自閉症についての一一例の症例報告をした一九四三年の翌年に、ウイーン大学小児科学教授のアスペルガーが四名の独特の社会性の障害をもつ男児について報告を行ったことによって世に知られるようになった。アスペルガーはこの四人の病態に対して、自閉的精神疾患（Autistischen Psychopathen）という診断名をつけていた。カナーもアスペルガー同様オーストリア人であるが、ジョンスホプキンス大学におり、英語論文で発表したのに対し、アスペルガーは敗戦国であったドイツ（オーストリア）で、ドイツ語で発表したために、戦後の医学をリードしていたアメリカやイギリスでは、一九八一年にローナ・ウィングによって再発見されるまで、ドイツや日本の一部で知られているのみであった。

学習障害（ＬＤ）は、一九六〇年代にアメリカで、知的

表１　非言語性学習障害の診断基準（文献②）

1．通常左半身に強く表れる、両側性の触覚障害。単純な触覚障害は、子どもが長じるにしたがって正常化するが、複雑な触覚障害は続く。
2．通常左半身に強く表れる、精神運動協調障害。単純な反復的な運動機能などは子どもが長じるにしたがって正常化するが、複雑な運動課題遂行能力は改善しない、あるいは悪化する。
3．視覚的空間認知能力の著明な障害。単純な視覚的弁別能力は、視覚刺激が単純なときには子どもが成長するにつれて正常化するが、複雑な視覚空間認知能力は年齢とともに進行する。
4．新規なあるいは複雑な情報や状況に対応することの困難。対応の仕方や対応の手順など（しばしば状況に不適応）を丸暗記して行い、状況に応じてフィードバックすることができない傾向。また、特に新しい状況に適応するために必要な行動の変わりに、言語的に反応してしまうことが多い。
5．非言語的な問題解決や概念形成あるいは仮説検証ができない。
6．時間概念のゆがみ。経過時間の推定や、一日の時間帯の推定ができない。
7．著明な読解力不足にもかかわらず、言葉の丸暗記能力が発達しており、（例えば、単語の読みやスペル）年齢の平均より優れている。この傾向は年長児に特に顕著。
8．反復的で丸暗記した言葉が饒舌であるにもかかわらず、言葉の意味や、用法上の障害がある。
9．単語の読みとつづりは得意であるが、計算や読解に障害がある。
10．しばしば社会的孤立や引きこもりにつながる、社会的認知、判断、交流の極端な障害。新規な状況に出会うと、極端な不安やパニック状態に陥りやすい。小児期後半や青年期になると、うつなどの内向的精神障害に陥りやすい。

な遅れはないが、学習上さまざまな困難を示す子ども達に対してつけられたものである。その中核群は、ディスレキシア（読字障害）であったが、ぎこちない、あるいは多動などの症状を呈する微細脳障害なども包含する障害概念として提唱された。ＬＤの第一人者であったマイケルバストは、一九七五年に、読字障害などの中核群とは異なり、言語理解や書字には障害はないが、空間認知や、協調性運動などに障害をもち、社会性の獲得が困難な一群の子ども達に対して、非言語性学習障害（non-verbal leaning disabilities：ＮＬＤ）という診断名を与えた。もちろん一部の研究者以外はアスペルガーの報告は知る由もなかったア

17. 関心のあるトピックに関する専門知識の発達。しばしば過剰にそのトピックに固執する。非言語性学習障害の子どもたちはそのトピックについて、聞き手が関心をもっていないことには気がつかないで、長々としゃべろうとする。トピックは、時間がたつと変化することもある。

認知または学習上の指標

18. 「ふり」をすることができない。
19. 組織化能力（物事を秩序立てて行う能力）に欠ける。非言語性学習障害の子どもたちは、きわめて完璧主義者であるにもかかわらず、しばしば、自分の思考、仕事、日課を整理することができない。宿題、レポート、ノートをなくすことが多い。
20. 時計を読むのが困難
21. 右と左の区別の混乱。方向の混乱といわれることもある。
22. 機械的反復ではない学習の障害。意味を推測したり、結果を予測するよりも、事実の記憶（丸暗記）に優れている。「次はどうなるでしょう」というタイプの質問は難しい。
23. 物語の中心となる考えが何か、を定義するのが困難。
24. 他の学習活動をサポートするために、聴覚的な情報に頼る。家や学校、人前で難しい活動をするときには、しばしば独り言をいう。

知覚ー運動上指標

25. 触覚の過敏性。物について「変な感じがする」と訴え、特定の肌触りの衣類や毛布を特に好む。幼いときは、服のタグを全部切りとってもらいたがる。
26. 聴覚の過敏性。音が気になり、関係のない騒音を気にしないでいることが難しい。教室や人の集まる場所で、ガムを噛む音や鉛筆をコチコチいわせる音が気になる、としばしば訴える。
27. 「迷子になりやすい」傾向。物理的な空間ですぐに方向がわからなくなり、来たことのある場所で、実際に迷子になることが多い。目新しく、ストレスの多い状況のなかではこの傾向が強まる。
28. 以下のうち、1つ、あるいはそれ以上の形で出てくる運動スキルの問題。

○書字障害（脳の機能不全の結果、文字や記号を書き出すことができない）
○粗大（身体全体を使う）運動が困難。たとえば、自転車に乗ったり、チームスポーツをするのが難しい。物にぶつかりやすい。
○体力不足。スポーツをするとすぐ疲れる。
○書くこと以外の細かい動作、たとえば、靴ひもを結ぶなどの、微細（手先を使う）運動の困難。

表2　非言語性学習障害と関連する障害の症状リスト（文献①）

非言語性学習障害を疑うには、以下の項目のうち80％が一致すること。 **社会的／情緒上の指標** 1．他人、特に同年齢の子どもの、表情や行動の示唆することを読む能力が劣る。 2．人とのつき合いのなかで、ことばを固定的に、あるいは文字通りに解釈する。社交的なニュアンスを見落とす。 3．物事の「公正さ」を過剰に大事にする。 4．規則を白黒で解釈する。同年齢の子ども、大人との関係や学習場面で、規則が重要だと考えている。規則破りがあると動揺する。 5．慰めにくい。いったん動揺すると、子どもはその動揺から解放されるのが難しい。 6．かたくなな思考。何かについて、いったん考えを形成すると、そこから離れようとしない。 7．心理士や精神科医による強迫性障害の診断 8．フラストレーションに陥りやすい。ある種の音を耳にするとき、社会的（対人的）相互作用や交流（反応したり、やりとり）をしなければならないというプレッシャーを感じるとき、自分が何を聞かれたのかわからないと感じるときなど、特にフラストレーションを感じる引き金となる状況がある。 9．突然の感情の爆発。たいていは断続的だが、予測できる引き金がある。爆発の形としては、ことばとして出てくるもの、物に対して当たること、あるいはかんしゃく発作などがある。 10．身だしなみが悪かったり不潔であったりする。この子ども（ティーンエイジャーも）は、自分が人にどうみえるか、自分が人にどのような影響を与えるかについての感性を、まったく、もっていないようにみえる。 11．現在、または過去に睡眠障害がある。 **言語使用** 12．言語発達の遅れはない。成長初期には、子どもの言語能力は正常あるいはそれ以上の成長をみせる。 13．おしゃべりである。子どもは「豆博士」のように話すこともある。 14．韻律（話し方のリズムと流れ）の奇妙さ。非言語性学習障害の子どもたちの多くは単調なしゃべり方をする。 15．学業不振の子どもでありながら、優れた言語の表出。 16．言語表出はすぐれているのに、実践的言語使用（文脈のなかで言語を正確に理解し、使用すること、つまり言語の意図を理解すること）においては問題がある。これは、非言語性学習障害の子どもは、言語表出のレベルほどに言語を使用できていないということを意味する。

メリカでは、このマイケルバストの提唱したＮＬＤの概念は社会的に良く知られるようになった。

表１と２に、ＮＬＤの症状のまとめを示す。表１はＬＤの提唱者の一人であるロークによるＮＬＤの診断基準、表２はより臨床的なスチュワートによる診断基準である。

アスペルガー症候群と自閉症

アスペルガーが報告した四人の子ども達は、カナーの報告した症例と類似点もあったが、大きな相違があった。それは言語発達遅滞がないことである。この点は現在でもＤＳＭ―Ⅳの自閉症とアスペルガー症候群の診断基準に反映されている。自閉症とアスペルガー症候群の相違は、言語遅滞の有無に集約されるといってよい。

自閉症の原因となる脳機能障害については、まだ十分に解明されていないが、初期の研究者は、言語遅滞に注目した。後に自説を撤回してはいるが、イギリスのラターは、言語遅滞を主症状とする自閉症の主な病変は、言語中枢のある左半球にあるに違いない、と推論したのである。それに対して、アスペルガー症候群は、顔の認知の障害や空間認知など右半球の機能の障害があることから、大脳右半球の障害と推定された。こうしたことから、自閉症とアスペルガー症候群は、その主病変の存在部位が、大脳半球の右（アスペルガー症候群）と左（自閉症）に分かれることになり、本質的に似てはいるが異なったものという、現在でも一部の研究者によって支持されている見方につながっている。

アスペルガー症候群と自閉症、特に精神遅滞を伴わない高機能自閉症の異同については、多くの臨床家や研究者の間で、それぞれの代表的な症例間には症状のあらわれかたに多少の差はあるが、本質的には同じものであるという考え方が広まってきている。

こうした考え方は、高機能自閉症では、初期に言語遅滞が認められるものの、次第に言語獲得がみられるようになると、少なくとも臨床症状の上では、両者に全く差がなくなってしまうという点が大きな論拠となっている。

さらに、機能的ＭＲＩやＰＥＴスキャンによる脳内機能の解析によって、高機能自閉症とアスペルガー症候群の間に本質的な差が認められないことを示す研究成果が発表されるようになってきている。

ＮＬＤはアスペルガー症候群か？

さて本項のもっとも本質的な問い、について考えてみたい。ＮＬＤとアスペルガー症候群は、お互いに他方の存在を知りながら成立してきた診断名ではない。もちろんアスペルガーは、ＮＬＤを知りようがないし、ＮＬＤを提唱したマイケルバストにしても、ローナ・ウィングによる英語圏でのアスペルガー症候群の再発見以前のことであるので、提唱時にはアスペルガー症候群のことを知りえなかった。

つまり提唱者として、他方の障害概念を知らなかったのである。

学習障害という概念の成立に深く関わったロークらは、比較的最近になって、アスペルガー症候群と高機能自閉症ならびに、ＮＬＤの異同についての検討を行っている。ロークは、ＮＬＤを、一つの独立した疾患ではなく、神経細胞から伸びる神経線維の束（白質）の機能障害が反映した状態であるとし、さまざまな精神神経疾患の「表現形（phenotype）」として存在するとした。これは、メタボリック症候群の一構成要素として高血圧や、高脂血症が存在する、とするのと似た説明の仕方ということができる。表3にロークらの示した表を示す。この表通りに解釈すれば、アスペルガー症候群はウイリアム症候群などとともに、「ほとんどすべてのＮＬＤの特徴を示す」疾患に分類されることになる。ロークは、ＮＬＤを、互いに他の診

表３　非言語性学習障害：神経疾患におけるその表現形（文献②）

レベル１（ほぼすべてのNLDの特徴あるいは欠損が現れている）
- 脳梁欠損症
- アスペルガー症候群
- Velocardiofacial 症候群
- ウイリアムズ症候群
- ドランゲ症候群
- ターナー症候群
- 右大脳半球機能障害

レベル２（NLDの大部分の特徴ないし欠損が現れている）
- ソトス症候群
- 急性リンパ急性白血病の予防療法中患者あるいは、一部の脳腫瘍による治療中の患者
- 異染性白質ジストロフィー
- 先天性甲状腺機能低下症
- 胎児性アルコール症候群

レベル３（NLDのかなりの特徴ないし欠損がある）
- 多発性硬化症
- 外傷性脳障害
- 中毒性脳症
- HIV 脳症
- 脆弱 X 症候群
- XXX 症候群
- 異染性白質ジストロフィー以外のジストロフィー
- インフルエンザ桿菌髄膜炎
- 早期治療を行ったフェニルケトン尿症
- 脳室内出血

　など（以下省略）

断名を排斥する独立した疾患名として捕らえることを回避して、ノゾロジーの矛盾を解消しようとしているように見える。

このようなノゾロジー上での衝突を回避するために他の方法を取っている研究者もいる。表2のNLDの診断基準をまとめたスチュアートは、その最近の著書の中で、彼女の解決方法を明らかにしている。それはその著書の題名(Helping a Child with Non-verbal Learning Disorder or Asperger Syndrome. 邦訳「アスペルガー症候群と非言語性学習障害 明石書店 二〇〇四」)に如実に現れている。英文タイトル中の「or」は同義言い換えであり、著者がアスペルガー症候群とNLDを少なくとも「同等のもの」として捉えていることを示唆している。本文の中では、「非言語性学習障害とアスペルガー症候群が同一の障害でないことは明らかである。しかしいずれも、情報処理や対人的やりとりへの参加において同様の困難を持ち、高度の言語スキルをもち、特別な学習環境を必要とするという点で、私は両方の子どもたちが多くの同じ介入方法によって利益を受けると考えている」と述べている。しかし、さらに別の箇所で「アスペルガー症候群と非言語性学習障害が同一のものかという問題に答えはない」と相矛盾することを述べており、本人自身がどっちつかずの立場にいることが明らかである。

疾患の症状の広がりと、脳科学の役割

疾患概念には大きな広がり(スペクトラム)を持つものと、狭いスペクトラムを示すものがある。精神遅滞を一つの疾患とするかどうかは異論があるとは思うが、重度精神遅滞と軽度精神遅滞では、知能という一本のスケールの遅滞のどの位置にあるかによって、その臨床像は大きく異なっている。ある診断名がカバーする症状の幅をどこに設定するべきかという問題は、ノゾロジーの意義に関わる問題である。病理学的な厳密さを優先すれば、より幅の狭い診断名のほうがよいことになるが、臨床的有用性を優先すれば、むしろ診断のしやすさや、治療法との兼ね合いの中で、幅のある診断名のほうがよいことになる。

スチュワートは、有効な治療法が共通するという経験に立脚した立場をとっているのに対し、ロークはむしろ診断名を厳密に定義する上での矛盾を解決するために、NLDを白質の機能障害群と再定義する方法を取っているといえる。

診断を厳密にすることとは、通常はその疾患で苦しんでいる人の診断方法や治療方法の改善につながる、とみなされるが、そうしたノゾロジー上での決着が未決の状態が続く

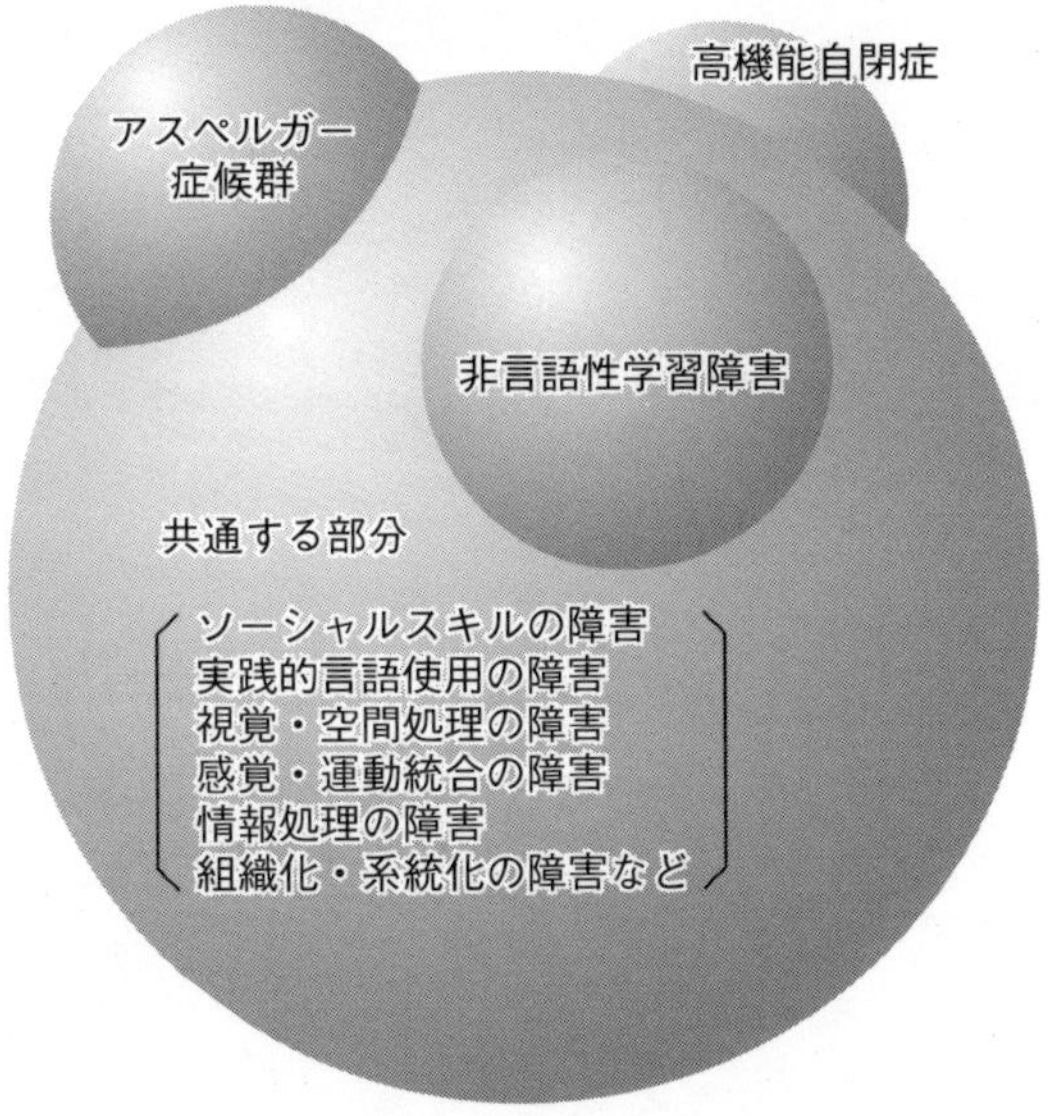

図１　アスペルガー症候群、非言語性学習障害、高機能自閉症の関係
（小野次朗、榊原洋一原図　「はじめに」）（文献①）

ことは、臨床的には混乱を増すことにつながり好ましくない。同一の個人に、二つの互いに排斥しあう異なった診断名がつくことが、本人や家族に大きな混乱と苦悩をもたらすことも明らかである。

「ＮＬＤという障害（疾患）概念は存在しない。それらはアスペルガー症候群だ」と明快に言い切る専門家と、「ＮＬＤとアスペルガー症候群は異なる障害（疾患）概念である」、と主張する専門家が自説を譲らずに論争する情況は避けなければならない。

近年、高次脳機能の脳内過程をリアルタイムで見ることができるようになり、アスペルガー症候群や高機能自閉症の脳内過程を解析できるようになった。そうした方法を積み重ねて、アスペルガー症候群とＮＬＤの脳内過程の異同について、より客観的な方法で検討することが可能になってきている。こうした方法で、厳密な意味でのノゾロジー上の解決がつくまでの間、私たちが取るべき姿勢は、妥協的に見えるかもしれないが、ロークやスチュワートのような姿勢ないしは、疾患を広がりのある概念とし、アスペルガー症候群とＮＬＤ、さらに高機能自閉症の関係を示してとらえる（スペクトラム）姿勢なのではないだろうか。図１はそうした立場からのものである。

〔引用・参考文献〕

（１）キャサリン・スチュワート「アスペルガー症候群と非言語性学習障害」明石書店　二〇〇四
（２）Rourke BP et al. Child Clinical Pediatric Neuropsychology : some recent advances. Ann. Rev. Psychol. 53 : 309–339, 2002

〔さかきはら・よういち　お茶の水女子大学教授〕

膨らむ

アスペルガー症候群(障害)と不登校、家庭内暴力

清田晃生
齊藤万比古

はじめに

思春期に学校不適応や家庭内での問題を主訴として児童・思春期精神科を受診し、その際に初めてアスペルガー症候群などの軽度発達障害に気付かれることは比較的多い。思春期では身体エネルギーや心的衝動性が増大し、その結果家族との関係性や外界(真の外界へ向かう際に必要な経験と発達の機会を提供する、学校社会や仲間集団といった中間的・過渡的外界を意味する)[1]との関わり方に大きな変動が生じる。子どもたちは、過去の体験で獲得され強化された能力を用いて思春期を乗り越え成長していくが、その過程で躓いたり自らを支えられなくなった時に様々な症状や問題行動を表出する。本論ではアスペルガー症候群の子どもたちの不登校や家庭内暴力について検討する。

アスペルガー症候群の子どものどのくらいに不登校や家庭内暴力の問題が出現するか正確なところは不詳であるが、Kurita[2]は一二三五人の広汎性発達障害あるいは精神遅滞の子どもの二三・七%に不登校が見られたと報告している。また概算であるが、この三年前後で国立精神・神経センター国府台病院児童精神科外来を受診し主診断が広汎性

発達障害のものについて、初診時不登校が約三分の一に、家庭内暴力が一割強に認められた。受診者全体と比較して、家庭内暴力はやや多いものの顕著な差ではない。

なおここでは、思春期心性の発展の視点から、ブロス（Blos）が十歳から十二歳頃に設定した前思春期（プレアドレッセンス）を思春期の始まりと考えることにする。また事例については、プライバシー保護のため本質を損なわない範囲で修正を加えた。

事例Ａ

初診時十四歳、男子。両親、弟の四人暮らし。

満期産、正常分娩にて出生。運動言語発達に大きな遅れはなかった。二歳頃までは掃除機の音に敏感で、その音を聞くと大きな声で泣いていた。車の玩具やブロックを好み、一人で飽きずに遊ぶことが多かった。集会所等で他児と遊ぶこともあったが、玩具を独占したがりトラブルが絶えなかった。新しいことを始める時や初めての場所に行くのを極度に怖がっていた。健診では特に異常は指摘されなかったが、母親は何か他児と違うと感じて養育相談に行っている。トイレットトレーニングを二歳半から開始したが、小学四年生まで週に二、三回夜尿が続いた。幼稚園では分離不安は目立たず、他児とも上手く付き合っていたようであったが、送迎バスでいつも一緒に座っていた子どもが他児と座ったときには、戸惑いの表情をして泣いていた。

小学校では、教室の騒がしさが耐えられずに、耳を塞いだり時に保健室に避難していた。運動は苦手であったが野球クラブに入部した。ルールや作戦には詳しく、試合中に監督の作戦を非難して上級生から怒られていた。Ａは怒られた理由が分からず不服そうにしていた。小学四年頃から動作のぎこちなさや大人びた言い方をからかわれるようになった。担任から教室での独語を指摘されている。小学五年の夏合宿で他児からからかわれ、帰宅後イライラした様子で自室の本を投げたりした。両親が心配して精神科を受診、アスペルガー症候群と診断され投薬が開始された。夏休み後も、仲間外れにされるなどむしろいじめは増強した。

Ａは一人で本を読んだり、図書館に行ったりしていたが、からかってくる同級生と口げんかを頻回にするようになり、教室の物を投げるなど問題行動が目立ち始めた。担任はAの態度や話し方に問題があると考え、ホームルームでクラス全員からAに直して欲しいことを言わせている。Aはそれがショックで「我慢できない」と訴え、その後ハサミで自傷行為をするようになった。その理由を「他の子に手は出せないし、学校の物も壊せないから」と説明している。抑うつ的になり、小学六年のある日、突然学校を休み始め不登校となる。自宅では些細なことで立腹し壁を叩いたり、弟へ暴力をふるうようになった。両親もいじめに関して学校と相談を繰り返したが、Aの暴力や問題行動が目立つにつれてAを厳しく叱責することが増えていった。

中学は自宅から離れた学校を選択し、新しい環境で登校を再開することができた。しかし友人はできず、勉強も多忙になったことなどから感情が不安定になり、母親への暴力も出現した。中学一年の二学期、母親への激しい暴力があり近医へ緊急入院となった。退院後何とか登校できるようになったが、同級生に対する被害感情には大きな変化がなく、毎日のように自宅で不満を訴えていたため、暴力の再発を危惧して筆者の外来を受診した。

初診時、大人びた堅苦しい話し方をし、同級生や両親への不満を語った。暴力については、反省や謝罪の発言は聞かれず、悪いと思っていない様子であった。Aの気持ちを受け止めつつ、自転車で外出する等のAなりの衝動制御の方法に賛同して、暴力に至らないために何が必要かを考えていった。同時に薬物調整も行った。両親との面接では、Aの特徴や心理検査の結果、アスペルガー症候群についての心理教育を行った。WISC—Ⅲの結果は、知能指数が一〇四、言語性一一二、動作性九三、下位プロフィールのばらつきが大きかった。学校の配慮もあり、同級生と良好な関係を築くことは困難なものの、最低限の役割を他の生徒と行えるようになった。

被害体験と不登校・家庭内暴力

アスペルガー症候群の子どもたちは、特に知的に高い子どもの場合には、彼らなりの適応力で幼少児期には障害に気付かれずに成長することも多い。ただその場合でも、人間同士の社会的関係性を理解しにくい彼らの言動に周囲は何か違和感を感じることが一般的であり、思春期になるとその異質性がからかいやいじめの標的となりやすい。一日中理科の雑誌を持ち歩き、見知らぬ子にその本について話しかけては白い目で見られる小学三年の女子、同級生からからかわれるため、環境改善要求の手紙を何度も校長宛に提出した高校一年の男子、など日常臨床でよく遭遇する事例である。

事例Aでも、幼少児期には特徴が目立たず小学校低学年までは一定レベルの対人交流が見られていたが、小学四年時にいじめが始まり、高学年から中学にかけて増悪していた。この小学四年というのはまさにブロスのいう前思春期の開始時期にあたる。

1　思春期における仲間集団③

思春期の仲間関係の発達を考えると、前思春期の時期に特徴的なものが親からの自立に必要なギャング・グループの形成であろう。この時期子どもたちの内部では、親から分離・独立したいという感情と一方で親に依存していたい、逆に言えば親から見捨てられたくないと言う両価性が亢進する。ギャング・グループではその同一行動を前提とした凝集性（一体感）により、親からの自立を巡る葛藤を防衛する。その結果として排他的集団にならざるを得ず、不安を惹起させる異端の存在を容認しない。こうした均一性を指向する集団にとって、アスペルガー症候群の子どもたちの異質性は格好の攻撃の的となりやすい。

中学生年代（思春期前期）の特徴の一つはいわゆる仲良しグループ（チャム・グループ）の形成である。知的にも成長し、外界へと目を向け始めた子どもたちは、それまで家族の中に見ていた自分の理想像を次第に友人に求めるようになる。友人を理想化し、その友人との同一化願望が生じる。このチャム・グループでは関心事を共有するための共通言語や価値観の存在が重要であり、その共通性による一体感を通じて、仲間に対する忠誠心が生じてくる。アスペルガー症候群の子どもたちは、他者の興味や感情に無関心であったり自分の興味を共有しようという社会性に欠けるという特性を有しているうえ、彼らの独特な世界観を他者が共有することも困難な場合があることから、チャム・グループの形成が進む中で彼らはそれから排除され孤立化していく可能性が高い。

2　被害体験と不登校、家庭内暴力

こうした仲間集団からの攻撃や孤立化を通じた被害体験を重ねる中で、彼らの被害感情や怒り、無力感などは次第に増大していく。知的に高い発達障害児の方が疎外感を感

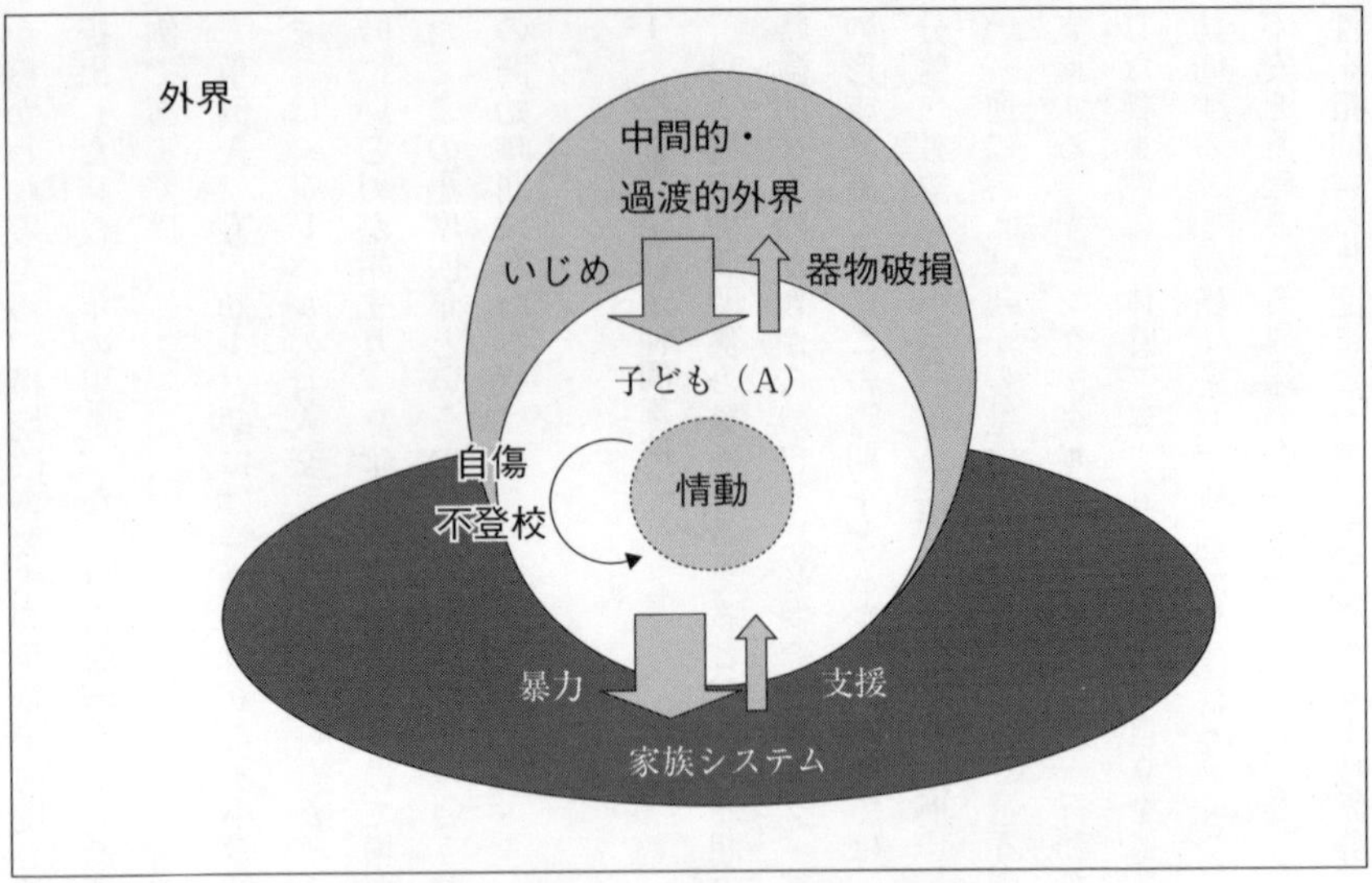

図1　Aで見られる外界・家族との関係

じやすいようである。[2] Aが経験したように、彼らの奇妙な行動が原因とされ彼らが非難されるという事態もありうる。このような外界からのストレスに曝されたとき、彼らは自分なりに何とか対処していこうとするが、元来自分の感情に気付きそれを適切に表現することが苦手であり、助けを求めることも不得手であるために、不適切な対応となって悪循環に陥りやすい。そしてAのようにある日突然学校を拒否したり、鬱積した感情を家庭内で爆発させ周囲を慌てさせることも稀ではない。図1はこのことを模式的に示している。

不適応状態で見られる症状

不登校や家庭内暴力が見られる時期には、他にも身体的、精神的症状が随伴することが多い。身体面では消化器症状や倦怠感などのいわゆる不定愁訴であり、自分の感情状態に気付かずに無理をした結果出現する。精神症状としては、抑うつ感や不安、焦燥感、易怒性、感情の不安定性などが見られ、またいわゆるパニックに近い状態で自傷や他者への攻撃が生じる場合もある。

アスペルガー症候群の加害行動については、他者の感情状態を適切に評価できないことと関連しているという指摘があり、Aも自分の暴力によって弟がどんな気持ちになるかについては無頓着であった。また他の中学男子は、暇なときやイライラするときに同胞をからかい、その反応を楽しんでいた。しかし実際には暴力行動は少なく[4]、臨床場面でも時に興奮状態は認めるものの、それが暴力に発展することへの過度の心配は不要というのが実感である。

予防と介入

1　サポーターの配置

不登校や家庭内暴力への介入として、予防が最善であることは当然であろう。そのポイントの一つは、アスペルガー症候群の子どもたちがどうやって彼らなりの仲間関係を発展させていくか、あるいはどうやって思春期開始期（小学校高学年から中学生年代）における仲間関係との葛藤を支えできるだけ穏やかに思春期を通過させるかである。実際に、幼少児期から保護者的な友人が存在している事例では、その友人が周囲からの要請を彼らが理解可能な形で伝えたり、彼らの言動について周囲の理解を促すことが期待できる。時には奇妙な言動を指摘し、より社会的に受け入れられる方法を教示する場合もある。彼らも支持的に関わってくれる子どもからの指摘は比較的抵抗なく受け入れるように思える。このように、アスペルガー症候群の特性を理解し、適切な距離感を保った交流を持てる子どもたちを周囲に配置することが望まれる。しかし、こうした支持的な仲間関係を得ることのできない場合には、周囲の大人がその役割を担う必要があるだろう。

2　環境調整

彼らが不適応状態に陥った場合の対応策として、まずはサポーターたる周囲の大人達がアスペルガー症候群の特性を良く理解し、そしてその特性に応じた適切な環境調整を検討することが大切である。バルクミン（ValCumine）は図2のように「アスペルガー眼鏡」という考え方で、障害の特性を良く知ることの意義を強調している[5]。何よりも家族にアスペルガー症候群について十分に理解をしてもらい、彼らの特性を受けて止めてもらうよう働きかけることが先決である。学校では、関係者の理解を促進し教師がサポーターとして機能するとともに、前述のようなサポーター的生徒を周辺に配置できることが望ましく、それが困難

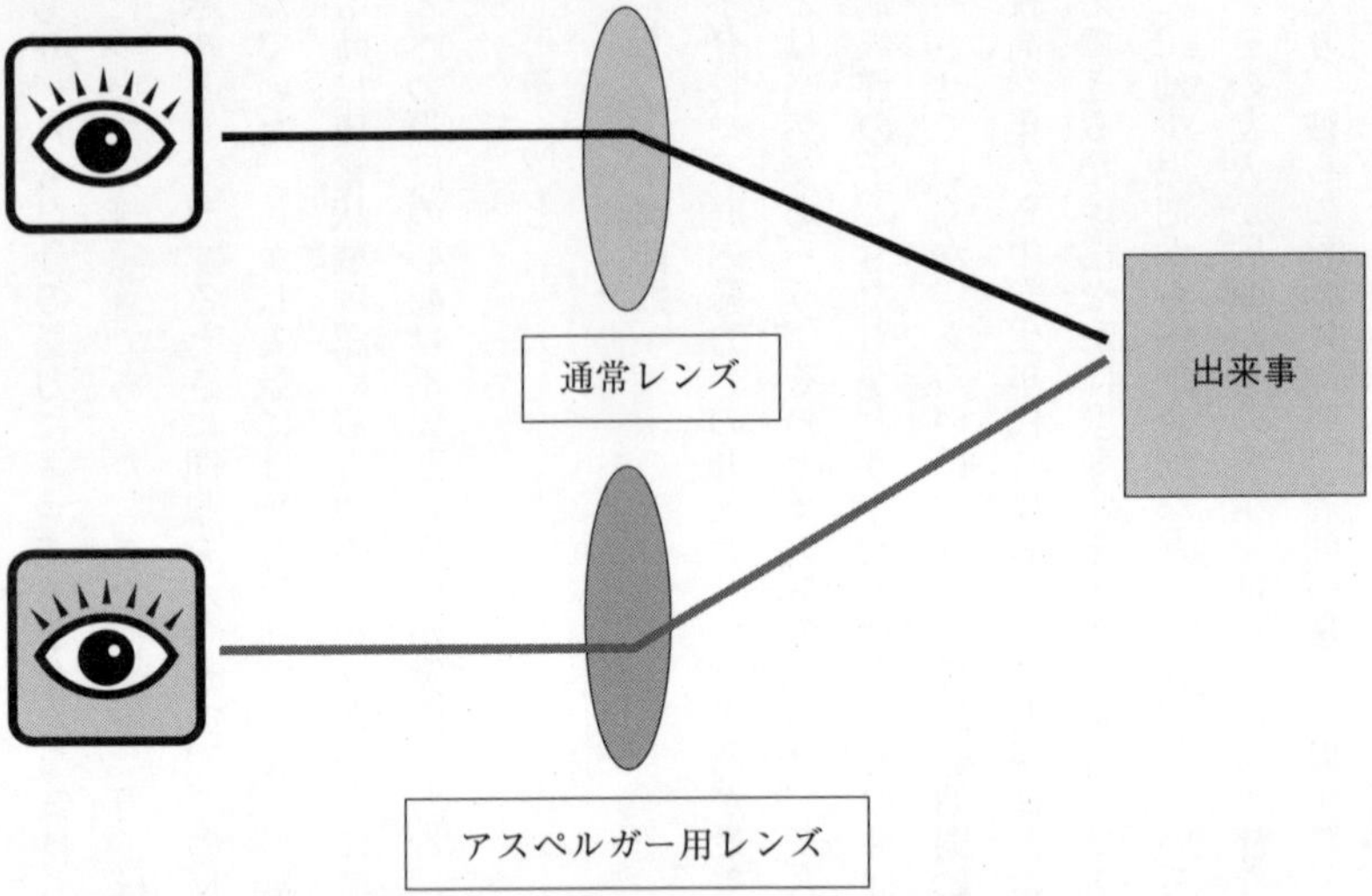

図2　アスペルガー症候群の視点から理解する（齊藤2005　文献⑤を一部改変）

な場合には転校や特殊学級の利用なども視野に入れておく。いじめにあって各種の身体症状を呈していた中学生が、転校を機会に症状が消失し、完全復学できたということもある。

3　精神療法的アプローチ

彼ら自身への対応として、彼らが抱く怒りなどを理解しようとすることが何より重要である。彼らの独特の認知による不適切な言動の修正を図ることは必要だが、最初に彼らの感情をこちらが受け止め、彼らと何らかの形でつながることが前提である。また彼らは拒絶に対して敏感であるため、行動修正を促すときには彼らの主張にも配慮しつつ徐々に変更を試みる方がうまくいきやすい。もし暴力に至るほど興奮をした場合には、周囲の安全を保持しながらその興奮が鎮まるまで待つことが原則である。

アスペルガー症候群の子どもたちは、年長になるに連れて周囲と自分との違いに気付き、悩み始める場合がある。これはアスペルガー症候群を告知する機会になりうる。自分の特徴を知ることで、その対処策を身につけることも期待できる。ただし告知の問題は非常にデリケートなものであり本論の域を超える。

4　薬物療法

彼らの感情があまりに不安定である場合には、精神療法的アプローチが奏功しにくくなるため、薬物療法が必要である。興奮や易怒性に対してはリスペリドンやハロペリドールなどの抗精神病薬、あるいはカルバマゼピンなどの気分安定薬を使用し、感情の不安定性や不安、抑うつには気分安定薬やＳＳＲＩ（選択的セロトニン再取り込み阻害薬）などの抗うつ薬を用いることが多い。その他抗不安薬も適宜使用する。しかしこうした薬物はすべて対症療法的であり、また子どもへの長期的安全性が確立していないものが多いため使用には注意深いモニタリングが欠かせない。薬物療法はあくまでも精神療法的アプローチの補完であると考えるべきであろう。

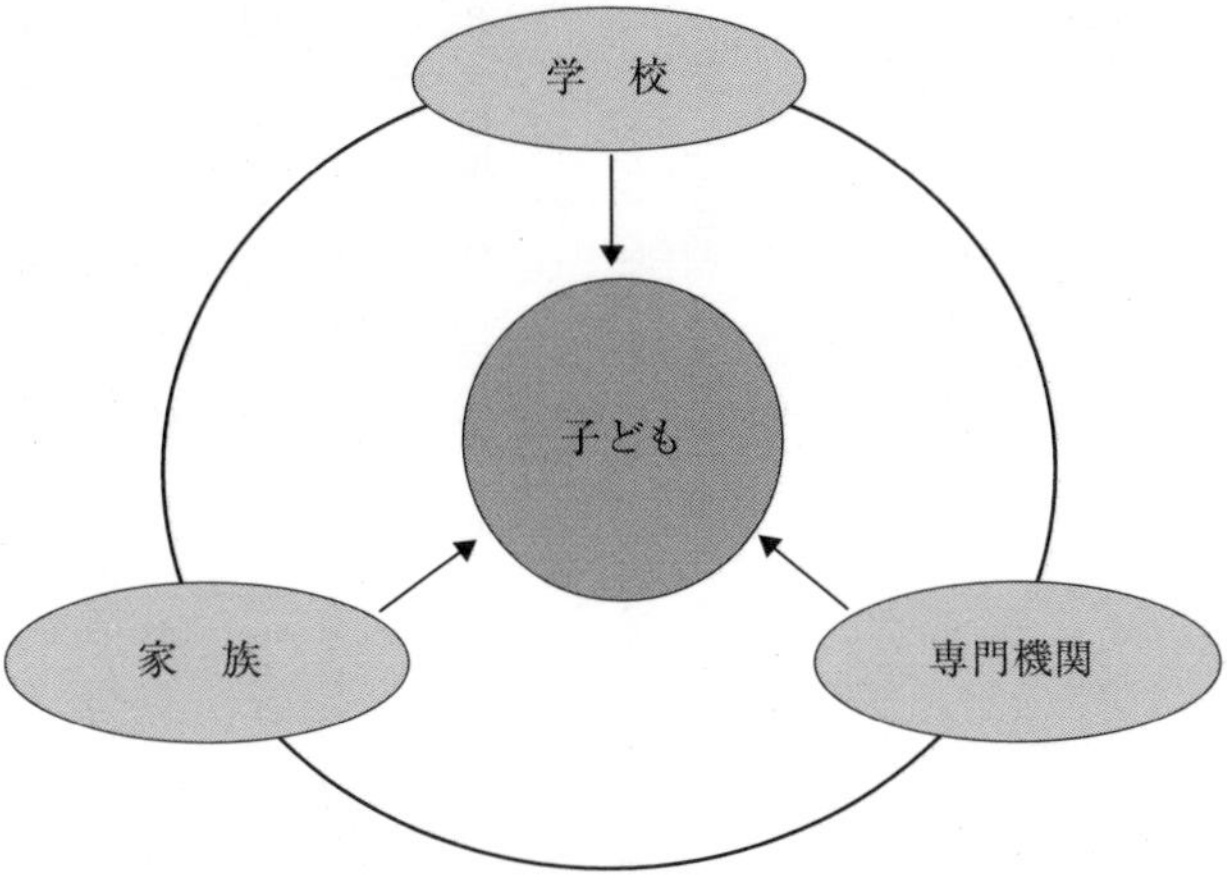

図３　子どもの支援における連携

結　び　に

アスペルガー症候群の子どもたちに出現する不登校や家庭内暴力の背景要因、特に被害体験との関連、及びその支援や対応について概説した。彼らへの支援には一貫性と継続性が重要であり、そのためには彼らの主たる生活の場である家庭と学校、必要な援助や助言を行う専門機関とが連携していくことが望まれる。図３のように子どもを取り囲む三者が緊密な連携をとることが可能であれば、中心にいる子どもは次第に安定していく。

〔引用・参考文献〕

（1） 齊藤万比古「思春期：集団と個の桎梏を越えて」思春期青年期精神医学 第十五巻一号 二一一四頁 二〇〇五
（2） Kurita H : School Refusal in Pervasive Developmental Disorder. Journal of Autism and Developmental Disorders, 21(1), 1–15, 1991
（3） 保坂 亨「学校を欠席する子どもたち」東京大学出版 二〇〇〇
（4） Ghaziuddin M. et al : Violence in Asperger syndrome, a critique. Journal of Autism and Developmental Disorders, 21(3), 349–354, 1991
（5） Val Cumine et al : Asperger Syndrome : A Practical Guide for Teachers, David Fulton Pub, 1998
（齊藤万比古監訳「教師のためのアスペルガー症候群ガイドブック」中央法規出版 二〇〇五）

〔きよた・あきお 国立精神・神経センター精神保健研究所
児童・思春期精神保健部 児童期精神保健研究室長〕
〔さいとう・かずひこ 国立精神・神経センター精神保健研究所
児童・思春期精神保健部長〕

膨らむ

アスペルガー症候群といじめ

横山浩之

一　アスペルガー症候群の子どもがいじめられたというとき

アスペルガー症候群の子どもが、いじめられていると周囲に訴えるとき、最低限考えるべきポイントは、次の三点である。

① アスペルガー症候群の子どもが、障害による誤解をしているかどうか？（以下、「障害による誤解」と記す）

② 原因と思われる事項と、アスペルガー症候群がある子どもがいじめられたという内容との同時性があるか？（以下、「原因と内容との同時性」と記す）

③ アスペルガー症候群の子どもに対して、意図的に周囲の子どもたちが行動しようとしたのかどうか？（以下、「周囲の意図的な行動」と記す）

これらの三点を軸に、アスペルガー症候群がある子どもといじめについて、対策を考えたい。なお、本論の内容では、高機能自閉症とアスペルガー症候群とを区別することは意味がないことを申し添える。

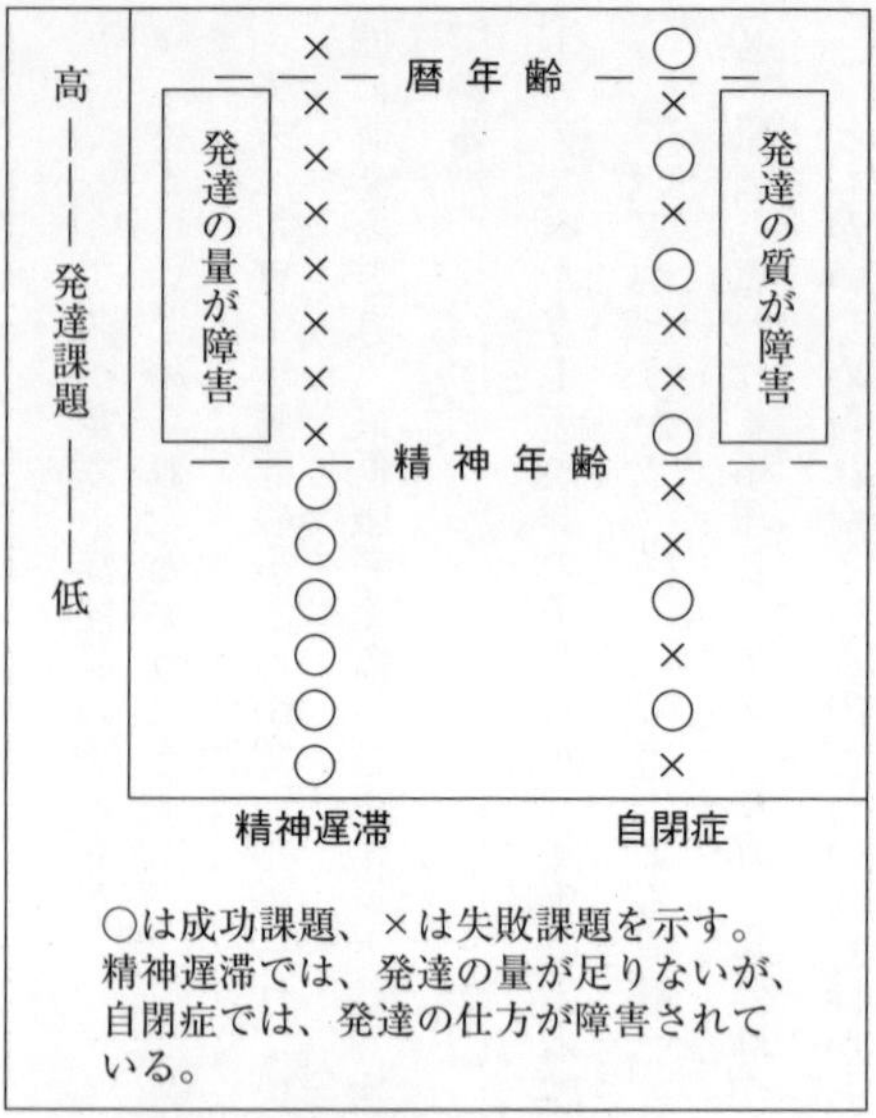

図1　**精神遅滞と自閉症の違い**（アスペルガー症候群では、暦年齢と精神年齢はほぼ同じ）

二　「障害による誤解」といじめ

アスペルガー症候群の子どもは、対人関係やコミュニケーションにおける質的な障害をもつ[(1)]。

教育心理学者のゲゼルは、乳幼児の発達を四十年間にわたって観察・記録し、発達に個人差はあるが、その順序は普遍的であることを見いだした。質的な障害とは、発達の過程そのものの障害であり、この順序性も崩れていることを意味している（図1）。

対人関係の発達や、言語面の発達において、質的な障害を持つ場合に、他人の心の読みとりを習得させることは、根本的にできない[(1)]。なぜなら、心の読みとりには、心の読みとりを行う人と読みとられる人とで、同様な体験の共有が必要だからである。

さて、アスペルガー症候群があるAさんが「障害による誤解」をしているのは、次のような場合である。「Bさんが、私（Aさん）をみて、笑った。ばかにしたんだ。」というような誤解である。Bさんが笑った対象はCさんであったり、Aさんをみて、うれしくて笑いかけたのであり、他意がない場合をいう。

このような誤解は、かなり多い。Aさんの周囲にいる方々でさえ、この誤解を、誤解であると認知できずにいる場合も多い。

言うまでもないが、これは、「いじめ」（以下も、障害が関係しない、正常な子どもたち同士の間で起こるいじめを、カギ括弧付きで示す）ではない。障害によって、Aさんが誤解しているだけだ。

しかしながら、Aさんの保護者が、Aさんの言い分を信じて、いじめだと勘違いして行動したら、どうなるであろうか？

三 「原因と内容との同時性」といじめ

アスペルガー症候群（あるいは自閉症）がある子どもに、ときおりみられることとして、フラッシュバックの存在があげられる。

フラッシュバックとは、過去の出来事を、まるでビデオテープのように、再生できてしまうことだ。本人も困ったことに、このビデオテープのスイッチは、本人の意図と無関係に、入ったり切れたりする。

フラッシュバックによって引き起こされた、いじめられたという訴えは、アスペルガー症候群がある本人以外の当事者にとっては、何をいまさらとしか思えない。

困ったことに、かつては、意味がわからず、本人も周囲につられて笑っており、周囲も冗談が通じたと思っていたことさえある。周囲には原因となったできごとを思い出すことさえ困難である場合も多い。もちろん、これを「いじめ」として捉えることには、無理がある。

逆に、フラッシュバックによって引き起こされた過去の出来事に反応して、アスペルガー症候群がある子どもが、周囲をいじめてしまうこともあり得る。

四 「周囲の意図的な行動」といじめ

アスペルガー症候群の子ども（Aさん）に対して、意図的に周囲の子どもたちが行動しようとしたのかどうかも大切なキーポイントである。

たとえば、Aさんが、先生からの問題に対して解答を間違えたDさんを、みんなの前で、おかしいと指摘し続け、それがあまりに執拗なので、DさんがAさんをたたいたとしよう。この場合には、「周囲の意図的な行動」があると判断する。

「周囲の意図的な行動」がないと判断される場合は、「いじめ」の実態はない。しかし、前項で示した「障害による誤解」があるかもしれない。

一方、「周囲の意図的な行動」があると判断される場合は、「いじめ」「いじめられ」につながる可能性がある。

前述の例では、Aさんから見れば、「自分は、Dさんの間違いを指摘し、正しいことをしていたのに、Dさんがたたいた」という言い分になるだろう。

一方、周囲からみれば、Dさんがたたいたことは悪いことだが、Aさんが、Dさんの間違いを、執拗に指摘するのもどうかと思っていることだろう。

この点こそが、「いじめ」「いじめられ」に進展し得る萌芽である。なぜ萌芽になり得るか？

Dさんや周囲の子どもたちにとって、アスペルガー症候群があるAさんの執拗な行動が、Dさんへの「いじめ」として理解されるからだ。

Dさん「いじめ」をするアスペルガー症候群があるAさんに対して、変なのはおまえのほうだと、Dさんの友だちのEさんたちが、言い出しても、何の不思議もない。

アスペルガー症候群があるAさんは、対人関係の質的な障害が存在するので、Dさんをいじめたなどと考えてもいないので、当然ながら、EさんたちとAさんとは、はげしくやりあうことになるのだ。

ここで、Eさんたちが、アスペルガー症候群があるAさんに対して、「意図的な行動」を起こすようになれば、この行動は、一般的な意味で言う「いじめ」と同じ現象である。そればかりか、Aさんも対抗した行動をとっても不思議はない。かくして、アスペルガー症候群があるAさんをめぐる「いじめ」「いじめられ」の両方が、存在するようになるのだ。

ここで、読者にぜひ考えていただきたいのは、この例で、最初に、DさんがAさんをたたいたという行動を、一般的な意味でいう「いじめ」と同じにとって良いかどうかという問題である。

五　「いじめ」の特徴を考える

障害が関係しない、「いじめ」では、原因と思われるできことは過去のできごとが多数あって、直接的な誘因は、たわいもないこと～～偶発したように見える～～であることが多い。そして、それを相性が悪いとか、ウマが合わないなどと表現したりもする。

たとえば、Eさんは、幼稚園時代に、Fさんに、たまたま、ちょっとした怪我をさせられた。

小学校三年生になって、EさんとFさんは同じクラスになったが、Eさんは、しらずしらずのうちにFさんを避けようと行動する。Eさんの行動をみて、Fさんは、ときおりいらだっていた。EさんがFさんの友だち（Gさん）と仲良く遊ぶのをみて（＝直接的な誘因）、FさんはGさんとともに、Eさんを仲間はずれにしようと思い、実際にそういう行動（＝「いじめ」）をとってしまった。

こういう場合に、原因となることがらへの対処は、もはや不可能である。長年にわたる感情のもつれがあるからだ。この感情のもつれを解きほぐすことは難しい。

しかし、「いじめ」への対処は可能であり、様々な方法があるのは、いうまでもない。

学級内での対処例としては、「いじめを克服する教師の闘い方（向山洋一）[3]」などを参照されたいが、基本的なスタンスとして、「子ども集団の持つ教育力」を無視した指導は、結局、破綻を迎えるという事実である。

> ルールを使ってできるだけの努力をしなさい。

と自分から言える子ども集団をつくることが大切だが、紙幅の関係で省略せざるを得ない（参考例、「授業で逆転現象を仕掛ける」　大森修　一八二―八頁[4]）。

閑話休題。前項の問題に戻ろう。

アスペルガー症候群があるAさんとDさんの問題である。Dさんの行動を、「いじめ」というべきかどうかである。

私の考えは、いじめというよりは、けんかという表現のほうが、はるかにふさわしい。なぜなら、「いじめ」がもつ複雑な対人的なやりとりが欠如しているからである。

よって、対処も、けんか両成敗という大原則にのっとるだけでよい[5]。

一番の問題は、ここで、AさんとDさんのもめごとを、「けんか」というカテゴリーで扱えるかどうかにかかっている。けんか両成敗という発想で周囲の指導者が対処しきれれば、前ページで示したような、AさんをめぐるDさんたちとの「いじめ」「いじめられ」には発展しないからである。

このような対処をほどこせずにいると、一般的な意味での「いじめ」に進展していくのは、むしろ自然なことだと思われる。

六　周囲が大人でいられつづけるかが、一番の問題

結論から書いてしまうと、関係する保護者、教師、保育士、医師、心理士……といった方々が、「大人として対応できるかどうか」が、上述のAさんを救えるかどうかの分かれ道である。

大人としての対応とは、子どものいいなりにならずに、大人としての分別ある行動をとり続けることができるかどうかという一点だけである。

よくある失敗の一例は、大人としての分別を忘れ、障害への対処だけを迫る保護者である。

たとえば、先述の例で、Dさんの行動に対して、Aさんの保護者が、Dさんの家庭に、怒鳴り込むといった次第である。うちの子どもは障害があるにもかかわらず、がんばっているんだから……などと始まったら、もうDさんとAさんの関係が、おしまいとなっても何の不思議はない。なぜなら、Dさんの家庭にとって、最初の原因はAさんなのにという思いを捨てきれないからである。

逆に、Aさんの保護者の行動ゆえに、障害に対する誤解を作ることもあろう。障害があるAさんが、何ゆえに通常学級にいさせる必要があるのか？　という誤解である。それは、Aさんの保護者のエゴに違いないと、Dさんや周囲の家庭が考えるのである。

他にも、保護者はAさんが障害だといっているが、ただのわがままにちがいないと、Dさんの家族が疑うことも、よく生じる。

いずれにせよ、Dさんに対して、保護者は、「Aさんと

関わるのは止めなさい」といいだすことになる。

このような失敗を教師が犯すことも多い。例えば、障害への対処を、周囲の児童に迫る場合である。

「障害があるから、それをわかってあげなさい」という言う方が、よくいる。そのことばは、対「教師」であれば、その通りである。

しかし、軽度発達障害がある子どもたちは、全般的な知的水準に問題がないので、周囲の子どもたちからみて、軽度発達障害がある子どもたちを障害があるとは思えないのである。

保護者や教師・保育士でさえ、障害をもつ子どもを見つけられない現状を考えてほしい。また、保護者や教師・保育士でさえ、対応の仕方に迷うことが、たくさんある現状をよく考えてほしい。

ましてや、子どもに理解してもらおうと考えることに、無理があるのである。

誰もが、ひとめみてわかる障害なら、子どもでもすぐに理解できる。たとえば、中程度の精神遅滞の子どもであれば、幼稚園の年中さん以上の子どもたちなら、大人が教えなくても、障害の存在を理解して、対応してあげる子どもがいくらでもいる。

しかし、ひとめみて、問題がないようにみえる、軽度発達障害がある子どもの障害を、理解することは、抽象的な概念の操作を、二段階以上行える年齢――少なくとも十歳以上――でなければ、教育目標分類学で言う「解釈」レベル以上の理解は難しい。ましてや、「問題解決」ができる年齢は、どれぐらいなのだろうか?

そもそも、「障害があるから、それをわかってあげなさい」ということが容易なぐらいなら、アスペルガー症候群の問題を、わざわざ本誌がとりあげることもないだろう。

さて、先述の例を周囲が大人として対応できれば、どのように経過するだろうか。

アスペルガー症候群があるAさんが、解答を間違えたDさんを、みんなの前で、おかしいと指摘し続けた時点で、指導者が、にっこりと笑いながら、「間違いを直すのは、先生の仕事ですよ」と指導を入れるだけで十分である。

この指導でも、「おかしい」とAさんが言い続けるなら、「(にっこりしながら）授業時間中は、勉強を一生懸命している子がいい子ですよ。」という指導も良い。

あまりに、Aさんが執拗なので、DさんがAさんをたたいた場合には、「どんなときにも、人をたたくのは良くないので、謝りましょう」の指導があれば十分である。もちろん、Aさんにも謝らせる(=けんか両成敗)。

いずれの指導でも、非常に大切なことは、「行動だけで評価する」ことである。なぜなら、アスペルガー症候群の子どもは、「こころの読み取り」を表面的にしか教えることができないからである。

このような「行動だけで評価する」指導の仕方は、集団生活を送る正常な子どもにもきわめて有用であることが知られている。

アスペルガー症候群の子どもに限らず、軽度発達障害がある子どもをはぐくむコツは、子育ての智恵の使い回しにある。「ほめてしつける」ことができるかどうか一点に集約できる。(6・7)

みかけだけ大人で、大人としての行動がとれないヒトが増えていることが一番の問題ではないのか。それゆえに、子どもをはぐくめないのではないか？

〔引用・参考文献〕

(1) ローナ・ウィング 自閉症スペクトル─親と専門家のためのガイドブック 二五─七五頁 東京書籍 一九九八
(2) 内山登紀夫、水野薫、吉田友子 高機能自閉症アスペルガー症候群入門 一二七─一二八頁 中央法規 二〇〇二
(3) 向山洋一 いじめを克服する教師の闘い方 三五─九三頁 明治図書 二〇〇一
(4) 大森 修 授業で逆転現象を仕掛ける 一八二─一八八頁 明治図書 一九九一
(5) 水野正司 集団統率・叱り方の原則 四六─六二頁 明治図書 二〇〇三
(6) 横山浩之 軽度発達障害の臨床 八六─九九頁 診断と治療社 二〇〇五
(7) 竹川訓由 明るいトーンの個が育つ学級づくり 九一─一三頁 明治図書 一九九七

〔よこやま・ひろゆき 山形大学医学部看護学科
臨床看護学講座准教授〕

膨らむ

アスペルガー症候群と子ども虐待

田中　究

はじめに

アスペルガー症候群の子どもがいわゆる「いじめ」を受けやすく、その影響が後に外傷後ストレス障害（ＰＴＳＤ）における再体験症状（フラッシュバック）類似のタイムスリップ現象を生じ、パニック発作として社会適応に大きな影響を与えることは、多くの論者が述べているところである。アスペルガー症候群の子どもたちの持つ社会性の問題、すなわち他者心理の理解の苦手、集団参加の困難やこだわりといった特徴が、「いじめ」の理由となると同時に、養育者の「育てにくい」という訴えや教師の「やりにくい」という呟きに繋がっていることを経験している臨床家にとって、ここから子ども虐待は僅かな距離である。本症候群と虐待の関係について、わが国で述べたのは杉山(1)を嚆矢とするように思われる。杉山はあいち小児保健医療総合センター「子育て支援外来」を受診し、子ども虐待症例のうち二三％に広汎性発達障害が認められたと述べている。

本論では、アスペルガー症候群の子どもの虐待例について例示し、愛着障害との関係についても触れ、その中で精神病理の発展を防止する手だてなどについて考えたい。

なお事例については本論文の目的に外れない範囲で変更を加えてある。

事例　1

Ａ（男児）初診時九歳

主訴：集団参加を勧めるとパニックになり、棒を振り回す、裸になって走り回る、放尿するなどの衝動行為が続く（一時保護所入所中）

家族歴：両親と弟（三歳年少）の四人家族で、両親はともに理解力に優れており、広汎性発達障害の家族歴はない。

生育歴・現病歴：一歳時に同年代の子どもに比べて言葉の遅れがみられたが、一歳半健診では「様子を見ましょう」といわれた。三歳児健診では大人しく、一人遊びの多い子どもだったが、会話は可能だった。母親はＡがマイペースで、指示に従えず、強制すると癇癪を起こす、育てにくい子どもと訴えたが、この際も「大丈夫、様子を見ましょう」といわれて、健診後のフォローアップはなかった。しかし、弟の出生後も育てにくさはかわらず、養育がままならないことから母親は殴る蹴るといった暴力をふるうようになり、四歳時に児童相談所で相談が開始された。母親は抑うつ的となり、Ａを実家に、弟を児童養護施設に預けて、心療内科での治療に専念した。この間、Ａの発達に関する評価はなされたものの、診断などは両親に告げられていない。五歳時、父親の転勤のため遠方に転居することになった。Ａの家庭での状況は変わりなく、保育園では大人しい子どもで、一人遊びが主であったが落ち着いて過ごしていた。

小学校入学後、一人で過ごすことが多く、マイペースであったが、集団での行動におおむね従っており、教師から問題を指摘されることはなかった。小学校二年になって、Ａは周囲の子どもの遊びに参加するようになった。しかし、授業中にぼんやり他のことを考えていて教師に注意されたり、コミュニケーションが拙く幼く、運動が不器用で、行動がマイペースであることなどを周囲の生徒がからかうようになった。それに対してＡは大声を上げるなどのパニックを起こし、それがますますからかいを惹起した。周囲の子どもに噛みつき、ものを投げつけ、持ち物を壊したりすることが増え、教師や生徒の親たちからの苦情が母親に告げられることとなった。母親はＡを叱りつけたが、反応に乏しく、叩いたり蹴ったり、刃物で脅して従わせようとして、Aの登校渋りが目立つようになった。このため、小学校二年生の終わりに、母親は学校での不適応を主訴に児童相談所に来所し、母親による身体的虐待が明らかとなった。相談開始時より発達障害が疑われたが、これまでに発達障害の可能性について両親に示されたことがなかった。専門医療機関を受診することをすすめられたため、某クリニックを受診し「注意欠陥多動性障害（不注意型）」と告げられ、療育指導が行われたが、学校でのパニックは変わらず、母親からの身体的暴力も減らないために、一時保護となった。

保護所内でも、入所当所、気分変動が激しく、衝動的な行動がみられた。例えば図工など気に入った課題が与えられると、指示に素直に従い、長時間集中して課題に取り組めたが、学校でからかわれた国語学習などには取り組めず、指示に反発したり、周囲にいる子どもたちに飛びかかり、行動を制止したり参加を強く促すと、唾を吐いたり、全裸になって走り回ったり、ものを投げたりはさみで他児をつついたり、放尿したりなどがみられた。また、遊びでは年少の子供と過ごすことが多く、人生ゲームや野球盤などルールが明瞭で少人数でできる遊びでは他児と仲良く過ごせたが、集団遊びは困難であった。他児に対しては、控えめな方法で接近したが、唐突で独特だったために、他児はAを遠ざけていた。こうしたことから、入所一ヵ月後に筆者を受診した。

診察室や保護所での行動観察、生育歴の再聴取、諸検査結果から広汎性発達障害（アスペルガー症候群）と診断した。Aは面接で、質問に素直に応じ、やや声高で平板な話し方であったが、学校や家庭で怒鳴られたり、叩かれてパニックになったと事実関係を話し、自分の感情を言語化した。会話は緩徐で拙く、Aの連想に応じて話題が飛ぶこともあり、母親が叱った理由や周囲の人たちの感情を推測することは困難であった。薬物療法を導入したが、中枢神経刺激薬はほとんど無効で、少量の抗精神病薬（ハロペリドール〇・八mg／日）が著効し、まとまらない行動やパニックは消退した。

また、両親に対しては診断について説明し、子育ての大変さを労い、対応の方針などについて話し合った。両親は高機能広汎性発達障害に関する図書を読み漁り、講演会などに出かけ、そこで描かれ話される子どもの姿をAの姿に重ね合わせ、行動特徴を理解するようになった。母親は対応が急速に変化し、Aの感情の動きを予想し、受容できはじめた。「もっと早く診断を知らされていたら、虐待にはならなかったのに」と語った。

検査結果：

WISC—Ⅲ知能検査

言語性IQ　八五、動作性IQ　七六、全検査IQ　七九

知識八、類似六、算数一〇、単語七、理解七、数唱六

絵画完成八、符号四、絵画配列七、積木模様八、組合せ六、記号五

こころの理論課題：サリー・アン課題は紙面では不通過、アニメ版（PC版）では通過し、スマーティー課題も通過した。

人物画（DAM）：四歳十一ヵ月

この事例では、乳幼児健診の際に母親がAについての心配を訴えているのにもかかわらず、「様子を見ましょう」という対応であった。これは、後にアスペルガー症候群と診断された子どもの養育者からしばしば聞かれることである。弟が出生して、子育てのストレスは強くなり、一方マイペースで、指示に従えないAに、暴力を振るうことになった。

藤川[2]はアスペルガー症候群を有した非行少年の中に虐待歴のある五例について述べているが、この中で子どもがハンディを負っていることが明らかであるのに、養育者が「特別な配慮が必要である」と認識しなかったことが虐待行為の原因となっていると指摘し、同時に「様子を見ましょう」としか言わなかった医療機関、障害福祉サイドの援助の不足について述べている。このことは本例にも当てはまるが、児童相談所や医療機関に幼児期のアスペルガー症候群に関する経験の蓄積がなかった可能性や、Aの評価はしているものの、虐待の影響に関するものが中心で、発達評価が十分に行われなかった可能性も考えられる。養育者は「育てにくい」「特別な配慮の必要性」を感じながら、その理由や方法を教えられず、虐待に繋がったのである。

しかし、子どもの特徴を両親に説明し、両親は診断名を手がかりに子どもの行動や感情の特性を理解しようと奮闘され、子どもとの関係を変化させることが可能となった。診断名が紋切り型で固定的な子ども理解に結びつける危うさ確かにもあるが、単に診断を告げるのではなく、具体的

な関係の持ち方、援助の方法を含めて伝えることで、関係の変化をもたらす契機になり得ることも考慮しなくてはならない。

事例　2

B（男児）　初診時五歳七ヵ月

主訴：児童養護施設内での問題行動（あらゆるネジを緩める、嘘をつくなど）、生活リズムの変化（季節に伴う変化やスケジュールの変更）があると調子を崩す、不安定になると独り言が出たり、自分の世界に入り込む

家族状況：父親（二十九歳）は児童養護施設に育った。高校進学後六ヵ月で退学、同時に施設からも退所し、その後、職を転々としている。母親は十八歳時にBを出産、早産・低体重出生であった（三四週、一、九〇〇g、アプガースコアは六点（一分）／九点（五分））。母子手帳には一歳過ぎまでの記載はあり、定頚五ヵ月、定座九ヵ月、這行九ヵ月、つかまり立ち一歳、初歩一歳三ヵ月とあったが、一歳時の発語の記載はない。母親はBを残したまま家出を繰返し、母方祖母と父親が交互に育児したが、放置される時間も長く、自宅から外へ連れ出されることはなかった。一歳六ヵ月健診や予防接種は未受診のまま、二歳半時に母親は出奔し、半年後に離婚した。この間、父親はBを「食パンを握らせたままベビーサークル内に放置していた」という。離婚後のBの養育に関しては両親双方が相手に押し付けあい、結局母親が親権者となったが養育できず児童養護施設に入所することとなった。

二歳八ヵ月時に、評価のために一時保護となったが、Bは保護所の環境にもすぐ慣れ、表情は明るく豊かで、人見知りもなく、自然と職員を頼り、スキンシップを求めてしばしば職員に抱っこをせがんだ。職員のみている中で遊ぶことを好み、一人遊びは何とか可能であった。基本的生活習慣は身に付いていなかったが、指示を理解し、教えれば自分でする意欲も見られた。言語理解はほぼ年齢相当であったが、言語表出は単語中心で、発語は不明瞭で、呼名への反応が乏しく、エコラリアもみられた。二歳十ヵ月時、児童養護施設に入所したが、保護所入所時と同様に、とくに問題は認められず、職員にすぐに慣れて、甘えることがみられた。

三歳一ヵ月時の再検査では、全体に伸びがみられ（表1）、自分の意思を言語で大人に伝えることができるよう

表1　Bの発達検査結果

新版K式	2歳8ヵ月時		3歳1ヵ月時		5歳7ヵ月時	
	発達年齢	発達指数	発達年齢	発達指数	発達年齢	発達指数
姿勢・運動	2：4	88	3：1	100	上限以上	—
認知・適応	1：6	56	2：4	76	4：5	79
言語・社会	1：5	53	2：4	76	5：5	97
全　領　域	1：7	59	2：4	76	4：11	88

になった。三歳四ヵ月時に幼稚園に入園し、他児に誘われれば集団遊びに参加することもみられたが、保育士が見ているところでの活動を好んだ。母親は何度か面会に訪れたが、Bの言動で不機嫌となり、その都度Bは不安定となり一人で周囲とは隔絶したかのように、自分の世界に入り込んで過ごした。

四歳となって、他児との球技などに参加するようになり、幼稚園を楽しめるようになった。しかし、他児との会話が理解できないと、一人で窓の外を眺めて独語しながら過ごしたり、未体験の出来事への参加には困惑が目立った。

五歳時には、会話量が急速に増え、表情も豊かで、サッカーに参加するなど他児とルール遊びを楽しむようになった。その一方で、自分の世界に入り込んでいる際に、施設のあらゆるネジを多くは指で（時に道具を使って）緩めて回すことに耽っていたり、評価に敏感で叱られるような行動をしていて見とがめられると嘘をついて自分の非を認めなかったり、季節が変わって洋服が替わったり、寝具が変わる時や施設内のスケジュールが変更になると一人でぼんやり窓の外を眺めて独語することが増え、ミニカーを床端の直線に沿って並べたり、声調が高くなるなどが施設職員によって気付かれるようになった。さらに、スーパーマーケットで傍らの未知の母親が子どもに言った〈一つ買ってあげるね〉に反応してBもお菓子をその母親のカゴに入れたり、「寂しい」「悲しい」といった感情を表す言葉が自らの感情と結びついていない印象があったり、エコラリアが時にみられたりと言語発達に特徴がみられた。他児とのルール遊びはみられたが、ジャンケンポンの理解が即座には出来ず、一方で勝敗にこだわって負けると相手に噛みつくこともあった。また、施設や幼稚園などのさまざまな場面で女性を一人だけ愛着の対象として、その女性の周りで行動することを好み、そうした女性がいない場面では一人遊びになる傾向があった。こうしたことから五歳七ヵ月時に受診した。発達検査の結果は別表（表1）の通りである。

この事例では乳児期後半から二歳半にかけての生育歴は不明部分が多いが、Bがネグレクトされて育ったことは確かである。保護当時から現在に至るまで特定の成人への愛着は育たず、ある意味で成人女性に対する無分別な愛着傾向がみられることから、反応性愛着障害（脱抑制型）の特徴を有していると言える。しかし、同時に対人的相互性やコミュニケーションにおける課題もみられ、広汎性発達障害（アスペルガー症候群）を現在のところ排除できないために、診断は保留している。一方、施設職員および保育士らは現在の病態を説明し、遊びを通して他児との関係を深めていけるような配慮がなされており、臨床心理士による遊戯療法も行われている。

ＩＣＤ—10は広汎性発達障害と反応性愛着障害との鑑別が5つの特徴から可能であると述べている。すなわち、反応性愛着障害の子どもは社会的な相互関係と反応性の正常な能力を持っていること、さまざまな状況での社会的反応の異常なパターンが行動の全般的特徴として反応性愛着障害にみられるが、継続的な療育が行なわれる正常な環境に育てられれば大幅に改善すること、言語発達の障害パターンが広汎性発達障害と異なること、環境の変化に反応を示さない持続的で重篤な認知上の欠陥を伴わないこと、行動、関心、活動における持続的、限局的、反復的、常同的なパターンのないことである。しかし、Bにみられるように横断的な症状評価だけでは鑑別は困難であり、杉山も述べるように治療的な関わりによって諸症状の変化が鑑別点になるのかもしれない[3]。

一方、英国のラターやオコナーら[4~7]やオランダのホクスバーゲンら[8]は、ルーマニアのチャウチェスク政権崩壊後に英国、オランダに養子として渡った子どもの追跡研究を行い、児童施設で心理的支援を得られず、ネグレクトや虐待を受けた子どもに自閉症類似症状がみられ、英国の家庭で育てられるとキャッチアップして、症状は消退したと報告したと報告している。また、リード[9]は生後二年までの心的外傷体験が自閉症性の発達への結実因子になるのではないかと仮定し、自閉性外傷後発達障害（Autistic Post-traumatic developmental disorder）という概念を提唱している。

こうしたネグレクトをはじめとする児童虐待がどのように自閉症類似症状をもたらすのか、反応性愛着障害との関連はどのようなものなのか、今後の研究をまたねばならない。しかし、Bにみられたように臨床的には反応性愛着障害とアスペルガー症候群をはじめとする広汎性発達障害との鑑別が必要となることがある。現在のところ、両方の可能性を念頭に置きつつ、小林[10]が提唱するように養育者をはじめとする成人との愛着関係を促進深化させ、周囲の子どもとの関係が広がるように配慮していくことが現実的であると考えられる。

〔引用・参考文献〕

（1） 杉山登志郎　子どものこころの発達を守るために虐待臨床から見えるもの　日小医会報　28　二六―三〇　二〇〇四
（2） 藤川洋子　アスペルガーと虐待の不思議な関係　そだちの科学　5　七七―八一　二〇〇五
（3） 杉山登志郎　私信
（4） Rutter M, Andersen-Wood L, Beckett C, et al.: Quasi-autisticpatterns following severe early global privation. English and Romanian Adoptees (ERA) Study Team. J Child Psychol Psychiatry. 40 : 537–49. 1999.
（5） Rutter M, Kreppner JM, O'Connor TG.: Specificity and heterogeneity in children's responses to profound institutional deprivation. Br J Psychiatry, 179 ; 97–103. 2001.
（6） O'Connor TG, Rutter M.; Attachment disorder behavior following early severe deprivation : extension and longitudinal follow-up. English and Romanian Adoptees Study Team. J Am Acad Child Adolesc Psychiatry. 39 : 703–12. 2000.
（7） O'Connor TG, Rutter M, Beckett C, et al : The effects of global severe privation on cognitive competence : extension and longitudinal follow-up. English and Romanian Adoptees Study Team. Child Dev. 71 : 376–90. 2000.
（8） Hoksbergen R, Laak JT, Rijk K, van Dijkum C, Stoutjesdijk F.: Post-Institutional Autistic Syndrome in Romanian Adoptees. J Autism Dev Disord. 16 : 1–9. 2005.
（9） Reid, S.: Autism and trauma-Autistic Post-Traumatic Developmental Disorder.; In Alvarez, A., Reid, S. (Eds) : Autism and Personality-Findings from the Tavistock Autism Workshop, Routledge. p. 93–112. London. 1999.
（10） 小林隆児　自閉症の関係障害臨床―母と子のあいだを治療する　ミネルヴァ書房　二〇〇〇

〔たなか・きわむ　神戸大学医学部附属病院精神科神経科〕

膨らむ

アスペルガー障害の非行事例

車谷隆宏

はじめに

少年鑑別所は家庭裁判所から付託された未成年者を収容し、非行に対する処遇決定のための資質鑑別を行う施設である。近年、少年鑑別所入所事例の中に広汎性発達障害（Pervasive Developmental Disorder、以下ＰＤＤ）を有するものが含まれることが報告されてきている。[1〜3] ＰＤＤはＤＳＭ－Ⅳにおいて、アスペルガー障害のほか自閉性障害、特定不能の広汎性発達障害（ＰＤＤ Not Otherwise Specified、以下ＰＤＤ－ＮＯＳ）などを含む上位概念で、これらはいずれも対人相互性の質的障害や興味の偏り・常同性を主徴としている。後述のように非行事例ではアスペルガー障害のほかＰＤＤ－ＮＯＳと診断されるものも多いので、本論では対象をアスペルガー障害に限定せず、より広い概念であるＰＤＤについて見ていくこととする。

ＰＤＤ事例の概要

最近の大阪少年鑑別所でのＰＤＤ事例の概要を表１に示す。二〇〇三年一月一日から二〇〇五年六月三十日の間に、ＤＳＭ－Ⅳに基づいてＰＤＤ（自閉性障害、アスペル

表1　大阪少年鑑別所におけるPDD事例の概要（2003. 1. 1—2005. 6. 30）

性別	年齢	非行名	診断	備考
男子	15	強制わいせつ、窃盗	PDD–NOS	
男子	19	建造物以外放火	アスペルガー障害	
男子	16	器物損壊、火炎瓶の使用の処罰	PDD–NOS	事例1
男子	19	殺人	アスペルガー障害	
男子	15	現住建造物等放火、現住建造物等放火未遂、建造物以外放火	自閉性障害	
男子	18	脅迫	アスペルガー障害	
女子	19	現住建造物等放火未遂、器物損壊	PDD–NOS	
男子	15	現住建造物等放火	アスペルガー障害	事例2
男子	19	暴行	PDD–NOS	
男子	14	強制わいせつ	PDD–NOS	
男子	18	脅迫	PDD–NOS	
男子	14	強制わいせつ	アスペルガー障害	
男子	17	殺人、殺人未遂、建造物侵入、銃砲刀剣類所持取締法違反	PDD–NOS	
男子	18	強制わいせつ	PDD–NOS	
男子	16	住居侵入	PDD–NOS	
男子	19	強制わいせつ	PDD–NOS	
男子	16	現住建造物等放火	アスペルガー障害	
男子	15	強制わいせつ	アスペルガー障害	事例3

順序はあえて不同にしている

ガー障害、ＰＤＤ－ＮＯＳ）と診断した事例は一八例（うち一〇例がＰＤＤ－ＮＯＳ、七例がアスペルガー障害、一例が自閉性障害）であった。ＰＤＤ－ＮＯＳは、症状が対人相互性の障害、あるいは常同性のいずれかに限定されるものや、症状の程度が診断を満たす閾値に達しないものとされている。実際にＰＤＤ－ＮＯＳが多いことも事実である一方、少年鑑別所での診断の性質上アスペルガー障害等と診断するための情報が充分得られなかった事例もあるものと考えている。非行事実では放火（五事例）や強制わいせつ（六事例）の多さが目立ち、その他にも殺人（二事例）や火炎瓶製造・所持（一事例）など深刻な事例が多い。

　ここで、スウェーデンで行われた調査[4]を紹介しておきたい。一九九〇年から一九九五年の間にストックホルムにおいて深刻な非行（殺人・放火・傷害など）を犯し、かつ精神鑑定を命じられた未成年一二六事例の記録について、児童精神医学的に再評価を行ったもので、診断にはイルベリ(Gillberg, C) があたっている。その結果、元の鑑定ではＰＤＤ診断はわずか二例、しかも事件以前に診断されていたものであったのに対し、再評価では一五％が確実にＰＤＤ（一二％がＰＤＤ－ＮＯＳ、三％がアスペルガー障害）

と診断された。ちなみに筆者のデータでは、精神医学的評価を求められた事例の総数は一七二、したがってこれに占めるPDDの割合は一〇・五％となる。少年鑑別所での精神医学的評価の対象が深刻・奇異な事例の他、軽微な非行でも精神疾患が疑われるものや非行以前に診療を受けているものなども含むこと、また精神鑑定には注意欠陥多動性障害の事例が付されることが比較的少ないこと、より厳格なイルベリの基準が適用されてアスペルガー障害が少ないことなどの違いがあるのだが、いずれにせよ、最近の疫学研究によれば一般人口のPDD有病率は多くても一％弱とされるので(5・6)、深刻で何らかの精神変調の介在を疑わせる非行事例にはPDDの関与の可能性を常に念頭におくことが必要と言える。一方、筆者がデータを集めた期間の鑑別終了者総数はおよそ五、六〇〇人であったので、ここでのPDD有病率はざっと〇・三％ということになる。これは上記一般人口の一％弱よりも低い。つまり非行群全体から見れば、PDD児は一般人口におけるよりもさらに稀な存在なのである。

事例

次に、先に示した事例から三つを提示して、PDD事例の特徴について考える。事例提示にあたっては、プライバシー保護のため題意を損なわない程度に内容の改変を行っている。

事例1　十六歳男子　PDD―NOS

小学・中学時を通じ、受動的な関わり方で少数の友人しかなかった。あっちへ行けといわれてそのグループから離れてしまったエピソードがある。小学高学年以降、いじめられるようになっている。中学時、友人に自室の家具の配置を少しでも変えられたりすることを嫌がったという。親しかった叔父の死去をきっかけに不登校傾向となる。専門学校入学後も友人ができず、会話ができないことに悩み、不登校が続いた。やがてインターネットで少年鑑別所入所経験者の書き込みを読み、彼らと会話すべく、また少年鑑別所でなら嫌でも話をしなければならないだろうと考え、警察につかまろうと考えた。工場のガラス窓に投石して警察に出頭、さらにその後火炎瓶を作製。実際に投擲するが結局発火せず、所持している所を逮捕された。診察では、礼儀正しくまた無防備な印象で、客観的事実や「反省しています」「迷惑をかけました」などの定型的な表現が発話の多くを占め、自他の情緒的な事柄に関しての表現は乏しい。家庭でも話さなくなったのは「家で話を我慢すれば学校で話せるようになる」と考えたからと言う。行動観察で、歩調がぎこちない、スリッパを脱がずに畳にあがるなど報告される。

事例2　十五歳男子　アスペルガー障害

幼稚園・小学校を通じ孤立傾向。中学一年時、以前からの南京錠の収集が本格化、現在までに数百個を収集。この間、珍しい錠を盗むようになり、補導歴がある。中学卒業後は引きこもり生活、日頃は収集した南京錠を磨いて眺めたりして過ごした。妹らにからかわれることが多く、憂さ晴らしに自室でティッシュを燃やして眺めることから、やがてごみや家屋への放火にエスカレートした。診察では視線が合わず、情緒表現の乏しさ、文意の取り違えなどを認めた。南京錠については、最大のものは企業用の特殊なもので、形式番号など、錠に記載された詳細を嬉しそうにすらすら暗唱してみせた。また「南京錠は格好良い、自分が全部南京錠でできているって言う感じ。南京錠と心でつながっている、磨いていると南京錠の気持ちがわかる」と表現。

事例3　十五歳男子　アスペルガー障害

帝王切開にて低体重で出生、言葉の遅れはなし。小学中期まで熱性けいれん・脳波異常のため通院・服薬。小学・中学時通じ友人は少数。人を傷つけるような発言が目立ち、このためか小学中期頃からいじめに遭う。中学校に入り、同級生の話をきっかけに性的なことに興味を持ち、小学男女児童に強制わいせつを繰り返した。下着を見せさせ、臀部を触れたり舐めたりした。肛門に陰茎を挿入しようとした場合もある。診察では、物怖じせずに淡々と話す。事件について、「良いとか悪いとかは考えないが、肛門が大きすぎたり小さすぎたりするのは困る」と平然と話す。児童を対象とするのは、意のままにできるから、自分の行為で児童が嫌がることは気にならない、陰部ではなく臀部・肛門に興味を持つという。しばしば主語を確認、ピントはずれで奇妙な回答、数字の詳細（事件の件数、審判の日時の問いに時刻まで回答）に対するこだわり、など認めた。ロールシャッハテストでは何らかの器質的障害の疑い、想像力の貧困、認知の偏り・柔軟性の欠如、情緒刺激への感受性欠如、洞察・理解に欠ける衝動に動かされやすい、対人面での関心乏しい、など指摘。バウムテストにて同型の葉を多数たんねんに描く。

考　察

ＰＤＤ児による非行事例には特有の思考・行動様式が作用することが従来指摘されてきている(7)。今回提示した三事例にも、こうしたＰＤＤに由来する共通点が、各事例固有の様相で複合していることが認められる。

まず、幼少期からの孤立傾向、学校でのいじめ被害が共通して見られる。むしろ積極的に関わりを求めるのであるが、情緒的・相互的なやり取りがうまくできず、場違いな言動が多いなどのためにやがていじめられに発展している。特に事例1ではこうした仲間作りの困難、孤独感が非行に至る直接の原因となっている。成長に伴い人付き合いが複雑になり、他者の感情やいわゆる場の雰囲気を把握する力の乏しさなどから、対人関係が次第に困難になっている。さらにこうした苦境を周囲に伝えて現実的な解消・解決を図ることができず、孤独感・弱小感・被害感を鬱積させ、やがてインターネットに触発された主観的で統制を欠いた行為に及んでいる。対人関係上の困難、不登校・引きこもりなどの状況は、ここで紹介した事例以外の多くのものにも認められ、しかも非行に至る直接・間接の原因をなしている場合が多いことを指摘しておく。

事例1でも奇妙な思いつきの実行として認められたことであるが、自己の行為について、結果の予測、社会的意味合いの理解、常識的な因果関係の把握などに困難が認められることは、ＰＤＤ児による非行事例の特徴として中核的な事象である。事例2では南京錠収集への熱意が嵩じついに窃盗に及ぶが、ここには収集物に対する執着とこれを盗むということの社会的意味についての比較吟味の欠如が、同様に放火についても、火がつくということの面白さに注意が集中し、その後の予測、特に人の死傷や自己の責任といった社会的な側面に考えが及んでいないことが認められる。

事例3もまた社会的意味合いの理解の乏しさ、想像力の乏しさ、自己の行為が相手に与える影響への無関心などが認められるが、同時に性的な興味がほぼ肛門へのみ向けられ、また異性との交際には関心を示さない点もこの事例の特徴として指摘しなければならない。一般に非行は青年期の現象として性的な要素を多少とも含むもので、PDD児による事例でも性的な欲動に起因するものがしばしば見られるが、その性的な興味に偏り・狭さが認められることも従来から言及されてきている[8]。ところで、筆者のデータでは強制わいせつ（一八事例中六事例）と放火（同五事例）が目立って多かったことを再度指摘しておく。上記のスウェーデンの報告[4]でも、種々の診断と非行名との間で、唯一PDDと放火との相関が統計学的に有意に高かったことを報告している。

非行事例でのPDD児は、今回提示した事例のように幼少期には典型的な兆候を示さず、青年期頃まで気づかれることがないまま経過しているものが多い。やがて対人関係の困難などから不登校・引きこもりに至ることも多いのであるが、この時点でも本人の特別な配慮を要する状況を家族が正しく認識することは難しいことが多い。このような事態に対して、ひとり家庭のみに対応の責任を負わせることとは実際問題不可能であろう。また引きこもりを経由した事例には、インターネット・サイトの内容を真に受け、さらに本人特有の論理で非行に発展させるパターンが、社会の耳目を集めた非行事例を含め、いくつかの事例に共通していたことを付言しておく。

おわりに

昨今、PDDはいくつかの特異で深刻な事件のために世間の耳目を集めている。精神医学的評価が必要と考えられるような非行の一群においてはPDDの有病率はかなり高いものと思われる。しかし非行群全体からすればPDD児が稀な存在であることも事実である。PDDを非行性・犯罪性と直接結び付けるような誤解は避けなければならない。PDD児による非行事例の検討を通じて感じることは、現代社会の特質とされること―家庭や地域社会の弱体化、あるいは価値の多様化・自己責任に基づく自由化といった形で社会規範が曖昧になっている状況、そしてインターネットによる情報の氾濫―は、どれもPDDを負う人々にとって生きづらいものであろうということである。PDDについて社会の正確な理解が深まり、PDDを取り巻く環境が少しでも改善することを期待したい。

〔引用文献〕

（1）藤川洋子　特異な非行とアスペルガー障害　臨床精神医学　三四　一三三五―四二　二〇〇五

（2）熊上崇　アスペルガー障害を持つ少年の放火事例　精神科治療学　一九（一〇）　一二一七―二二　二〇〇四

（3）車谷隆宏、山下真帆子　広汎性発達障害児による非行：家族機能の障害との相互作用に起因した事例。精神神経学雑誌　一〇五　一〇六三―七〇　二〇〇三

（4）Siponmaa L, Kristiansson M, Jonson C, Nyden A, Gillberg C: Juvenile andyoung adult mentally disordered offenders: The role of child neuropsychiatric disorders. J am Acad Psychiatry Law 29: 420–6, 2001

（5）Gillberg C: Clinical Child Neuropsychiatry. New York: Cambridge University Press, 1995

（6）Chakrabarti S, Fombonne E: Pervasive developmental disorders in preschool children: confirmation of high prevalence. Am J Psychiatry. 162(6): 1133–41, 2005

（7）十一元三　アスペルガー障害と社会行動上の問題　精神科治療学　一九（一九）　一一〇九―一四　二〇〇四

（8）藤川洋子、梅下節瑠、六浦祐樹・性非行にみるアスペルガー障害：家庭裁判所調査官の立場から。児童青年精神医学とその領域　四三　二八〇―九　二〇〇二

〔くるまたに・たかひろ　大阪少年鑑別所医務課法務技官〕

アスペルガー障害と性犯罪

藤川洋子

一　はじめに

性犯罪ほど、本来、愛しあい協力しあうべき男性と女性との間に、不信感や嫌悪感をもたらす行為はない。特に、いたいけな幼女が犠牲になることの多いわいせつ目的の殺人事例などでは、人々はその犯人を性倒錯者（ペドフィリア）と呼んで忌み嫌う。

二〇〇五年末は、広島、さらには、栃木において、幼女が誘拐され、無惨な遺体となって発見されたことが大きく報道されて、世間を震撼させた。その衝撃もさめやらぬタイミングで、性犯罪について論じること、しかも編者の指名により、アスペルガー障害との関係で論じなくてはならないのは、まことに気が重い。

私の筆力不足によって、一般の人々のなかにアスペルガー障害に対する誤解や根拠のない不安を増大させてしまったらどうしよう、と、胃が痛くなる。しかし、貴重な誌面である。ひとりの非行の実務家がどのように考え始めているか、アスペルガー障害を持つ方にも持たない方にも分かっていただきたくて、ペンを執ることにした。

二　性犯罪のさまざま

「性犯罪」という言葉から、一般にはどのような行為を連想されるであろうか。

私は家裁調査官という仕事上、少年によるさまざまな性犯罪を経験してきた。乗り物のなかの痴漢（強制わいせつ罪や条例違反）から、のぞき、盗撮（軽犯罪法違反）、通学路に出没する露出魔（公然わいせつ罪）、無理にからだに触れる強制わいせつ罪から強姦、酒や薬物を使っての輪姦まで、性犯罪の態様は多岐にわたる。

これらを、被害者の側からみると、「力まかせ型」から、「姑息型」まで、被害者の心身を傷つける度合いに程度の差があるが、加害少年の人格像からすると、「早熟系」というか「過男性」を感じさせる者から、どうということのない普通の少年、さらには「晩熟系」あるいは「変質系」とでも呼ぶべき性発達の遅れやゆがみを感じさせる者までさまざまである。

では、動機や経緯から見るとどうだろう。

一方の極に、早熟で犯罪性の高い少年が（時に複数で）、性欲や征服欲を満たすために、相手の人格を無視して陵辱的な性行動に及ぶという態様を置くとするならば、対する極には、晩熟で不器用な少年が単独で、性に対する自分の興味、関心の赴くままに、相手の人格と無関係にやりたいことをする—それが結果的に法に抵触する、という態様を置くことができるように思う。また性犯罪は、財産犯などと異なり生理的快感に直結しているために、覚せい剤などの薬物犯罪と同様、嗜癖化しやすい。警察に捕まり、非難を受け、受刑してもなお、性犯罪を繰り返すことがあるのは何故か、ということを考えるとき、この「嗜癖」という軸も頭に入れておく必要がある。

このように、性犯罪者、なかでも「晩熟型」は人格面に偏りを持っていることが多く、重大な結果を生じさせたり、同種行為を反復する性犯罪者は、「異常性格」とか「異常性欲者」とみなされるのが一般的である。

三　性犯罪に見るアスペルガー障害

しかし近年、発達障害ことに高機能広汎性発達障害についての研究が進んだ結果、「異常」の一言で片付けられ、処遇困難者とされてきた少年、あるいは若年犯罪者の一部に、アスペルガー障害が診断される例が続いている。

そもそもアスペルガー障害が社会的に注目されたきっかけは、豊川市の主婦殺害事件（二〇〇〇年）、長崎市の幼児誘拐殺人事件（二〇〇三年）など、少年による重大事件の精神鑑定において、「アスペルガー障害」が示されたことによってであった。このことが、障害を持つ人々やその家族に衝撃と同時に不安を与えたことは想像に難くない。

それなのに今、ここで私は「性犯罪」についても述べようとしているわけであるが、しかし関係者の努力によって、極めて短期間のうちに、発達障害についての理解が一般の人々に広まり、今やもう、「衝撃を受けて困惑する、あるいは障害名を忌避する」時期は過ぎつつあるように思う。重要なことは、上述の二例を含め、犯罪事例の大半が未診断例であったということである。

治療や処遇、あるいは対策を考えるとき、その前提としての「診断」「鑑別」あるいは「見立て」は不可欠である。当たり前のことであるが、正確な見立てがないことには、効果的な処遇が見込めないからである。

見立てについていうと、私の場合は、家庭裁判所の特別部に所属していて、個々の事例の担当調査官から相談を受け、共同で事件を担当するというかたちで、発達障害や精神障害が疑われる事例を扱ってきた。心理テストを用いたり、発達に関する詳細な聴き取りをおこなってデータをそろえ、必要に応じて医療機関や教育機関につなげることもあれば、診断が特に困難な事例や、メディアが注目するような重大事例では、精神鑑定の下準備をすることもあった。

では、性犯罪のどのような特徴が、家裁調査官をしてアスペルガー障害など発達障害の疑いを持たせたのだろうか、ここではまず、そのきっかけとなった事象を挙げてみたい。

（1）非行自体に特異性がある

①無頓着な直接行為―白昼の団地の中庭とか、自転車置き場など、人から見えやすかったり、しょっちゅう人が通るところで女子に抱きついた例。既に「痴漢注意」の看板が出ていて警戒されているのに、同じ場所で襲いかかった例。

②反復されるわいせつ行為―女の子の陰部が見たい、触ってみたい、という動機で、幼女の下着を下げる行為を小学生時から断続的に繰り返し、少年鑑別所に収容されてもなお、「関心があるのは？」「女の子の股」と平然と答

える例。少女の体の特定の部位のみに関心を持ち、通りすがりの少女に同じ言葉をかけて近づき、わいせつ行為を頻繁に繰り返した例。

③漫画、ビデオやインターネット情報の細部にわたる模倣—漫画本を見て、「みんなやっている」と考え、衣服やマスクや帽子といった小物まで真似て、描かれているとおりを実行した例。犯罪特集番組の再現シーンを見て下着盗に関心を持ち、映像に似た場所を通りかかったことがきっかけで下着盗を行った例。インターネットで、「女の子にいたずらする方法」といった書き込みを見て興味を持ち、成功しやすい対象の選び方や行為の手順などを、マニュアルどおりに実行した例。

④目的と方法の乖離—関心を持った女子に、質量ともに嫌悪感や羞恥心を覚えさせるような脅迫文やメールを送りつけた例。

(2) 面接態度に特異性がある

①自分の行為の社会的な意味を理解していない—罪悪感が欠落している(恥ずかしそうなそぶりがない。被害者の心情を顧慮しない)例。威張っている、あるいは得意げに自分の行為を説明する、など立場上のわきまえを欠く例。

②応答性が悪い—まったく視線を合わさない例。素っ頓狂な感じで一方的に話す例。質問が聞こえていないかのように、無表情に黙っている例。質問に答えられないことに心理的な負担を感じている様子がない例。

(3) 乳幼児期の発達にアンバランスがみられる

①専門家に診せるよう指摘されたことがある—言葉の遅れ、多動傾向、自閉傾向の指摘等。

②変わった子どもだけれど、優秀だと見られる—文字や記号や数字に異様に興味を持つ半面、同年齢の子どもに関心を持たなかった例。多動や大胆さが好感され、「大物」だとして行動に規制を加えられなかった例。

四　処遇上の留意点

このように具体例を並べてみると、ふつうならば暗黙のうちに了解できる性行動上のルールを、彼らに対しては、わざわざ教えなくてはならないということが理解されると思う。

さて一方、少年たちを取り巻く社会環境はというと、「性行動」に関する興味本位の情報が巷にもパソコンのなかにも溢れかえり、彼らの好奇心や性欲は刺激を受けるばかりである。ところが、生身の異性に対する直接的な性行動となると、これらの情報はほとんど助けにならない。望ましい性行動に至るには、相手の微妙な言動から合意のサインを察知する能力が必要なのであるが、アスペルガー障害を持つ者にとって、それはもっとも苦手とするところである。

ならば、アスペルガー障害は性行動から遠いかというと、私の経験では必ずしもそうではなかった。性犯罪を犯したアスペルガー少年のなかにも、顔立ちが端正であったり、屈託がなかったりして、異性との性経験が得られている者もいた。問題は、その相手との関係を維持することが難しく（有り体にいうと、すぐにふられてしまい）方向違いの性行動に向かってしまうことであった。

性犯罪におよんだアスペルガー障害の青少年の行動をよく見てみると、「合意を得るのが難しいのを知ったうえで、わざと性犯罪に及ぶ」のではなくて、もともと相手の合意を得ることに関心がない、つまり「相手の合意」という事象を理解しない、というところに問題があったことが分かる。

「あなたは、自分のしたことの意味が分かっているのか」と、どやしつけたくなるのは、主にこの理由によるわけで、生身の女性にしり込みをして、フェティッシュになってしまう内向的な青年や、うらみつらみから女性嫌いになっている青年と大きく異なるのも、この点なのである。

このようにみてくると、性犯罪を犯す少年には、合意のない性行動がどれほど相手を怒らせ、傷つけるかを繰り返し教えるだけではなく、事例に応じて具体的な禁止条項をもうける必要があることがわかる。

家庭裁判所ではそのような場合、審判を開いて裁判官が「試験観察」に付して、「遵守事項」を個々の少年に合わせて具体的に定める。担当の調査官は、してよいことと、してはいけないことを分かりやすく説明し、約束違反がないかどうかを面接のたびにチェックする。日常の行動を図表にしたり、欲望を数量化させることで、性的な興味が全体的にクールダウンし、関心が図表や数量の方に移っていく場合もある。

言語能力が高い場合は、対人関係の基本を知る、つまりは視点を転換するためのさまざまな訓練を試みることもある。たとえば私は、マーガレット・デューイによる「社会的常識テスト（社会性の欠けた人がやりそうな奇妙な行動を、どのように思うか評価させるもの：「自閉症とアスペルガー症候群」ウタ・フリス編著　冨田真紀訳　東京書籍に収録）」を、テストというより面接の素材として用いることがある。

一緒に短いストーリーを読んで、主人公の行動を評価させたり、その場で応用問題を出して話し合ったりするのである。できれば親御さんにも加わってもらう。本人の答えがずれていたり、問題の本質をつかみ損なっていても非難はしない。「あなたはそう思うのね、私はこう思う」という伝え方をすると、他人はどうも自分と違う感じ方をするようだ、ということがピンとくるらしく、アスペルガー障害を持つ少年も、興味を持ってくれることが多い。

不思議なことに、こうしたことを繰り返していると、本人が自発的に本を読んだり、映画を見て感想を述べるようになることがある。「ここでは、どんなことを話しても大丈夫だ、バカにされたり、無視されることはない」という安心感のもと、言葉のやりとりが楽しめるようになる、つまり、コミュニケーションの価値を知るわけである。そうしたレッスンを積み上げたうえで性犯罪を取り上げると、なにがどう間違っていたかの説明がしやすくなるように思う。

コミュニケーション・スキルやソーシャル・スキルをどのようにして身につけさせるか、それは再犯防止のためには、環境調整と並んで最も重要な課題であるように思う。個々の少年の特性に合わせて効果的な方法を工夫することが必要であろう。

五　おわりに

さて、二〇〇四年十二月に、アスペルガー障害と性犯罪、この双方に関係の深い法律が立て続けに公布された。

そのひとつが、発達障害者支援法である。文部科学省もこの年、高機能自閉症あるいはアスペルガー障害、学習障害（LD）、注意欠陥・多動性障害（ADHD）をサポートするための特別支援教育を始動させているが、厚生労働省、さらに各都道府県等もまた、彼らの自立と社会参加を目的に、就労支援等を図るべきことが定められた。

もう一つの法律とは、犯罪被害者等基本法である。こちらは、犯罪被害者を支援する法律である。これまで、刑法の仕組みからいえば、犯罪被害者はただの「証拠」でしかなかったのであるが、その反省から、犯罪被害者個人の尊厳の尊重とふさわしい処遇を保障される権利、状況に応じた適切な施策、そして再び平穏な生活を営めるまでの間の適切な支援、この三つを基本理念とした法律が生まれたのである。

この二つの法律は、それぞれに意義深いものであるが、「アスペルガー障害を持つ人による性犯罪」を考えるときには、ある種の悩ましさが生ずる。

例えば従来、性犯罪では二次被害に対する警戒から被害の申告が躊躇され、いわゆる泣き寝入りに終わる例も少なくなかった。こうした反省等から、被害者の支援が図られることになったのだが、ところが、そうなると性犯罪の加害者は以前に増して、厳しく糾弾されることになる。一般的に言って、被害者が受けた外傷体験から回復する要因のなかには、加害者を容赦なく打ちのめすことも含まれるからである。

もし加害者にアスペルガー障害があった場合は、どう考えればいいのだろう。日々の生活のなかでも苛めにあったり、トラブルに巻き込まれたりすることが多く、次第に嫌気がさして社会から撤退していく者もいる。そのようなときに、好奇心がふっと性に向かったり犯罪に向かうということが起きてしまうのである。被害者から責められても、他人事のように反応してしまって、かえって怒りを買うこともある。

アスペルガー障害者にとって居心地のよい社会は、対人関係が温かくて寛大で、分かりやすい社会であろう。そのような社会は、アスペルガー障害者以外にとっても生きやすい社会である。社会が、そして社会を構成する基礎単位である男性と女性の関係が、嫌悪や軽蔑や不信に満ちたものにならないよう、私たちは日々、努力する必要があるように思う。

〔参考文献〕

＊藤川洋子　非行と広汎性発達障害　こころの科学　九四号　七六―八四　日本評論社　二〇〇〇
＊藤川洋子　「非行」は語る―家裁調査官の事例ファイル―　新潮選書　二〇〇二
＊藤川洋子　少年犯罪の深層―家裁調査官の視点から　ちくま新書　二〇〇五

〔ふじかわ・ようこ　総括主任家庭裁判所調査官大阪家庭裁判所〕

繕う

学校訪問によるいわゆる「アスペルガー症候群」の発見とその後の介入

福田琴
石川元

一 学校訪問

二〇〇三年から小中学校への巡回相談を行ってきた。文部科学省から県教育委員会障害児教育課に委嘱された、平成十五・十六年度特別支援教育推進体制モデル事業の一環としての公的な訪問であった。〇三―〇四年次、対象は小・中学校、かつモデル地区である中核都市に限られ、〇五年度からは保育園・幼稚園と高校を含む全県下に拡大され二〇〇七年現在も継続している。

〇四年十月に、いわゆる軽度発達障害の専門機関であることを標榜した大学病院児童精神科である、私ども「子どもと家族・こころの診療部」の外来がオープンするまでは比較的時間的余裕があり、筆者二人がペアとなり巡回相談員として高松市小・中学校のうち五十数校を平均二、三回ずつ訪問した。この経験は、軽度発達障害への早期対応として学校と医療がどのような連携を目指すべきかを具体的に知る手掛かりを得たという意味では大変有意義であり、私どもにとっては学校訪問により得られた豊饒な人脈とともにその後の外来での活動にも十分活用されている。

二　授業参観

1　クラスに案内される

訪問するとまず、学校側のコーディネータにより「通常の学級」（特殊学級その後の特別支援学級でない学級）での、授業参観に案内される場合が多い。時には管理者が同行してくださる（小学校の場合）。担任の多くは授業をしていて、もちろん訪問を承知している。

授業参観は学校側の裁量だけで実現する。子どもと個別に面接するとか、子どもに知能テストを施行するという場合は保護者の許可を要する。しかし、教諭は保護者に対して慎重である。学科や品行の問題ではなく、子どもに発達障害の可能性があるので個別面接や知能テストをと保護者に切り出した場合、必ずしも承諾が得られるとは限らない。非難や攻撃を向けてこられることすらある。かといって現状を放置はできない。授業参観であれば特定の個人を観察するわけではないので、保護者の許可は不要である。教諭にとって「気になる生徒」あるいは「気がかりな生徒」を専門家に判断させる機会ではあっても、子どもにはノータッチで、あくまで教諭の悩みの相談だからである。これらの生徒は、担任からみて知的障害がなくあるいは潜在的な知力をもっていそうに見える子どもたちであって、入学時に就学指導を受けても保護者の希望で通常の学級に在籍しているような、一見して明らかな従来の「障害児」は含まれていない。そのような子どもたちの現状や将来について教諭は楽観してはいないが、彼らの問題は分かりやすく「気になる」あるいは「気がかり」という種類のものではないのである。

専門家の見立てがあれば、教諭は、リスクを覚悟で勇気を出して、保護者に「一度診てもらった方が良い」と進言する勇気とメンタルな後ろ盾を得ることもできる。繰り返しになるが、悩んでいる教諭のための授業参観だといえる。

2　座席表に目を通す前に

授業参観では、私どもは入室した刹那、まずクラス全体を見渡して、その雰囲気を捉え、量的および質的に平均を大きく逸脱した子どもがいるかどうか確かめる。この時点で、既にコーディネータから気になる生徒の位置を明示した座席表を手渡されていることが多い。座席表は当初、敢えて目にしないようにする。見てしまうと、先入観が入る。特定の子どもだけを意識してしまうと、全体の雰囲気と浮いている子どもという相互作用を、ありのままの状態で捉える感性が鈍化する。また、学級崩壊が起きているような、曖昧で一貫性を欠く対応をする教諭が担任をしているクラスは、ＡＤ／ＨＤや「アスペルガー症候群」などの絡んだ問題行動が顕在化しやすい土壌である。今や、小学校でも学級崩壊は珍しい現象ではなく、そのような状態がある場合は、特に全体の雰囲気をよく摑んでおく必要がある。いずれにせよ、外来で個人を診る場合とは異なり、観察はクラス全体の動態と切り離して行われるべきではない。

「机の上に教科書が出ている時も出ていない時もあるが、大体は他ごとをしていて、授業を真面目に聴いている雰囲気がない」子どもは、四〇人のクラスで三、四人。ＡＤ／ＨＤやアスペルガー症候群の子どもはこの中に含まれることが多いが、学級崩壊では「浮いている」子どもの数が増え、ちょっと見での識別は難しい。

3　発達障害のタイプと授業態度

ＡＤ／ＨＤでも多動・衝動型は大胆に他ごとをしているか、ノートとかを拡げていても目一杯違うものを書いており、表情は変化に富む。場数を踏むと体得できる、いわゆる「ＡＤ／ＨＤな感じ」が漂う。ＡＤ／ＨＤでも不注意型だとボンヤリしているが、それだけでは知的に問題がある子どもと区別が難しく、そのような子どもを機械的操作でＡＤ／ＨＤ不注意型と診断してもあまり意味がないので、慎重に観察して両者を確実に識別する必要がある。知的に問題がある子ども（境界線知能と軽度精神遅滞）の「ボンヤリ」は、前を向いているけれども実質上は何もできていない、というニュアンスで捉えられる。態度は極めて真面目、一見、懸命に聴いているように映り、中にはしきりに頷いている子どももいるが、授業内容や教諭の働き掛けと（表情などの）反応とが同期しない。一定時間以上観ていると、言動に波がなく「プライド」だけで授業の進行に形だけ合わせている（理解していなさそうな）雰囲気が漂う。ＡＤ／ＨＤ不注意型との参観での識別は難しいが、敢えて言うなら、不注意型だと前を向いて注意を払ったり頷いたりする努力行為を欠く結果として「ボンヤリ」が存在するというニュアンスで捉えられ、周りの子どもや教諭に促されハッと気づいて流れに追いついていく一幕もある。注意力に波がある。

「アスペルガー症候群」の子どもは、小さな、一定した動きで他ごとに専念している。よくは動くがあまり大きな動きではないから、時間をかけて見守らないと分からない。「他ごとしているな」「全然やってないじゃないか」と思って近寄ると、プリントが粗雑な文字で埋まっていて全部が正答であるなど、あるいはするべき課題をおおむね仕上げてしまっていて「あれ、ＡＤ／ＨＤではないのだ」とこちらが驚くという場合があり、そういう子どもがアスペルガー症候群だったりする。

4　訪問者による影響

その後、教諭との面談が始まる。「気がかりな子ども」の中には、訪問者があると普段と態度を異にする場合があり、教諭が「常日頃と様子が違っていましたが」「今日はしてなかったですけれど」という形で話を切り出すことがある。AD／HDの子どもの場合、学外者の訪問でハイテンションになる。多動・衝動型ではふざけたり、注意が逸れたりする度合いが増す。後ろを向いて初対面の客にも挨拶をするし、近くに寄って行くと、注意が奪われて授業をまったく聴かなくなる。不注意型でも同様に症状が増大。知的に問題のある子どもは近寄って行っても大して変化することはない、変化が見られても長続きしない（AD／HD不注意型のほうが訪問者への反応があり、先に述べた両者の相違点として追加できる）。

「アスペルガー症候群」では、目付きが挑戦的になるときがある。時に話しかけて来るが、大人びた言葉遣いである。「ボンジュール?」と小学生に言われたことがあった。「『ボンジュール』ってどんな意味か知っている?」と聞くと「フランス語の……」と答えたので、「そうだね、で意味は?」と返すと、疑問形で「こんにちは?」と応じた。挨拶であることは承知しているが、中身に今ひとつ確証がないことが窺われた。「アスペルガー症候群」の「大人びた」物言いには、内容の質が伴っていないことがよくある。

なお、「アスペルガー症候群」で女児の場合、授業で特に目立つ感じはない。言葉には出さず、私たちが近づくと不審な視線をかすかに向けたり、プリントなどで書いている部分が見えないように手で覆ったりするなど、被害的とも取れる態度を示すことはある。女児を外来などで追跡すると、男児に負けないくらい我が強い理屈っぽいところがあるが、男子がそれを軽く口に出す傾向にあるのに対して、女子ではそのようなことはない。態度は無愛想でぶっきらぼうである。授業中の観察では見られない、担任や保護者から漏れ聞く言葉遣いは男児同様に、粗雑で乱暴である。*

*女児でも「死ね」「いなくなれ」と口に出したり、日記にも書いたりする。すぐにそのことで、他の女児と揉めてしまう。感情過多で思わず涙したりすることはある。ナルシスティックで、友達があまりいない一方で、自分が仲良くなりたいと思っている子がいたりする。コミュニケーションの仕方がよく分からないからか、自分はその子とは仲良くなれないので、逆にその子と仲のいい子を憎んだりする。「自分だけで生きている」という雰囲気を漂わせている。男児ではこのような対人態度はあまり見られない。

5　事前の情報による修正

のちに述べるように、担任から話を訊くのは、授業参観後であることが多いが、コーディネータなどから授業参観前に、どのような問題行動がみられ、その子どもの成績や理解の程度はどうだと、子どもの情報が予め提供されることがある。そのような場合、参観時、座席表で人物を特定したあと、観察した印象と事前の情報とを折衝させることによって（人物を特定する前におこなった）見立てを変更することは、AD／HD不注意型と知的障害の間ではよく起きる。「アスペルガー症候群」の場合、そのようなことはあまりない。多動衝動性・不注意という量的な要素より、自閉症圏かどうかという質的な要素の方が偏りとして識別しやすいためだろう。

6　授業内容によって浮上する特異性

小学校低学年で知的に高い「アスペルガー症候群」の子どもでは、驚くべき頭の回転の早さを示しながら、誰もができることを間違える（あるいは出来不出来にむらがある）ことは多い。教諭の「気がかり」「気になる」というのは、このような「……なのに……」であって、その典型といえる。たとえば、小学校二年生の男児は、早くから九〇分が一時間三〇分と即答でき、引き算、掛け算、割り算はできるが三たす四が答えられない時がある。この子どもの場合、小学校一年生のときは「面白い子」ということで皆が近づいてきて女の子からも人気があったが、昨今は「おかしい子」ということで友達がいない。

特異な（場にそぐわない）言葉の使用が、授業内容によっては浮上し、多くの定型発達生徒との比較として一層、際立つことがある。

その後、外来診療に繋ぐことで「アスペルガー症候群」と診断した五年生で、図工の授業を参観したときのことだが、紙粘土で「白いもの」を制作するという課題が与えられ、取りかかる前に教諭は、「白いものって何があるかな？」と一人ひとりに訊いていく。多くは「ウサギ」とか「雪だるま」とか「かもめ」とかゲームのキャラクター（白い顔）を挙げたが、その子どもの答えは「バリウム」「老人の顔」であった。

こういうときの他の子どもの反応に興味を持った。意表をつかれるのだろうか？　感心する？　引いてしまう？　教諭は「みんなは、もう慣れてしまっている感じ」と述べ、次のように語った。「知的には高くて知識も豊富、国語でも発想は独特なのだけれども、内容が異様でエグかったりグロかったり。性的な目覚めも早く、女の子の前でもあからさまに聞き齧りの知識を広言するので、みな聞いていないフリをする」と。自己評価が低いのではと受け取られる面もある。「死にたい」と言うとか、テレビで覚えたと思われる捨て台詞「飛び降りてやる！」と吐くことがあるのである。この子どもに限らず、「アスペルガー症候群」の場合、少し嫌なことを言われると教室を飛び出したりすることが学校ではよく問題になる。このレベルでなお、（医療機関ですら）ＡＤ／ＨＤと診断していて教諭もそう信じ込んでいるケースがあることは問題である。

もう少し低学年になると授業中、「周囲が引く」というのは、次のような場面である。その後、「アスペルガー症候群」と診断された男児が、近親が亡くなった体験を子どもに話させる授業で、祖父の骨を骨壺に入れる話をした。そこで教諭が「そのときどんな気持ちだった？」と問うたところ、彼は「ゾクゾクする気持ちでした」と述べた。また、同じ生徒が図工の時間、誤って彫刻刀で指を傷つけてしまったが、そのとき彼は「ワァ、血のにおいがする、血のにおいがする」と声高に事態を表現した。二つの場面とも、教諭によれば「周りは思わず引いた」という。

7　掲示されている絵画や習字

授業参観では通常、早くて一〇分、長くて三〇分。ごく稀だが時にはフルに一時限、教室に貼り付く。いずれにせよ、その間に私どもは教室の展示物をも見て回る。絵であれば色遣い、全体のバランス、構成と発想。習字とか作文の字は、バランス、枠との関係を見る。

「アスペルガー症候群」の場合は、ＡＤ／ＨＤや知的障害と比べて、色の選び方や塗り方が独特。字は、特に意図的でなく、一字一字がバラバラ、同じ字でも筆圧が不揃い。流れ（変化）がスムーズではなく、加減（調整）ができないためと思われる。一様に強い筆圧のＡＤ／ＨＤとは対照的である。文字の大きさの不揃いや枠からのはみ出しは、ＡＤ／ＨＤにもみられるが、それに加えて、（なぜこうなるのかと疑問が湧くほど）ほぼ一字置きくらいに字の濃い薄いがある。ＡＤ／ＨＤのほうがもう少し、もしくはだんだん薄くなっていくとか、だんだん濃くなっていく。

「アスペルガー症候群」と診断された、小学校高学年女児の、「仲良しの子を描こう」というテーマの絵では、色塗りの仕方が独特。並べて掲示してある他の女児のは水彩が薄いが、その子は、筆の根元あたりをこすりつけたような塗り方をして全体が雑、力の加減がわかっていないという印象を受ける。絵に添えられた説明は、他の女児のは、「仲良し」のことを「明るい」「楽しい」とか書いているのに対して彼女は「力が強い」と。その独特の捉え方・表し方は周囲から見ると場違いだと認識される。

三　教諭との面談

1　授業参観後の段取り

授業参観のあと、私たちはそのクラスの担任と面談する。担任は「気になる生徒」についてあらかじめ、チェックシート（表1）に生徒のプロフィールを記入しておく。私たちは、授業参観での印象やチェックシートの解析を通して、教諭に対して子どもについての（可能な限り）断定的な見立て（軽度発達障害かどうか、そうであればどのような領域の問題か）を述べ、教諭の不安を払拭するよう心掛ける。そして、問題を放置できないと私たちで判断した場合は、教育相談（学校が使う表現で、この場合は私たちと保護者との面談という意味）を教諭に勧める。

2　客観的で正鵠を得た、教諭による行動評価

子どもの生活する舞台の半分は学校である。しかも家庭よりも学校は「社会性」を演じることが要求される場だ。それだけに、特に子どもに社会性が備わっているかどうかの判断は、教諭の方が保護者よりも正確かつ客観的に捉えている。なぜなら、教諭は同年齢の様々な発達レベルの子どもを観察している。つまり、横断的な視点において保護者より優位といえる。保護者はといえば少子化や核家族での生活（多世代同居でない）の影響もあり縦断的視点でしか子どもが見られない状況にある。

一方で教諭には、子どもの縦断的情報、つまり出産前後のエピソードをはじめ、子どもの幼児期までの発達状況についての前知識が与えられていない。言葉の発達が遅れていたか、一歳半、三歳児健診ではどのような指摘をされたかすら保護者から聞かされていないし、教諭も保護者に訊ねようとしない（「子どもの父親の職業」のように、服務規律で定めた教諭側から訊ねてはいけない項目には入っていないのだが）。また、昨今は都市部では集団知能検査を施行していない学校が多いので、大まかなトータルＩＱすら教諭に把握されていない。

このように観察が緻密かつ客観的で、横断的に子どもを把握していても、縦断的な像を描けておらず、ＩＱも推定するしかない教諭は、判断者として極めて不利な立場に置かれている。保護者によっては、何を告げられてもすべて学校・教育のせいと責任転嫁して非難・攻撃するタイプもあり、教諭は子どものことで問題を感じていても「困っている」と口にすることはおろか、事実を保護者に伝えることすら逡巡してしまう。私たちの訪問のひとつの役割は、このような教諭の苦悩を拝聴することである。前述のタイプの保護者でも、教諭が「（私ではなく）専門家がこう言

っていた」と伝えると、教諭が仰天するほど前向きに教育相談を受け入れてもらえるということは少なからずある。

3 過去の担任による証言

授業参観が終わって教諭と面談するとき、過去の担任がその場に居合わせることが時にある。学年が上のほうの子どもだと、低学年のときに担任をしたことがあるという教諭もいて、当時の様子や最近ときどき出会った時の変化についての助言はとても貴重だ。その頃から、こういう点が気になっていたなど、現在の問題を検討する出発点からの経過を提供してもらえたりする。教諭ごと、個別に面談する機会のほうが多いが、幾度かの訪問の間に教員研修を頼まれ、全教諭を前に軽度発達障害全体についての講話をすることもある。そのような時は一方的な伝達でなく、教諭側から経験した事例を挙げてもらいその事例に沿って私どもが一般論を述べるという形だと教諭も、子どもを具体的に知っているので質問等がしやすかろう。

4 どの教諭かによって変化する態度

小学校の場合、低学年では担任が全面的に子どもに関わるが、高学年になるにつれ専科の教諭が授業を担当する機会が増える。教諭によって、子どもの評価がかなり食い違っていることがある。

このようなことを予想して、日程を決める段階から複数校のチェックシートが望ましいことを学校側に伝えておいた方が良い。気を利かせて、授業担当者が話し合い、対立する見解があっても合意に導き、一枚のシートが提出される場合もある。以下に述べるような理由から、このようなものはデータとして価値が低い。小学校であれば担任が趨勢を捉えているからまだしも、全教科担当が異なる中学でこのような調整があると悲惨である。

「アスペルガー症候群」の子どもの場合、その教科が好きか嫌いかによって授業態度は全然違う。好きな教科は率先して取り組むが、そうでないものは「取り組むふりすらしない」（教諭に気遣って定型発達の子どもはその場を取り繕う）。専科の教諭だとその授業だけだから、その子どもが科目を好きだと高い評価が付き、嫌いだと低い評価になる。そのため、科目により両極端な結果が出てきたりする。そのような状況が明らかになるので、教諭個人個人にチェックしてもらうべきなのである。

また、「アスペルガー症候群」の場合、男子女子を問わず、教諭の好き嫌いが極端である。許容している教諭の時間だと他ごとをしたり、手遊びをして落ち着きがなくても心地良さそうだが、苦手な教諭だと、授業妨害になりかねないくらいの態度を取ることがある。男女を問わず、白黒はっきりしていて、てきぱき、ハキハキとモノを言う人物が好まれる。ときどきで発言内容が変わり一貫性がなかったり、優柔不断なタイプは苦手で、からかってみたり、反発したりする。優しいながら、首根っこをつかんで指導してくれるくらいの教諭が理想的である。学年が上がり、担任が変わると、途端に子どもの態度が変わるので、他罰的な保護者だと新担任の指導を批判するが、事の背景には実際にはこのような特性が影響していることが多い。特に小学校だと担任がほとんどの部分を受け持つので、担任交代による変化は顕著である。

ＡＤ／ＨＤだとこれほどのことはなく、人物の要素よりもむしろ刺激の存在やその場の雰囲気で態度が変わり、上述のような一貫性はない。

四　チェックシートを読み解く

1　チェックシートの由来

ここに掲げたチェックシートは小修正を加えた香川県バージョンであるが、元にした集計表は文部科学省のホームページである「通常の学級に在籍する特別な支援を必要とする児童生徒に関する全国実態調査」*に掲載されている。通常の学級での、知的な問題はないが学習と行動上の問題のある生徒のスクリーニングを、モデル地区で調査する目的でつくられたもので、次の三ブロックから構成されている。

＊http://www.mext.go.jp/b_menu/public/2002/021004c.htm

(1)米国と日本における学習障害（ＬＤ）のチェックリストを参考に作成した、「聞く」「話す」「読む」「書く」「計算する」「推論する」の学習面についての質問項目六つ（いずれかが一二ポイント以上で問題ありとする）、(2)米国におけるＡＤ／ＨＤのチェックリストを参考に作成した、「不注意」「多動性・衝動性」の行動面についての質問項目（二つのいずれかが六ポイント以上で問題ありとする）、(3)スウェーデンにおける「高機能自閉症スペクトラム」の検査を参考に作成した「対人関係やこだわり等」の行動面についての質問項目（二二ポイント以上で問題ありとする）和洋折衷の三ブロックからなっている。文部科学省ではこれを用いて、全国五地域の公立小学校（一―六年）と公立中学校（一―三年）の「通常の学級」に在籍する児童生徒四万一、五七九人（対象地域の全生徒数の二・五%：三七〇校四、三二八学級）について二〇〇二年二―三月に学級担任ら複数の教員による判断が要請された。その結果は、以下のようであった。

知的障害がないが学習面で著しい困難を示す、つまり(1)

に該当が四・五％、知的障害がないが行動面で著しい困難を示す、つまり⑵または⑶に該当が二・九％、知的障害がないが学習面と行動面ともに著しい困難を示すが一・二％となった。一時期、「通常の学級における発達障害の割合」として話題になった「六・二％」という有名な数字はこの結果から弾き出されたものである。つまり、（上記の数字はそれぞれが重なりを持つのでそれらを数えて投入するとこの数値になるのだが）「知的障害がないが学習面か行動面で著しい困難をもっている」者が六・二％であるということである。

ＬＤ、ＡＤ／ＨＤ、「高機能自閉症スペクトラム」のチェック項目から構成されているので、その三者をチェックするシートのように錯覚される向きも多かろうが、ここでは一応、「専門家や医師によるＬＤ、ＡＤ／ＨＤ、高機能広汎性発達障害の診断ではない」と断り書きがしてある。

上述の調査は「知的障害がない」という子どもを選んでいるがこの前提は信頼できない。知的障害が明確なのに保護者の希望で通常の学級に在籍している子ども（学校では「要観察」とラベルされている）や特殊学級（知的障害学級）から通級してくる生徒くらいしかあらかじめ調査の対象から外していない、という程度に考えておいたほうがよい。

というのは、実際に学校訪問をしてみると、通常の学級には、ＩＱ五〇以下でないとチェックされない就学前健診での集団知能検査をすり抜け、学校で担任や管理者が「この子には知的障害はない」と判断しているが、外来に繋いで検査をしてみると、知的障害（ＩＱ七〇を下回る）と判明する子ども」が結構な数、存在する。細かいことに気が回ったり弁が立つ子どもだと、教諭は知的障害の存在を疑わない。私どもの助言で、問題が知的障害に起因するストレスによる不適応であることが明らかになることが多い。過去には全国で実施されていた知能検査（教研式など集団で施行する大雑把なもの）すら、入学後、特に都市部ではまったく行われていないために大まかな知能でさえ担任に把握されておらず、「知的障害がない」かどうかは「担任等の判断」に委ねられているのが現状なのである。このことに関連して、上記の文部科学省の調査結果で「知的障害がないが学習面で著しい困難を示す、つまり⑴に該当が四・五％」をそのまま「ＬＤ四・五％」と解釈して記述してある一般書があるが、学習障害（Learning Disorders）はそのような高い率で存在しない。私どもの外来での印象では四・五％というのは多すぎる。ＬＤと診断するには知能テストでトータルして平均的知能が獲得できなければならない。知的障害の場合でも、各能力間に格差があるケースは多いが学習障害とはいえない。療育上、トータルで平均

（7）「不注意」　（チェック：0＝ない、1＝ときどきある、2＝しばしばある、3＝ひじょうにしばしばある）

＊　得点換算方法　0と1＝0点　2と3＝1点

1	学校の勉強で、細かいところまで注意を払わなかったり、不注意な間違いをしたりする。	0	1	2	3
2	課題や遊びの活動で注意を集中し続けることが難しい。	0	1	2	3
3	面と向かって話しかけられているのに、聞いていないように見える。	0	1	2	3
4	指示に従えず、また仕事を最後までやり遂げない。	0	1	2	3
5	学習課題や活動を順序立てて行うことが難しい。	0	1	2	3
6	集中して努力を続けなければならない課題（学校の勉強や課題）を避ける。	0	1	2	3
7	学習課題や活動に必要な物をなくしてしまう。	0	1	2	3
8	気が散りやすい。	0	1	2	3
9	日々の活動で忘れっぽい。	0	1	2	3
	合計ポイント				

（8）「多動性・衝動性」（チェック：0＝ない、1＝ときどきある、2＝しばしばある、3＝ひじょうにしばしばある）

＊　得点換算方法　0と1＝0点　2と3＝1点

1	手足をそわそわ動かしたり、着席していても、もじもじしたりする。	0	1	2	3
2	授業中や座っているべき時に席を離れてしまう。	0	1	2	3
3	きちんとしていなければならない時に、過度に走り回ったりよじ登ったりする。	0	1	2	3
4	遊びや余暇活動におとなしく参加することが難しい。	0	1	2	3
5	じっとしていない。または何かに駆り立てられるように活動する。	0	1	2	3
6	過度にしゃべる。	0	1	2	3
7	質問が終わらない内に出し抜けに答えてしまう。	0	1	2	3
8	順番を待つのが難しい。	0	1	2	3
9	他の人がしていることをさえぎったり、じゃまをしたりする。	0	1	2	3
	合計ポイント				

（9）「対人関係やこだわり等」　（チェック：0＝いいえ、1＝多少、2＝はい）

1	大人びている。	0	1	2
2	みんなから「〇〇博士」「〇〇教授」と思われている。（例：カレンダー博士）	0	1	2
3	他の子供は興味をもたないようなことに興味があり、「自分だけの世界」を持っている。	0	1	2
4	特定の分野の知識を蓄えているが、丸暗記であり、意味をきちんとは理解していない。	0	1	2
5	含みのある言葉や嫌みを言われても分からず、言葉通りに受け止めてしまうことがある。	0	1	2
6	会話の仕方が形式的であり、抑揚なく話したり、間合いが取れなかったりすることがある。	0	1	2
7	言葉を組み合わせて、自分だけにしか分からないような造語を作る。	0	1	2
8	独特な声で話すことがある。	0	1	2
9	誰かに何かを伝える目的がなくても場面に関係なく声を出す。（唇を鳴らす、咳払い、喉を鳴らす、叫ぶ）	0	1	2
10	とても得意なことがある一方で、極端に苦手なものがある。	0	1	2
11	いろいろなことを話すが、その時の場面や相手の感情や立場を理解しない。	0	1	2
12	共感性が乏しい。	0	1	2
13	周りの人が困惑するようなことも、配慮しないで言ってしまう。	0	1	2
14	独特な目つきをすることがある。	0	1	2
15	友達と仲良くしたいという気持ちはあるけれど、友達関係をうまく築けない。	0	1	2
16	友達のそばにはいるが、一人で遊んでいる。	0	1	2
17	仲の良い友人がいない。	0	1	2
18	常識が乏しい。	0	1	2
19	球技やゲームをする時、仲間と協力することに考えが及ばない。	0	1	2
20	動作やジェスチャーが不器用で、ぎこちないことがある。	0	1	2
21	意図的でなく、顔や体を動かすことがある。	0	1	2
22	ある行動や考えに強くこだわることによって、簡単な日常の活動ができなくなることがある。	0	1	2
23	自分なりの独特な日課や手順があり、変更や変化を嫌がる。	0	1	2
24	特定の物に執着がある。	0	1	2
25	他の子どもたちから、いじめられることがある。	0	1	2
26	独特な表情をしていることがある。	0	1	2
27	独特な姿勢をしていることがある。	0	1	2
	合計ポイント			

（文部科学省「通常の学級に在籍する特別な支援を必要とする児童生徒に関する全国実態調査」より作成）

表1

特別支援のための実態把握チェックシート

このチェックシートは「今後の特別支援教育の在り方について」（最終報告）の中の参考資料を基に作成したものです。校内で気になる子どもの細かな実態把握を行うことにより、対応を考えていきます。以下の基準に該当した場合は、特別な教育的支援を必要としていると考えられます。校内委員会で支援策を協議するとか、関係機関との連携を図ることが必要です。　＊基準に該当しない場合も一人一人のニーズに応じた支援をする必要があります。

（1）～（6）は、少なくとも一つの領域で得点合計１２ポイント以上の場合
（7）と（8）は、一つ以上の領域で６ポイント以上の場合
（9）は、全ての項目の合計が２２ポイント以上の場合

（1）聞　く　（チェック：０＝ない、１＝まれにある、２＝ときどきある、３＝よくある）

1	聞き間違いがある。（「知った」を「いった」と聞き間違える）	0	1	2	3
2	聞きもらしがある。	0	1	2	3
3	個別に言われると聞き取れるが、集団指示では難しい。	0	1	2	3
4	指示の理解が難しい。	0	1	2	3
5	話し合いが難しい。（話し合いの流れが理解できず、ついていけない）	0	1	2	3
	合計ポイント				

（2）話　す　（チェック：０＝ない、１＝まれにある、２＝ときどきある、３＝よくある）

1	適切な速さで話すことが難しい。（たどたどしく話す。とても早口である）	0	1	2	3
2	ことばにつまったりする。	0	1	2	3
3	単語を羅列するとか、短い文で内容的に乏しい話をする。	0	1	2	3
4	思いつくままに話すなど、筋道の通った話をするのが難しい。	0	1	2	3
5	内容を分かりやすく伝えることが難しい。	0	1	2	3
	合計ポイント				

（3）読　む　（チェック：０＝ない、１＝まれにある、２＝ときどきある、３＝よくある）

1	初めて出てきた語や、普段あまり使わない語などを読み間違える。	0	1	2	3
2	文中の語句や行を抜かしたり、繰り返し読んだりする。	0	1	2	3
3	音読が遅い。	0	1	2	3
4	勝手読みがある。（「いきました」を「いました」と読む）	0	1	2	3
5	文章の要点を正しく読みとることが難しい。	0	1	2	3
	合計ポイント				

（4）書　く　（チェック：０＝ない、１＝まれにある、２＝ときどきある、３＝よくある）

1	読みにくい字を書く。（字の形や大きさが整っていない。まっすぐに書けない）	0	1	2	3
2	独特の筆順で書く。	0	1	2	3
3	漢字の細かい部分を書き間違える。	0	1	2	3
4	句読点が抜けるとか、正しく打つことが出来ない。	0	1	2	3
5	限られた量の作文や、決まったパターンの文章しか書かない。	0	1	2	3
	合計ポイント				

（5）計算する　（チェック：０＝ない、１＝まれにある、２＝ときどきある、３＝よくある）

1	学年相応の数の意味や表し方についての理解が難しい。（三千四十七を 300047 と書く）	0	1	2	3
2	簡単な計算が暗算で出来ない。	0	1	2	3
3	計算をするのにとても時間がかかる。	0	1	2	3
4	答えを得るのにいくつかの手続きを要する問題を解くのが難しい。（四則混合の計算など）	0	1	2	3
5	学年相応の文章題を解くのが難しい。	0	1	2	3
	合計ポイント				

（6）推論する　（チェック：０＝ない、１＝まれにある、２＝ときどきある、３＝よくある）

1	学年相応の量の比較や量を表す単位の理解が難しい。（長さやかさの比較。「15ｃｍは 150mm」など）	0	1	2	3
2	学年相応の図形を描くことが難しい。（丸やひし形などの図形の模写。見取り図や展開図）	0	1	2	3
3	物事の因果関係を理解することが難しい。	0	1	2	3
4	目的にそって行動を計画し、必要に応じてそれを修正することが難しい。	0	1	2	3
5	早合点や、飛躍した考えをする。	0	1	2	3
	合計ポイント				

知能がない場合だと他の能力で劣った部分を補完（バイパス）できないので、学習障害と診断するメリットがないと言われている。保護者がうちの子はLDだからと受診する場合、大半は知的障害である。

2 チェックシート――私どもの読み方

前述のように、チェックシートはもともと文部科学省の調査で用いられたわけで、私どもの創作ではないが積極的に利用している。私どもは外来で、診断基準から派生したものや文献から翻訳したものなどを用いているが、AD／HDや自閉傾向など、「軽度発達障害」でも特定の領域に焦点を絞っているものがほとんどで、これだけコンパクトに全域をカバーするものではないので、十分利用価値がある。

以下に、チェックシートから私どもがどのようなことを読み取るかを順次説明していく（この手順はあくまで私どものオリジナルであり、読み解きの流儀も私どもの体験に根ざすものである。文部科学省は一切、ここに記述するような指針を提供していない）。

(1) 教諭の早合点と優柔不断を確認

チェックシートの(7)「不注意」と(8)「多動性・衝動性」では、他の部分とは得点換算方法が異なり0と1＝0点、2と3＝1点となっている。この方法は「チェック」と項目の間に小さく書かれてあり、教諭によっては説明を見落とし、粗点のまま集計してあることがある。このような教諭は強迫性がなく粗忽だが、AD／HDというものに先入観を持っていない。なお、こうした得点換算を、私どもは、(7)と(8)で想定しているAD／HDが、どちらかというと、質的な逸脱でなく量的な逸脱であり、たとえば(8)で問題行動の量が減っていけば「腕白」と境界不鮮明になるニュアンスを有していることなどから、「余程の逸脱でないと点数にならない」ようダルにカウントできるような工夫と捉えている。

次に、チェックシートの(9)「対人関係やこだわり等」は、チェック：0＝いいえ、1＝多少、2＝はい　と三段階になっている。教諭によっては、1を数多く付ける向きがあり、理由を問うと「迷った結果」との答えが返ってくる。このような教諭は優柔不断である。なお、(9)は大まかに自閉症圏にあるかないかを決めるためのブロックであり、後述する知識の問題があるとしても、私たちとしては教諭側からある程度メリハリのある判断が欲しいので、1を、「あえてどちらかに動かすとしたら、0か2のどちらかに変えて下さい」とお願いしている。

(2) バラツキの少ない(7)・(8)と知識・経験が問われる(9)

⑺・⑻は、DSMの診断基準そのものをアレンジしたもの、つまりAD／HDの目に見えたままの行動上の障害を表しているので、教諭による評価のバラツキは少ない。それに対して⑼は、かつての障害児教育や現在の特別支援教育に携わり自閉症との関わりを経験している教諭、もしくは自閉症に関する知識を有する教諭であれば、読んだだけで自閉症の質的な偏りを表現した症候の描写であることを即座に理解する。そうでない教諭の場合、項目を字義通り読み、教諭の反感を買ったり、反抗的な突っ張りや非行傾向、単なる我がまま、なのに高くなったりする。授業参観での印象と食い違う（担任の付けた点数が高くても自閉症圏に見えない）場合は⑼についての教科書的な解説をしたうえで、もう一度記入をお願いする必要がある。自閉症圏の「共感性の乏しさ」と非行に走る定型発達児の「相手の意向を無視して我がままを通したり、周囲が困惑するようなことを配慮しないで言う」とは質が違うということを、例をあげて十分、理解してもらう。駆け引きができない、裏表がない、字義通り受け取ってしまうという自閉症圏の特性を、そういう子どもに接したことのない教諭に説明するのは至難の業である。このように⑼は経験や知識によって左右され、経験や知識のない状態での評価はほとんどデータとして役立たない。繰り返しになるが、こと⑼に関しては、殊更、授業参観が必要である。

（3）全体を眺めてから各部分を検討

○チェックシート全体を見る

⑴～⑼全般にわたって評価が低い場合（一番大きな数に丸を付くのが多い）は、知的障害を疑う。学校で行動上の問題を起こしているということになるわけで、このような場合は、家庭でのストレスの存在（きょうだいが成績優秀なこともあり保護者が「努力不足で成績が上がらない」と思い込み、家庭で詰め込み教育をしているような例があった）をも探っていく必要がある。

○⑴「聞く」～⑹「推論する」を見る

⑴～⑹にわたって評価が悪い場合（3に丸を付くのが多い）は、知的障害。ただし、同時に⑺不注意　のところが悪いときは、単なる知的障害による不注意かAD／HD不注意型による「見かけの知的障害」の可能性もあるのか検討するため、積極的に知能テストの施行を勧める。AD／HD不注意型が関与する場合は⑴～⑸のうち特に⑴「聞く」に顕著な欠陥がある。

⑴～⑸で問題がなく⑹「推論する」だけ悪い場合は、自閉症圏内のものを疑う（アスペルガー症候群では⑴～⑸より相対的に悪い、という程度でそれ以外の自閉症圏ほど顕著でない）。

(1)〜(6)で何か一つ、評価が悪い場合は学習障害を疑う。ただし、「読む」と「書く」の問題とが同じ傾向を示していることがある。読むのが苦手な人は書くのも苦手。「書く」だけが苦手という場合は、学習障害（書字障害）の場合と、AD／HDでよく見られる「黒板の文を写すとき、一字一字取りかかったり、極端な場合は漢字の偏と旁を別々に写し、結果的に遅くなる」場合がある。

○(7)「不注意」、(8)「多動・衝動性」、(9)「対人関係やこだわり等」を見る

(7)が顕著な場合はAD／HDの不注意型、(8)が顕著な場合はAD／HDの多動・衝動型、(7)(8)ともに顕著な場合はAD／HDの混合型を疑う。これらのいずれかでも、同時に(9)の評価が悪い場合はAD／HDと判断しない（AD／HDの症状の部分まで広汎性に障害されている自閉症圏のものと判断する）。医療の立場から見ると、AD／HDは小学校低学年に薬物療法を開始すれば高学年には薬物なしでもかなり良好な状態を保てる場合がありうるし、治療を（もちろん受けたほうが利点は多いが）たとえ受けなくても多くは社会適応が可能な、自閉症圏の場合とは比べられないほど予後の良い病態である。入学前や低学年のときAD／HDと診断されたと保護者から聞いたからということもあって(9)が見逃されていることは多々ある。医師でいえば特に大人専門の精神科医や一般小児科医の診断、教諭でいえば自閉症を扱ったことのない方々の判断は、再検討を要することがある。

「アスペルガー症候群」を抱える子どもの場合、(9)の点数は高い。(9)に対して前述したような教諭の逡巡（1を付ける）はあまり起きない（迷わず2を付ける）。言葉での自己主張（しかも奇妙で、年齢不相応な語彙を遣う）をよく行うためだと思われる。「アスペルガー症候群」を抱える子どもの「不注意」と「多動・衝動性」に関しては一定しない。両者とも出ていないケースもあれば、どちらかだけ出ているケースもある。

(4) チェックシートと絡めて教諭からエピソードを訊く

チェックシートの判読は付けてくれた教諭と面談し、調整しながら合意に達するという展開が望ましい。常に教諭にとって子どものどういう部分が「気になる」「気がかり」なのかという出発点に立ち返りながら話を進めていく。このとき、チェックシートの行間ともいえる、子どもの重要な情報が得られることは多い。

そのひとつが、「アスペルガー症候群」を抱える子どもの話題で必ずと言って良いほど登場する、「代表的な逸話」である。内容的には独特な物言いとか「事件」なのだ

が、「アスペルガー症候群」以外の自閉症圏の子どもにみられるものとはニュアンスが違う。同じ「かんしゃく」や暴言でも、前者の場合、誘因やパターンにバリエーションがあり、あとから本人に聞くと、（共感はできないけれども）それなりに筋道が立っている。

「アスペルガー症候群」を広汎性障害全般と一括りにしないで、特有のものと位置づけ、それに即した対応をするには、杓子定規な診断基準よりも、ときに教諭から語られる、「代表的な逸話」を集積することが有意義である。上記以外にも「アスペルガー症候群」の場合、すべてのケースにあるわけではないが、以下のようなものがある。

○喋り出すとすごく饒舌でしかも速い。屁理屈が混入する（福田は「マシンガントーク」と表現した）。

○自分の考えを書いたり表現したりするのは苦手で、同じことばかり書く（その日あったことを事実の羅列だけで書いたり、引用そのままとか）という点では他の自閉症圏と同じだが、表現の仕方が一見豊かに見える。

○会話では、こちらが黙って聞いてると、頗る賢くて、ものが分かっているように見える（先に挙げた「ボンジュール」と同様）が、意味を問うと、内実は、（こういう場面で遣うということを知っているだけで）耳から聞いたそのままを再現しているに過ぎない。

○情緒的な表現が極端に苦手。書く場合もそうだが、簡単な「ごめんなさい」という言葉を遣うのさえ同様であることすらある。

○あまり我慢するということをしない。

○良きに付け悪しきにつけ、相手の反応を見ながら抗議したり反抗したりしている。立腹して教室を飛び出したかに見えても、教諭が追いつくか追いつかないかくらいの速度と距離で走る。傍目には「試すような」「追いかけて欲しい」「相手にして欲しい」という逃げ方で、教諭たちの感触では「嫌いな先生なら本当に逃げてしまう」のだと。

以上のような特性は、「アスペルガー症候群」の「人なつこさ」と思われる。私どもは成人になって初めて診断を受けたケースとも、ここ五〜六年接しているが、「学校」時代に比べて相手にしてくれる人間が段々と減っていく寂寞観を彼らは時に言語化する。欠点は欠点として認めながら彼らを受け入れてくれていた（理解のある）教諭の存在はかけがえないものだとあらためて思う。学校は社会経験をする場であっても社会そのものではない。「アスペルガー症候群」が早期に（学校で）発見される機会は今後は増大すると思われるが、在学中は教諭との日常的関わりと連

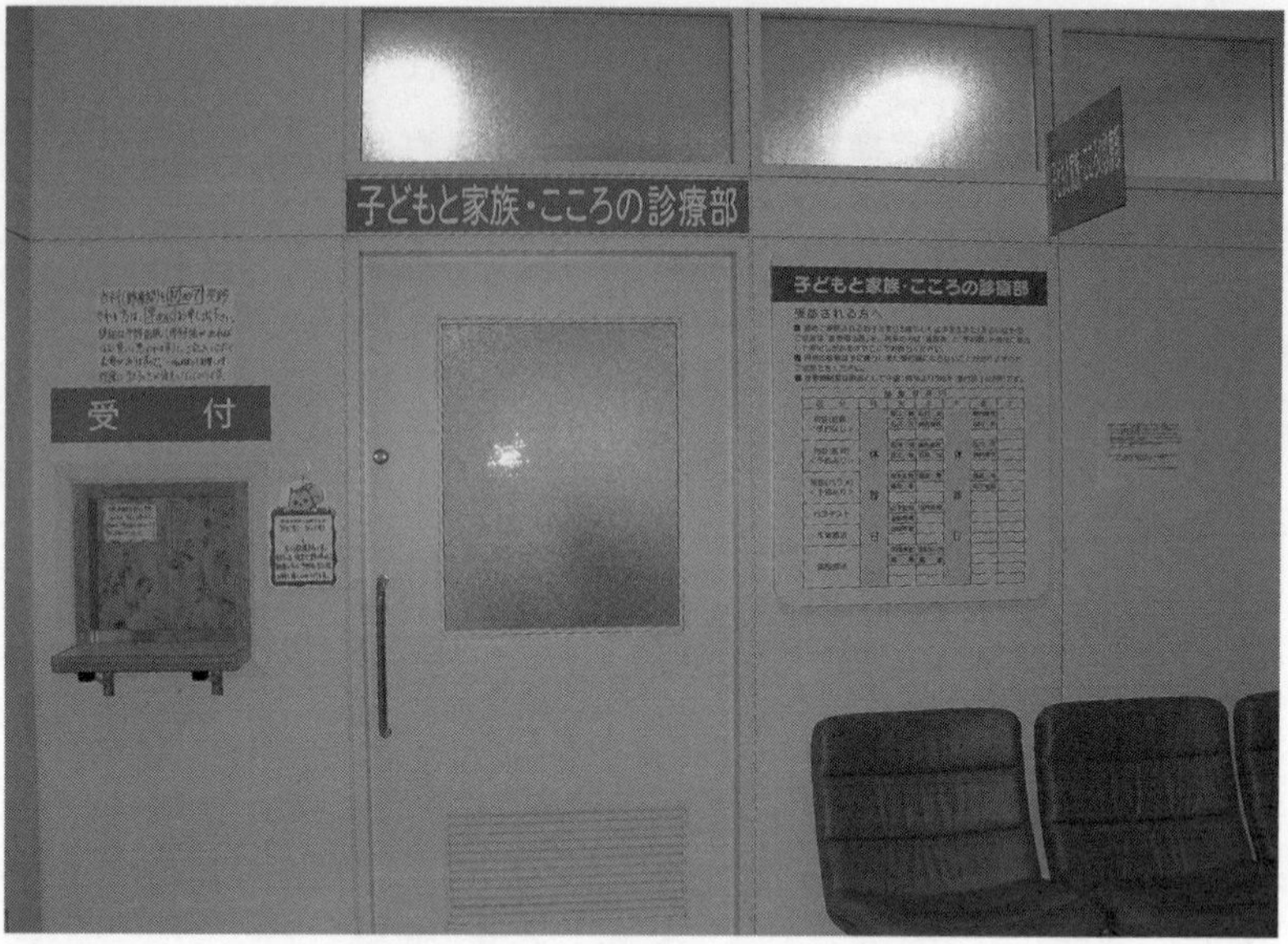

図1　子どもと家族・こころの診療部

動した形での、卒業後は医療機関などにより教諭と同様の関わりを他の人材により補完する形での療育を考えるべきだと思われる。

五　保護者との面談（「教育相談」）と告知

教諭との面談後、私どもが「放置できない」という意見の場合は、担任を通して日程を打診し、保護者と「教育相談」という形で接触することができる。もちろん拒否されることもあるが、教諭と保護者との関係いかんに関わらず、それは極めて少ない（教諭との関係が悪いと、予想とは逆に、保護者から専門家と直接話がしたいと希望するという場合すらある）。また、すでに保護者が子どものことで対策を講じなければと考えている場合は、教諭を通して私どもへの受診を進めてもらうので、この限りではない。

保護者との面談では発達の状況とか、家庭での問題を聴取する機会でもあるが、むしろ大部分の時間は私どもから懇切丁寧に状況を説明することで占められる。

「アスペルガー症候群」の子どもを抱える保護者つまり父母のどちらかが子どもに似ている（アスペルガー・トレンド）。比率は、父親と母親で変わらないが、学校に出向いてくれるのは母親が多い。母親の多くは子どもを持て余しているが、父親（地方公務員やコンピュータ技師などとして適応している）がアスペルガー・トレンドと予想される場合には、母親は父親をも持て余していて私たちに父親の愚痴を言う。母親がアスペルガー・トレンドであると、話し始めた瞬間から子どもそっくりで、「マシンガン」とまではいかないけれども早口で喋る。こちらが訊ねる前に様々なことを語ってくれる。私たちが、かなり意識的に、メリハリのある論理的な説明をして、今後の方針やスケジュールを明確に構造化し、その後も急に予定を変えたりしなければ、学校に対して被害感を持っていた保護者でも、私たちのことは信用してくれる。指示したことも、その通りに実行してもらえる。そうなれば容易に外来にも足を運んでくれる。

六　医療に繋ぐ

もちろんケースバイケースだが、保護者との面談で私どもは、（学校贔屓というより少し保護者寄りにみえる雰囲気を漂わせながら）実際には中立の姿勢を常に保つ。医療に繋いだあとは、学校で問題が起きれば、保護者の利益と意向を最優先し、診察（再診）に教諭を連れて来てもらう形で保護者を交えて話し合い問題解決を図る。保護者の在席しない所で学校との遣り取りはしないという姿勢を明確に示す。

「アスペルガー症候群」の場合、「治る病態ではない」ことを当初から告知し、薬物は症状レベルでは効果的なことが多いので機会があれば使用したい、と提案する。多動や不注意があれば中枢刺激薬常用量を試し、被害的な言動には抗精神病薬少量を積極的に使用する。折を見て、子どもに告知を行う。告知後、濃厚なカウンセリング（時には日常生活場面を共有）をすることで、抜群の記憶力などの特性の喪失（たとえば治療を始めた頃は、日付などいつ何があったを仔細に記憶していたが、「いつ頃こんなことがあったよね」と言っても覚えておらず記録を見せて指摘すると出てくるようになるなど、「凡人」化していった）を経て、診断基準で、アスペルガー症候群といえなくなる方向で社会適応を遂げたケースもある。* いずれにせよ（保護者ではない）第三者で、ある程度、子どもに理解されていると思われる人物との定期的で、安定した面接が必要である。

＊本書「繕う」の章に収録した福田論文を参照のこと

〔ふくた・こと　香川大学附属病院子どもと家族・こころの診療部／医局長〕
〔いしかわ・げん　香川大学附属病院子どもと家族・こころの診療部／教授〕

繕う

医療・家族・学校の隔壁がない外来診療を模索する

横井裕子

「みんなで僕のことを無視して…」
――アスペルガー症候群の子どもにとっての学校

「みんなで僕のことを無視して」これは、ある小学生が、授業後にぽつりとつぶやいた言葉である。授業の前半は、教室内をうろつき、他の子どもたちのノートをのぞいたり話しかけたりしていた。彼に抗議する子どもたちの声で教室はざわついていた。教師の指示が下り、課題に集中し始めた子どもたちは次第に彼に注意を払わなくなり、結局彼は一人で所在なくうろうろすることになってしまったのである。そして、授業後、担任ではないが授業担当として関わりのある私のところへやって来て、先の言葉をつぶやいた。

私は「皆の気持ち」を代弁するように「話しかけられてすごく邪魔になっていたこと」「とても腹が立ったけれど一生懸命我慢して勉強していたこと」を彼に解説した。彼は、目が点になったように驚いていた。初めて気づいたという様子であった。彼が感じていた孤独感はせつない。しかし集団の中で学んでいかなければならないことも多い。このような遣り取りをしなかったら、級友に対する「僕のことを無視している」という彼の思いは不満や憤怒へと変わっていったかもしれない。

ここに挙げた問題は、一個人の範囲に留まらない。学校にいるアスペルガー症候群の子どもたちの多くに共通して起きていることではないだろうか。

アスペルガー症候群は、「障害」を抱える子どもたちに手厚く接してきた教育関係者からも「困った存在」と捉えられがちである。それはアスペルガー症候群が単に分かりにくいというだけでなく、社会性を育てることを目的の一つとしている「学校」という場にとって、受け入れがたいことを意味する。

教師にとってのわかりにくさ

非行などの困難な問題にも真摯に対応してきた経験のある教師なら、自分の思いがきっといつか子どもたちに通じるという情熱や信念をもって子どもの指導にあたるであろう。また、ほとんどの教師が、学校を「思いやりをもつ」「努力する」「協調性を身に付ける」など人格的な成長を大きな目標として日々教育に取り組む場だと捉えている。そして、「人の気持ちが分かりにくい」「周囲の空気がよめない」など、アスペルガー症候群を抱える子どもたちの特徴については、昨今であれば大部分の教師が知識として理解している。しかし、感情的には受け入れがたいのも事実である。そのため、実際に毎日子どもの指導にあたる際、どう接したら良いのか戸惑う場合が多い。アスペルガー症候群の子どもと接すると、「自分の熱意や指導力が通じない」という事態に直面し、教師としてのすべてを否定されるような無力感に陥る。自分自身の価値観の転換を迫られる大変な課題を突きつけられた気になるのである。アスペルガー症候群は、自閉症や知的障害など様々な「障害」を抱える子どもたちに手厚く接してきた、いわばベテランの教育関係者にとってすら「困った存在」と捉えられているようである。

一方で、子どもの実態を理解したうえで個別に対応してほしいという家族の学校への願いは切実である。学齢期の子どもが多くの時間を過ごす学校生活に適応しにくいということは、本人にはもちろん家族にとっても大きな悩みだ。そうした家族と、社会性を育てることを大きな目的としている「学校」との間では子どもの対応を巡ってしばしば誤解や行き違いが生じる。担当する他の多くの子どもそれぞれに責任をもって指導に当たらねばならないなか、アスペルガー症候群の子どもにどう接したら良いのか戸惑っているうえに家族から難題を突きつけられることになる。現実には、家族だけでなく、担任をはじめとする学校関係者も、切実に悩んでいる当事者なのだ。

私自身は現役の教師である。学校での勤務は長いが、心理学や精神医学にも関心があり、教員生活の傍ら社会人入学した大学で臨床心理学の修士課程を修了して間もない。昨年度までは赴任先の小学校で学級担任をしながら、平成十五・十六年度特別支援教育推進体制モデル事業で特別支援教育コーディネーターの役割を務めていた。巡回相談の際、相談員であった大学病院に所属する児童精神科医のチームと連携を図り、学校管理者に報告しながら、学級担任と保護者の間のトラブルに対応する経験を積んだ。巡回相談は回数が限られているので、保護者と足繁く大学病院に通った。その間、児童精神科医のチームは、精神科や小児科から独立して、〇五年十月香川大学医学部附属病院に「子どもと家族・こころの診療部」を開設。軽度発達障害を主に扱い、学校との現実レベルでの連携を図るという、これまでにないスタイルを打ち出した。

私自身はといえば、転勤により本業の方はコーディネーターの仕事から開放され、臨床心理の方は修士課程を修了して研修の時期に入った。身近で見聞していたこともあり、講座の研究生という形で診療部での業務に従事できないものかと望んだ。幸いなことに、ボランティア希望者は一切受け付けていない診療部ではあるが、学校の事情に精通した、臨床心理やカウンセリングに経験のある現役教師をスタッフに加えたい意向があったようだ。勤務時間外という条件で、校長の許可も得られたので、現在は週一回、夕方五時から二時間程度、種々の活動に参加している。

オープン後の診療部では、担任教師や養護教諭など学校関係者が子どもや家族とよく訪れている。医療・子どもと家族・学校が文字通り、膝を交えて話し合うのである。保護者は家庭での子どもの様子を、教師は学校での子どもの様子を話す。時には子どもも話し合いに加わることもある。その場で多くの教師がほっとした表情になるのは印象的だ。今まで肩に背負い込んでいた大きな荷物をひとまず医療の専門家にあずけ、いらだちや孤立感から多少なりとも解放された姿であろうか。

家族も学校関係者も子どもの問題に関して言えば、どちらも切実に悩む当事者なのだ。医療という場で、それぞれに試行錯誤している子どもへの対応や悩みを話し合うことによって、互いにはじめてそのことを確認することができる。それが、連携の出発点といえるかもしれない。以下に、私が関わりを持った、通常学級に在籍するアスペルガー症候群を抱える小学生の事例を通して、子どもと家族・こころの診療部での三者協働の実際について、紹介する。

事例――家族・学校の協力体制実現と医療の果たす役割

> Aは能力が高いがこだわりが強く、授業中に教室に入らない、集団行動に参加しないなどの行動が目立っていた。興奮すると何人かの教師で探し回らなければならないことも多く、学校では安全管理の面からも苦慮していた。

家族は、Aの問題は学校の対応のまずさが大きな原因であり、学校でのストレスのために家庭でも扱いにくくなっていると考えていた。学校では、対応をあれこれ工夫して変化させてみたものの、子どもの言動はまったく同じで、家族から再々の訴えに頭を抱えていた（図1）。学校管理者は担任教師ではなく特別支援教育コーディネーターを通して保護者に外来診療を勧め、訪れた外来で保護者はアスペルガー症候群であるとの診断を受けた。同時に、アスペルガー症候群は発達障害であって、保護者の育て方や学校の環境によって生成されたものではないと説明された。その後、家族からの情報と学校からの情報とは同等の価値があるとする担当医の提言もあって、次の受診から担任教師と特別支援教育コーディネーター同席の診療が開始された。毎回家族からは家庭での様子を、担任からは学校での様子が報告され、それぞれに直面する問題と対応の仕方が話し合われた。担当医がファシリテーターのような役割をとりつつまとめていった。

#1 〈授業に参加しない〉

家族：Aは自分で考えて行動するのは苦手なようなので、しなければならないことの数を決め、クイズの三択方式のように提案すると、自分でどの順番にしていくかを決めて、かなりこなせるようになった。

医療：子どもに関するハウツーは親が一番もっている。家庭ではうまくコントロールできているということだが、この方法で学校でもうまくいくと思うか家族に質

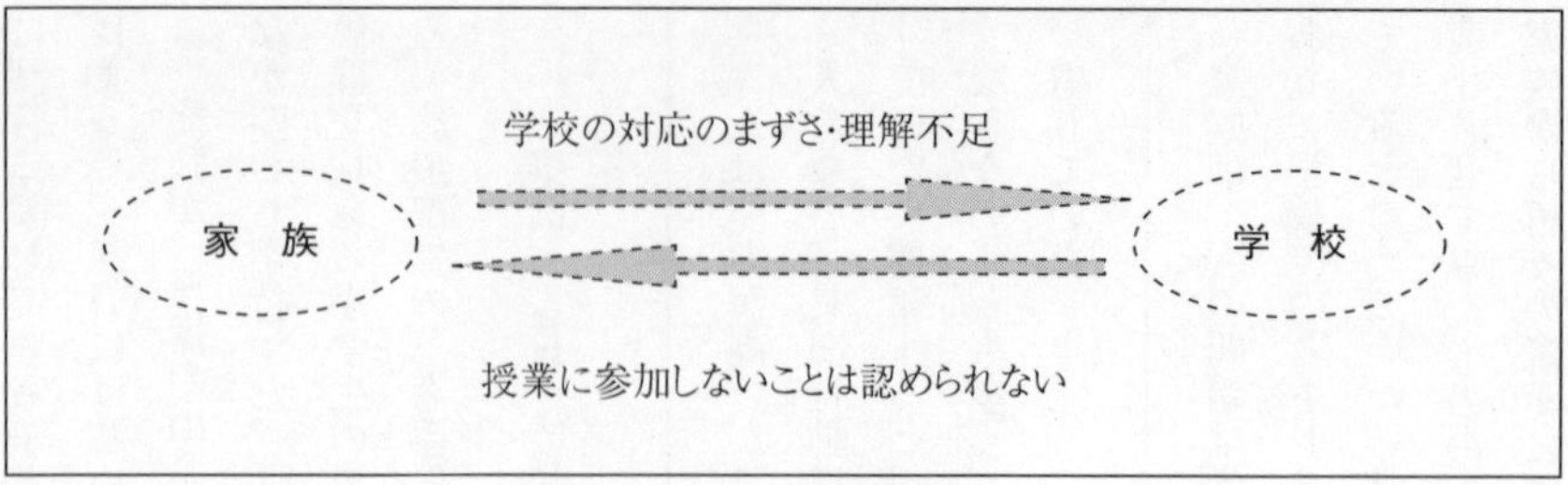

図１　家族と学校の関係

問（家族からは「五割ぐらい可能だと思う」と返事があった）。

学校：良い方法なので学校でも採用したいと思うのだが、「授業に参加する」を選択肢に入れられないので、選択方式が浮かばない。

家族：どうして「授業に参加する」が選択肢にならないのか？

医療：「学校は子どもを預かっている以上、安全に保護する義務がある。また一定のことを学ばせることが大人の義務である（義務教育の定義ともいえるルールを説明）。

学校：授業に出るということが前提。それが選択で決められるのは、学校の基本的なルールが壊れてしまう。

家族：学校がどんなところかを身に付けていく段階ではありますね。

医療：本人にぴったりの選択肢をつくり出すのは、教師より母親が先輩なので、教室に入らないときは、母親から選択肢を提供してもらうよう、いつでも教師から母親に携帯電話で連絡できる態勢を準備するというのはどうか。

集団で学ぶルールを、自覚や気付きを促すような形ではなく、三択程度の自主性尊重部分を残した具体的な項目で提示し、時には絶対的なルールを強調することを、「子どもに対するハウツーに最も精通しているのは親だ」という前置きで医療が合意を求めていくことで、家族の取り組みは活発になり、学校にも家族の提案を傾聴できる姿勢ができあがった。教室に入らないときは、教師から母親に逐次連絡して指示をもらうことも三者で合意された。

#２〈持ち物の整理・整頓①〉

#１の後、母親は家族と教師が電話で連絡をし合って対

応するようにした旨、Aに伝えた。その後は、教師の報告によれば、連絡を必要とするような事態には至らず授業に参加するようになった。連絡の体制は継続して維持することを確認した後、「今後の目標」として、教師から身の回りの整理整頓が提案された。まずは、教科書・ノート・筆記用具の準備とした。母親からの提案で、細々とした物の整理整頓はまだ無理だと思うので、持ち運ぶ必要がないように、学校用と家庭用の二セットを用意し、それぞれを母親と教師が保管することになった。

#3　〈持ち物の整理・整頓②〉

家族からは、Aが持ち物の一覧表をコンピュータで製作していること、学校からは、離席が減った、ワークブックもすべてできている、下校時には持ち物が片づくようになった、改善のペースが速くなっている、という報告があった。

医療：このように良くなってきたことについて、家族からみた理由は？

家族：家の中の動線を見直し、動きにくい場所を改善したことや、身の回りの無駄はできるだけなくして、注意が逸れないよう視覚的な刺激を減らした。その結果、本人も落ち着き、家族も気を遣わなくてよくなってきた。対処法が分かってくると、母親だけでなく家族が少しずつAに関われるようになった。家族がうまく機能し始めたと感じている。

母親自身も、今まで漠然とまちまちの対応をしてきたが、計画的に一貫したパターンを決めておくようになって、いろいろな気づきがあったと語り、「この赤い袋をもって……」などと、子どもが視覚で捉えやすいように工夫したうえで指示を強調すると忘れなくなったので、忘れてはいけない学校の書類には、朱で『重要』と書いてほしいこと、幼稚園の時にも遠足に行くときには一度連れて行けばリラックスできたので、学校の特別なイベントがある時には前もってビデオや写真を見せてほしいと二つ要望が出た。学校側は、これらの要望は実現可能であると答えた。

医療：平凡な人が普通にやっていくことを、論理で見事に対処していけていると母親を賞賛した。それから（Aには、対人関係の問題が以前から続いていたので、そのことに話題を向けて、母親に）母親自身が苦手な人と会わなければならないときはどうしているか質問した。母親が実践している対処法をいくつか語ると、それを受けて、今すぐには無理でも、そのような社会性についてもAに教えていってほしいこと、アスペルガーの子どもを救うのは知性であることを伝えて#3は終了した。

その後、日常会話でのこと、奇声を発すること、集団行動への参加の仕方などの問題が話し合われた。学校でできていないことを家庭でいかにサポートしたらよいかと焦る家族に、学校側からは「本人を信じて少し待ってあげてほしい」と発言も出るほどになっていた。学年の修了時には、家族から「今年一年は、自分のことばかりを考えて夢中だったが、来年度からはAの考えも聞きながら進めていきたい」という話も出た。現在は、詳しくは述べないが新たな課題を行う段階に進んでいる。

医療・家族・学校の協働の実現のために
——隔壁のない外来診療を

事例について振り返ると、医療がファシリテーターの役割をはたし、学校は最低限の「集団生活のルール」を目標に設定し、具体的な方策については家族に経験を提供してもらうという姿勢で、家族と学校の協働が実現できた（図2）。ここでは、問題解決のために何ができるか視覚化が可能なスモールステップでゴール設定を行いながら、第三者である医療の場で話し合いを進めることで、家族と学校とがそれぞれの役割を明確にし、少なくとも障害に対して保護的な環境として機能できることを目指した。

その後、子どもと家族・こころの診療部で、医療・家族・学校の隔壁のない外来診療を幾例か経験した。そこから三者の協働が実現されるための要件をあげ、まとめに代えたい。

1　被害者も加害者もつくらない客観的立場からの告知

学校はこれまで医療機関よりももう少し前段階ということで子ども女性センター（児童相談所）や教育機関での相談を家族に勧めてきた。しかし、これらの施設ではたとえば知能テストをおこなっても家族や当事者に得意不得意の項目を挙げるだけで、IQの値も教えないことが多い。このことは慎重な対応で衝撃を与えないという利点はあるものの、保護者に「障害」が努力によってカバーできるものと錯覚させ、検査を勧めた学校との対立を煽る結果をもたらすこともある。その点、医療機関の方が印象を包み隠さず家族に伝える傾向が大である。客観的立場からの告知は家族に一時的に絶望感を味わわせることになるとしても、

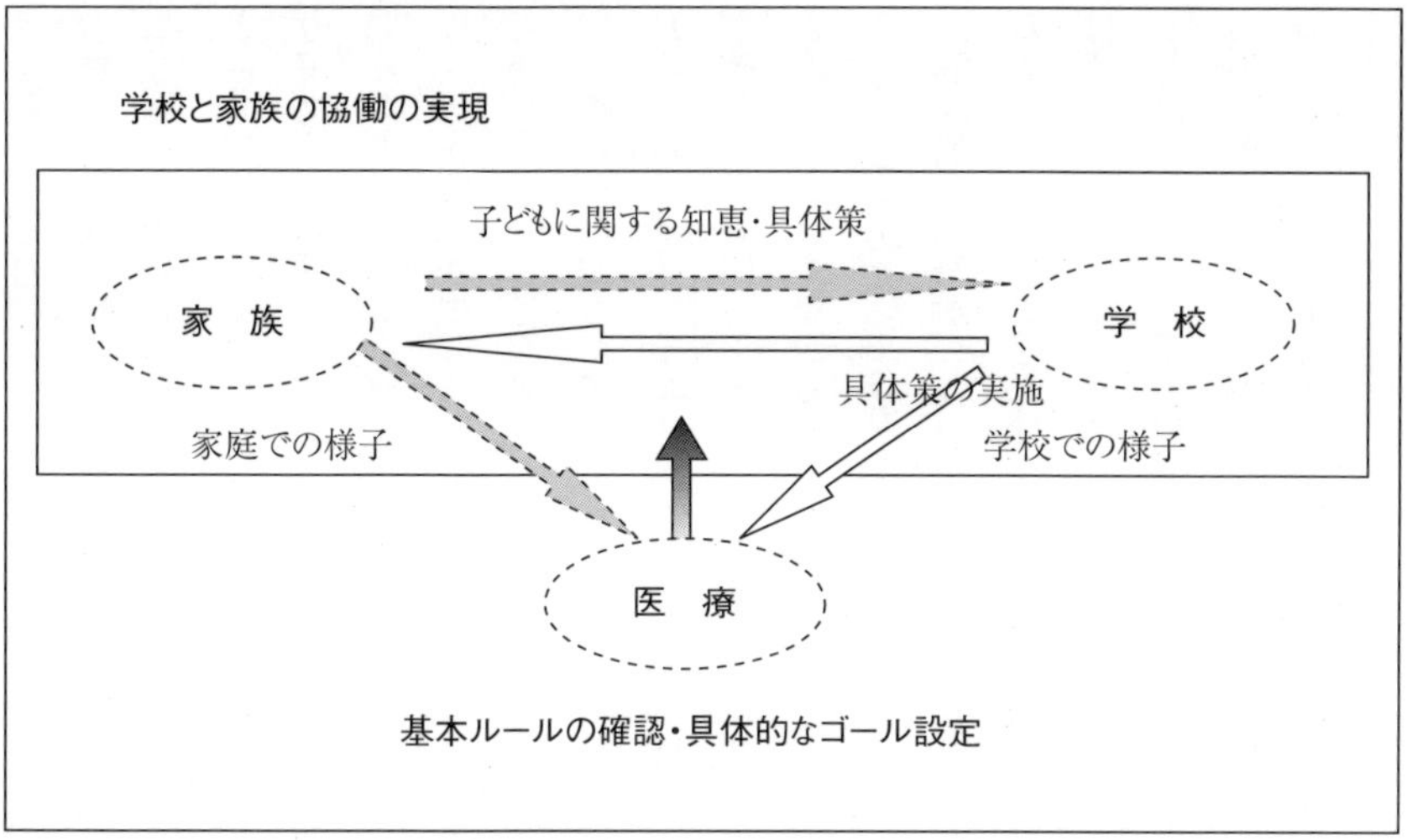

図２　医療・家族・学校の関係

その後、被害者も加害者もつくらず、資源を利用できるように方向付けるという点で有益である。

２　当事者をめぐるそれぞれの立場を理解し合えること

アスペルガー症候群を抱える家族と学校が対立することで生産的なことは何もない。このことは、医療という第三者が両者と隔壁なく関わることで明らかになる。学校は、それ自体大きな集団であり、当事者は周囲の子どもたちへのサポートも同時にしなければならないので、抱える範囲は膨大である。一方、家族の場合、学校と違って子どもの将来にまで関わりは敷衍し、抱える時期は膨大である。医療の側から見れば両者のうちどちらがどれだけ大変ともいえない。また、家族はその子ども一人に焦点を絞った、幼い頃からの時間軸にそった情報の集積がある。学校は集団の広がりの中でのその子どもの状態、つまり障害の焦点である「社会性」が最もよく分かる場所である。どちらもその子どもの顔なのである。医療は、両者それぞれからの情報は同等に貴重であるとの判断を下し、こどもの状況や問題を客観的に整理・統合して両者に提示することで、子どもに役立つ最大限の資源を引き出す方向に誘う。

3 解決志向を目指すこと

家族も学校も疲れている。疲れからいらだち、そのために周囲の人々や子どもに対してゆとりのない接し方をすると同時に、それぞれに責任を転嫁し合い、疲れをますばかりである。お互いのパワーを削ぐ原因追及よりも、抱えている問題を少しでも解決する方向を目指すことが大切だろう。信頼関係が生じる可能性も大きくなる。可視的で実現可能な小さい目標を設定し、具体的な方法を話し合うことで、それぞれがもつ子どもの知識を活かしながら行動が取れる。目標はスモールステップの方がよい。子どもに変化が確認できれば、子どもの達成感が意欲やエネルギーを引き出すことにつながる。

4 それぞれの立場で役割をシェアすること

解決志向での話し合いが進めば、それぞれの立場でできること、すべきことが徐々に見えてくると同時に、自分にはできないことも分かってくる。互いに役割をシェアすることによって、相手を尊重し信頼する気持ちも生まれてくるのである。医療がファシリテーターとなって違った立場の人々の協働を実現させるためには、学校側のキーパーソンの存在も欠かせない。学校では、担任が独走するよりは家族と担任、担任と学校管理者、学校と医療の橋渡し役を兼ねたキーパーソンを設けた方がよく、先に挙げた例では特別支援教育コーディネーターがこの役を果たしているが、スクールカウンセラー、養護教諭などがキーパーソンとなったほうが医療との連携をとりやすいという場合もあるだろう。医療への受診に家族が逡巡する場合、医療側から学校を訪れる数少ない機会である巡回相談に家族を参加させるのも得策である。今後医療と学校が直接コミュニケートする機会が増えていけば、キーパーソンに求められる資質は今以上に大きくなっていくことと考える。

アスペルガー症候群の子どもたちが抱える問題の性質を考えれば、医療・家族・学校がそれぞれの機能を十分に発揮して協働することはぜひとも望まれることである。手続き的な実際上の問題も多いが、子どもの幸せを中心にすえて向きあえば、互いの隔壁は以外と薄いことに気付くのかもしれない。

〔よこい・ゆうこ　香川大学医学部附属病院／臨床心理士〕

繕う

小児科診療におけるアスペルガー症候群
——幼児期軽度発達障害としての位置づけ

鈴木周平

はじめに

近年、学校現場での不適応や非行・少年犯罪など社会的問題がマスコミなどに大きく取り上げられ、その当人側の要因のひとつとして「発達障害」という用語をよく耳にするようになった。特に、その奇異さ、数の多さ、バリエーションの大きさなどから、アスペルガー症候群（以下ＡＳ）に対する関心が高まっている。本当にこの子たちは社会にとって危険要因となるリスクを背負った子どもたちなのだろうか？　ＡＳの自然経過とも言うべき姿に迫り、不適応に対する予防的手立てについて考えるならば、誰かが、幼児期からＡＳを診断し注意深く彼らとその家族を見守っていかなくてはならないだろう。本来、小児科医や乳幼児健診（保健師）がそのような役割を担うべきと思われるが、病的特徴と強すぎる個性との境界の引きにくさ、集団での対応の難しさなど、診療する側にもジレンマは少なくない。

軽度発達障害という用語について

筆者は、当初「発達障害」という用語に対して、小児神経科医として少なからず違和感を覚えていた。「発達期に現れる障害」のことならばほとんどの小児神経疾患がそういえるのでは？「発達そのものの障害」ならばいわゆる知的障害のことなのか？　さらに「軽度」をつけて用いられることも多いが、何が「軽度」なのかも厳密にはわからない。

実際には、「軽度発達障害」と聞けば専門家は学習障害、注意欠陥多動性障害、広範性発達障害、発達性協調運動障害といった「医学的病名」を思い浮かべるだろう。おそらく「脳性麻痺」や「重度知的障害」「重度自閉症」など、これまで養護学校や施設で対応されてきた「重度」障害児との対比において、「軽度発達障害」という用語が浮かび上がってきたのであろう。すなわち、普通学級にいる子どもたちの一群で、小児期から行動の問題や学習能力の弱さを持ち、不登校やいじめ、引きこもり、反抗や非行、就学・就労困難など不適応的な問題に発展しやすい子どもたちを一まとめにするために用いられていると思われる。

いまでは、筆者もこの用語を抵抗なく用いている。それは医学的にはそれほどクリアでなくても、ある種のサポートや理解を家庭や教室で待っている子どもたちが確実に存在し、何らかの名前をつけることによって有効な手立てへの道が始まるかもしれないというほのかな期待があったからである。特に、診察室を一歩出れば、お堅い医学的診断よりもファジーでも大きな枠組みがあるほうが子どもたちの姿が見えてくる場合もある。しかし一方で、「ことば」が存在するゆえの弊害、難しさもある。

幼児期の難しさ

幼児期のＡＳ診療の難しさは「診断」にも「対応」にも存在する。そもそも、彼らが医療機関を受診するタイミングはまず幼稚園など「集団参加」を強制される時期である。それまでの発達過程において、保護者も保健機関でさえも「異常なし」と太鼓判を押してこられることが多いし、場合によっては、その高い記憶力ゆえに「かしこい子」として扱われてきている場合も少なくない。

しかし、後方視的にみるといくつかの特徴がすでに乳幼児期から出現している場合が多い。「指差しが出にくい」「こだわりがつよく、偏食が強い」などの広範性発達障害に共通の特徴であったり、「運動発達がやや遅め」「体が柔らかい」「はいはいせず座って移動する」「不器用」「特定の音に敏感」「寝つきがわるい」「眠りが浅い」「左利き」など、運動機能・感覚・睡眠における非中核的特徴であったりする。ことばの発達は定義上遅れがないとされているが、それでもいくつかの注意すべき特徴はある。たとえば、抽象概念形成が遅い割に、具象物の名前はよく知っている。また、プロソディを欠く一方的なしゃべり方で、テレビで覚えたフレーズをところかまわず頻用したり、地方の育ちなのに妙に大人びた標準語だったりする。

そのような兆候の中で低年齢から評価しやすい特徴としては、「運動機能」や「睡眠障害」があげられる。乳幼児健診などで、集団参加前にASの疑いを持つためには、比較的評価しやすい症状にスポットライトを当て、リスク群としてフォローしていくというスタンスも必要ではないだろうか。以下に、運動発達の問題を主訴に受診し後にASと診断された一例を提示する。

○シャッフリングベイビー（Shufflingbaby）の一例

十一ヵ月時に、保健所で「ハイハイせず、座ったままいざる」ことに気づかれ「中枢性運動障害」を疑われ当科へ紹介される。MRIは異常なし。神経学的にもやや低緊張である以外は、大きな異常を認めず、生理的なシャッフリングベイビーと考えフォローしていた。独歩は一歳七ヵ月と遅めだが、父もおじ（友達ができず、幼少時から頑固）もゆっくりだったという。指差しをせず、始語は一歳六ヵ月、その後も単語は増えなかった。二歳時、目が離せないくらい「落ち着きがない」状態で、かんしゃくもひどく、手に負えないと母親は訴えた。二歳半で二語文が出現。この頃、寝つきはわるく、夜泣きもひどかった。また、インターホンの音などでよくパニックを起こすようになり、自閉症スペクトルの特徴がどんどんはっきりしてきた。幼稚園入園後、他児とのトラブルは絶えず、集団行事にも参加できなかった。

このケースでASであるという確信を得たのは集団参加後であったが、実はその前から、軽度のマイルストーンの遅れや「いざりばい」といった運動の問題が表面化していた。「いざりばい」は、教科書的には正常のバリエーションであるとされているが、このように後にASの「不器用さ」（clumsiness）の初期症状であったのではないかと思われる例もある。健診などで微細な運動発達の偏移を呈する乳幼児について、今後、コミュニケーションや社会性の発達などについて注意深く見ていく必要があるのではないか。

乳幼児期のAS診療に関して、われわれが困難を感じる点は「初期診断」においてのみではない。むしろその対応の難しさにも頭を悩ますことも少なくない。まず、対応は問題を起こしたその集団で求められることが多いことがあげられる。現場の知識や経験のなさばかりでなく、保護者も当然若く、ASの存在は育児への自信を崩しかねない。逆に、ASの特徴を持ちながらうまく適応できているケースを見ていると、ことさら診断を告知し、療育、療育と若い母親に圧力をかける意味があるのかとすら思える時もある。確かに、不適応を起こした青年期ASに出会うと、後手に回った対応が悔やまれ、「早期からの療育」という呪文が頭を駆け巡ることもある。しかし、先の見えない幼児期には、母親のサポートという観点からも、じっくりと付き合っていくような対応を考えていくべきではないかと思う。

今後の展開について——神経科学の知見から

もちろん、ASは臨床的にほぼ確立した疾患概念である。しかし、どうしてこのような奇異さが現れるのか、つまりその病態については、心の理論などの登場で説明がなされつつあるが、依然なぞの部分も多い。特に、環境因子で修飾された青年期以降ともなると、認知検査や内省による情報が得やすいという半面、もはや元疾患を診ているのかどうかわからなくなることもある。そういう意味では、対象が原石のような幼児期だから見えることもあるはずである。評価法などの限界はあるが、機能画像の手法が乳幼児まで適応されつつある昨今の動向[1]に期待できると思う。臨床観察だけでは得ることのできなかった知見が神経科学分野からのフィードバックという形で得られることができれば、ASに関する臨床診断・対応についても新たな側面が生まれるかもしれない。

ASに関して、現在まで想定されてきた仮説は機能モジュールをベースに成り立っている。たとえば、前頭葉仮説[2]、小脳仮説[3]、右半球仮説[4]、扁桃体を中心とした辺縁系仮説[5]などである。いずれもASのある側面をうまく説明しているが、キーとなる責任脳部位が存在するのか否かについても確信は得られていない。自閉症の中核特徴が「共感性の欠如」にあるとすれば扁桃体などの情動に関連する部位が現時点で関心を寄せるべき対象と考えることもできるが、ＡＳのさまざまな特徴を現時点ですべて説明できるわけではない。自閉症に関して、最近提唱された仮説として、社会脳説[6]、ミラーニューロン説[7]がある。社会脳とは紡錘状回の顔認知モジュールなどを土台に上側頭溝、扁桃体、前頭眼窩野を加えた人の心の状態を認知するモジュールと考えられており、成人ＡＳを対象に機能画像研究が進みつつある。ミラーニューロンは他者の動作を見たときに活動するニューロンであり、その動作に関わる自己の精神過程の追体験に結びつき、その結果相手の精神状態の推測が可能になると考えられているもので、相手の視点に立って心を読むことにつながると考えられている。実際、ＡＳで口唇模倣時にミラーニューロン機能不全を示唆する報告もある[7]。

神経心理学・認知科学の関心は、これまでの要素的脳機能局在から、各機能モジュールの統合や関連、さらには他の個体との相互作用（interaction）といったテーマに向かいつつあり、自閉症においても、脳科学の進歩が脳機能と行動表現型との間にあるギャップを埋めていく可能性が現実のものとなりつつある。

臨床的な方向性

幼児期のＡＳ診療において急を要するのは感受性の高い客観的な診断ツールの開発であるが[8]、筆者は、特定不能の広範性発達障害をたくさん経験した際に、何をもって「自閉的である」と考えるべきかと混乱していたことがある。そこで、片っ端から自閉症診療に携わっておられる先生方に質問して回ったが、その答えは千差万別で愕然としたことを記憶している。その中でもっとも自分の感覚にもフィットしたのは、やはり「共感性（empathy）の欠如」を中核と考えるという解答であった。この示唆は、脳機能研究で得られた扁桃体などに関連した成果とも符合している。もちろん「共感性」だけでは説明できない部分もあるが、やはり診断の要点はそのあたりに落ち着くと思う。それでは、幼児期において共感性をどのように評価できるだろうか。

「共感性」というからには対象と診断者（あるいは周囲の人間）との間に存在するなんらかの相互作用（interaction）を評価せねばならないが、現状では診察者の感性、直感によっている面もあるのではないだろうか。となれば、低年齢で正確な診断を得るためには、この感性が必要となるだろうが、この感性を磨くのは、詳細な臨床観察の積み重ねのみならず、診療者自身の特性が大きく作用するにちがいない。そのような診断におけるジレンマ・不確実要因を回避するためにも、脳科学の知見を生かす一方で、臨床家が得るべき客観的観察（たとえば、注視行動、微細運動機能や反射、睡眠異常）に着目した基礎・臨床研究がすすむことを望む。

発達障害診療・教育の現状

文科省の特別支援教育への動きがあり、さらに発達障害者支援法が成立した現在、筆者の感じていた「発達障害」というファジーな言葉へのほのかな期待も現実のものになりつつあるようである。一方で、六・三％も特別支援教育の対象者がいるなんて、本当なのかという気もする。これまでもそのような子どもたちは存在していたはずであるが、なぜ今になって大きな問題になったのか？　物質的には何不自由ない現在のコミュニティ（あるいは大人たち）の、多動や頑固さ、学習困難をもつ子どもたちに対する許容度が低下したからなのか。あるいは「発達障害」という言葉がやたら蔓延し、「ほらあの子も」というように大人が責任を子どもの特徴に押し付け、どんどんラベルを貼り出したからなのか。筆者は、教育者や保護者がこの用語に必要以上に振り回されているような気がしてならない。

「発達障害」という用語にほのかな期待を寄せていた筆者は、今は別のほのかな期待を抱いている。まず、神経科学のフィードバックにより、より科学的・客観的な「発達障害」の理解が進むことである。次に、「発達障害」という用語を真に子どもたちのために有効に使用できるような、大人側の思慮が深まることである。これらの点を期待しつつ筆をおきたいと思う。

〔参考文献〕

（1） Taga G et al. Brain imaging in awake infants by near infrared optical topography. PNAS 100 : 10722–10727, 2003
（2） Carter R. MAPPING THE MIND. University of California Press. Berkley and Los Angels, California. 1999
（3） Courchesne E, et al. Hypoplasia of cerebellar vermal lobules VI and VII in autism. New England Journal Medicine 318 : 1349–1354, 1988
（4） Ellis HD, et al. A preliminary study of right hemisphere

cognitive deficits and impaired social judgments among young people with Asperger syndrome. European Child and Adolescent Psychiatry 3 : 255–266, 1994

(5) Abell F, et al. The neuroanatomy of autism : a voxel-based whole brain analysis of structural scans. Neuroreport 10 : 1647–1651, 1999.

(6) Brothers L. The social brain : a project for integrating primate behavior and neurophysiology in a new domain. Concepts in neuroscience 1 : 27–51, 1990.

(7) Nishitani N, et al. Abnormal imitation-related activation sequences in Asperser's syndrome. Ann Neurol 55 : 558–562, 2004.

(8) Frith U. Emanuel Miller lecture : confusions and controversies about Asperger syndrome. J Child Psychology and Psychiatry 45 : 672–686, 2004.

〔すずき・しゅうへい　大阪医科大学小児科〕

アスペルガー障害に対する薬物療法総論
——抗精神病薬を中心に

山田佐登留

はじめに

アスペルガー障害の薬物療法ついてお話する前にまず自閉性障害の薬物療法について簡単に触れておこう。アスペルガー障害を含む広汎性発達障害は臨床場面でよく見られる発達障害であり、その中心となるものは自閉症（自閉性障害）である。自閉症は対人関係における質的な障害、意思伝達の質的な障害、行動興味活動の限定され反復的で常同的な様式によって特徴付けられるとされその原因には中枢の器質的な障害にもとづく認知と表出の障害が基盤にあると考えられている。精神遅滞を七割程度に合併するとされ、通常知能および境界知能が三割程度みられる。

自閉症の診断項目のなかから意思伝達の質的な障害つまり言語的コミュニケーション能力の障害の項目に問題のない例をアスペルガー障害という。自閉症のコミュニケーションの障害や認知障害など本来の症状を改善する目的でさまざまな薬物が試みられてきたが残念ながら適応症に自閉症がある薬物は現在のところない。１—ＤＯＰＡやヴィタミンＢ６が有効な例もあるようで投与後視線が合うようになったりする場合もあるが効果のある例は限定的で、また効果のあった例でも薬物の効果なのか本来の発達なのか判別が困難である。二〇〇六年二月現在のところ筆者が調べた限りではｌ―ＤＯＰＡやヴィタミンＢ６をアスペルガー障害に対して試みた報告は国内外ともになく、やはりアスペルガー障害に見られる対人関係や認知の問題を本質的に改善する薬物療法はまだ見出されていないようである。

　現在のところアスペルガー障害の本質に対する薬物療法は残念ながら存在していない。薬物療法はアスペルガー障害患者に見られる抑うつ、強迫、興奮、不穏、多動、注意集中困難などの各種症状に対し行われているのが現状である。

生物学的研究の難しさ

　アスペルガー障害の薬物療法を困難にしている原因のひとつに動物モデルが確立されていないこともあげられる。言葉のない動物を用いて精神疾患の病態を解明していくのは困難なことである。しかし代表的な精神疾患である統合失調症は近似の症状を起こす覚醒剤投与動物などを動物モデルとして研究が進められてきた。もう一つの代表的な精神疾患である感情障害の研究においても種々のストレスモデルや薬物のスクリーニングモデルが確立されており、モデル動物の行動を観察しながら神経化学的研究がすすめられている。また、統合失調症や感情障害については症状を改善する治療薬が種々見出されており、これらの治療薬の薬理作用を研究することによって病因の究明が試みられている。

　アスペルガー障害の各種の症状は動物モデルの行動として評価することが困難で、人にアスペルガー障害の症状をきたすような薬物やストレスは見つかっておらず、またアスペルガー障害の症状を改善する薬物が見つかっていないのが現状である。そのためアスペルガー障害の動物モデルは確立されるにいたっていない。同じ発達障害圏の疾患でもＡＤ／ＨＤ（注意欠陥多動性障害）についてはメチルフェニデート（リタリン）などの注意集中を改善する薬物が見つかっており、画像診断などの様々な知見から注意集中の欠陥には前頭葉のドーパミン系の機能の問題が示唆されるなどアスペルガー障害より病因探求的な生物学的アプローチが進んでいることもあり、薬物療法の試みはアスペルガー障害よりはるかに進んでいると言える。また注意集中や学習、多動などについては各種動物モデルで測定しやすい行動であることもAD／HDの生物学的研究がアスペルガー障害の研究より有利な点でもある。

薬物療法は各種治療法の補助的位置を占めている

アスペルガー障害の対応法は単なるレッテル貼りではない診断の確定と患者の認知特性と行動、情緒面の理解が重要である。彼らの状況を正しく認識したうえで本人にとって理解のしやすい場面や環境の調整、本人、家族、教育者や上司などへのアドバイス、各種行動療法や認知行動療法などの本号の別章で述べられているような対応法が大切である。望ましい対応を行ったうえでも抑うつ、強迫、興奮、不穏、多動、注意集中困難などの各種症状が強く認められている場合には薬物療法を対症療法的に追加することがある。決して薬物療法単独で治療を行おうとしてはならない。

アスペルガー障害にみられることのある各種症状への薬物療法（抗精神病薬を中心に）

アスペルガー障害の症例には固執や変化への抵抗である強いこだわり、突然の不穏興奮、他害（攻撃）行動などが見られることがある。このような症状は幼児期や学齢期、思春期になって突然みられることもある。このような症状が起こるのは何か本人なりに理由がある場合も多いと考えられるが、周囲からは理由が分からない場合も多々ある。そのような症状を起こすような状況を作らない、起こってしまったらそのような状況を起こす場面を切り替えて落ち着く環境へ置くなどの対応がとられるが薬物療法も併用される。薬物療法が選択されるのはこのような症状が周囲や本人へ強く影響を及ぼす場合や、症状により本人がつらそうな場合である。ハロペリドールやリスペリドンなどの抗精神病薬、フルボキサミン、パロキセチンなどの選択的セロトニン再取り込み阻害薬（以下ＳＳＲＩ）、カルバマゼピン、バルプロ酸などの抗けいれん薬などが用いられる。いずれの薬物も鎮静系の副作用でいつもと違う自分に対しかえってイライラする場合もあるので投与後の状況を確認する必要がある。こだわり行動に対してクロミプラミンやＳＳＲＩなどの抗うつ薬が有効な場合もあるが不安定さが増したり気分が高調子になったり逸脱行動が増える場合もある。

ＳＳＲＩについては十八歳未満の抑うつ症状のある症例については自殺念慮の増加が否定できないという見解もあり、現在本邦ではパロキセチン、フルボキサミンは慎重投与となっている。強迫症状が中心となる症例でのＳＳＲＩによる治療は可能だが、若年の場合抑うつ症状をともなう場合にはクロミプラミンなどの抗うつ薬の処方が望ましいと考えられる。抗うつ薬使用の実際については本号96～101頁を参照されたい。カルバマゼピン、バルプロ酸などの抗けいれん薬も各種行動異常に効果が見られる場合があり脳波異常の認められる症例に対してはまず試みてみるべきである。抗けいれん薬は脳波異常の認められない症例に対しても有効な場合がある。ディアゼパムなどの抗不安薬は一部症例に対して有効であるが一部症例では逸脱行動や不穏を増強してしまう場合もある。抗精神病薬のピモジドの保険適応に小児の自閉性障害、精神遅滞に伴う以下の症状群が適応となっている。すなわち動き、情動、意欲、対人関係などにみられる異常行動、睡眠、食事、排泄、言語などにみられる病的症状、常同症などがみられる精神症状に対してである。しかし行動異常の強い症例についてはピモジドの効果は限定的な印象があり抗精神病薬を選択する場合には、リスペリドンとハロペリドールを用いることが多い。

アスペルガー障害患者は成長過程で対人関係上のトラブルから被害的となりやすく、時に統合失調様症状を呈したり、統合失調症を併発したりすることがある。この場合には上記抗精神病薬をはじめとする一般的な抗精神病薬による薬物療法が必要となる。

アスペルガー障害においても注意集中困難、多動、衝動性をともなう場合がある。現在用いられる診断基準ではアスペルガー障害の診断基準に合致する場合にはAD／HDの診断基準に一致してもアスペルガー障害の診断を優先する約束になっている。若年で一部の症例についてはAD／HDの治療薬である中枢刺激薬のメチルフェニデート（本邦では保険適応外）がアスペルガー障害の注意集中を改善する可能性もある。臨床的にはAD／HDに対してほどは効果がないと考えられるので、症状を良くモニターしながら、習慣性や依存性に注意して有効例にのみ処方していく必要がある。

おわりに

アスペルガー障害に用いられることの多い薬物を俯瞰してきた。アスペルガー障害に対する薬物療法は患者に見られる各種症状に対する対症療法的に用いられているのが現状である。海外でもアスペルガー障害単独に対する薬物の治験はほとんど報告されておらず今後、認知やコミュニケーションの問題を解決する本質的な薬物療法の見出される可能性は乏しいと考えられる。薬物療法以外の治療や対応を充分行ったうえで作用、副作用をチェックしながら薬物療法を行っていく必要がある。

〔参考文献〕
＊山田佐登留『発達障害の薬物療法の有効性と限界　広汎性発達障害、AD／HDを中心に』臨床精神薬理　七巻八号　一二八七—一二九三頁　二〇〇四
＊内山登紀夫『アスペルガー症候群の治療と療育』精神科　五巻一号　一二—一八頁　二〇〇四
＊ローナ・ウィング（久保紘章、佐々木正美、清水康夫監訳）、『自閉症スペクトル—親と専門家のためのガイドブック』東京書籍　一九九八

〔やまだ・さとる　東京都立梅ヶ丘病院〕

繕う

アスペルガー症候群(障害)へのリタリン／抗うつ薬の適用

田中康雄

一　はじめに

精神科領域における薬物療法についての、私の基本的姿勢を述べておく。薬物は私にとって、今目の前の状況に使用する、対処療法のひとつである。これを短期使用か、適宜使用か、中・長期的な使用かに分けて検討しているに過ぎない。

例えば、中耳炎や関節炎のときに、一定期間消炎鎮痛剤や抗生剤を服用する場合は、短期の対処療法と考えることができる。一方、頭痛や歯痛のときに一時的に使用する鎮痛剤は、根本的な原因解決に至らずも、適宜使用することで痛みを和らげてくれる。これは適宜使用といえよう。さらに、高血圧や糖尿病のように、ある程度長期間服用を続けることが症状を安定させておく役割をもつ場合もある。これは中・長期的対処療法である。

精神科領域の場合は、不眠や時々の場面に応じた強い不安や過緊張状態に適宜薬物を使用する以外は、比較的中・長期的使用になる場合が少なくない。これは、他の医学領域の疾患、障害よりも、症状と診断における多様性あるいは複雑性という宿命に依るところが少なくない。

私の不勉強さもあるが、精神医学は、生物学的あるいは脳科学指標を普遍的に用いての診断および治療戦略を共有するレベルには、いまだ至っていないのではないだろうかと思われる。

さらに、精神科領域では、公的に疾病あるいは障害名に対応している薬物（保険適応薬）以上に、経験的に標的症状に対応する薬物（いわゆる保険適応外の薬物）が使用される例が少なくない。

今回論じるリタリンと抗うつ薬についても、主にうつ状態に対しての使用が認められているものであり、アスペルガー症候群（障害）については、いずれも保険適応外のものである。

本論は、こうした大きな課題を背景に多くの限界を抱えたなかでの報告である。

二　アスペルガー症候群（障害）とリタリンについて

最近、アスペルガー症候群（障害）と診断される方にリタリンが処方されている場合をよく耳にする。実際に私も時々使用する。

リタリンとは、中枢神経刺激薬のひとつであり、うつ病とナルコレプシーを保険適応とする薬物であるが、アメリカを中心に諸外国では、すでに注意欠陥多動性障害に対しての使用が認められ、七〇%前後の有効率が報告されている。作用機序としては、中枢神経シナプスに放出されたドーパミンやノルアドレナリンといった神経伝達物質の再取り込みを抑制することで脳内濃度を上昇させ、覚醒力や記憶力、注意集中力などの前頭葉機能を活性化させると、説明される。

アスペルガー症候群（障害）あるいは広汎性発達障害に対するリタリンの使用経験の報告は少なく、その内容も賛否両論というのが私の印象である。これは、有効例と無効・あるいは悪化例とに揺れる実際の私の使用経験とも重なる。

この分野で長く研究を続けているアーマン（Aman）[1]によると、広汎性発達障害へのリタリン使用の見解は、一九八〇年代を境界線にしているようだ。初期の研究では、中枢神経刺激薬は、広汎性発達障害に対して無効あるいは彼らが持つ刺激の過剰選択をより増幅されることから症状の悪化を招き、禁忌とまで検討されていた。しかし、一九八〇年以降わずかではあるが、リタリンが、広汎性発達障害のある子どもたちの注意や社会的反応性、被刺激性、多動性などを改善するという報告が相次ぎ、その有効性は少なくとも五〇％程度と言われる。

手放しで喜べないところは、一方でやはり無効・あるいは悪化例の報告も少なくないことである。惹起された症状としては、逆説的な過活動、常同行動の悪化、恐怖や強い分離不安、頻脈、妄想や纏まらない考え、混乱や攻撃性、さらにチック症状などが報告[1]されている。

私の使用経験でもひじょうに安定した状態を示した子どももいれば不安感が強くなり、薬物効果が切れ始めた服用四時間後ころに、「やっと自分に戻れた」と表現した子どももいた。

有効例が認められたことをバネに、今後さらに標的症状の精緻化、あるいはリタリンなどの中枢神経刺激薬を有効とする生物学的亜型分類などの検討も必要かもしれない。

さらに、現時点ではアスペルガー症候群（障害）と注意欠陥多動性障害の二重診断は認められていないが、実際の臨床場面では確実にオーバーラップしているグループも存在すると確信している。その場合リタリンが、アスペルガー症候群（障害）と注意欠陥多動性障害のいずれに効果を示したのかについても、検討する必要が残されている。

三　アスペルガー症候群（障害）と抗うつ薬

うつ病は、意欲増進効果のあるノルアドレナリンや、気分昂揚効果のあるセロトニンといったモノアミン物質の脳内枯渇によるという仮説や、モノアミンの神経受容体の調整障害仮説がある。いずれにしても、これらの神経伝達物質の再取り込みを抑制することや、感受性の亢進を図ることで脳内モノアミン濃度を上昇させ、うつ状態の改善を目指す。現在は、三環系抗うつ薬に加え、選択的セロトニン再取り込み阻害薬（ＳＳＲＩ）、セロトニン・ノルアドレナリン再取り込み阻害薬（ＳＮＲＩ）といった新薬が注目されている。

これらの薬物は、不安障害や、強迫性障害などにも有効であることが、臨床場面では認められてきている。

本論のテーマであるアスペルガー症候群（障害）における抗うつ薬の使用における効果報告は、リタリン以上に少ない。臨床実践の場でのわれわれの共通理解は、「広汎性発達障害あるいはアスペルガー症候群（障害）の示す易怒的気分や攻撃性、イライラに対して、抗精神病薬、選択的セロトニン再取り込み阻害薬（ＳＳＲＩ）、リタリンのいずれかが奏功する[2]」といったところであろう。

Aman[1]も、広汎性発達障害における抗うつ薬の報告例はひじょうに少ないと指摘している。わずかな報告によると、古典的な抗うつ薬である三環系抗うつ薬は、運動亢進の改善を認めるも、対象例がひじょうに少なく、基本的に三環系抗うつ薬に認められやすい循環器障害や、けいれん閾値の低下といった反作用に留意するべきであるという。また、最近注目されているＳＳＲＩについては、有効例はなく過活動という反作用に注意を払っている。ＳＳＲＩにおける反作用については、ダモレ（Damore）[3]らも、軽躁状態が惹起された症例を報告している。

しかし、その一方でアスペルガー症候群（障害）におけるＳＳＲＩの有用性についてである一定の肯定的な評価を示したマサイ（Mathai）[4]らは、ＳＳＲＩは広汎性発達障害が示す強迫的な言動に加え、社会的な関係性、コミュニケーションスキル、常同行動、興味関心の狭さといった特性の改善も認めたいくつかの文献をレビューした。

マーチン（Martin）[5]らは、広汎性発達障害と診断された一八名の子どもたちに対し、ＳＳＲＩを少量（一・五㎎／kg／day）使用した経験を報告している。それによると、八名に部分的改善を認めつつも、アカシジア（静座困難）や行動上の落ち着きのなさ、睡眠障害、頭痛、食欲不振、腹部の不快感、鼻炎といった症状を一過性に認めた。

リタリンにおける、注意欠陥多動性障害とのオーバーラップのように、広汎性発達障害には、もうひとつ気分障害との関連が最近注目されている。これを共存症（Comobid）とするか、あくまでも広汎性発達障害に生じる随伴症状あるいは二次的障害とするかは、意見の分かれるところであろう。しかし、広汎性発達障害のある子どもたちが示す、攻撃性や自傷行為が、時に気分障害、特にうつ状態から説明できるような場合、抗うつ薬が確かに奏功するというフライザー（Fraizier）[6]らの報告にも、今後、注目しておく必要があろう。

四　おわりに

最後に課題を二つ述べておきたい。

これまで述べてきたことは、障害名と薬物療法は一対一の関係ではなく、毒にも薬にもなっている、という話である。さらに、障害が単一で明確な世界をもっているものではなく、オーバーラップしている可能性は無視できない。あるいは、同じ障害名で別なものを見ている可能性も否定できない、という話である。

脳科学に全ての責務を負わすつもりはないが、今後より臨床に生かされ融合する脳科学の発展を期待したい。

二つめは、アスペルガー症候群（障害）と注意欠陥多動性障害の二重診断を受けている方から伺った話から述べておきたい。

「ボクは、仕事の段取りができず、一方で自分は何でもできそうだという万能感があり、仕事を過剰に引き受け、それが結局破綻すると、ひじょうに自責的になり、自罰的になり、自殺企図を繰り返していました。リタリンを処方されてからは、まず仕事の優先順位がコントロールできるようになり、その後順調に過ごせるのです。しかし、徐々に自分はこの程度のことしかできないのか、とだんだん落ち込んできたのです。それで、抗うつ薬（ＳＳＲＩ）を服用するようになりました。すると、とても順調に生活できるのです。しばらくすると、かつての万能感が恋しくて、まずリタリンの服用を止めました。すると、なんでもできそうな気分になるものだから、気分はちっとも落ちこまない。で、抗うつ薬も止めてしまいます。すると、しばらくは気分良く、仕事が進むのですが、やっぱり過剰に引き受けて首が回らなくなる。自責的になり、焦ってリタリンを再開すると、比較的早く改善します。でも、落ち込んだ気分の快復のために服用したＳＳＲＩが効果を発揮するのには、二週間以上かかります。この二週間がボクにとって、もっとも辛い日々です」と彼は語った。

だったら、服用し続けたらよいのに、と思うのは、愚問である。やはりわれわれは彼ではないのである。

障害の有無よりも、日々を「自分らしく」生きることは難しく、これは私たちすべての課題である。そこを追求する「臨床」の発展を関与しつつも期待したい。

〔引用・参考文献〕

（1） Aman, M. G., Langworthy, K. S.: Pharmacotherapy for hyperactivity in children with autism and other pervasive developmental disorders. Journal of Autism and Developmental Disorders 30(5), 451-459, 2000
（2） 十一元三「アスペルガー症候群」精神科治療学 二〇巻増刊号 二七八―二七九 二〇〇五

(3) Damore, J., Stine, J., Brody, L, Medication–induced hypomania in asperger's disorder. Journal of the American Academy of Child & Adolescent Psychiatry. 37(3), 248–249, 1998.

(4) Mathai, J., Bourne, A., Cannswick, N., Lessons learnt in conducting a clinical drug trial in children with Asperger syndrome Australasian Psychiatry 13(2), 173–175. 2005.

(5) Martin, A., Koenig, K., Anderson, G. M., Scahill, L., Low–dose fluvoxamine treatment of children and adolescent with pervasive developmental disorders : A prospective, open–label study. Journal of Autism and Developmental Disorders 33(1), 77–85, 2003

(6) Fraizier, J. A., Doyle, R. Chiu, S., Coyle, J. T. Treating a child with Asperger's disorder and comorbid bioplar disorder. Am J Psychiatry 159. 13–21, 2002.

〔たなか・やすお　北海道大学大学院教育学研究科教授〕

繕う

アスペルガー症候群の心理・環境療法

塩川宏郷

はじめに

発達障害は情緒障害ではない。すなわち、育児環境やしつけのありかたに起因する疾患ではない、冷蔵庫のような冷たい母親に育てられた結果ではない、ということが明らかになって久しい。アスペルガー症候群も発達障害のひとつであるから、基盤となる障害部位は脳であり、脳の細胞レベルあるいは細胞にある神経伝達物質受容体をコードする遺伝子レベルにその病態の根本を求めているのが発達障害医学研究の現在の趨勢である。それでは治療はどうか。原因が不明であるから根本的な治療はないのか。現在行われている発達障害の治療は何をめざしているのか、そしてこれからは何をめざしていくべきなのか。本論では、発達障害特にアスペルガー症候群の治療について総論的に概説したのち、心理社会的、教育的あるいは行動療法的アプローチについて言及する。

アスペルガー症候群（自閉症スペクトラム障害）の治療コンポーネント

アスペルガー症候群を含む自閉症スペクトラム障害あるいは発達障害全般において、その治療は包括的かつ継続的に行われるべきであり、発達という視点からライフスパンを視野に入れた内容であることが求められる。表1には、現

表1　アスペルガー症候群（自閉症スペクトラム障害）の治療コンポーネント（Lord5, 2002より）

1．家族へのフィードバック
　診断、治療、予後に関する情報
　必要に応じて遺伝カウンセリング
2．医学的ケア
　聴覚・視覚のチェックとケア
　歯科的ケアと治療
　医学的併存症がある場合の治療
3．環境調整
　適切な就園・就学と移行プラン
　就労支援と職業トレーニング
4．子どもへのアプローチ
　心理社会的アプローチ
　行動療法的アプローチ
　言語療法
　必要に応じて薬物療法
5．家族への支援
　家族ガイダンス（行動マネジメント、学習・就労）
　レスパイトケア
　家族カウンセリング（同胞への支援）

在考えうる発達障害治療に含まれるべき要素を列挙した。

　治療的アプローチを開始するにあたり、適切な診断プロセスが求められる。発達障害は原因不明である場合がほとんどのため根本的な治療法はなく、医療機関に求められることでもっとも重要なことは診断である。心理社会的あるいは教育的行動療法的アプローチを行ううえでは必ずしも診断名が必要とはかぎらないが、保健・医療・教育・福祉が統合的かつ包括的にケアを行ううえでは大切な意味をもつ。近年、操作的診断基準を用いた安易な診断が横行しているが、診断とは、単に疫学統計的な意味ではなく診断をうける子どもの人生とその家族を含めた治療的なかかわりの方向性をも包含する重要な行為であることを医療者は認識すべきである。診断とともに今後の治療プラン、予後についてもフィードバックを行い、家族の気持ちの整理（障害受容プロセス）につきあうこと、必要に応じ遺伝カウンセリングも考慮する。

　医療的ケアについては本特集の他項目を参照されたい。視覚・聴覚に問題がある場合はその矯正と、てんかんなどの併存症があればその治療を行う。歯科治療は発達障害児と家族のＱＯＬに影響する最大の難関でもあり、う歯の予防のための歯科検診も積極的に行う。

　就園・就学・就労は人生における大きな転換点であり、特に発達障害を持つ子どもについては適切な選択が求められる。アスペルガー症候群はその特徴から言語発達に大きな問題がないため、最初の集団生活である幼稚園・保育園でも気づかれないことが多く、診断が遅れることがしばしばである。その結果不適切な環境におかれた不適切な対応がなされたり、いじめの被害にあったりで二次的な問題も引き起こすことがある。近年特別支援教育のかけ声のもとに小学校・中学校での取り組みがスタートしているが、現実的には体制整備が追いつかずかけ声だけが先走りしている感を禁じ得ない。その場しのぎの教育システムの変更ではなく、家庭でのケアから幼稚園・保育園への移行、就学、小学校から中学へ、あるいは学校から就労、地域へという「移行」が何度もあるので、それらを意識した教育プログラムを考慮することが必要であると考えられる。

子どもへの直接的なアプローチは、心理社会的アプローチおよび行動療法的なアプローチが中心となる。これについては後述する。薬物療法については、対症療法にとどまるので必要最低限の使用とし安易な処方を厳に控えねばならない。

家族の支援は子ども本人へのアプローチ同様大切であり、特に無視されがちな同胞への心理的なサポートが重要である。同胞に対しても、養育者と同様発達障害の十分な知識と理解を得るために、理解力に応じた説明を真摯に行う。また同胞に無理な役割を担わせることのないように家族間の協力も必要である。当然レスパイトケアも必要であり、そのための体制整備や情報提供も求められる。家族へのガイダンスとして、行動療法的なアプローチを用いた問題行動への対応や、行動の成り立ちを理解するための手だてのヒントをともに考えていくなど、心理教育的な支援が重要である。行動に対処しながらも、家族のコミュニケーション（言葉がなくても）を図ることで、発達障害児の「心」を育むという家族にしかできないことを見失わないようにすることを忘れてはならない。

自閉症・発達障害の心理社会的・教育的アプローチ

発達障害治療においては一つの治療法が有効で十分というわけではなく、むしろ複数の治療介入法を組み合わせて行うほうがよりよい効果を持つとされている。自閉症スペクトラム障害への心理社会的・教育的アプローチはこれまでたくさんの方法論が世に出現し、その多くは消えている。現在も、インターネットを用いると自閉症やアスペルガー症候群の治療をうたったさまざまな治療法に関する情報が入手できるが、いたずらに家族や子どもを混乱させる一つの要因になっていることも事実である。表2に、これまで試みられてきた、あるいは現在も行われている薬物療

表2　アスペルガー症候群（自閉症スペクトラム障害）の心理社会的・教育的・環境的アプローチ

精神分析的精神療法
食事療法
facilitated communication
聴覚トレーニング
感覚統合療法
抱っこ法
芸術療法
TEACCHプログラム
応用行動分析（Applied Behavioural Analysis, ABA）

法以外の治療法について列挙した。これらのなかでその効果について科学的に検証されているものは多くはない。以下それらについて概説し、特にTEACCHプログラム、応用行動分析、個人精神療法について考えてみたい。

精神分析的精神療法は、自閉症が一九四〇年代に初めて報告されて以降、積極的に試みられた治療法である。特に遊戯療法が多く試みられ精神分析的に取り扱われてきた。しかしながら治療効果は科学的に検討されておらず、さらに自閉症の原因を母子関係に求めてしまうといった誤った認識を助長する懸念が持たれるようになり、現在は治療の中心の座を降りている。

食事療法もこれまでさまざまな「風評」に基づいて試みられた治療法である。食品添加物や特定の調味料（砂糖など）、あるいはビタミン類、特定のアミノ酸などが取り上げられてきた。食品添加物は制限する、ビタミンやアミノ酸は超大量摂取を心がける、というのが基本的な考え方であるが、治療効果には科学的な検証がなされていない。すべて否定的にとらえる必要はないが、根拠が明確でない以上は「有効かどうかわからないが害の少ない」方法の一つと認識すべきであり、子どもに健康上何らかの問題が生じるようなダイエットは行うべきではない。

「代替コミュニケーション」（facilitated communication）とは、子どもの養育や療育を担当している人が支援することによってコミュニケーションに障害のある子どもが自分から意見を述べたりできるようになるとされていた方法である。例えば、言葉のない自閉症児が、指で空中に文字を書いているような動きを見せることがあるが、その際にペンを握らせ、支援者が肘のあたりを支えてやることで（その際支援者は支えるだけで一切力を加えない、ということが前提）、字を書くことができるというようなことである。

この方法論の一部の信奉者によって一時的に注目されたが、現在はその効果はないとされている。facilitated communication によって記述された子どもの文字はほとんどが支援者の意思を反映したものであることが、支援者本人によって述べられている。

聴覚トレーニングとは、音に敏感な子どもに対して、どの音域に過敏性を有するかを検査し、その音域の音を少なくするあるいはマスクした音楽を療育中に聴かせることで、子どもの問題行動が少なくなるという主張をした治療である。実際には子どもの問題行動がすべて聴覚過敏から引き起こされるものである証拠はなく、この治療法の効果もやはり科学的な検証を欠いている。

抱っこ法は、自閉症の原因は親のかかわりのまずさであるという理論に基づいた治療法であるので、その背景としても科学性に乏しい治療法であるが、内容そのものはやはり「有効ではないが有害でもない」という方法に属する。抱っこ法において、親は、自閉症の子どもが暴れてもじっと抱っこを続けること、抱っこしている間は子どもと顔を合わせることを求められる。その結果、多少とも視線が合うようになったり非言語的なコミュニケーションが可能になったり、あるいは適切な触覚から安心感を実感できるようになることも期待できよう。一方で子どもの主体的な要求や行動を抱っこで押さえ込んでしまうという可能性もある。

感覚統合療法については本特集の他の項を参照されたい。

芸術的活動もさまざまな精神障害の治療として取り入れられており、自閉症スペクトラムの治療としても用いられることがある。ただし芸術療法によって何らかの社会的スキルやコミュニケーション能力が獲得されるものではなく、自閉症そのものの症状の治療として寄与するものではない。抱っこ法や芸術療法などの治療法は、自閉症スペクトラムの「治療」という視点からは科学的検証に耐えずその効果が疑問視されている。しかしながら、特定の技法にかたよらず、さまざまなタイプのかかわりかたを療育に取り入れていくことは発達障害児の持つ根本的な関係性の問題については何らかの作用を及ぼす可能性がある。これらの治療法は、発達障害治療の科学的な効果判定尺度を欠いている現在においてはその評価を保留とすべきであり、その内容を一概に肯定も否定もすべきではない。さらに発達障害を持つ子どもの生涯にわたる支援を見据え、ＱＯＬを高めていくという観点からの検証も今後検討されるべきであり、その意味でこれらの治療技法が有効性を発揮できる可能性もある。発達障害治療は多くのドメインを持つものであり、多くの視点からの支援が得られることがのぞましく、またそれらをうまくコーディネートできるシステムが求められる。

TEACCHプログラム

TEACCHプログラムとは、一九七〇年代から自閉症児を対象に行われている治療教育プログラムであり、Treatment and Education of Autism and Children with communication disorder の頭文字をとったものである。TEACCHプログラムで重視されることは、発達障害を持つ子どものコミュニケーション技能を向上させることではなく、子どもや家族、学校、地域も広く包含した治療教育的な構造化された環境を作っていくことである。つまり、自閉症や発達障害を持つ子どもがそれらの障害を抱えつつも上手に生活、あるいは社会適応できるように地域ごと構造化することと、構造化された環境で子どもがうまくやっていくための技能を身につけていくことがこの治療プログラムの根幹となっている。

構造化とは、簡単に言えば「そのとき、その場で、何をすればいいのかが目でみてわかる」環境という意味であり、自閉症児の視覚的情報処理が優位である点を取り入れることにより、話し言葉によるコミュニケーションが不十分であっても、他の方法で意思伝達・意図や意味の伝達が可能になるように訓練していくという内容を含んでいる。熱狂的な支持を集めるいっぽうでいろいろな意味で誤解を招いているプログラムでもある。特に、技法の一つである絵カードや記号を用いた視覚的な手がかりとその使用法の獲得が強調されるあまり、本来児が持っている能力を主体的に発揮できないという不自由な場面が一部で生じている。便利な道具を使用することで上手に生活できることが望ましいが、使いにくくて不便な道具にふりまわされてしまうことは好ましくない。

応用行動分析

応用行動分析とは、行動療法的な考え方に端をなす技法であり、applied behavioural analysis の訳語（以下ABA）である。発達障害の治療的なアプローチにおいて現在のところ最も広く行われかつ、その有効性についても検討され確認されているものがこのＡＢＡである。その技法は、刺激に対する反応としての行動という考え方と、より好ましい行動の強化という考え方に拠っている。あらゆる行動は刺激に対する反応として惹起されており、適切な刺激あるいは手がかり(プロンプトと呼ばれる)を与えることで子どもが適切な行動を取れるようにしむけていくこと、および適切な行動に対してはそれを強めるためのごほうび(強化子)を提供することが基本的な骨子になっている。具体的には、自閉症児に対してまず行われるのは「○○ちゃん、こっちを見て」というプロンプトを繰り返し提示し、その指示に従えたときにはその児にあった賞賛、その児が喜ぶこと(くすぐりや抱っこその他)を与えるということである。この際指示に従わない場合も、それを罰したり嫌悪刺激を与えたりせずに辛抱強く待つことが要求される。訓練をうけた治療者が週四〇時間以上家庭においてこのようなトレーニングを行うことが有効である(学齢に達した時点での児のＩＱが、ＡＢＡをしなかった群よりも高いというアウトカム)とされているが、実際には容易な治療法ではない。早期から治療介入することが重要であるとも言われている

がすべての子どもに対して行うためにはそのシステムや人材の育成は全く進んでいないのが現状である。ちなみにカナダでは自閉症児に対する治療や教育にかかる費用はすべて国(州)が保証するシステムになっているが、ＡＢＡはその適用をうけないとする法案が可決された州があり、訴訟になっている例もある。ＡＢＡは、その基本的な部分を押さえることで、行動面の問題やパニックにも適用することが可能である。問題となる行動は、不適切な刺激に対する反応であることを前提に行動を観察し、その刺激の提示をできるだけ減らす、あるいは不適切な行動を維持させている不適切な強化子を取り除く、という考え方で対応できる。これはとりたてて訓練をうけなくても教師や保育師、保護者によっても施行できる点で有用であると考えられる。

ＴＥＡＣＣＨプログラムやＡＢＡについての詳細は成書を参照されたい。

個人精神療法的アプローチ

さて、最後にアスペルガー症候群の児に対する個人精神療法的なアプローチについて、あえてその重要性を強調したい。アスペルガー症候群は発達障害ではあるが、言語的

な交流は比較的良好に保たれており、その意味でも心理カウンセリングといった技法が無効と言い切る根拠はない。よしんば精神分析的な精神療法であってもその有効性を報告する論文も散見されている。

表3　発達障害の治療のめざすもの

1．認知発達と学習の支援
2．言語・コミュニケーションの支援
3．社会性の発達の支援
4．不適応行動の軽減

表3に発達障害児の治療目標と考えられる項目を示した。これらは、基本的に発達障害児のもつ「症状」をターゲットにした治療を意識しているものではあるが、その背景を占めている子どもの「こころ」について無視することはできない。これら治療の目標が達成されたことを真に示すのは、安定した情緒や良好な対人関係など「こころ」の健康的な発達なくしては決して達成することのできない状態である。したがって、技法として行動療法や環境的なアプローチを用いつつも常に子どもたちの内面的な部分に思いを致し接近していく試みを忘れてはならない。乳幼児期の最も原始的な対人関係とも言える「愛着行動」あるいは「愛着関係」を考えるうえで、発達障害児はその形成過程が健常な児よりも困難であることは想像に難くない。特異な体験世界にさらされ安心感や安全感を形成しにくい状態のまま成長してきた子どもに対する治療は、トラウマの精神療法とほとんど同じであり、表層的な対応に終始することは避けなければならない。たとえ「洞察」や「解釈」といった枠組みに合致する治療構造でなくても、行動変容にとらわれず、遊びや言語的交流を含むあらゆるモードを通じ、子どもの心に文字通り寄り添い支援する、精神療法の根幹ともいえるものがアスペルガー症候群の治療においても重要であり、私たちに最も求められているものであると考える。

〔参考文献〕
＊Lord C., Biley A.: Autism spectrum disorders In Rutter, Taylor eds. Child and Adolescent Psychiatry 4th ed. pp 636–663, Blackwell 2002.
＊シーラ・リッチマン　自閉症へのＡＢＡ入門　親と教師のためのガイド　東京書籍　二〇〇三
＊パル・クミン　教師のためのアスペルガー症候群ガイドブック　中央法規　二〇〇五

〔しおかわ・ひろさと　自治医科大学小児科医師〕

繕う

アスペルガー症候群と感覚統合

岩永竜一郎

一　はじめに

筆者は作業療法士であり、アスペルガー症候群（以下AS）など広汎性発達障害（以下PDD）の子どもに感覚統合（Sensory Integration：以下SI）理論に基づく支援を行うことが多い。その方法として、訓練室でのSI療法とSI理論に基づく日常生活における環境調整を行っている。このようなSI理論に基づく支援は、ASの子どもに不可欠であると考えられるが、専門家の多くにはそれが知られていないように思われる。その理由として、ASの子どもに対するSI療法の効果と限界が十分に検証されていないことやSI理論に基づく支援が彼らにどう役立つのかの説明が不足していることなどが考えられる。

本論では、ASの子どもに対するSI理論に基づく支援の重要性を紹介するため、ASの子どもに見られるSI障害とそれに対するSI理論に基づいた支援及びその効果について論じる。

二　ASの子どものSI障害の特性とSI理論に基づく支援

SIとは、自分自身の身体や環境からの感覚刺激を組織化し、環境の中で身体を効果的に使うことができるようにする脳内処理過程を指す。[1・2] そして、SI機能に問題が見られる場合、SI障害と言う。SI障害は、大きく分けると感覚調整（sensory modulation）障害とPraxisの障害があると説明されている。[1] そこで、ASの子どものSI障害を感覚調整障害とPraxisなど運動面の障害に分けて説明し、それぞれに対するSI理論に基づいた支援について概説する。

1　ASの子どもの感覚調整障害とその障害への対応

SI理論では、感覚過敏や感覚刺激に対する反応の低さなどにつながる感覚処理過程の問題は感覚調整障害と呼ばれている。ASの子どもには、感覚系全般において感覚処理過程の問題、すなわち感覚調整障害が見られたことが報告されている。[3] ASの子どもが持つ感覚調整障害の表現型として、前庭感覚刺激や固有受容覚刺激、触覚刺激に対する低反応がある一方で、触覚防衛、聴覚過敏、重力不安（動かされることなどへの過敏反応）、視覚過敏、嗅覚過敏、味覚過敏などの感覚刺激に対する過敏反応などがある。[1] このように感覚調整障害に基づく異常反応はASの人の多くに見られるが、専門家には社会性の障害に比べて重視されていないように思われる。ところが高機能PDDの人の著書には感覚刺激に対する不快な体験が記述されていることが多く、感覚調整障害は当事者にとっては大きな問題であり、看過できないものであると考える。

SIセラピストは、感覚調整障害の特性を分析し、SI療法を実施したり、子どもを取り巻く人への指導及び環境調整を行ったりする。まず、感覚調整障害が、どの感覚領域にどのような形で表れているのか、認知面・情動面へのアプローチで改善可能なものか、不可能なものなのか見極めながら指導を進める。この分析のために日本版感覚インベストリー（SI学会のホームページからダウンロード可能）を使って保護者から日常の感覚刺激に対する反応を確認することが多い。

感覚過敏を示すASの子どもに対するSI療法では、子どもが受け入れ困難な刺激を徐々に与えていくようにして、過敏性の軽減を図ることがある。例えば、図1のようなマッサージを行い触覚防衛を改善したり、スイングでの他動的揺れを段階付けして徐々に与えること（図2）で、動かされることに対する不安を軽減したりすることがある。そして、ＳＩ療法を行う中で、感覚刺激の受け入れの改善に役立つ方法が見つかれば、保護者に指導し自宅などで実施してもらう。

感覚過敏を示す子どもの多くは、感覚刺激をいつまでどのように与えられるのか理解できず情緒が不安定になったり、刺激を与える相手との関わりに不安が強かったりして、過敏反応が助長されている。このような子どもに感覚刺激を与える際に構造化[4]を図ると過敏反応が軽減することがある。つまり、刺激を与える際にどんな感覚刺激を誰がどのように与えるのか、いつまで刺激が続くのか、何のために刺激が与えられるのかなどを子どもにわかりやすく伝えていくことで子どもの刺激に対する理解を促し、刺激を

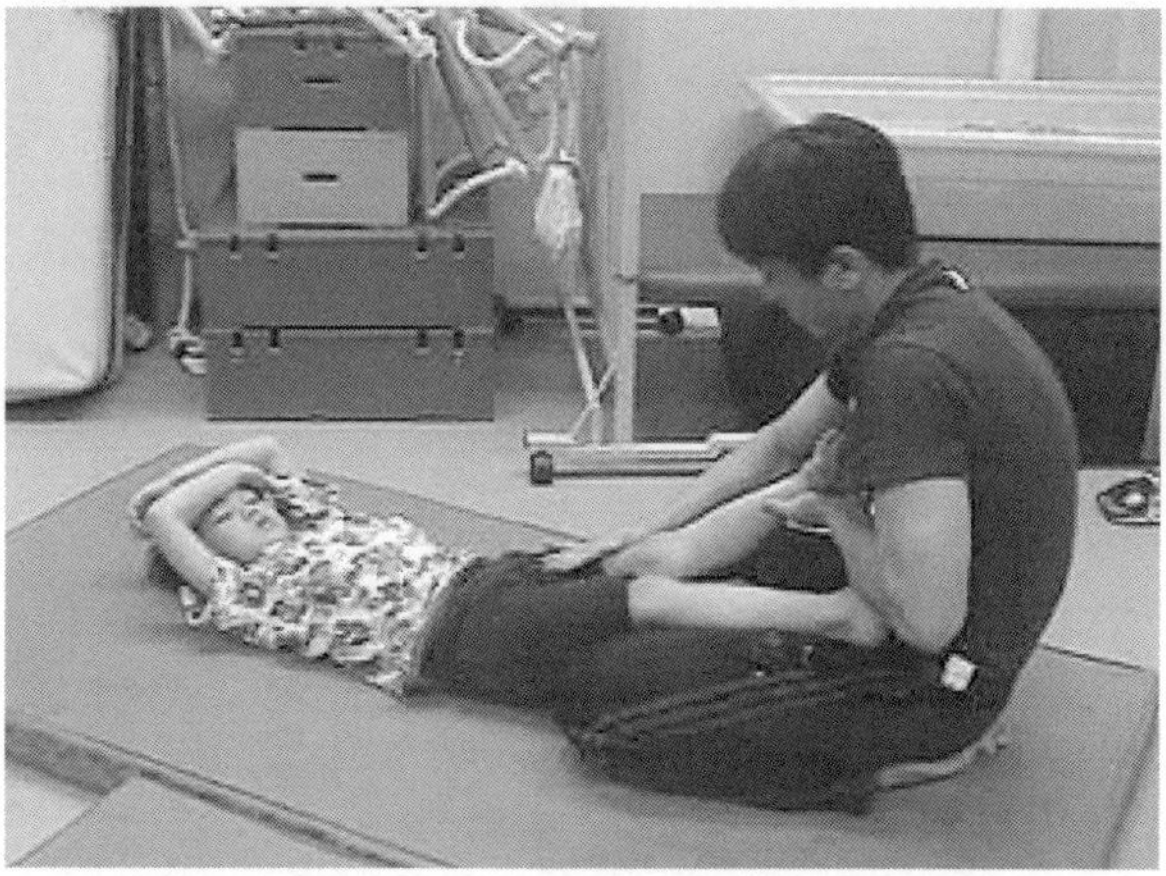

図１　マッサージを通して子どもの触覚刺激に対する反応の改善を図っている

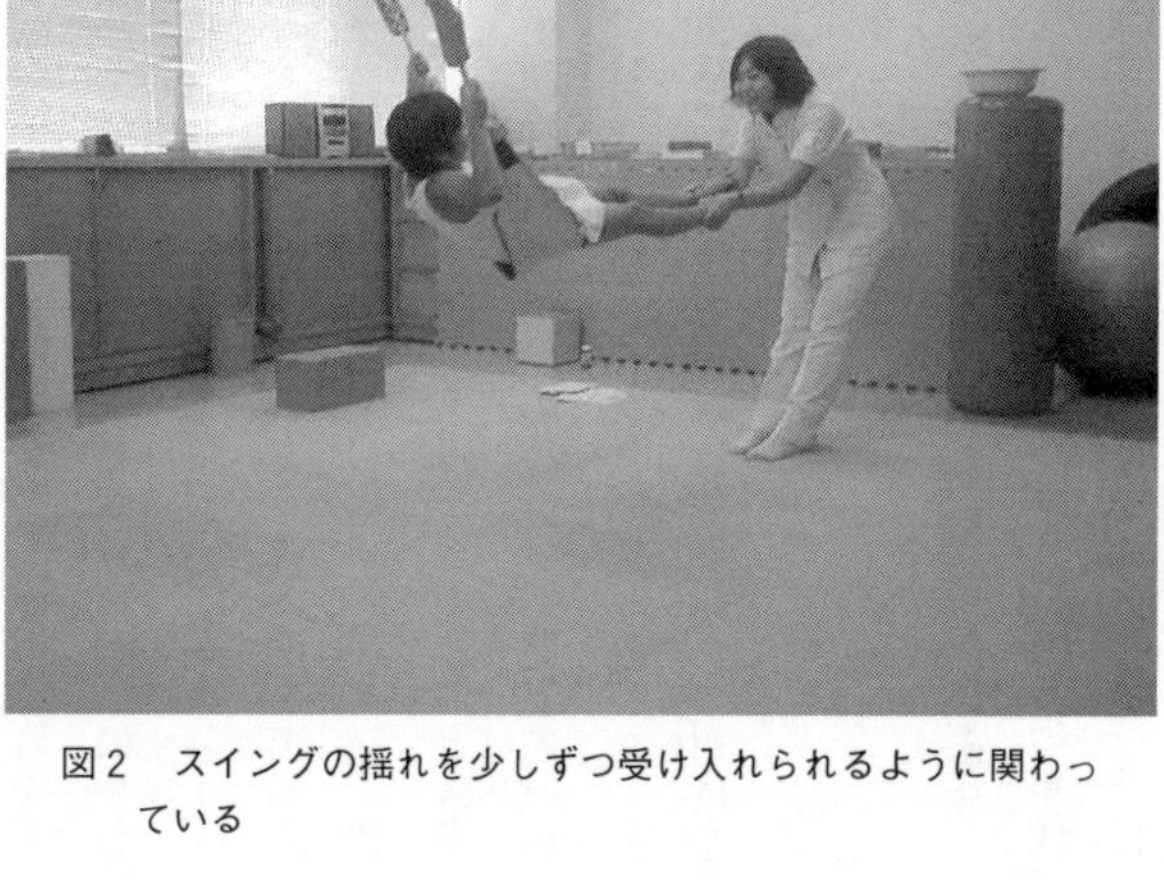

図２　スイングの揺れを少しずつ受け入れられるように関わっている

安心して受け入れられるように導いていく。このような支援方法の効果は、歯科治療などで顕著に見られることがある。ASの子どもの中には、歯科治療の意義がわかっていなかったり、治療の時にどんな処置をいつまでされるのか、それぞれの器具がどう使われるのかわかっていなかったりするために不安が強くなり、口腔内を触られることを強く拒否する子どもがいる。このような子どもに歯科治療の手順、一つひとつの処置の内容と時間などを視覚情報によって伝えると、落ち着いて治療を受け入れられるようになることがある。

このように心理的不安を取り除くための認知的理解を助けるアプローチによって感覚過敏が軽減することもある。そのため、認知面の問題を助ける構造化の支援を通して子どもの情緒の安定を図りながら感覚刺激の受け入れを改善していくことが多い。

ところが、SI療法を行ったり、環境の構造化を図ったりしても、感覚過敏が軽減しないASの子どもがいる。このような子どもがいた場合、環境からの感覚刺激を調整する支援を行う。環境からの感覚刺激の調整は日常生活の中で実施することが必要であるため、保護者・教師などに人的・物理的環境調整の重要性を説明し、それを実施してもらう。具体的対応として、子どもを音刺激の少ない教室に移してもらったり、蛍光灯を白熱灯に換えてもらったり、周囲の子どもに急に触らないように説明してもらったりする。また、子ども自身に耳栓、ヘッドフォンで聴覚過敏に対応するなどの感覚の防衛手段を教えることも多い。このような環境調整、防衛手段の獲得は、感覚過敏のあるASの子どもには、生活上不可欠な要素となっている。このような日常生活における不快な感覚刺激への対応を指導することもSIセラピストの役割である。

2　プラキシス（Praxis）など感覚—運動機能の障害

エアーズ（Ayres）は一九六〇～一九七〇年代に当時でいう学習障害（LD）児のSI障害を研究し、脳内の感覚情報の処理過程の問題と姿勢運動・運動企画能力などのPraxisが関係していることを言及した(5)。この時代にはASの診断名は存在せず、認知面に個人内差が見られるASの子どもはLD児として扱われていた可能性があるためAyresのSI障害研究の対象児にはASが含まれていたと考えられる。そのためか、ASの子どもにSI検査を実施するとAyresが学習障害児に見られるSI障害のスコアパターンとして紹介したものになることが多い。

われわれは日本版ミラー幼児発達スクリーニング検査（JMAP）を用いた研究で幼児のAS全てに基礎的感覚—運動能力の問題が認められ、特に片足でバランスを維持する検査やタンデム歩行など、平衡機能や運動企画を必要とする課題の問題が目立つことを報告した(6)。このようにASの子どもは感覚—運動面の問題を示すことが多いため、SI療法を用いて感覚—運動機能の改善を図ることが多い。Praxisなど感覚—運動機能の障害に対するSI療法は、姿勢運動やPraxisの基礎となる感覚刺激、すなわち触覚（図3、4）、固有受容感覚、前庭感覚などを必要に

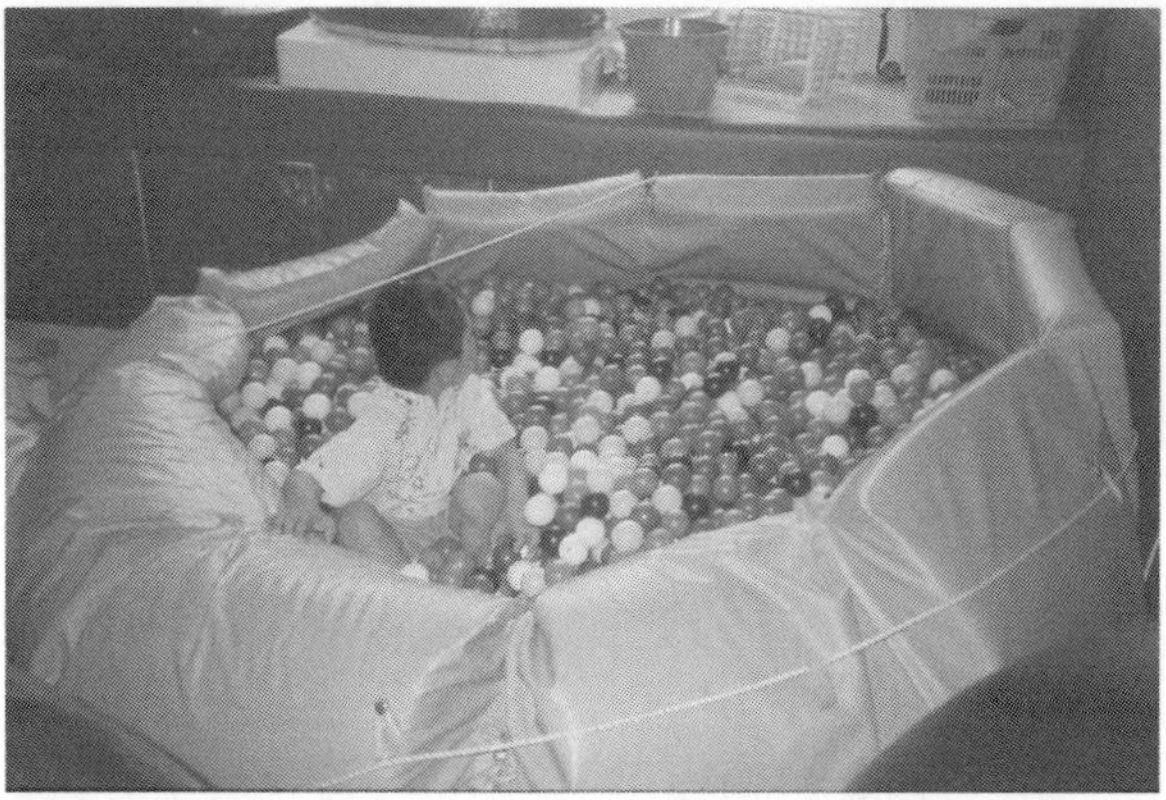

図３　ボールプールで能動的な触覚体験を与えている

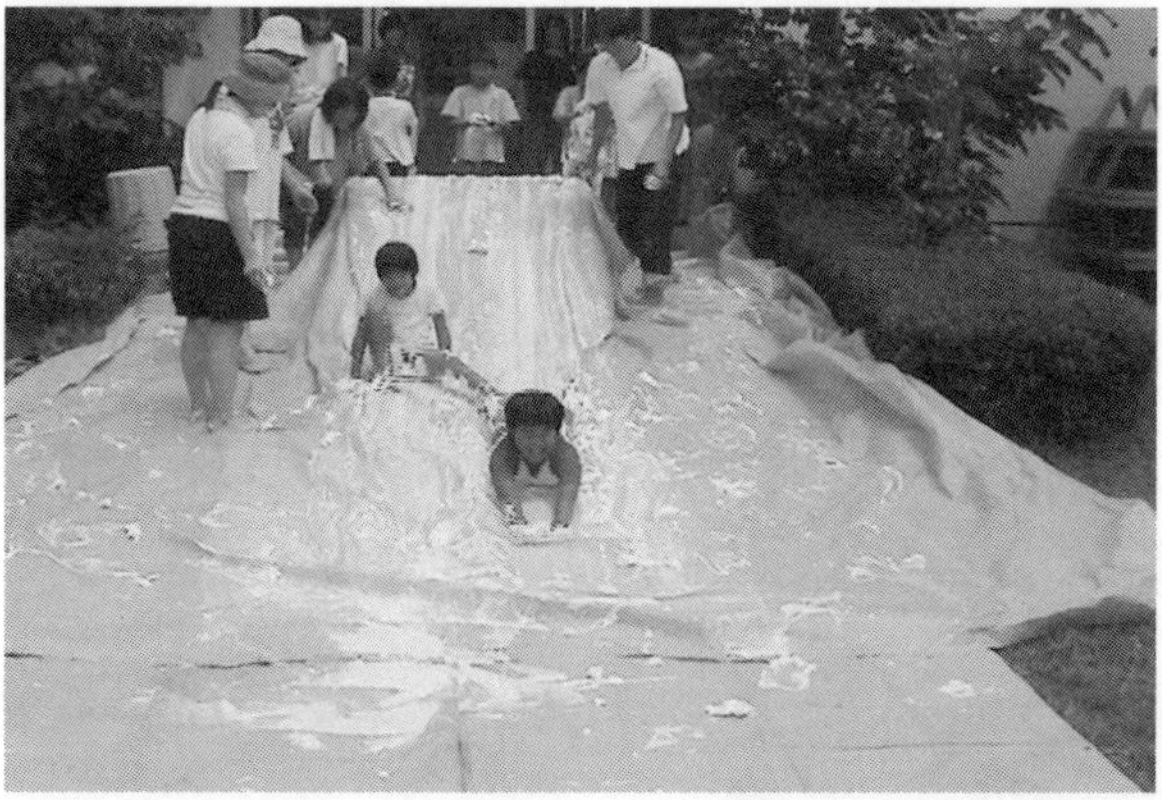

図４　シェービングクリームを塗った滑り台遊びで触覚刺激を体験させている

応じて提供すると共に姿勢運動課題（図5）や運動企画課題（図6）を適宜取り入れていく。これらのSI療法の内容は、SI検査によって対象児のSI障害を分析した後、個々の障害特性に応じて立案される。

SI療法の認知・言語、感覚運動面への効果を見るために、一〇名の高機能PDDの子どもに対して七～十二ヵ月のSI療法を実施した前後のJMAPのデータを比較した。図7のグラフは、総合点とそれぞれの能力領域ごとに左側のSI療法開始前のスコアと右側のSI療法実施後へのスコアの変化を示している。総合点、協調運動能力を示す協応性指標、Praxis の能力を反映する複合能力指標においてSI療法実施前後で有意差が認められた。コントロー

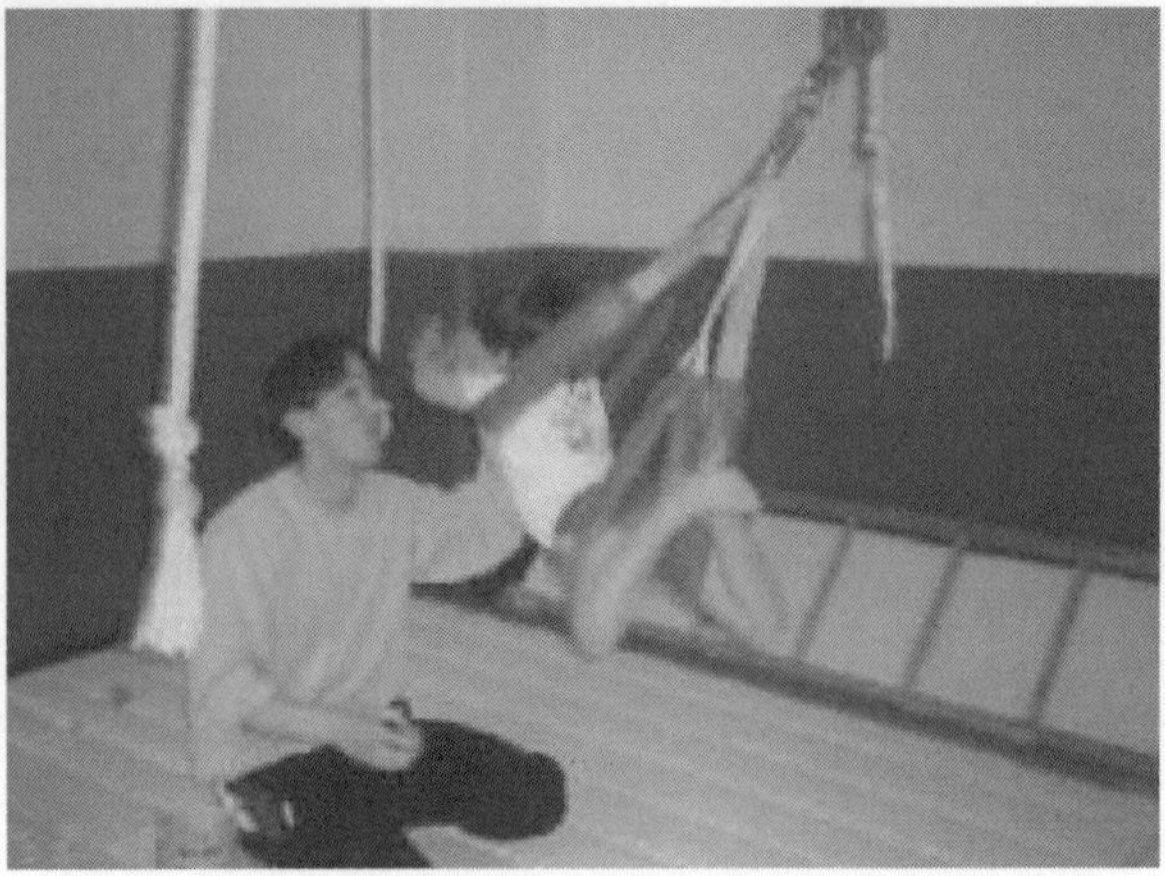

図5　スイングに腹臥位で乗せ抗重力姿勢をとらせている

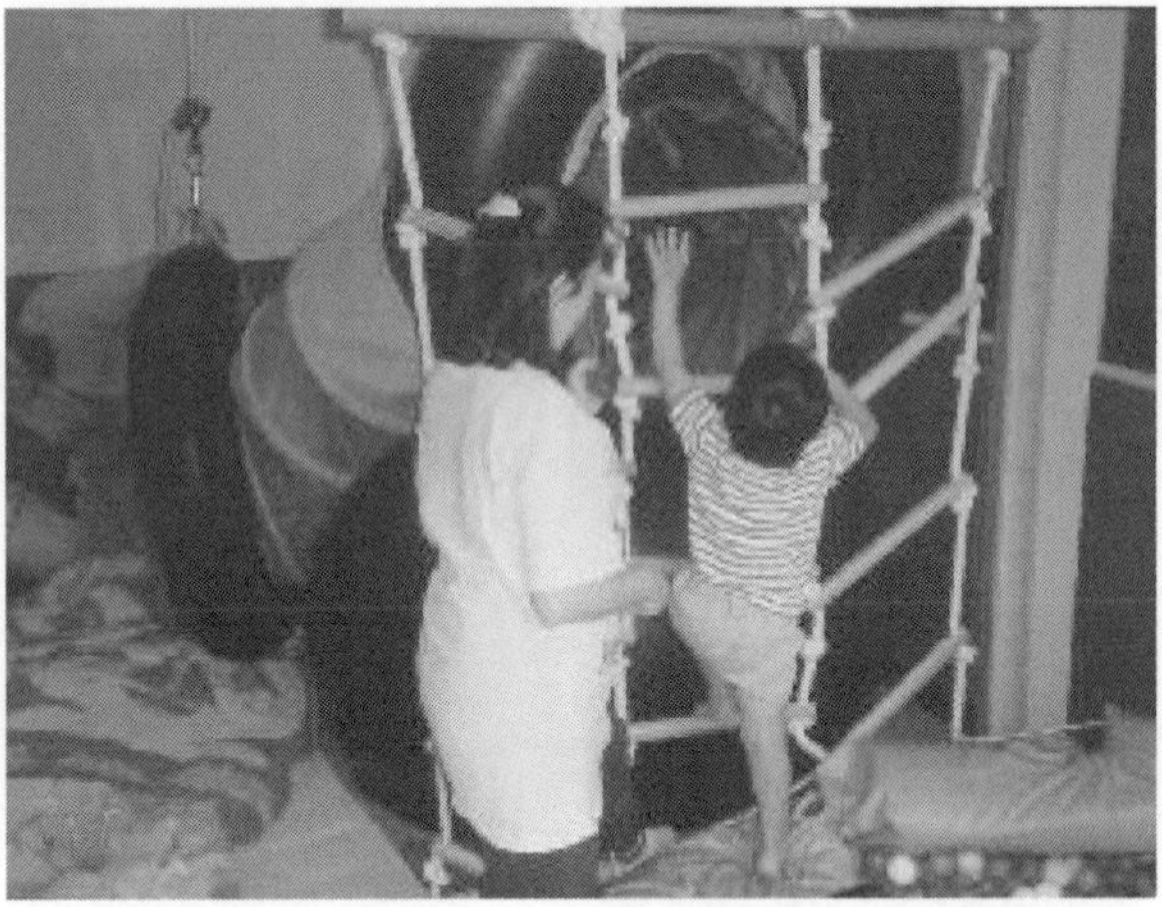

図6　縄梯子、トンネルなどで運動企画能力を伸ばしている

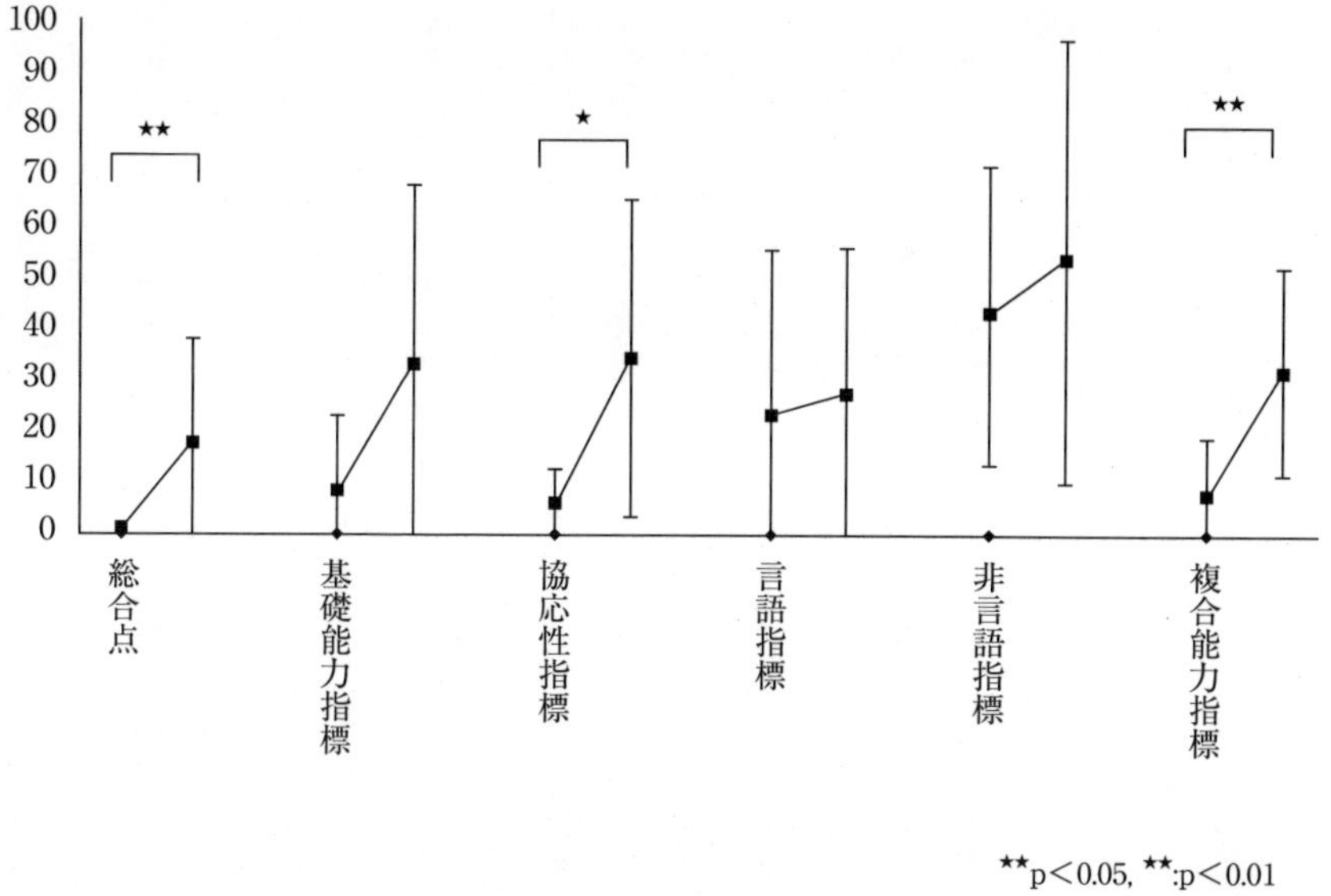

図7　感覚統合療法実施前後の高機能広汎性発達障害児のJMAP各能力領域スコアの変化

ル群との比較をしていないため、結果の解釈には注意を要するが、SI療法が高機能PDDの子どもの協調運動能力とPraxis能力の改善に効果的である可能性は高いと考えられる。

三　SI療法はASの子どもの社会性の障害の改善に有効か

SIによって、対人関係が改善したとする信頼できるデータは出されていない。従って、現段階でSI療法を対人関係改善の目的で使用することは妥当ではないと考える。今後、SI療法がASの対人関係能力の改善に役立つかどうか検証していく必要がある。ただし、従来のSI療法ではないが、体性感覚刺激を使って働きかけると自閉症児のアイコンタクトの頻度が高まることが報告されており(7)、SI療法で重視する感覚を使った関わり、つまり触ったり、引っ張ったり、動かしたりなどの身体を使ったコミュニケーションがPDDの子どもの対人的注意を促す可能性があると考えられる。

四　まとめ

ASの子どもへのSI療法やSI理論に基づく支援につ

いて言えることは、①ASの社会性の障害を改善するエビデンスは出されていない、②感覚過敏など感覚処理過程の問題の改善・支援に役立つ、③不器用など運動面の問題に対して有効である、④ASの人のための環境調整に役立つ、などである。つまり、SI療法はASそのものを治すとか、子どもの生活スキルを直接的に改善するものではないが、ASの子どもの感覚面や運動面の問題の理解と支援に貢献すると考えられる。また、SI理論は定型発達者にはわかりづらいASの人の世界の理解のためには多くの示唆を与えていると考える。筆者は、ASの子どもの支援では周囲から見た問題よりも、本人の困りごとを最重視すべきだと考えている。そのため、ASの人の多くが苦しんでいる感覚面の問題への対応は不可欠な支援であると考えている。それゆえ、ASの子どもに関わる専門家にSI理論に基づく支援の重要性を認識してもらえることを望んでいる。

〔引用文献〕

（1） Bundy et al : Sensory Integration Theory and Practice 2nd edition. F. A. Davis, 2002

（2） Ayres AJ（佐藤剛監訳） 子どもの発達と感覚統合 協同医書出版 一九八五

（3） Dunn W, Myles BS, Orr S : Sensory processing issues associated with Asperger syndrome : A preliminary investigation. The American Journal of Occupational Therapy, 56(1) 2002

（4） 佐々木正美監修 自閉症のトータルケア ぶどう社 一九九四

（5） Ayres AJ（宮前珠子訳） 感覚統合と学習障害 協同医書出版社 一九七八

（6） Iwanaga R, Kawasaki C, Tsuchida R : Comparison of sensory–motor and cognitive function between autism and Asperger syndrome in preschool children. Journal of Autism and Developmental Disorders. 30(2) : 169–174, 2000

（7） 岩永竜一郎、大迫真貴子、長谷龍太郎、鷲田孝保、土田玲子 前庭及び体性感覚刺激が自閉症児のアイコンタクトに及ぼす影響 作業療法 二一：二三―二八 二〇〇二

〔いわなが・りょういちろう 長崎大学大学院医歯薬学総合研究科保健学専攻准教授〕

繕う

不登校からアスペルガー障害と告知され、その後社会適応に至った女性事例

——カウンセリングの枠を逸脱し日常生活を共有する治療的試みについて

福田 琴

一 はじめに

発達障害の中で、ある時期、診断基準に当てはまるが、やがて満たさなくなることがある。これから報告する事例がそうである。環境要因の改善が図れなかったことから、「擬似家族」として関わろうと試みた特殊なケースでもあった。

事例と接する契機は、不登校への介入であった。当時、不登校については心理・環境因をまず考える趨勢にあった。面接を重ねるうちに患児の特異性に注目し、当時は専門家の間でも話題にのぼることが少なかったアスペルガー障害と判断した。やがて、経過中にアスペルガー障害の診断基準を満たさなくなった。成人になった患児に事例公表の許可をもらい、原稿を読んでもらってもいるのだが、私たちの交流は今でも続いている。

二 初回面接

初診時、中学一年生の女子。中学入学時から休みがちで、六月初めから不登校となり家に引き込もっていた。中学校の相談室には週に一度、父親の車に隠れるように乗り通うようになった。同じ講座の、スクールカウンセラーが担当していたが、患児に三〇分程度しか時間を割くことができ

ず「もっと話がしたい」という要望に応えることは不可能ということで、同年十月、筆者に大学病院での面接をという依頼が寄せられた。

両親、母方祖父母、二歳年上の兄の六人。患児によれば「自分を見捨てた」母親は新々宗教に没頭し初回面接時も不在（第二回面接時には、四ヵ月ぶりに帰宅）のため、父親が同行。この父親は養子であり、一家は母の実家で生活していた。中学一年生ならば、普通は親が書き込む予診表の来院事由に、自分の拙い字で「登校きょひ（ママ）、人間関係」と記されていた。呼ぶと一人で診察室に入って来て、母親のことを話し、父親については「お父さんは嫌い、話をしてあげている」と言い、自分のことは名前をもじったニックネームで表現した。会話自体は嫌いでないように見えた。表情に動きはなかった。訊ねたことには適確に答えた。「中学校へ行くのが六年生の頃から嫌だった」「他人の眼中に自分が入るのが嫌。知り合いだけではなく知らない人でも、電話でも嫌。大学病院の受付も、少し嫌だった」という発言には当惑した。また、「スクールカウンセラーに言われたから一度来てみただけ」だと来院の動機は消極的で、「四十歳以上のおばさんか、幼稚園より小さい子は許せるけど、それ以外は嫌い」「好きなのは自分だけ」と面と向かって言われ、先々が思いやられた。このとき、ふと思いついて「では、スクールカウンセラーの人は？」と尋ねると、しばらく沈黙した後に「普通」との一言が返って来た。結局、「学校で今まで通り短時間話す」か「大学病院で一時間半話す」か、患児に決定を委ね面接を終了。「世界中を憎んでいるような目をしている」患児に、卒後二年の筆者は「奇異」という印象しか持てなかった。

三　経過（最初の半年あまり）

第二回面接では、前回ニコリともしなかった患児が、条件を数え挙げ病院での面接来院を決定したと聞き仰天した。条件は、病院では「嫌い」な学校の人とまず会うことはない、学校に車で行く時は最後まで車に隠れて行くのが嫌、学校だとスクールカウンセラーと話せるが病院はまだ一回で慣れていない、話す時間が学校は短いけれど病院は長い、スクールカウンセラーが三月になるともう辞めると言っている、であった。結局、「病院の方がメリットは多い」ので選んだという。この選択の仕方も、「この子は意外に賢いのでは」と筆者を驚かせた。

当初から、兄を除く家族の悪口を、カウンセリングの時間中、止むことなく訴え続けた。他人事のように家の中のことを話した。母親のことを「あの人」と呼ぶのが印象的だった。「家では何か言われたら嫌だから、仲良い家族みたくしている。いろいろ言っても仕方ないし」と。回数を重ねるごとに患児の家族への不平不満は言語的には減少していった。

強迫行為、空想癖が多く、自室でのみみられた。また「あ、今笑っているから自分は嬉しいんだ」と表現し、感情表出と意識主体との距離も窺われた。同世代との接触を極端に恐れており、来院時以外やむなく外出する際には、知人に遭遇しないか過敏な警戒心を抱いていた。互いの呼び方について相談し、患児についてはニックネームで、筆者に関しては下の名前に「さん」づけ（先生と呼ばせないよう配慮）で呼び合うようにした。生活については「普通は朝起きて、顔洗うとか、歯を磨くとか、しているでしょう？ 自分はそういうのが習慣にならんの。計画して行わないとできんの」だと。ニュースに詳しい割には、報道内容を理解しておらず、テレビで聞いた文言を繰り返した。長い物差しを振り回しながら話すこともあった。

根気強く患児との距離を縮めていくよう努力するうち、患児の方でも一歩一歩、筆者の意図や意志を確かめ、歩み寄ってくる手応えはあった。カウンセリングルーム内に入ってくるや、ごく自然な微笑みを向け、「笑顔になるのは、この中でだけ。出たらまた無表情に戻る」と述べた。

ガイドブックで詳細に患児の症状と比較検討し「アスペルガー障害」であるとの結論に達したのは一ヵ月を経過した段階であった。「取っ付きにくくて変な子」という印象を説明できた。面接開始二ヵ月頃から強迫行為や空想癖が減少した。初回に記入して外来受付に提出した予診表を書き直したいと患児が言い出したので、朱を入れる形でと提案したところ、日付も書き入れた上で現状を追加するなど、精緻な修正を加えたこともあった。

面接開始半年後、このままでは患児は「家庭」と「病院」以外に世界が広がらないのではないかと感じたので、院外で会うことを提案し、まずはテーマパークへと誘いをかけたところ、即座に謝絶された。時期尚早かと少し気落ちもした。ところが、翌週の面接で、自らその話を持ち出して、行きたいと語った。その後、「本当に行ってくれるとは思ってなかったから」と考えていたと分かった。

その後、時には患児からの誘いもあり「デート」と称して頻回に一緒に出かけた。その間、車に乗る姿勢は、当初は前屈みで外から自分が見えないよう気を配っていたのが自然な姿勢を取れるようになった。それに関しては、患児の懸念を払拭するよう工夫してみた。暗くなってから、対向車のライトが点いた状態で車の中の人間が見えるかと訊ね、こちらから見えないということは相手からも見えないのだと教えた。サングラスを貸したりもした。

面接開始八ヵ月後、とうとう母親は修行と称して完全に家を出てしまい、その後は帰らなかった。特に患児に動揺は見られなかった。「やっぱりね」という調子で、「あ、お母さんは出て行く。お祖母ちゃんには何で分からないのだろう」と予想が当たった経緯を自慢げに話した。

四　経過（高校へ向けてと現在）

患児と出掛けるようになって、筆者は自室の電話、後には携帯電話の番号とメールアドレスを教えている。最初のうち好きな時刻に架電して来たので、適切な時間帯を教えると、その時刻ピッタリによこした。ナンバーディスプレイで確認し、時々電話を無視すると、二、三回かけて来た後、携帯にメールを送って来るようになり、メールで返事を返すと、「電話をかけても出ず、メールには返事をくれる時は（筆者が）電話したくない時」ということを理解したようだった。また、電話に要する時間は特に決めていなかったが、「これから一時間にしよう」と提案したところ、電話の最中でも自分から「あ、そろそろ一時間だね」と言い出すようになった。筆者としては、相手への思いやりという漠然とした言い方よりも具体的に時間を決め、それが守れた場合は応対する比率を増やして、対人距離の取り方を教えようと考えていた。

カウンセリングが進むと、病院へ来る日以外は昼夜逆転の生活であること、風呂に入るのは（自室が冷暖房完備ということもあり）外来へ来る前夜だけであること、食事も摂ったり摂らなかったりしていること（半分はダイエット目的）が分かったので、生活リズムの改善や体調管理を目的に、三つの項目に絞って、毎日それが守れたかどうかを〇×式で記入させるようにした。更に、患児が「大切にされている」と感じられるよう、毎週その書き込み用の同じメモを目の前で書くよう努めた。ダイエットのより安全かつ有効と思われる仕方を教えると、患児は患児で部屋の中でだが回数まで決め目標に向けた運動を実践した。三項目以外のことも二人で、合意に達するまで話し合った。そんなことを重ねるうち、いつしか筆者は患児にとっての母親、もしくは姉のような「擬似家族」になっている、と考えていた患児も何かと相談して来たり、甘えたりするようになり、感情表出は明らかに豊かになった。

アスペルガー障害らしさはふと気づくと存続していた。たとえば、筆者の誕生日に患児がくれたプレゼントに添えられていたカードには、「もうすごく仲良くなったから、これからはこおちゃんと呼ぶね」と書かれてあった。予告通り、患児は次回の面接からそのようにした。通常の対人関係では珍しいことだが、何かといちいち言葉で「断り」を入れるのだった。

　患児が中学校三年になる頃、筆者の母親に重篤な疾患が見つかり、七月に他界した。それから数ヵ月経った頃、他人の家に行くという体験を患児にさせて見ようと考えた。患児は、残りの家族とも相変わらずしっくりいっていなかった。訪問先は筆者の家である。全く他人である筆者の父親と接触することにもなる。全てのことが、具体的に言葉で伝授される形でなら体得することができたので「お邪魔しますと言うんだよ」と予行演習の末、父親に挨拶をさせた。夕食も筆者の家で摂る約束にしており、患児も楽しみにしていた。父親（医師なので多少事情は打ち明けていた）も時々話しかけてくれた。帰りも「お邪魔しました、とか失礼しました、と言うんだよ」と、教えた通り実行できた。帰りの車の中では半ば興奮状態にあり、筆者の父親や家について喋り通した（この時の口調については『アスペルガー症候群を究めるⅡ』で「マシンガントーク」として紹介した。それ以降、筆者の父親のことを「パパさん」と呼んで慕った。会うことはなくても、伝言を頼まれた。

　次は、双方の父親の同意を得て、泊まりに来させようと計画。患児の父親よりも、筆者の父親の許可を得る方が難関と思われた。予想通り、「人様のお子さんを預かるということがお前には解っているのか」と詰め寄られた。覚悟の上だった。父親を納得させた後に患児の父親にも話をした。風呂や洗面の道具についても説明すると、患児は初めての経験に、非常に楽しそうであった。父親は患児にとても優しかったのだが、筆者には普段通りに接してくれたのが有り難かった。父親というものは自分の子どもには優しくない、と患児に知って欲しかったからである。その後、患児は数回、泊まりに来た。三人で外食したこともあった。途中から、面接時に患児が「こおちゃん（筆者）のパパさん」「うちのパパさん」と語るようになった。筆者にとっては、配偶者を亡くした父親の寂しさを、他人ながら「もう一人新しい娘ができた」という形で埋めようとの意図もあった。父親からも時折患児の話が出るようになったこともあり、狙っていた効果通りで嬉しく思った。筆者の父親も擬似家族として機能したことになる。

　中学校の卒業まで残り数ヵ月になった時、秋に筆者から訊ねた時は「何も考えてない」という返答をした患児自身から「高校くらいは行っておかないといけないかなと思う」と申し出があった。患児の家から近い塾へ、同行を希望するので連れ添って初めて行ってみたが、塾長から「もうしばらく居てみれば」と声を掛けてくれたのをこれ幸いと、筆者が患児を残して帰ろうとしたところ、患児は、幼稚園児が初めて母親と離されるかのように筆者に追い縋った。自分で決めたことなのだから、と引き揚げようとしたところ、「頑張るから、もう少しだけ居て」というので、根気よく説得し、後でその日の感想を教えてくれるよう言い含めて先に帰った。その後、塾へは通うようになり、三年間に及ぶ不登校にも関わらず勉強を積み重ね、高校受験の手続きをするために、以前は会おうともしなかった中学校の担任とも会った。結局、希望の高校には奇跡的に合格した。二年計画でと覚悟していた患児と筆者は拍子抜けした。患児は、自分では合格発表を見に行けず、父親の運転する車で高校の前までは行ったものの、父親に「見て来て」と頼んでいる。父親が「ニヤニヤ」(患児の表現)して戻って来たので、「やっぱりダメだったんだ」と思ったら「受かっていたぞ」と言われ、走って見に行ったとの話だった。そして、筆者に報告してくれる際に何度も大声で繰り返したのは、合格発表の自分の名前だか番号だかを見て、最初に出た言葉が「どうしよう」だったという話だった。合格が嬉しいということは、報告時の様子から明らかだった。筆者から、お祝いもした。

入学当初は、よく廊下や職員室で一人居ることがあった。場を読めないことで、年上の(患児によれば)「お姉様方」に「生意気だ」などといじめられた。筆者との約束は「とにかく休まずに登校する」だったが、発熱した際に近くの小児科に罹って、その指示で休むことになり、「約束が守れない」と泣きのメールが入って来た時は驚いた。「そういう意味じゃないよ、病気なら仕方ないでしょう」とメールでも返し、電話も入れたが、患児はぐずり、いつものことながら例外を説明するのは大変であった。

高校入学二ヵ月後、六月一日に元気な声で「今日、何の日か知ってる?」と電話をかけて来た。「知らない」と答えると、自分が中学生の時に休み始めた日だと。「今日はちゃんと行ったんだよ」と電話の向こうで胸を張っているのが見える嬉しそうな声だった。当たり前だろうと苦笑しながらも、「褒めて!」といわんばかりの態度に、「そうか、偉い! これからも頑張るんだよ」と応じた。一年生の間は、何かと電話の回数は多かったが、二年生になると、友だちや仲の良い後輩も増え、電話の回数は多少減った。筆者に成績を見せに来るのを楽しみにしているようであった。友だちの間では、患児の言動は「天然ボケ」。笑って済ませられる程度であった。自分を「〇〇たん」と呼び、自分の中に「〇〇ちゃん」「〇〇殿」がいるという話も過去のこととなった。

発熱時以来、欠席もせず、三年間成績は上昇する一方だったが、卒業するころに「テストの前にね、教科書を見ておく。そしたらテスト中にそれが浮かんで来るから、それをそのまま書いた。数学は例題さえ覚えていたら、値を変えて計算したらいいでしょう」と教えてくれたので、広汎性発達障害やイディオ・サバン（天才バカ）の直観像として知られる、この能力を「写真的記憶力」と勝手に名付けて患児に説明した。ところが、「〇年の〇月〇日に、こんなことあったよね？」と数年前のことなのに日付まで記憶していることに代表される、このような素質は、幸か不幸か、患児の社会適応度合いに応じて低下していった。高校を卒業してからは、「あの頃、こんなことがあったよね」と大体の目安で筆者が話しかけると、患児は日付を想起することはおろか、「そうだったっけ」と聞き返すように変わっていた。この頃から、アスペルガー障害の診断基準は満たさないようになった。

高校生三年頃から始めたアルバイトはいくつか変えた。しかし、二十歳を超えてからは、一ヵ所でレジ打ちを勤め続けている。何かの折に知り合った一つ上の男性と、同棲を経て婚姻し、現在は相手の家族と同居を始めている。筆者への連絡は互いの誕生日くらいのものだ。フォローアップというよりは、友人として付き合っていると述べた方が時宜を得た表現かも知れない。

五　小括——考察に換えて

1　治療者のスタンス

カウンセラーが患児の母親のような、あるいは姉のような存在となることは往々にしてみられることだろうが、「擬似家族」まで演じる体験は同僚に不思議がられた。「擬似家族」として関わることができたのは、患児の実の母親が幼い頃からほとんど養育には携わっておらず、人間関係の基盤の欠落があるのでそれを補完したいという思いからであった。患児が語った「私がどんなに悪い子でも嫌いにならない？」という言葉は、経過中、幾度も繰り返されたが、現在、患児にとって筆者は「どんなに会う時間が少なくても、どんなに離れている時でも、自分を見捨てない、困った時には助けてくれる」存在になっているようだ。

もちろん、全ての事例に「擬似家族」として関わっているわけではないし、この事例でもそれなりの距離は取っていた。常に（家族ではなく）「擬似」家族だという自覚があった。距離が縮まりそうな時には、「親でもきょうだいでもないから、強制はできないけれど」とか「家族ではないのだから、こちらで決めることではなくて、最後は自分だよ」と突き放しながら、見捨てられた感じを惹起しない十分なアドバイスを心がけた。実際の家族を「自分を見守ってくれる」存在と認識することができなかった、母親に養育放棄された患児に、カウンセリングルームから出る、という試みは不可欠だったと筆者は今でも思っている。

2　不登校と発達障害

患児はアスペルガー障害ゆえに、「中学生になりたくない」と変化を嫌ったと考えられる。通っていた小学校は学年一クラスで、保育園から見知った顔ばかりの世界であるのに対し中学校はマンモス校であり、在学していた二ヵ月の間、ほとんど顔を上げなかった、と述懐している。そして不登校に陥った。筆者にとっても、不登校の子どもの中に、発達障害の子どもがいるということは、患児と出会うまでほとんど念頭になかった。発達障害は詳しくないと思われる中学校教諭に、「彼女は不登校になって先生（筆者のこと）に出会えてラッキーでしたね」と励ましていただいたことがある。しかし、筆者が診断について説明をしたのちも教諭の中で患児は関わりの終わりまで常に不登校の生徒であった。

3　操作診断とその基準が満たされなくなること

まもなく親になろうとしている患児は経過中、半ば凡人化し、もはやアスペルガー障害の診断を満たさなくなった。定型発達に回帰したとは判断しかねるものの、生きていきにくかった患児に良い変化がもたらされたと考えられる。

この事例に限らず、アスペルガー障害の診断基準を満たさなくなる事例は、当初から重症とはいえない。面接を重ねていくうちに、日々の言動が基準を満たさない方向に変化する。その時期になると、面接の途中奇妙な発言を目の当たりにしても「天然ボケ」で片付けられるくらいのレベルになっているが、内容に対して仔細に訊ねるとアスペルガー障害の特徴が垣間見えることもある、という共通点がみられる。

六　おわりに

「擬似家族」という一風変わった試みを、無謀と見なす向きもあろうが、それなりに事例を選んで臨んだ。時期的に、私的な喪の作業と重なったので踏み切れたともいえる。

筆者らは、診療においても学校訪問においても、アスペルガー障害をはじめ発達障害は「一生続く」と、家族や当事者に告知し、教諭に説明する。診断基準を満たさなくなる経験を、告知や説明にどう反映させるか、事例を集積することで、それなりの結論をできるだけ早く案出する必要がある。

〔ふくた・こと　香川大学医学部附属病院
子どもと家族・こころの診療部／医局長〕

継ぐ

アスペルガー症候群(障害)への行政による支援

山岡修

一　はじめに

わが国におけるアスペルガー症候群（障害）に対する取り組みが始まったのは、ごく最近のことである。そもそも、アスペルガー症候群（障害）という診断名がわが国において一般化したのは、世界保健機構（WHO）がアスペルガー症候群（F84.5）を診断名として採用した一九九〇年の国際疾病分類（ICD―10）の改定からであり、わが国での適用は一九九五年からであった。また、アメリカの精神障害診断統計マニュアルがアスペルガー症候群という診断名を採用したのは、DSM―Ⅳ（一九九四年）であり、日本版の発行は一九九五年であった。わが国でアスペルガー症候群という診断名が一般に使われるようになったのは、一九九〇年代の後半からである。

なお、アスペルガー症候群と同義または周辺とみられる診断名としては、「アスペルガー障害」「高機能自閉症」「高機能広汎性発達障害」等がある。概念に違いのあるものも含まれるが、行政の取り組みとしてはいずれも一連のグループとして捉えられていることから、本論ではそれらをまとめて「アスペルガー症候群等」として捉えることとする。

二　一九八〇年代までの取り組み

1　昔からアスペルガー症候群等の子ども達はいたのだろうか

前述のように、アスペルガー症候群等という診断名がわが国で使われ始めたのは、一九九〇年代後半であるが、一九八〇年代まではアスペルガー症候群等に該当する子ども達は存在しなかったのであろうか。

「花粉症」はここ数年聞かれるようになった症状だが、そういえば子どもの頃から春先は鼻水が出たり目が充血したりしていたという話もよく聞く。昔から同じような症状はあったが、その原因が花粉によるものであるということが最近になって分かってきた例である。一方、「鳥インフルエンザ」は昔からあったのかもしれないが、大量発生という意味では最近になって発現した例である。アスペルガー症候群等は恐らく「花粉症」型である。すなわち、昔から同じような症状はあったが最近になって、中枢神経系の機能障害による症候群であることが分かってきたものと考えられる。

2　アスペルガー症候群等に対する医学分野での取り組み

昨今、ＬＤ、ＡＤＨＤ、アスペルガー症候群等を総称する用語として、軽度発達障害が使われるようになってきた。この軽度発達障害は、一九六八年の日本小児科学会等で取り上げられる等一時盛んに使われたＭＢＤ（微細脳機能障害）という診断名とほぼ重なっていると考えられる。ＭＢＤは「診断名のゴミ箱」、「脳に損傷がある以上微細ということはない」等の批判もあったが、一九八〇年代までは診断名として盛んに使われていた。

しかし、当時の医学分野での文献を調べてみると、読み書き障害、言語障害、計算障害、不器用、多動、注意集中困難等、ＬＤやＡＤＨＤに該当すると思われる症状は取り上げられているが、コミュニケーションの困難、こだわりといったアスペルガー症候群等固有の症状を取り上げたものはあまり見られなかった。

アメリカにおけるＬＤに関する研究は十九世紀から始まったとされるが、きっかけは、頭部に外傷を負ったことのない子どもが、頭部に中途障害を負った人が示す読み書き障害、言語障害、計算障害、多動と、似たような症状を示したことから、先天性の脳の機能障害によるものと推定されたことによるとされている。

恐らく読み書き障害、言語障害、計算障害、多動等の症状は主訴として取り上げられることはあったが、コミュニケーションの困難、こだわりといったアスペルガー症候群等固有の症状は、当時は主訴として取り上げられる症状とは捉えられていなかったということが推察される。では、どう扱われていたのか？　一九八〇年代当時の教員向けの指導法の解説書等を見ると、アスペルガー症候群等と思われる子ども達を想定したと思われる項目が見つけ出すことができる。当時は、「集団になじまない子」「無口な子」「こだわりの強い子」等として取り上げられ、性格、家庭環境、しつけ、母親の愛情不足等の環境が要因と捉えられていたと考えられる。

一方、知的障害を伴う自閉症については、わが国でも一九五〇年代に初の症例が報告され、一九六八年に、現在の日本自閉症協会の前身である「自閉症児・者親の会全国協議会」の発足をきっかけに行政も情緒障害学級や自閉症児療育事業等の対応を開始している。そして、一九八〇年代に入って、知的障害を伴わない、自閉症に類似するアスペルガー症候群等のグループが存在することが次第に明らかとなってきたが、当時は行政による取り組みは何もない状況であった。

三　一九九〇年代前半の取り組み

わが国では一九九〇年代に入り、全国ＬＤ親の会や日本ＬＤ学会の発足等の動きを受け、教育分野を中心にＬＤに対する国の取り組みが始まったが、この教育用語としてのＬＤは、現在で言えば軽度発達障害を総称する用語であった。一九九五年三月に文部省協力者会議により出された「学習障害児等に対する指導について（中間報告）」では、ＬＤの定義が示されたが、その後段で「また、行動の自己調整、対人関係などにおける問題が学習障害に伴う形で現れることもある。」とされている。当時の教育用語としてのＬＤは、サブ・タイプとして非言語性ＬＤを置いており、今でいうＡＤＨＤやアスペルガー症候群等も含まれていたものと思われる。当時の厚生省が、「親子のこころの諸問題に関する研究／学習障害に関する研究」の中で、「高機能広汎性発達障害と学習障害の関連に関する研究」（栗田広、一九九四）など、ＡＤＨＤやアスペルガー症候群等が取り上げられている。このように一九九〇年代前半は文部省、厚生省でアスペルガー症候群等が初めて認識され、基礎研究が始まった段階であった。

四　一九九〇年代後半の取り組み

一九九〇年代後半になって前述のように、アスペルガー症候群が診断名として採用されたこと等から、アスペルガー症候群等に対する社会的認知が急速に広まっていく。民間の動きとして、NPO法人アスペ・エルデの会は、一九九〇年代前半に「アスペの会」として療育活動を開始している。また、一九九七年には日本自閉症協会の愛知県支部に高機能自閉部会が発足するなど、各地でアスペルガー症候群等を対象とした親の会等が発足している。

アスペルガー症候群等に対する行政の取り組みが本格化するのは、二〇〇〇年代に入ってからであるが、一九九〇年代の終わりに、その布石となるトピックスがいくつかある。後に発達障害者の支援を考える議員連盟の中心的存在となる野田聖子議員(当時は郵政大臣)は、友人の子どもにアスペルガー症候群等の子どもがいることをきっかけにこの問題に関心を持ち、一九九九年に岐阜でアスペルガー症候群等の療育に取り組んでいたアスペ・エルデの会を訪問し、以後勉強会等を重ね、それが発達障害者支援法成立につながっていく。

五　二〇〇〇年代の取り組み

二十一世紀に入って、一九九〇年代から始まったLDに対する文部科学省の取り組みが、ADHD、アスペルガー症候群等(高機能自閉症)を含めた軽度発達障害全体への支援に繋がっていく。

二〇〇一年一月に公表された「二十一世紀の特殊教育の在り方について」では、LD、ADHD、高機能自閉症等を「特別な教育的ニーズを持つ児童生徒」として取り上げ、これらの児童生徒も含め支援していくことが必要と提言された。さらに、二〇〇三年三月の「今後の特別支援教育の在り方」では、LD・ADHD・高機能自閉症等も含めた特別支援教育への転換が提言され、全国的実態調査により、LD・ADHD・高機能自閉症等の学習面や行動面で著しい困難を示す生徒が、全体の六・三%程度在籍するという推計値も示された。二〇〇五年十二月には中教審で検討されていた「特別支援教育を推進するための制度の在り方について(答申)」が公表され、ようやくわが国においても、アスペルガー症候群等も含めた軽度発達障害の子どもも達に対する教育的支援が、特別支援教育の名のもとで実施段階へ進もうとしているところである。

一方、厚生労働省の動きはこれらの動きとは全く異なる問題をきっかけに、アスペルガー症候群等に対する取り組みが始まった。一九九九年七月に全日空のジャンボ機がハイジャックされ機長が刺殺された事件、二〇〇〇年五月に豊川市で主婦が高校生に刺殺された事件、二〇〇〇年五月の少年による西鉄バスジャック事件、この犯人が相次いでアスペルガー症候群と診断されたのである。犯行の動機の異様性が注目され、マスコミにも興味本位で取り上げられることもあった。当時のアスペルガー症候群等に対する理解度、イメージを示すような出来事として、二〇〇一年四月にある映像会社が原作には全く関係なく、洋画ビデオの邦題を「アスペルガー死の団欒」として発売し、抗議を受けてすぐに発売中止に追い込まれるということがあった。

こうした社会問題を受け厚生労働省は、自閉症及びその周辺領域にある発達障害に対する支援を行う「自閉症・発達障害センター」を全都道府県に整備することを計画し、二〇〇四年度から設置を開始した。なお、この名称にある「発達障害」は、高機能自閉症とアスペルガー症候群を指しており、LD、ADHD等は含まれていない。この事業を始めるにあたり、根拠としたのは一九九三年十一月の障害者基本法改正時の附帯決議であった。

六　発達障害者支援法の成立、施行

従来、知的障害を伴う自閉症は知的障害として支援の対象になっているものの、自閉症の特性に合わせた適切な支援は用意されていなかった。LD、ADHD、高機能自閉症等の軽度発達障害は、制度の谷間に置かれ支援の対象となっていなかった。これらを「発達障害」と総称して、教育、福祉、医療、労働等の分野で、乳幼児期から一生涯にわたる本人および家族に対する支援の必要性を定めたのが発達障害者支援法である。

二〇〇四年二月から厚生労働省で専門家を招いた勉強会が持たれ、二〇〇四年五月には「発達障害者の支援を考える議員連盟（会長：橋本龍太郎氏）」が発足し、二〇〇四年十二月三日議員立法による「発達障害者支援法」が成立した。

発達障害者支援法は理念法であり、絵に描いた餅にすぎ

表1　わが国におけるアスペルガー症候群等に対する取り組み

(AS＝アスペルガー症候群等、自＝知的障害を伴う自閉症)

年月	主体	対象	事　　項
1968	親の会等	自	自閉症児・者親の会全国協議会の発足（現、社団法人日本自閉症協会）
1968	厚生省	自	厚生省特別研究助成「自閉症の診断と成因に関する研究班」
1969	文部省	自	我が国初の情緒障害学級（堀之内学級・杉並区）開設
1990.02	親の会等		全国LD親の会、発足(当時＝全国学習障害児·者親の会連絡会)
1991		AS	高機能広汎性発達障害の自助会「アスペの会」、発足
1994.03	厚生省	(AS)	親子のこころの諸問題に関する研究／学習障害に関する研究―高機能広汎性発達障害と学習障害の関連に関する研究栗田広厚生省心身障害研究
1995.03	文部省	(AS)	「学習障害児等に対する指導について（中間報告)」文部省協力者会議
1997.10	親の会等	AS	日本自閉症協会愛知県支部に、高機能自閉部会発足
2001.01	文部科学省	AS	文部科学省・協力者会議、「21世紀の特殊教育の在り方について」、最終報告
2001.11	厚生労働省	AS	障害者雇用問題研究会－高機能自閉症等を含め障害者雇用の範囲の見直提言
2002.04	厚生労働省	AS/自	厚生労働省、自閉症・発達障害支援センター運営事業、開始
2002.12	内閣府	AS	障害者基本計画、LD、ADHD、高機能自閉症等に対する教育的支援
2003.03	文部科学省	AS	文部科学省・協力者会議、「今後の特別支援教育の在り方について（最終報告)」 全国実態調査の結果：学習面や行動面で著しい困難を示す生徒＝6.3%
2003.04	文部科学省	AS	文部科学省、特別支援教育推進体制モデル事業を47都道府県で実施。
2004.01	文部科学省	AS	文部科学省「小·中学校におけるLD、ADHD、高機能自閉症の児童生徒への教育支援体制の整備のためのガイドライン(試案)」、公表
2004.02	厚生労働省	AS	厚生労働省、発達障害支援の勉強会、発足
2004.05	国会	AS/自	「発達障害者の支援を考える議員連盟（会長：橋本龍太郎氏)」設立総会
2004.05	国会	AS/自	障害者基本法　附帯決議－てんかん及び自閉症その他の発達障害等は、この法律の障害者の範囲に含まれる
2005.03	文部科学省	AS	国立特殊教育総合研究所、「LD、ADHD、高機能自閉症指導者養成研修」開催
2004.12	国会	AS/自	「発達障害者支援法」、参議院本会議で可決・成立
2005.01	厚生労働省	AS/自	発達障害者支援に係る検討会開催
2005.03	厚生労働省	AS/自	「発達障害を理解するために」 障害者職業総合センター実践報告書No14
2005.03	文部科学省	AS/自	「発達障害のある学生支援ガイドブック」 国立特殊教育総合研究所
2005.04	国	AS/自	「発達障害者支援法」施行
2005.04	厚労省·文科省	AS/自	「発達障害者支援法」各都道府県知事・等あて施行通知
2005.12	親の会等	AS/自	日本発達障害ネットワーク（JDDネット)、発足
2005.12	文部科学省	AS/自	中教審、「特別支援教育を推進するための制度の在り方について(答申)」

ないという声もあったが、法律にアスペルガー症候群等が謳われた意義は大きい。二〇〇五年四月一日の発達障害者支援法の施行日に、文部科学事務次官と厚生労働事務次官の連名という異例な形で、各都道府県知事・各指定都市市長あての施行通知が出されている。二〇〇五年度には文部科学省が推進する「特別支援教育」と、厚生労働省が推進する「発達障害者支援」の推進事業が連携を取る形で進められている。

また、発達障害者支援が国の責務として明文化されたことから、LD、ADHD、高機能自閉症等を支援の対象に加えようとしている特別支援教育の推進を法律で裏付けることになり、中教審での特別支援教育の制度に関する検討段階においても、発達障害者支援法が前向きな方針を導き出す根拠として使われている。

七　今後の課題

これまで見てきたように、アスペルガー症候群等に対する行政の取り組みは、二〇〇〇年代に入り急速に高まり、特別支援教育や発達障害者支援として動きだしたところである。特別支援教育も発達障害者支援も現状未完成であり、さらに実体的な法令が整備され、国や自治体による支援事業が具体化していくことが期待されている。

これからの課題としては、①早期発見・早期支援施策、②教育的支援施策、③就労支援施策、④地域における相談・支援体制の整備、⑤専門家の育成と専門的な医療機関の確保、⑥発達障害に関する調査研究、⑦理解啓発の促進等が挙げられる。

八　日本発達障害ネットワーク（JDDネット）の発足

わが国でも、アスペルガー症候群等を含む発達障害に対する支援は、研究・検討の段階から、まさに立案・実施の段階に移るべき時期にきている。

一方、二〇〇〇年四月の地方分権一括法施行により、行政による取り組みは各自治体に委ねられる割合が増えてきており、今後は地域ごとに地域格差が生じてくることも懸念されている。また特別支援教育も発達障害者支援も、行政だけでなく多職種の専門家、親の会・NPO等の連携の必要性が指摘されている。

手前味噌になるが、このような時代の要請を受け、二〇〇五年十二月に日本発達障害ネットワーク（JDDネット）を設立した。ＪＤＤネットは、全国ＬＤ親の会、日本自閉症協会等当事者団体五団体が発起団体となったが、日本ＬＤ学会や日本臨床心理士会等の学会や職能団体も加わった新しい形のネットワークである。発達障害のある当事者と家族が夢を持ち、自立し充実した社会生活を送れるようになることを、そしてそれに関わる全ての関係者の発展につながることを目指し、活動していきたいと思っている。

＊日本発達障害ネットワーク　http://jddnet.jp/
＊全国ＬＤ親の会
http://www.normanet.ne.jp/zenkokld/

〔やまおか・しゅう　全国ＬＤ親の会・会長〕

親の会に何ができるのか
――アルクラブ（大阪アスペの会）の活動を通して

高橋和子

一　アルクラブの紹介

1　ALクラブ発足の経緯

アルクラブ（当時ALクラブ）は、平成九年に高機能広汎性発達障害とその周辺の子どもたちのための活動を目的に発足した。当初は、筆者が臨床場面で出会った子どもや、大阪府北東部の枚方市在住の、高機能広汎性発達障害をもつ子どもの親同士のつながりで集まった小学校高学年十数名の子どもたちでスタートした。特に連携できる専門家もいなかったので、曲がりなりにも専門家と呼べるのは、親でもあり言語聴覚士である筆者のみであった。

子どもの活動のねらいは、①高機能広汎性発達障害の子どもは、地元の学校では、クラスの中に居場所がなかったり、友人関係に恵まれず寂しい思いをしている場合が見受けられる。この子らのもつ特性ゆえに、安心し信頼できる対人関係は、配慮のない集団では経験しにくい。したがって、子どもの成人期への成長過程も見越して、同じような特徴をもつ仲間集団を作りたいと考えたこと。また、②健常と呼ばれる子どもたちが、日常生活や集団活動を通して容易に身につけてゆく社会性が、高機能広汎性発達障害の子どもたちにとっては、成長に合わせて丁寧に援助することにより、初めて学ぶことができる。その手助けをしたいと考えた。

今から十年前には、高機能広汎性発達障害（高機能自閉症・アスペルガー症候群）といった言葉は、一般の耳目に触れることも少なく、学童期の子どもたちが療育的支援を受けることは不可能に近かった。また、学童期以降のこの子どもたちの社会性を支援する援助方法も確立されていなかった。筆者の息子Ｋもちょうど小学五年生であった。筆者はＫの幼児期から、語用論的アプローチ（ＩＮＲＥＡＬ）によって、Ｋに対しコミュニケーション支援を行ってきていた（高橋　二〇〇四）[1]。この語用論的アプローチは、コミュニケーション支援に有効なだけでなく、学習支援にも有効であると筆者は考えている。特に社会性の支援を行う時に、マクドナルドの接客マニュアルのように行動を教え込むのではなく、相手の反応や表情、周囲の状況などから、自分がどのように振る舞うべきか、また問題解決をすべきかを考えるプロセスを一つずつ手伝うプロセス支援が、語用論的アプローチでは可能である。筆者は、Ｋを含め、高機能広汎性発達障害の子どもたちの集団を作り、その中で対人関係も含めた社会性を育てる支援を試行錯誤ではあるが、語用論的アプローチによって行えるのではないかと考え、子どもの楽しめる活動の中でソーシャルスキルの支援を行うことにした。

2　現在のアルクラブ

その後、アルクラブは、自閉症スペクトラムの一員として活動することや、全国の高機能広汎性発達障害児者の会と連携することを考え、平成十四年に日本自閉症協会大阪府支部高機能部に所属するとともに、東海地区のこの分野では先駆的でかつ代表的なアスペ・エルデの会とも連携をとり、「大阪アスペの会」ともなった。最も会員が多い時期には、四〇名余りの子どもたちとその親が参加していたが、年長の子どもたちが成長し、進路も決まるにつれ、二年前に会員の再編成を行い、現在では、小中学生一三名の子どもたちと親が活動を行っている。なお、これからアルクラブを卒業した高校生以上のメンバーによって、青年対象の活動の会も行う予定である。

二　拡がる活動の内容

1　親の学習会

子どもの活動を中心にスタートしたアルクラブであったが、子どもにソーシャルスキル支援をいざ行う段階になって、筆者が驚いたのは、親の子どもに対するかかわり方であった。社会性に不得手さをもつわが子を前にして、親は、衆目の前では恥ずかしさに耐えられないために、子どもが問題解決を図ろうと考えたりチャレンジする前に、子どものなすべきことを先回りして行ってしまうのである。これでは、子どもが社会性を身につけるチャンスを逸してしまう。そこで、筆者は、親の考え方を変えることから行う必要性を感じ、月一回の子ども活動に並行して、平日に親の学習会を行うことにした。また、子ども活動に際しては、材料の用意などは、親に手伝ってもらったが、子ども活動の時間には、机で子どものスペースと親のスペースを区切ったり、外出プログラムでは、親子チェンジを行い、親に対象児の行動評価チェックをしてもらうなどし、子どもに無用な支援をしないように工夫した。

2　啓発活動

アルクラブでは、このように子どもの活動と親の学習会を中心に活動を始めたが、子どもたちや親自身が変わるだけではなく、子どもの通う学校の先生方にも、子どもたちの障害特性を理解していただき、適切な支援を教育の現場で行ってもらいたいという強い親の希望が挙がっていた。平成十年には、アスペ・エルデの会の理事長・現在中京大学教授の辻井正次先生に助けてもらい、第一回の「教師のための高機能広汎性発達障害セミナー」を行った。反響は大きく一〇〇名を超える受講者が近畿一円から集まった。その後、三回の教師・専門家のためのセミナーと、平成十六年には、武庫川女子大学大学院の教授白瀧貞昭先生のご協力を得て京都大学の十一元三先生、岡田俊先生が参加下さり「医療関係者のためのシンポジウムも開くことができた。平成十六、十七年には、担任教師のための実践セミナーも開催した。このような啓発活動には、ある程度の資金と会を運営するスタッフが必要である。資金は、親の会費と、ファンドが得られた場合にはそれを充てた。スタッフは、不慣れな親が運営を行うので、親の負担は重かったと思う。しかし、苦労のかいはあり、教師のためのセミナーには、子どもたちの担任の参加も多く、子どもたちが、学校でよりよい支援を受けられるようになってきた。

3　専門家の養成

会をスタートした当初、子ども活動（一〇名の固定メンバーに限定）は、ボランティアもなく、筆者が一人で担当していた。半日の活動でも大変なエネルギーを要した。また、親の勉強会も同様であった。筆者は他の専門家との連携も模索したが、現在活躍している多忙な専門家に固定で会の活動に携わって頂くことは、困難であった。それならばと、筆者は密かに心理学や教育学を専攻する学生や院生に会の活動に関わっていただく中で、高機能広汎性発達障害の子どもたちを支援できる若い専門家を養成したいと考えた。筆者は最初親の立場でもあったので、アルクラブの代表という位置づけで会の運営に携わっていたが、会の活動の将来も考え、平成十四年より、会の運営は親が行うことになった。筆者はディレクターとなって、専門家の立場でアルクラブに雇用（現実には有償ボランティアといった状態であるが、親が自立して会を運営する意欲が大切であること。専門家に対して必要と感じるサービスを自ら考え、専門家にサービスを要求すること＝専門家のサービスに対しては、報酬を支払うこと）される立場になることとして、他にも専門家養成が可能な体制を採った。

会の運営方式を切り替えた平成十四年より、親によってボランティアの募集を行った。また、大学院生の研究協力依頼があったことをきっかけに、武庫川女子大学の大学院生、学生に最初はボランティアとしての参加を逆にお願いした。その中でアルクラブの活動に興味をもち、将来ディレクターを希望する者には、子ども活動の実践の中で支援技術を伝授し、ディレクターとして必要なスキルを身につけられるように全国ネットワーク会議などの研修に派遣した。現在、筆者が統括ディレクターで、他にディレクター一名、サブディレクター三名を有し、サブディレクター希望の大学院生らもさらに控えている。

4　ディレクターによる、子どもの担任、学校支援、本人と親のカウンセリング

平成十六年度より、子ども活動に、子どもの学校の担任教師を招き、実際の活動場面でどのように援助するのがよいのかを見ていただきながら、援助方法を学べる機会を設

けた。ディレクターは、担任教師の個別面談にも応じている。本年度からは、新たにディレクターによる学校訪問を試行的に行い、学校の実情に即して、専門家が担任教師に高機能広汎性発達障害児への指導・支援方法を助言するシステム作りをすすめている。

また、親や本人の希望により、年二回程度、ディレクターとの個別相談の機会も設けた。

三　子ども活動の成果

子ども活動は、年六回程度行っているが、子どもたちは集団活動により相互交渉を深め、コミュニケーションを工夫したり、積極的に相手に働きかける場面が認められるようになってきている。また、互いに問題解決を行う力もついてきている（高橋　二〇〇五）(2)。子どもが自信をもてるようになり、人にものを尋ねたり、教えたりできるようにもなってきた。さらに、入会当初は、自分のことだけで精一杯だった子どもたちが、他のメンバーのことを配慮する場面も生じている。

子ども活動の後に、子ども担当のボランティア（平成十六年度より、心理学を専攻する大学院生やリハビリテーション専門学校のPTやOTの養成コースで学ぶ専門性の高いボランティアが、子どもを一名ずつ担当している）が、「振り返りノート」を記録し、親と話す時間を設け、子どもの成長ぶりや課題を親がよく理解できるようになった。親が、このノートを利用して、日常生活での子どものかかわり方にも工夫するようになってきている。

四　会の運営の成果と問題

筆者が代表を務めていた初期には、会の事務のほとんどを筆者が担当していたが、その状態は、四年目に破綻をきたした。その後、会の事務はできるだけ多くの親で分担できるように、運営組織を部署制にしたり工夫をしてみたが、パソコン操作のできる親が少なく、パソコンが使える一部の親に、運営の仕事が集中し、親が会の運営に疲弊するという問題が持ち上がった。アルクラブの位置する大阪は、地方都市とは異なり、東京に次ぐ大きな規模の街である。したがって地方の過疎地とは言え、パソコン操作ができなくても、情報が得られなかったり、極端なことを言えば、命に関わることもない。それゆえ、パソコン普及率が地方よりかえって低いのではないかと思える。パソコン操作ができないことにより、仕事の分担ができなかったり、いちいち実際に集まって運営の仕事をしなければならない事態が一時期生じていた。

他方、大阪という都市の性格上生じていると思われる問題がもう一つ挙げられる。それは、何も自ら困難な会の運営に携わらずとも、近年当地では常にどこかで講演会などが開かれ、容易に情報を得ることができ、親が学習する機会も豊富にある。ゆえにわざわざアルクラブに入会して活動するモチベーションが高まらないことから、会員の脱会が相次いだ。また、高機能広汎性発達障害の公的な就学前支援も徐々に行われるようになってきた昨今、一年に実質一〇万円近い会費を払って、活動することの意味が理解できない親も出てきている。すなわち、就学前の公的援助は「無料」（本人は無料と思っているが、実は無料ではなく、それは税金によって補助されていることが理解されていない）なのに、何故、アルクラブでは、こんなに会費がかかるのかといったことである。

以上のような条件に重ね、初期にアルクラブに入会していたメンバーは、援助の効果もあり、よりよい状態で成長し、それなりに進路も見いだせた子どもたちが多くなった（高橋　二〇〇四）(3)。会の創生期に苦労を重ねた親が年と共に更年期にさしかかり、会の運営に携わること自体に困難を感じ、現在のアルクラブのような啓発活動や専門家養成まで視野に入れた高いハードルを掲げた会より、単なる自助の会に戻りたいという希望が多く出され、平成十六年にメンバーの再編成が行われた。アルクラブを辞めた親の一部は、現在自閉症協会大阪府支部の高機能部でもう少しゆったりした条件で活動している者もいる。

筆者は、子どもたちの将来をもっと長いスパンで考えており、青年や成人期になってからの支援のために、専門家を増やし、アルクラブの会員を大阪のもう少し小さい地域ごとに分割し、地域に密着した支援が可能となることを考えていたが、皮肉なことに、専門家が育ってきたときには、メンバーが少なくなるという事態になってしまった。

しかし、このような経緯をたどってきたアルクラブに残ったメンバーとそれを理解し入会してきたメンバーは、パソコンを持ち合ってパソコン使用の勉強をしながら、できるだけみんなで運営事務を担うように努力してきた。メーリングリストを会員だけではなく、ディレクター、サブディレクターも含めたかたちに改め、情報交換がスムーズになり、会の運営もようやく軌道に乗ってきた。入会時には、消極的だった親も、会に慣れるにつれ、子どもと自分たち親だけのことではなく、いかにして社会に働きかけていくかということも考えるようになってきており、親が成長してくれたことも筆者にとっては、大変嬉しいことであった。足かけ十年になろうとしているアルクラブであるが、多様な変遷を経て、今のスタイルとなった。これまでに考えていた子どもたちの支援と専門家への働きかけが可能となるスタートラインにようやくたどり着けたのではないかと、筆者は今感慨深く思う。

〔引用文献〕

（1） 高橋和子「高機能自閉症児に対するコミュニケーション・ソーシャルスキル支援―乳幼児期から青年期に至るまで―Kの事例」障害者問題研究 32（2）六九―七八頁 二〇〇四
（2） 高橋和子「高機能広汎性発達障害児集団でのコミュニケーション・ソーシャルスキルトレーニング―語用論的視点からのアプローチ― 教育心理学年報第四四集 一四七―一五五頁 二〇〇五
（3） 高橋和子「高機能広汎性発達障害児の育てにくさ」『特集：幼児期軽度発達障害児への支援』発達97号25巻 二七―三二頁 ミネルヴァ書房 二〇〇四

〔たかはし・かずこ アルクラブ統括ディレクター／言語聴覚士・臨床発達心理士〕

継ぐ

エイスペースで経験した当事者グループの意義と限界

木邨真美
玉井紀子

はじめに

セルフヘルプグループとして、アスペルガー当事者の会Aspace（以下エイスペース）が大阪府衛生会附属診療所（以下診療所）に立ち上がったのは二〇〇二年八月であった。診療所では、それまで広汎性発達障害や精神発達遅滞などを扱ってきた関係で、研究者や臨床家が出入りし、軽度発達障害の受診が目立っていた。教育機関から不登校やいじめの問題で紹介されてアスペルガー症候群と診断されるケースが増加し、共通した独特の雰囲気が診療所スタッフ（以下スタッフ）の関心を引き、その関心は当事者の会を立ち上げるという動きに変じていった。スタッフは所長である児童精神科医、二名の心理職、他機関所属の研究者（大学院生で身体系の障害児のグループでの経験を有する）からなり、所長の意向で、会のコーディネイターは上述の研究者に委ねられた。私たち心理職は、附属養護施設での子どものケアや外来での心理治療で手一杯のため、会当日、部屋の設定や茶菓子の用意、資料のコピーなどコーディネイターの補佐に徹した。会の最中に予約クライエントとの面接で抜けることもあった。

その後、エイスペースの雰囲気は、コーディネイターのコントロールを超え、次第に私たちの日常業務とかけ離れていった（セルフヘルプグループ本来の姿に近づいたのかもしれないが）。そして自然発生した枠のない構造が増強していくようにみえた。私たちは中途半端な関わりとは釣り合わないくらい強い不安を抱いていた。コーディネイターが役割を断念し、会が消滅するまで様々な問題が続出した。再開後、運営は所長の意向で私たちに委ねられたが、エイスペースとは異なる形で存続させることとなった。本稿では、身近で目撃したエイスペースの経過を語ることで、当事者グループの意義と限界を論じたい。

会の設営と進行

参加資格は特に設けず、一応「(アスペルガー症候群の）当事者とその家族、診療所のスタッフ、各機関の専門家、活動に関心のある人たち」とした。参加の際、初回に限り、診療所に電話で出席を通知する方式をとり、名札や資料の必要数と参加者の背景をチェックした。立ち上げには、一四名（うち当事者四名）が集まった。その後、他機関で同様のグループに所属する当事者など、口コミでの参加もあり、次第に人数は膨れ上がった。多い時は四〇名を超えた。当事者の会自体は全国的に少ないためか、四国から足を運んでくる人もいた。当事者の年齢層は二十代を中心に十代後半から五十代と幅広く分布していた。

月一回土曜日（おおむね第四）の十四時から十六時半頃まで、診療所に隣接する地域交流センターの一室で実施し、全員が自由に発言できるよう長机を口の字型に並べた。受け付けを義務づけ、スタッフが茶菓子代として一人三〇〇円を徴収し、名札（名刺大の紙にサインペンで名前を書いてもらう）とその日の資料を手渡した。

参加者が集まり始めてからコーディネイターが司会として開始の挨拶を行う。ずいぶん早くから来ている者もあれば遅れる者もあり、定時に全員が揃うことはほとんどなかった。当事者の中に一名、先に診療所に来てメイクと衣装の準備に時間をかけ、コスプレ姿での参加を希望する二十代の男性もいた。司会は、時々口を挟む程度で、進行を仕切ることはなかった。参加者は可能な場合はそれぞれで自己紹介を行った。そして、話題を提供する参加者があればそれをテーマに話し合いに入った。「本音と建前を見分けられないこと」「鍋をきれいに洗いましょうといわれどこまで磨くか判断できなかった体験」「守らなくていい規則があるのはなぜ」は当事者が提起した、苦い体験に基づくテーマである。就労の可能性など、当事者が現に置かれている深刻な課題も時に採用された。スタッフはほとんど発言しなかったが、発言していいものかを常に迷っていた。会は、基本的に参加者が自由に出入りできる環境を心掛けた。緊張が続かず途中で席を立ち、しばらくして戻る当事者も散見された。会の終了後は、机の片付など当事者や家族が手伝った。終了後に話し足らない当事者もいて、診療所の待合室で話し込む光景が毎回みられた。

会の雰囲気に大いに満足する当事者も出てきて、発言の中には、「私が一番求めていたのは、〃自分ワールド〃を全開できる場（出してはいけないと親などに言われた嗜好を遠慮することなく吐露できるという意味）。ここはそれができる」、「ここに来ている人は、家族以上に家族のような気がする」という発言もみられた。回を重ねるごとに、当事者同士の仲間意識はかなり強まっていき、居場所、癒しの空間、自己実現の媒介としてエイスペースが機能していると、私たちには思えた。

経過

1 セルフヘルプグループとしての機能を果たしていた時期

スタッフ、家族を含め一四名が参加した初回は、参加者全員がやや緊張した面持ちで、セルフヘルプグループというよりは集団面接に近い形に見えたが、二回目からは、当事者同士の遣り取りが中心となった。口火を切るのは必ず当事者の家族で、そのうち当事者が話をし始める。当初の話題は、私たちが想定したものとそれほど隔たりがないような、これまでの傷つき体験や辛かった場面、日頃困っていることなどであり、「いじめられた経験」、「誰にも理解されなかった自分の考え方」、「コミュニケーションの本音と建て前や間合いを理解することにかなりの神経を遣っているのにうまくいかない辛さ、しんどさ」といった内容が多かった。「就労」の問題は、常に話題にのぼっていた。数少ない、就労している当事者が、高学歴だが今なお就職活動中の当事者にアドバイスをしたり、質問を受けたりした。また、鉄道マニア、コスプレ、言葉の使い方についての話など独特のこだわりや感じ方を共有する場面もみられた。

特記すべき傾向として感じたことは次の二点であった。一点目は、誰でも遭遇するような人生の艱難辛苦―例えば「本音と建て前を見分けるのに気を遣い大変だ」など―にはよく、「アスペルガー症候群だからうまくいかない」との意味付けがなされたこと、二点目は、平凡な日常を形容するのにもユニークな言い回しが用いられていたことである。例えば、ある当事者が「声の色」という発言をした。「水色の声」「山吹色の声」を挙げ、「自分の発している色と相手が受け取る色の違い」について語ると、他の当事者はみな追体験出来ているように見えた。私たちは、コミュニケーションの際、言葉だけで表現できない付帯状況をあえて言葉にしない。

ところが、当事者たちは雰囲気を伝える情報としてあえて命名する（「声に色をつけている」）ということだと思われた。なぜそのことを私たちが理解できたかというと、適応がよく、柔軟性を要求される職に就いているある当事者が「それを世間一般には機嫌と呼んでいるんでしょうね」という発言をしたからである。それでもその当事者にとって、私たちが普段使用する「機嫌がいい」という言葉は、いまひとつ理解しがたく、特有の言葉を導入して自分なりに理解しようとしていることが伺えた。つまり、アスペルガー症候群の当事者が感じていることと、私たちが感じていることとは同じだが、表現する際、言葉に違いがあるということなのである。また別の、ある当事者は指摘している。「健常者とアスペルガーには通訳が必要だ」と。確かにその通りだと納得させられた。

2　問題点の浮上、トラブルの発生

立ち上げから一年ほど経過した頃には、当初は診療所の受診患者とその家族だけだったのが、他府県からの参加などで人数は膨れあがり、スタッフにとって、新規参加者の背景や実情を把握することは次第に困難になった。当事者なのか見学に訪れた支援者なのか、判断に迷うこともあり、逆に私たちが当事者から、「当事者の方ですか？」と問われることもあった。

同じ診断がされていても、性格は十人十色。併存する疾病や症状が幾様もあり、知的水準についても、平均以上だといわれてはいるが、実際にはばらつきもさまざまだと分かった。アスペルガー症候群という共通項での結びつきは、お互いの差異に直面することで瓦解するのだろうか？

和やかな場であったエイスペースの会も、次第にその様相が変化していった。当事者同士の「わかちあい」が次第に「被害者意識」に変わり、当事者の中で「アスペルガー」と「その他」を区別する発言が登場したのである。「不遇な思いをさせられてきた」が「苦しんでいたのは自分一人ではなかった」という共有された思いが、次第に「私たち（アスペルガー）以外の人にこの苦しみはわからない」という被害者意識を強めることになったと考えることもできる。「互いを認め合う」エイスペースの柔和な雰囲気は、社会への恨みや怒りを語り合う、緊張を孕んだ場面へと置き換わっていったのである。同時に、ある当事者が「自分ワールド」を「全開」にし過ぎて、それを見た他の当事者が困惑を隠しきれないという場面も多発した。

この頃から私たちは、エイスペースが私たちの手におえない状況に進む懸念を抱き始めていた。心理職として当初から抱いていた、グループにあまりにも枠組みがなさ過ぎるという不安は現実のものになってきた。スタッフ会議でも話題に上ったが、現状を継続することに帰結した。「セルフヘルプグループであり、いずれ当事者同士での運営を目的としている。スタッフが仕切るべきではない。ほとんどの当事者はトラブルを気にしていない。ルールや決まり事に対して過剰に反応する当事者は結構多いので刺激は避けたい」などが現状維持の理由であった。会が収拾のつきにくいものの相変わらず盛況であり、当事者の数は増える一方であることも、その結論を支えた。

そして遂にトラブルらしいトラブルが起こった。伏線となる細々した出来事とは異なり、決定的であった。年が明けた頃、当事者の中に毎回カメラを持参し、被写体の意向に頓着せず即断でレンズを向けてシャッターを切る、若い男性がいた。以前から、彼のいう「自分ワールド」は他の当事者のそれより高い衝動性を伴っていた。彼は非常に不安定な時期で、他施設の精神科病棟に入院中、外出許可を得て参加していた。当事者の多くは彼のことを「少しわがままな愛すべき存在」、「会のムードメーカー」として容認したが、シャッター音やフラッシュに過敏に反応するある若い女性の当事者がいて、会の最中、周囲の制止を聴かずに写真を撮りまくっているのに反応して、叫び声をあげた。呼応するかのように、別の当事者（女性）がかんしゃくを起こし、悲鳴をあげて倒れた。さらにその場に居合わせた当事者の数人も奇声を発し、場は騒然となった。

この時点で「ルールを何も決めない」のは困難と判断したコーディネイターは、写真を撮りまくる当事者に対して「写真を撮らない、カメラを持ってこない」、「相手の連絡先をきかない」、「守らなければ会への参加を拒否する」との内容の書状を送付している。

当の若い男性はその後も入院を継続。当分の間、会には参加しなかった。しかし、トラブルはそれだけではなかった。当事者同士はメールなどで緊密に連絡を取り合っており、カメラ事件を起こした男性にコーディネイターが突きつけた「ルール」を知った別の当事者が過敏に反応した。「エイスペースはそういった会ではなかったはずだ」、「アスペルガーはいつも不遇な思いを健常者によってもたらされている」という被害意識を伴う抗議をしてきたのである。私たちに対しては「スタッフなのだから、会の準備やこちらの思うように動いてもらって当然だ。ルールを作って制止するなんてもってのほかだ」と一方的であった。

しかし、スタッフ会議では、トラブルは一部の当事者の問題で、多くは他者の状況に興味を持たず、強く主張する者に流されていると判断され、その後も現状維持の方向で会は継続された。

3　反応した家族

三年間継続していたエイスペースが終結に至る問題が顕在化した背景として家族の関与も大きい。トラブルはこれまで当事者の主体性を尊重するよう努力してきた家族にも影響を及ぼした。「アスペルガー親の会を作ってはどうか」という提案が親側から出てきたのである。会の当初から、家族もまた当事者とは別の悩みや不安を抱えており、それを当事者の前では発言しにくいという不満が潜在していた。家族同士で本音を語り合いたいという提案は遡って一年くらい前から出ていたのである。だがその時点では、当事者側から（一部の発言権の強い当事者の意見が反映されたという感が否めないのだが）「親といえども、私たちの本当の苦しみを分かっていない。親同士で何を話すのだ」「当事者の会なのだから、親は来なくていい」と一蹴されていた。当事者には親に理解されなかったという辛い思いをした者が少なくなかった。しかし、当事者同士のトラブルが続出して一旦は退却した「親の会」が再度提示されたのである。参加人数が増加して思いを話せない状況も拍車をかけたと思われた。

ある親が「私たちも当事者を持つ親として、とても苦しんだし辛いこともあった」との発言をした。するとある当事者が非常に強い怒りを露にして「親は苦しんだというが、私たちはもっと苦しかったんだ」という内容で反応した。他の親が「あなたたちも苦しかったように、他の人たちも苦しみを抱えている」と反論すると、「ここは当事者の会なのだから、ここでそんなことを言うのは許せない」とさらに声を荒げ、激しい怒りをこめ強い口調でまくしたてた。場は静まりかえり、泣き出す家族もいた。また、攻撃された親の子どもである当事者も複雑な思いを抱えている様子であった。

4　会の消滅

時期を同じくして、先に述べた「当事者」と「その他（健常者）」を分けて考えようとする動向はさらに強まった。ある若い女性の当事者が、当事者とその他（健常者）を分けて「Aタイプ（アスペルガー）」「Bタイプ（その他）」と呼称すると、それに賛同する当事者は続出した。Bタイプ（スタッフ、親、見学者）が少しでもAタイプの気に障るような発言をすると、激しく反論するようになった。Bタイプと目される私たちは、相手が不愉快になると想定される発言を意図的に自粛するが、まれに、そのような配慮を欠いた発言をしてしまい弁明することがある。ところが、その弁明をアスペルガー症候群の当事者に向けると、「なぜ謝るのか理解できない」という反応が返ってくる。逆に、私たちが相手に悪く受け取られることはまずありえないと予想した発言が当事者に多大な影響を与えることがある。こうして、気づかないうちにAタイプの気に障る発言をしていることもあったようである。

　親に激しい憤怒と攻撃をぶつけた一部当事者の中で、エイスペースを自分たちの思うように操作しようとする動きはますます顕著となり、当事者同士が個人的に連絡し合い、逆らう者は敵とみなす（私たちのいう）根回しを行い始めた。賛同する当事者もいたが、多くは困惑し、グループはますます荒れ始め、それから三ヵ月後にエイスペースは、終結を余儀なくされることになった。

セルフヘルプグループの意義と限界

　エイスペースの存在意義は否めない。アスペルガー症候群当事者の会自体、全国的にまだ少ない状況だという理由を差し引いても、圧倒的な参加人数の増加は、当事者に「居場所」確保の安心感を提供したことを裏付けるものである。セルフヘルプグループの効果として指摘されている「自分ひとりだけが苦しんできたのではない」という思いを当事者同士は共有できていた。

　また、スタッフにおける役割の曖昧さは、一般社会の規制やルールに傷付けられてきた当事者に開放感を与え、参加人数の増加をもたらした。しかし、エイスペースの理想化は現実生活への不満を惹起し、当事者からスタッフへの要求は日増しにエスカレートしていった。結局、私たちが枠をつくって当事者に突きつけるという結末に終わった。

　専門職スタッフがどの程度関わっていくかの加減、すなわちセルフヘルプグループという枠組み上、積極的に関わることがよいのか、当事者「主体性」の尊重に徹するべきか、中間的立場を取るとしたらその範囲はどれくらいかの選択に、私たちは最後まで悩むことになった。伊藤ら[1]によれば、セルフヘルプグループには、当事者が専門職者から完全に自立して自分たちで運営している「完全自立グループ」と、会の当事者が代表をしているものの、実際の会の決定事項は専門職者が行っている「依存潜在グループ」、そして会の代表者も会合を開く場所も専門職者の関連機関であり、専門職者丸抱えの「依存顕在グループ」との三つがあるという。エイスペースの場合、スタッフの目指す方向は、立ち上げ時には、「完全自立グループ」を最終到達地点とする「依存潜在グループ」で、会が進展しトラブルが続出すると「依存顕在グループ」への道を辿り始めた。このことはどのような背景によるものであろうか。以下、三つの要素に分けて、改めて経緯を振り返ってみる。

（1）アスペルガー症候群としての特徴

　グループを機能させるためには、個々の当事者の思いを汲みつつも場全体をまとめる必要がある。しかし、当事者それぞれが、アスペルガー症候群の特徴である「こだわり」や「融通の利かなさ」を有しており、それを崩されると、激しいかんしゃくを起こす。ある当事者の「自分ワールド」全開が、他の当事者にはかんしゃくの種になることも多い。それでも、同じアスペルガー症候群同士ということによる許容か、自身の「自分ワールド」を忌避されることへの防御なのか、不思議なことに当事者同士の衝突はみられなかった。ルールや制限を決めれば、グループは、管理的な一般社会と結局は同じものになってしまう。すべての当事者の「自分ワールド」全開は不可能である。スタッフからルールを渡された時に激しく抵抗したものの、当事者の多くに、ある一定のルールを作らなければ会が潰れるとの感触があったこともまた確かである。しかし、両者の中間点をとって話し合いながら会を進めていく、つまり当事者個々人の「こだわり」を公平に取り入れながらのグループ運営は、理想ではあっても現実には存在しないのではないか。

(2) アスペルガー症候群に伴う心理状態

診断上の共通点があっても、参加者の制限をしていないのだから、当然様々な人物が混在する。社会適応できない理由が「アスペルガー症候群だから」という場合もあれば、パーソナリティ障害もしくは統合失調症という診断を複数の機関から受けているという場合もあり、背景はさまざまであった。ただ、当事者には、非常に高い割合で解離症状に似た、経験の不連続(蓄積されない)がみられた。前回、強い剣幕で攻撃を露わにしたものの、次回はすっかり忘れ、まるでなかったかのように過ごしている。このことは、他者の思惑に巻き込まれやすく、自分を守るのが下手であることにも繋がる。こういった点は、統合失調症との鑑別を時に困難にさせる。加えて、当事者は、他の当事者の、決して良いとは思っていない部分を批判することができない。批判をすれば激しい攻撃の的になってしまうという思惑からだろうか。

このような背景から、当事者だけを主体にグループを運営することは、事実上無理であり、当事者もそのことを自覚していた。スタッフも同意見であった。会を当事者主体にすると、下手をすれば、発言権の強い攻撃的な当事者の思惑通りのグループになってしまう可能性があり、セルフヘルプグループとしての機能を果たさない。操作しようとした当事者にとってもメリットはない。当事者は、会自体は自分たちの思うようにやりたいが、問題解決などについてはスタッフがなんとかするべきだという、いわば駄々っ子の心理状態を抱えていた。

(3) スタッフによる関与の影響

振り返ると、スタッフが事前に当事者の特徴を把握していれば未然に防げたことも多かった。実際には、診療所以外から参加する当事者の、既往歴、通院歴を含め、生育歴、生活環境で、性格特性などの情報はほとんど把握されていなかった。途中で、参加する制限も設けなかった。次第に荒廃するエイスペースに、このままではいけないという思いを抱いてはいたが、大きなトラブルが起こるまで、何の対応もしなかった。そして、トラブルが起こって発動されたルールは、会の維持という目的とは裏腹な、一部当事者には「糾弾」と捉えられる、一般社会の反応そのものであった。しかも、それでも私たちの中に当事者「主体」の「完全自立グループ」という理想を払拭できないでいた。もっと早い段階に、エイスペースが「完全自立グループ」として機能することは難しいということをスタッフは理解する必要があった。せめて、「グループを当事者に任せられない」と思った時点で、方向に部分修正を加えるべきであった。当事者は、このようなスタッフの思いをほとんど気付くことがなかったと今になって思う。「グループの方向性や目的をおいおい当事者が決定していってほしい」ということを常日頃から伝えておいた方がよかったのである。

以上、私たちが反省すべき点は、グループの方向性を決めないまま立ち上げた点、スタッフが目指したいと方向性を当事者に明示しなかった点、会の運営が不可能であるとの見解を持ったにも関わらず大きなトラブルが起こるまで何の対処もしなかった点である。不安にかられて方向性を全面修正したときには、すでにタイミングを逃していたのである。

エイスペースの終焉について、診療所の責任者である石神亙は、次のように述懐している。「会の提唱者でありコーディネイターをしてくれた男性のホスピタリティと個性を生かそうということが念頭にありました。個性的で魅力的な場になったのは、そのためだと思います。消滅させざるを得なかったのは残念ですが、たとえば、アスペルガー障害の人にとっての分かりづらい言葉を解説する辞典作りなど、当事者が関心を持っているテーマに沿っていくつかの小グループを作り、当事者・親・スタッフが相互に啓発しあいながら、共同作業できる会という在り方が良かったのではと、今になって感じています」

後日譚——再生にむけて

エイスペース解散から約一年後の、二〇〇五年七月、「社会適応のスキルアップを目指す講演会」というタイトルで、アスペルガー症候群当事者のひとりに体験を語ってもらった。講師である当事者は、健常者とアスペルガー症候群当事者との「通訳」として、かつて会でも時折発言していた人物である。終結して以来、再開の要望など問い合わせも相次いでいた。スタッフ会議で、当初は有料の集団療法として会を開くことも考えたが、とりあえず再出発の一回目としてイベントの形で計画を進めてみてはどうかとの結論を得ていた。

講演会参加者は、アスペルガー当事者とその家族であり、主治医である所長が予め選択した一〇名ほどであった。スタッフは医師二名と心理職である私たち二人で、進行は私たちが行った。会費としてひとり一、〇〇〇円徴収した。開催に当たり、エイスペースでの反省点を踏まえて、留意した点は以下の通りである。

1・会の主旨を明確に打ち出し、事前に参加者に伝える。
2・スタッフ間で、準備や当日の役割を明確にしておく。
3・金銭を徴収する。
4・参加者を吟味する。クローズドグループとして参加者名を印字した名札と資料を予め作成し、突発的な参加は謝絶する。
5・スケジュールを予定時間どおり管理し、会の終了後は、すぐに会場を閉め、話をしたいときには診療所外で個人的にしてもらうように注意を促す。

講演会は、結果的には大成功であった。参加者はおおいに喜び、今後の生活の参考になったとか、またこのような会を是非開いて欲しいなど、みな口々に話していた。当事者も家族も、やはり、同じ悩みを抱える者同士が集まり、様々な話をすること、できる場所を求めている。当事者も家族も安心して集える場所と課題を提供する方向でエイスペースに替わる次の機会を懸案している。

〔引用文献〕

（1） 伊藤伸二、中田智恵海編著「知っていますか？ セルフヘルプグループ一問一答」解放出版 二〇〇一

〔参考文献〕

*滝川一廣、小林隆児、杉山登志郎、青木省三編「そだちの科学 第五号」日本評論社 二〇〇五
*石川 元「隠蔽された障害」岩波書店 二〇〇一
*衣笠隆幸「境界性パーソナリティ障害と発達障害：「重ね着症候群」について—治療的アプローチの違い—」精神科治療学十九（六） 六九三—六九九 二〇〇四
*大村 豊「アスペルガー症候群のグループワーク」精神科治療学一九（一〇） 一一六五—一一七一 二〇〇四
*井口英子「アスペルガー症候群：思春期以降の対応—入院治療の実際—」精神科治療学一九（一〇） 一二二九—一二三六 二〇〇四

〔きむら・まみ 大阪府衛生会附属診療所 臨床心理士〕
〔たまい・のりこ 大阪府衛生会附属診療所 臨床心理士〕

継ぐ

ＩＣＦ（国際生活機能分類）を通してアスペルガー症候群を理解する

桐田弘江

一　はじめに

ＩＣＦ（国際生活機能分類）は、二〇〇一年にＷＨＯ（世界保健機関）で採択された、生活機能・障害・健康の国際分類（International Classification of Functioning, Disability and Health）の略称である。一九八〇年のＩＣＩＤＨ（国際障害分類：International Classification of Impairments, Disabilitiesand Handicaps）の改訂版であるが、ＩＣＩＤＨでは障害を「機能・形態障害（Impairment）」「能力障害（Disability）」「社会的不利（Handicap）」という三レベルで個々に評価したのに対して、ＩＣＦでは障害を、人間が「生きる」全体像の中に位置づけ、「生きることの困難」として理解しようとする、根本的に異なる新しい障害観・健康観を提起している。ここでいうFunctioningは、function することという意味だが、function という動詞は Oxford 英英辞典によると「首尾良く作動する（to work in the correct way）」、つまり環境の中で役割を果たすという含みがあることから、単なる「機能」ではなく、「生活機能」という訳語が当てられているのであろう。

ＷＨＯには、一〇〇年以上の歴史を有し死因統計を目的に作成された病気の分類であるＩＣＤ（国際疾病分類：International Statistical Classification of Diseases and Related Health Problems）があり、既に10版（ＩＣＤ―10）を重ねているが、現在のＷＨＯでは健康・病気を捉えるのに、ＩＣＤとＩＣＦを併用し、疾病面だけでなく「生活機能」面からも見るのが望ましいとしている。

　ＩＣＤ―10によるアスペルガー症候群の診断基準については読者には馴染み深いものであろう。アスペルガー症候群は、身体面・知的面での機能・能力の障害はないもの、型通りには進まない社会生活場面で多大な困難を抱える。このような困難に対して、ＩＣＤは単に基準に当てはまるかどうかのために存在する。身体レベル・活動レベル・社会生活レベルでの生活のしにくさを包括して「障害（Disability）」として捉える、機能障害・能力障害に限定されないＩＣＦの枠組みを活用することによって、生活場面での相互作用の中で生じる測定困難な障害を、具体的に示すことが可能となるだろう。

　しかし、現状ではＩＣＦは概念レベルでの活用に留まることが多く、具体的な活用方法については今後の議論が期待されている状況であり（佐藤　二〇〇三[1]：独立行政法人国立特殊教育研究所編　二〇〇六[2]）、ましてやアスペルガー症候群の成人への適用例について、わが国での報告は寡聞にして未だ得られていない。

　今回は、アスペルガー症候群へのＩＣＦの適用について、実用性に関する感触を探るパイロットスタディを行った。そのため、成人後、専門医によりアスペルガー症候群と診断された男性の家族（本書に手記を寄せられた芳田菖子氏）に協力を仰ぎ面談した。筆者にとっては初対面で、いわば「インテーク」とも呼べる状況であったが、情報収集の媒介としてＩＣＦを試験的に援用した。その結果、生活場面での困難さといった否定的な側面も、当事者の努力や周囲の支援といった肯定的な側面もカバーした、生活者としての全体像を具体的に把握することができた。これまで経験してきたＩＣＦを用いないインテークと比べ、アスペルガー症候群を抱えながら生活している実状をより的確に効率的に捉えることが可能であるという感触を得た。

二　実際の事例への適用

　ＩＣＦの活用では、「活動」と「参加」の評価から始めることが有益である（上田　二〇〇五[3]）。それに従い今回の面接でも、「活動」と「参加」についての聞き取りを行った。その結果を表1に示した。

ＩＣＦを用いた面接から、思ったことを素直に訴えるが一方的で、会話を終わらせることが困難であり、そのようなコミュニケーションのために他者に敬遠され対人関係を維持していくことが困難であるといったアスペルガー症候群の特徴ともいえる部分が窺われた。その一方で、本人が「他の人はこれまで自分のことをわかってくれなかった。それなのに、なぜ自分が他の人のことを認めないといけないのか」「自分のことを説明してもわかってもらえない。それにいちいち説明してまわるわけにもいかない。だから必要最低限の外出しかしない」といったビリーフ（信念）をもっていること、本屋・家電量販店といった特定の場所にだけ外出していること、自宅では沸き上がってくるイメージを精緻な絵にしていくという根気を要する作業を続けていること、独特の方法で掃除・片づけなどの身の回りのことを行なっていることなど、日常生活の全体像を聞き取ることができた。

また通常の状況であれば問題なく活動できることでも、予定通りに行かない場面では対処困難となること（能力の発揮に場面の影響を受けること）、近隣の生活音について いらいらするものの発生状況を説明されることで落ち着くこと、ヘッドホンを使って音楽をきいて注意を集中を高めていること、更には、ある程度の時間枠の設定や声かけで、対話やシャワーを終らせることができることなど、本人と家族が多大な努力を重ねて生活を続けていること、場面を調整することによって能力を発揮しやすくなることが示唆された。

環境因子を聴取する中で、本人のことをできるだけ理解したいと思いながらも、今後の社会生活のために本音と建前があることをわかってほしいと願っている母親、両親で医療機関・相談機関を定期的に訪れていること（父親も協力していること）、服薬（一方的に話してしまうというコミュニケーションの問題を抑えようとして本人が能動的に服薬）、アスペルガー症候群であることが理解されにくい現状や社会制度面での不備についての話が展開された。

個人因子に関しては特に評価項目はないため、他の項目についての聞き取りの中で出てきた内容を表記した。これまでの生活で「わかってもらえない」体験を重ね「なぜ自分が他の人を認めないといけないのか?・」「自分は正しい

	・常に対等な関係で状況や相手に合わせて言動を変えようとはしない。肩書きへの抵抗は強く、丁寧な言動、尊敬を示す言動を「へつらう」と言うことあり。 ・音に敏感で隣近所の生活音での不快は強い。そのような音を自分への嫌がらせと受け取りがちである。 【主要な生活領域】 ・職探しは「やらない」と言い、やっていない。 ・日給制の職場で数時間の仕事を２年近く続けたこともある。しかし月給制は受け入れにくく、そのような職場での就労は困難。 ・熱心に絵を描く。 ・目の前の欲しいものが最優先され、全体のバランスを考えての金銭配分が困難。欲しいものが入手できない状況や金銭が不足する状況では混乱する。 【コミュニティライフ・社会生活・市民生活】 ・団体競技は好きではなくマラソンなど一人でできるものを好んでいた。自宅でダンベルや屈伸などはしている。 ・ヘッドホンで音楽を聞きながら、絵を描き続ける。
環境因子	・「できるだけのことをしてやりたい」「本音だけでなく建前があることをわかってもらいたい」と思っている母親 ・両親が定期的に訪れている医療機関、相談機関（服薬） ・近所に住み、絵を描くことに助言を与える画家 ・近隣の生活音に対して不快感が強い。家族が音の発生状況を説明することで、近隣とのトラブルを予防。 ・アスペルガー症候群についてまだまだ理解されにくい社会。 ・行政による福祉的な支援は受けられない制度不備の現状。
個人因子 （主観）	・年１回程度の個展を開催し続けていきたいと希望。また絵を描くことが報酬につながることを希望。 ・僕は周りの人からわかってもらえずに、いろいろ押し付けられてきた。それなのに自分が他の人のことを認めないといけないのはおかしい。 ・自分のことを説明してもわかってもらえない。それにいちいち説明してまわるわけにもいかない。だから外に出るのは必要最低限にしている。 ・自分は正しい考えを主張しているだけなのに、そのことでなぜ他者が去るのか（友達がいなくなるのか）わからない。

表1　ＩＣＦ聞き取り結果

健康状態	アスペルガー障害
生活機能 (活動と参加)	【学習と知識の応用】 ・ほぼ問題ない。ただし注意を集中させるためにヘッドホンで音楽をきいていることが多い。 【一般的な課題と要求】 ・睡眠時間が２時間ずつずれていくなど、本人なりに日課を管理 ・状況が変わることに敏感。予定通りにいかない状況での対処は困難（予定通りの状況では問題はない)。 【コミュニケーション】 ・話し言葉の理解には問題はない（しかし混乱すると他者の話を聞けなくなる)。 ・非言語的なメッセージを読み取りにくい。 ・一方的に話し、対話を終わらせることが難しい。ある程度の時間枠を設定することや声かけで対話を終わらせる時もある。 ・親しい関係や、怒った時には一方的な話し方となる。 ・多人数の中では他者の発言をじっと黙って聞いており、その後で自分の意見を一方的にまとめて表出して、１対１の激論になってしまうことがある。 ・ディスカッションでは「自分は間違ったことを言っていない」と自分の意見を主張し続けて、折り合いをつけることが困難。 【運動・移動】 ・身体機能的には問題はないものの、決まった場所（本屋・家電量販店）にしか外出しない。また外出しても、他者と口論になるなどトラブルの心配があり、常に家族がつきそい見守っている。 【セルフケア】 ・長時間シャワーを止めることなく入浴し続ける（時間の設定や声かけでシャワーを止める)。 ・排泄後にトイレットペーパーを２～３個使う（声かけでペーパーの量を調整） 【家庭生活】 ・ほしい物、必要な物を買うことはできる。こづかいを一定の枠で前借りするなど、お金の遣繰りには独自の枠が（方法）がある。 ・電子レンジの利用、簡単な調理はできる。 ・洗濯はしていない（教えればできるだろう)。 ・自室はきちんと本を左右対称にきっちりと並べたり徹底的に片づける。しかしホコリを除こうとはしない。 ・甥を入浴させるなど他者の介助もするが、自分のしたいこと、気掛かりなことがあると、急に「できません」とやめてしまうことがある。 【対人関係】 ・観察力は鋭く、他者の言動をよく見たり聞たりする。ただし本人なりの受け取り方になることがある。 ・感謝や思いやりの気持ちを示すこともあるが、そうしながらも気に入らない点については罵倒するなど、全体的に相殺するといったことは困難（一つ一つ別個に対応)。 ・一方的にしゃべり嫌気をさされるために、対人関係の形成は困難。 ・一方的に話すのを抑制しようとして服薬することあり（本人なりにコントロールしようとしている)。

考えを主張しているだけなのに、そのことでなぜ他者が去るのか？」といった葛藤や絵を描いて生活していきたいという願望などをそのまま取り上げることができた。

ＩＣＦという枠組みを用いることで、アスペルガー症候群を抱えながらも、新々気鋭の画家としてまた家族の一員として生活している全体的な生活状況が窺われ、また能力を発揮するために本人が多大な努力を重ねていること、家族も本人の生活機能を少しでも高めるための工夫や援助をしていることを、効率的に聴取できた。

三　アスペルガー症候群の理解に有益なＩＣＦの特徴

ＩＣＦ全体は莫大な量であり、それに沿ってをすべてを聴取し記載することは、インテークでの援用という実状を遙かに超えている。しかし、かといって文献に数多く登場する代表的な疾患や状態像に適用する項目では、先述したように身体面・知的面での機能・能力の障害はなく、社会生活場面で多大な困難を抱えるアスペルガー症候群には不向きである。今回、想定による絞り込み、実際の事例への適用、適用後の再検討を通して、ＩＣＦの枠組みの有する諸特徴のうち、アスペルガー症候群の理解にとって特に有益なものとして、以下を挙げることができるという結論に達した。

（１）「生活のしにくさ（障害）」を包括的に捉える枠組み

ＩＣＩＤＨでは「疾患」→「機能障害」→「能力障害」→「社会的不利」という一方向のモデルであったのが、ＩＣＦでは、「健康状態」と「生活機能（Functioning）」（「心身機能・身体構造」、「活動」、「参加」の三つ）と「背景因子」（「環境因子」と「個人因子」の二つ）の間が双方向の矢印で結ばれている（図1参照）。これはそれぞれの要因が独立しながらも、相互にかつプラスにもマイナスにも影響し合うことを示す。また三つの生活機能は身体レベル、個人レベル、社会レベルに相当し、それぞれのレベルでどの程度の困難さを抱えているかを測定することにより、その人の「生活のしにくさ（障害）」を包括的に捉える。いわば、システム論に近い。

このような枠組みにより、「心身機能・身体構造」と「活動」には、それほど問題はないものの、ある事柄に強いこだわりをもち（個人因子）、環境の影響を受けやすく、社会生活場面で不適応を起こしがちな（「参加」への制約が大きい）アスペルガー症候群と診断されている者の生活の

ＩＣＦ（国際生活機能分類）を通してアスペルガー症候群を理解する

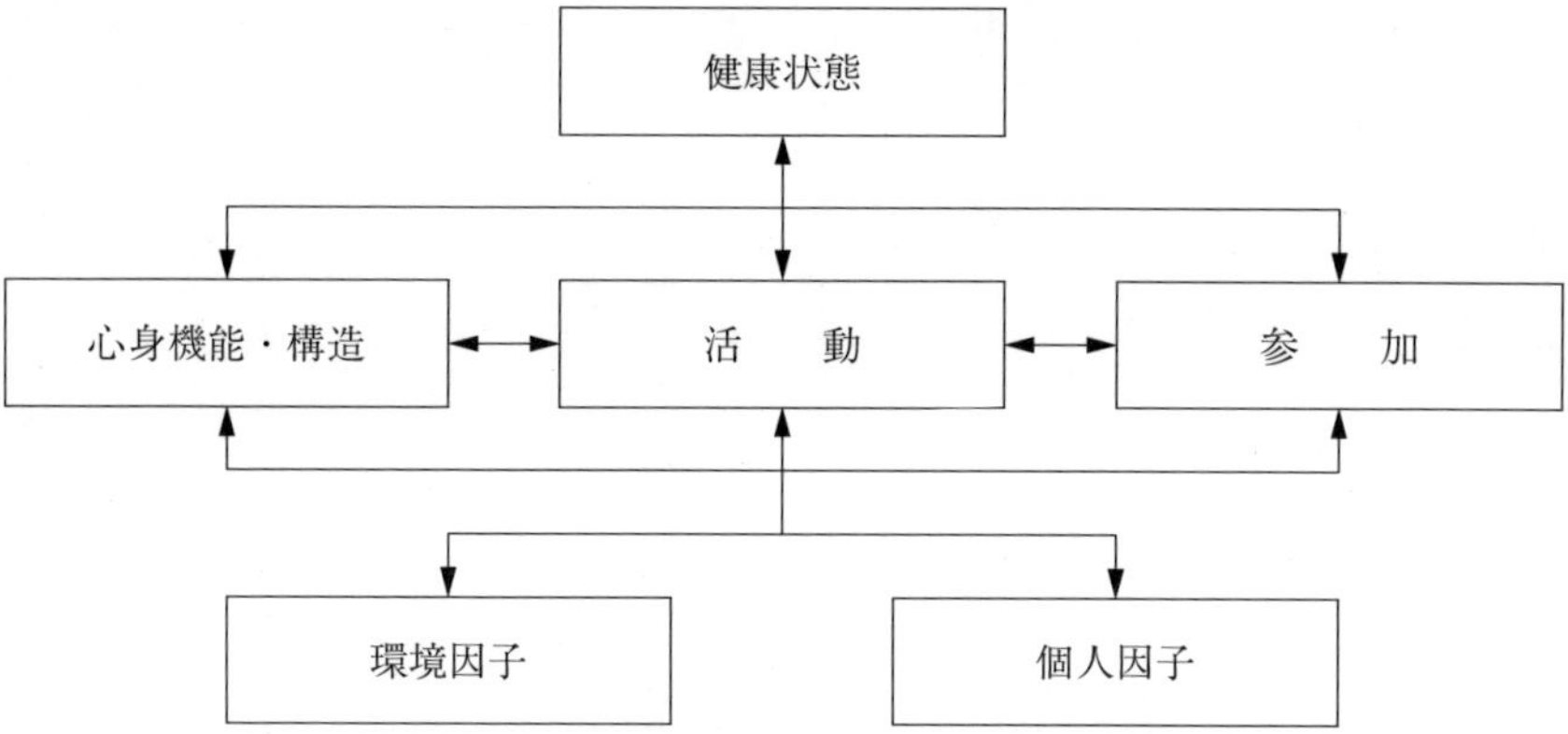

図１　ＩＣＦ（国際生活機能分類）モデル（2001）

疾病・変調→機能・形態障害→能力障害→社会的不利というICIDH（国際障害分類）モデル（1980）の直線的因果律ではなく、円環的因果律を想定したモデルになっている。単に疾病・変調がないということではなく「生活機能」全体が高いことが健康であり、疾病・変調があることではなく「生活のしにくさ」こそが障害であるという観点は、今後のアスペルガー症候群の理解と援助には不可欠であろう。

しにくさ（障害）をそのまま捉えて、具体的に示すことが可能となる。

（2）「実行状況」と「能力」とを評価する

「活動」と「参加」については、現在の生活で実際に行なっている「実行状況」の評価と、画一的・標準的な環境において遂行可能となる個人の生活機能の最高のレベルを示す「能力」の二つの評価を行なう。

　アスペルガー症候群の課題や行為の遂行は場面の影響を大きく受け、構造化された場面であれば遂行できることでも、場面によってはまったく遂行困難となることもある。つまり「能力」は高くても、「実行状況」では多大な困難を抱えることが多い。「実行状況」と「能力」とを区別して評価することにより、課題や行為の遂行において場面の影響を受けやすく、能力を有してはいても生活場面の中では発揮しにくい（実行状況では困難さが高い）アスペルガー症候群の特徴を捉えやすくなる。

（3）背景因子

「生活機能」に影響を及ぼす「背景因子」として、「環境因子」と「個人因子」についても聞き取りを行う。「個人因子」については評価項目はなく、性別、年齢、生育歴、思考・行動様式、習慣など個人に特徴的な事柄が自由記述されるが、このような「個人因子」であれば、強いこだわりをもち、独特な行動様式をとる者も多い、アスペルガー症候群を抱える個人の特性を概念化しないでありのまま取り上げることができる。

「環境因子」については物理的環境だけでなく、関係者の態度や関わり社会的な意識といった対人環境、制度や政策、サービス提供者の支援などの制度環境が含まれる。アスペルガー症候群は一般社会でその障害が周知されているとは言いがたい。また福祉的な制度も整備されておらず、まだまだ家族が本人を支え続けていくことが多いように思われる。「環境因子」により、そのような社会的・制度的な状況も把握しやすい。また先述したようにアスペルガー症候群では、場面の影響を受けやすい。「環境因子」を考慮することにより、どのような場面で何ができて、何ができないのかといったことも明確になるであろう。

四　お　わ　り　に

ＩＣＦは診断名をつけるよりも、個人の生活状況を背景を含めて全体的に捉える枠組みとして活用されるが、今回の面談からアスペルガー症候群を抱えながら生活している個人の状況を捉えるうえでも有益であるとの実感を得た。

アスペルガー症候群は、身体面・知的面での障害はなく、厳密には精神障害の対象でもないことから、障害者自立支援法に基づく福祉的な支援を受けにくい状況である。それにもかかわらず、現実には場面によって能力を発揮できなくなり社会生活に甚大な困難さを抱えている。

アスペルガー症候群などの障害が今後、障害福祉の支援の対象とされるためには、生活のしにくさ（障害）を客観的な指標で示していく作業の積み重ねが望まれる。そのような作業にＩＣＦを活用していくことで効率的で的確な実態把握が可能となるであろう。

実際にＩＣＦを活用することについては、ＩＣＦがあらゆる健康状態にある人の「生活のしにくさ（障害）」を捉える枠組みであるために、対象者の状態や年齢によっては必要のない評価項目が含まれていたり、評価の基準がわかりにくいなどの問題点があり、簡便には活用しにくい現状である。岡田（二〇〇七）[4]は、ＩＣＦの具体的な活用法として精神医療実施計画書を紹介しており、また特定の慢性疾患については関連のある分類項目だけを集めた「ＩＣＦコアセット」が開発中とのことだが[2]、アスペルガー症候群についてもそのようなコアセットの作成や対象年齢に応じた項目選定が行われるなど、具体的な活用法や活用例が提示されていくことを期待したい。

〔引用文献〕
（1）佐藤久夫　ＩＣＩＤＨからＩＣＦへ　精神医学　四五（一一）一一四〇―一一四七　二〇〇三
（2）独立行政法人国立特殊教育総合研究所、世界保健機関（ＷＨＯ）編　ＩＣＦ活用の試み　二〇〇六
（3）上田　敏　ＩＣＦの理解と活用　きょうされん　二〇〇五
（4）岡田幸之、松本俊彦、野口博文、安藤久美子、平林直次、吉川和男　ＩＣＦの精神医療への導入　精神医学　四九（一）四一―四八　二〇〇七

〔参考文献〕
＊ＩＣＦ国際生活機能分類、世界保健機構（ＷＨＯ）中央法規　二〇〇二

〔きりた・ひろえ　香川大学医学部附属病院子どもと家族・こころの診療部研究生／臨床心理士〕

アスペルガー症候群の息子が教えてくれたもの

芳田菖子

誕生

息子との出会いは、予想外に突然なものだった。早朝の破水。予定日より二十五日も早かったが、「今日、出しましょう。」の医師の一言で動き出した。

早速、陣痛促進剤が投与され、程なく足腰の立たぬ激痛が体中を走った。初産のうえ、今日という心の準備もないままに、只々激痛の渦の中で、もがき苦しむこと数時間。助産婦が「下りてこないわ。」そう呟くと、いきなり私の腹上に馬乗りになり、腹を押し始めた。しかし、全く効果なし。それから更に数時間、意識も遠のく程の痛みが続き、その夜、待望の長男が誕生した。

皆、大喜びだった。しかし、この瞬間から正体の判らない苦しみと親子で向き合う事となったのだ。

赤ん坊とは、こんなにも扱いにくいものなのか。心の隅にそんな思いを抱きつつも、一生懸命夫婦で頑張った。

布団に降ろせばすぐに泣き、寝てくれない。交代で抱きながら部屋中を歩き続けたり、夜中に車で走ったり。やっと眠ってくれた、そう思って降ろした最後の布団で、また振り出しに戻される。連日その繰り返しに疲れ果て、とうとう頭から布団を被り、息子の泣き声を遠くに聞きながら寝るようになった。

それでも、外見上はすくすくと育ってくれた。多少の事は個人差であると考え、全く心配しなかった。我が子が一番と思い、懸命に躾けたつもり、愛情をかけたつもりだった。後に、このつもりが私の考えの浅さ、足りなさに繋がるとは、この時、知る由もなかった。私自身の生来の思い込みの強さ、見栄張りな性分も手伝って、子どもから送られていたであろうメッセージには見向きもせず、ひたすら自分本位の育児に奔走する毎日だった。

やがて下の子も生まれ、ますます〝子育てはこうあるべき〟という考えが私の中で膨らんでいった。ところが、下の子の成長を見続ける中、そんな私にも一抹の不安が芽生え始めた。何かが違うような気がするけれど、その何かが判らない。その不安を打ち消すために、以前にも増して〝こうあるべき〟という自分の枠の中に息子を入れようとした。息子のありのままを受け入れ、個性を見、育てようなどとは考えなかったのだ。

集団生活の始まり

三歳になった息子を保育園に預ける事にした。息子は卒園までの毎日、登園時に私と別れる時は泣き通しだった。大抵の子どもは、一、二ヵ月もすれば親との別れよりも友達との遊びに心がひかれ、すんなりとバイバイができる。しかし、息子とは今生の別れのごとき光景が毎朝繰り返された。

友達とのコミュニケーションが上手く取れず、思い通りにならないと先に手が出たり、先生の指示通りに動けなかったり、お昼寝すれば必ずおねしょする。「私は、長年保母をやっておりますが、こんな子どもは初めてです。」と先生に言われ、「私だって初めての子育てなのに。」と口に出したい悔しさを心の中で呟いた。

次に、幼稚園へ入園。しばらくすると、園長先生から呼び出しがあった。最初に一言、「お宅のお子さんは、問題児です。園と協力して直していきましょう。」この言葉は、今でも忘れる事ができず、その後の私の子育てにも大きく影響した。

当初から、手の掛かる子と思えばこそ、一生懸命良い子に育てなければと、私なりに努力していたつもりだったので、その子が問題児と言われ、頭の中は自分自身をも否定されたようなショックで打ちのめされてしまった。

雨が降っても教室に入りません。他の子は絵を描いているのに、机の下にもぐり込んで出て来ません。指示が通りません、等々。担任と園長先生は、いかに困っているかという事を力説して下さった。

今思えば、全てアスペルガー症候群の特徴的なものばかりなのだが、当時の私にはどうする事もできず、只々先生に頭を下げ、息子を叱っていた。その後、大きくなった息子が、「あのね、雨が降ると粘土が溶け出すんだよ。不思議でたまらないんだ。濡れる事より、その不思議をずうっと僕は見ていたかったんだ。それとね、まだ遊びたいのに、無理矢理教室に入れられるから机の下にもぐったんだ。毎日毎日、先生もお母さんも僕の興味の芽をどんどん、どんどん摘んでいったんだ。」そう話してくれた。

しかし、次の引越先で入った幼稚園には、今でも忘れる事のできない大好きな先生がいたと言っている。息子は、全体的な一回の号令ですぐに動く事はできなかった。周りが動き出してから何事が起きたのかと考え、他の子よりも遅れて行動したり、しなかったり。そんな息子を叱る事なく、一生懸命に付いて行こうとした事を誉め、「コウヨウ君にはコウヨウ君のやり方があるのに、先生がいつも急がせているんだね。」と言って励まし、手を貸してくれる事もあったそうだ。「僕の事をよく見ていて、僕を認めてくれる。他の先生のような怒り方をしない先生だった。」と言っている。私とは違った視点で息子を見て下さっていたのだ。今でも感謝している。

小学校時代の息子は、興味のない授業だと座っているのが苦痛だった。低学年時には、席を離れて歩いたり、教室から出たり入ったりしていた。またある時は、家に帰りたくなり教室を出ようとした。当然、先生に止められるが、何度も繰り返すうち、先生も最後には、「そんなに帰りたいのなら、帰れ！」と怒鳴り、息子は帰宅を許可されたと思い、喜んで出て行った。帰りたいけど、帰ったら親に叱られるんだろうなあとの思いは多少あったと後に言っている。後ろから、「何で帰るんや。」と言って友達が追って来たそうだ。

授業中、乳歯がぐらついて口を動かしていると、「集中できないなら歯を抜いてやる。」と言って、先生が引き出しからペンチを取り出して来た時の恐怖は今でも忘れられないようだ。

状況判断の弱さ、本人なりに考えての行動であっても、それは自分本位に片寄ったものであり、後で叱責される事となるのだ。協調性を欠く行動が多いとの指摘は、いつの時代もされていた。協調性を求められても、具体的指示がなければ動けない息子にとって、それは無理難題だった。

過去のいろいろな出来事を思い出す時、息子はいつも点で語る。前後の状況や、そうなった経緯ではなく、自分にとってインパクトのあった事柄が語られる。そうなった状況について、後に自分なりの考えで納得が得られた時はいいのだが、そうでない場合は、ただ不愉快な心情だけが記憶されているのだ。だから後々になって、あの時のあの事はどうしてなのかと聞かれても、こちらは返答に窮し、本人はますます不満、不安が増大し蓄積していくのだ。

親が楽しませてやろうとした事の大部分が、本人にとっては苦痛だったと後で聞かされ、愕然とした。常に状況が読めないわけではなく、親を喜ばせるために嬉しそうに振舞う事もあったようで、そのような子どもの心の存在について は、私も理解しているが、ここまで我慢していたと言われるとは予想外だった。笑顔で楽しそうに遊んでいる息子の姿だけを見て、自閉をベースにした不安の中で遊んでいる事など、当時は全く考える余地もなかった。

旅行に行くとか、外食するとか、時々あるわくわく感は、息子にとってはある種の恐怖感だったのだ。知らない土地の風景は、それなりに新鮮に見えるが、心の中は普段以上の不安感が湧いてくる。些細な事から兄妹喧嘩が始まる。兄だからと自分が叱られる。余計に楽しくない。旅行には行きたくないという事になるのだ。確かにアルバムにも笑顔が少なく感じる。レストランの食事は美味しい。でも、後ろの席の客が気になる。知らない人が横を通り過ぎる。気になって見ていたら、目が合ってしまった。視線を逸らすタイミングがずれた。ああ、落ち着いて食事ができない。外食は嫌いだ、という事になる。

本人は、自分のありのままを表現しているに過ぎないのに、わがままと言われ、家族と囲むテーブルの中であっても孤立状態でいたのだ。息子の障害や置かれている状況に全く気付いてやれず、親も周りと一緒になり、善意という叱咤激励を浴びせかけていたのだ。

学習面の遅れについては、必ずこれはテストに出るからと教え込んでも、全く同じ問題でなければ別の問題と思い、「勉強した所は全く出てなかったよ。」と言う始末。悔しがったのは私だけだった。

筆箱の中のガラクタで物作りに励んだり、教科書に落書きしたり、文章まで書き変える。教師から朗読を指名され、慌てて消すも間に合わず、そのまま読めと言われ、クラス中の失笑を買ったりもした。図らずも、授業中の手遊び三昧のおかげで、手先の器用さだけは培われたようだ。

運動はできるが苦手。特にドッヂボールのように、瞬時に攻撃側から守り側に切り替わるようなスポーツは、ボールを投げる、受ける、逃げるという連続性のある行動がスムーズに行えないため、いつも逃げる事ばかりに集中する。走る事、高く跳ぶ事はできるが、二つを連続して行う走り高跳びは、助走をつけてもバーの手前で一旦止まり、そこから改めてジャンプ力だけで跳ぶ。本人は、面倒臭いから助走しないと言っているが。

一事が万事、何事においても、これができるのにどうしてこんな事ができないのかと、親も教師も、まるで自分達が馬鹿にでもされているんじゃないのかと思うような事が、しばしば起こる。結果、周りの大人達は次第に言葉や力で押さえ込む事が多くなっていった。当時の父親の日記には、「今日も息子を叱った。息子の扱いに戸惑い、心が痛む。将来、息子と今日の事をどんな思い出話として語り合うのだろうか。」このように書かれた日々の多さが目に付く。今は、息子の障害に気付かなかった後悔がある反面、その時々は、一生懸命に向き合い、苦悩していた自分達であったと自負もする。

思春期

中学生になると、それまでの経験から今まで以上に周りと自分の世界に違和感を覚え、行動を抑え、発言もあまりせず、自分を守るかのように、あえて存在感をなくすようにしていたようだ。「僕は、いつも〝五番目の存在〟だった。一番目は、成績の良い子。先生からも友達からも誉められ、良く見られる。二番目は、スポーツ万能の子。これも同じように良く見られる。クラスマッチの時のヒーローだから。三番目は、面白い子。クラスのムードメーカー的存在で人気者。四番目は、不良の子。いろんな意味で、先生も彼らには気を遣う。そして、五番目が僕。誰からも注目されず、忘れられた存在。」このように振り返っている。

高校進学を控え、息子の無気力的態度は親にとっても不安であり、知的レベルはあるのだから、せめて高校だけでもという親心もあり、ＰＴＡ役員を引き受けたりと、息子のためになりそうな事は進んでやった。

その後、高校に進学したものの、続けられるのだろうかと心配していたが、二年生の時にとても良い先生に出会い、息子は見違えるように変わった。誰かと間違えたのかと思う程に成績も上がった。それまでの親子面談といえば、私は頭を下げる事ばかりだったので、誉められたり、感謝されたりで我が耳を疑ったりもした。

息子は、他人の視線に緊張感を覚えるため、下校の電車を遅らせ、放課後は教室で小説を読んだり、クラス全員の机をきちんと並べ直したり、ゴミを捨てたり、窓や入口の鍵を確認してから帰宅していた。担任の先生は、「朝、教壇に立つと、このクラスはとても気持ちが良く、芳田君に感謝している。」と言って下さった。高校進学を嫌がった息子が、卒業の時「もう一年いたいなあ。」と言った。

どんなに些細な事でも、納得できないと動き出せない息子が、幼稚園と高校時代の二人の先生に出会った時には、本人の能力を大きく伸ばす事ができたのだ。

学校から社会へ

高校を卒業後、手先の器用さを活かせる職業という事で、歯科技工士の専門学校に入学した。しかし、中途退学した。高校の延長でやれるかと思ったが、中学に逆戻りした気分というのが理由だった。

その後、アルバイトや就職も試してみたが続かなかった。福祉関係ならうまくやっていけるかもしれないと思い、専門学校へ通ったが、実習中の現場の状況に納得ができず、退学した。

当時は、本人も親もアスペルガー症候群という障害があり、生きづらい原因がそれだという事を知らなかったのだ。何をやってもコミュニケーション上のトラブル、アスペルガー的部分が原因でうまくいかなかった。学校という枠の中と社会とでは、環境も要求されることも全く違う。知的レベルがあり、プライドも高いアスペルガー症候群の息子にとって、社会はとても高いハードルだった。

引きこもり

息子が引きこもった状態になり、家の中は一変した。それまで無口だった息子が、「今まで黙って耐えてきたけれど、何も良い事はなかった。耐えるばかりで苦しかった。僕はもう遠慮なんかしない。言いたい事は言わせてもらう。」と一気に堰を切ったように猛烈にしゃべり出したのだ。

それまで自分を取り巻いていた人々。親、先生、親類、同級生、社会の人々に至るまで、皆滅多切り状態。家の中は荒れ放題、言いたい放題となった。宥めて、何軒もの病院へ行っても投薬されるだけ。カウンセリングを受けても納得のいく答えは聞けない。私は、引きこもりの会へも参加してみたが、何か、どこか息子は違うなという感じは拭いきれなかった。出口の見えない苦悩の中でもがく日々が続いた。

アスペルガー症候群と判明

そんな状態の中、ある先生から香川大学医学部でアスペルガー症候群の親の会設立記念講演があるそうなので、参考に聞いてみてはどうかと言われた。発達障害であろうと聞いてはいたが、実際に参加して、講演を聴けば聴く程、まるで息子の事を話しているように思えた。後に息子は、香川大学医学部の石川先生より、アスペルガー症候群との診断をいただいた。

アスペルガー症候群と判り、本人も親もやっと納得ができ、地に足が着いた安堵感で一杯になった。障害があるという事より、今まで何十年間も言葉で表す事のできない生きづらさの原因が判った事の方が大きな喜びだった。

しかし、原因が判ったとはいえ、障害が治るものでもなく、障害を持ったうえでの新たな生き方の模索が始まったにすぎない。しかも、その時点で息子には二次障害の兆候が出ていたのだ。

社会の理解と共生

子どもの頃から、紙やインクの匂いを好む、夏でも手放せない手ざわりの気に入った毛布がある、音に関しては特に敏感といった特徴があった。耳が四つあり、前にも後ろにも向いているように音が入ってきて、嫌な緊張感がいつもあったと言っている。この特徴が、現在大きく飛躍した形で表されてきている。如何様にでも意味づけできる種類の音、また、それが何回も繰り返し聞こえた場合、脅迫的に感じるのだ。どんなに小さな音であろうと、納得できない場合は全て不快音であり、苦しいのだ。完全防音の住環境が息子の希望である。

誕生のその日から、誰からも理解されるどころか、困った子扱いされ、只々不安な世界に生きてきたのだ。私に、子どもの頃からのいろいろな出来事や思いを話してくれるようになって十年余り、まだまだ思いの丈は語り尽くせていないと言っている。一生、話し続けてくれるだろう。独り善がりな接し方に終始し、息子の心に添う事をしなかった自らを反省しつつ、今更ながら息子の障害に向き合う日々だ。

息子は、いつも物事の芯を見ている。余計なしがらみのない世界で、純粋に話す。私たちのように、場の空気を読んで裏腹な態度、言動はしない。この事が理解されず、誤解を招き、コミュニケーション上での苦悩となっているのだ。今もその傾向はあるが、平静な時は冗談も飛び出す。どう対応するかという事も大切だが、息子を伸ばしてくれた二人の先生のように、行動をよく見、言葉に耳を傾ける。相手を受け入れる心の広さを持つ。みんな良く判っている事なのだが、なかなかできず、これこそ本当に大切な事なのだ。

「宇宙船地球号に乗っている同じ人間どうし、国や肌の色が違っても、障害があろうとなかろうと、お金、肩書き何のその、みんな同じ人間。アスペルガー症候群は、僕の個性なんだ。他の障害だってみんな個性なんだ。よく考えろよ。」と息子は言う。いつも考えないと動き出せなかった息子、その場の雰囲気まで考えないと摑めなかった息子、動いても遅いと叱られた息子だ。今度は、私が考える番なのだ。

息子から見れば、私は適当に生きているようで、いつも叱られてばかりだ。心身共に疲れ果て、今日で終りにしたいと愚痴を漏らせば、もっと辛い思いをしているのは自分の方であると言い、私の心に鞭を打ってくれる。今も日常生活において戸惑いを感じ、苦悩する私だが、息子は、自分に係わる全ての人に対して、常に戸惑いを感じながら接しているのだ。社会に適応できない苦しさは、人として本当に耐え難いものだ。二次障害と向き合いつつも、私に檄を飛ばしてくれる息子に感謝する。

私の趣味は俳句だ。息子の対応に苦悩していた時、大自然の中に身を置き、五・七・五に思いを込めて詠んだ。十七文字から広がる、言葉では伝えられない感性が俳句なら、少しでもこの感性を息子に伝えたいのだ。言葉を額面通りに受け取り、その先にある真意を読めない傾向にある息子に、伝えたい心情が伝わった時はとても嬉しい。私の俳句に対する息子の批評は、なかなか辛口だが、私の心のビタミン剤にもなっている。

知的レベルがあればこそ理解されず、誰もが成人してからの社会性の困難さを訴えている。周りに人が大勢居れば淋しくないわけではなく、何人居ても上手くコミュニケーションが取れなければ孤独だ。心を通わせるために必要なものは、理解と少しの思いやりである。

一見普通だが、何か、どこかが違うのだ。考え方や捉え方だったり、別世界から来たような雰囲気だったり、言葉では表現できないオーラさえも放つ時がある。そんなアスペルガー症候群の人達の世界に、思いやりのノックをして覗いてみて欲しい。そして、彼らの世界を認めて欲しいのだ。

最後に、私は息子から教わる多くの事柄を日々の暮らしの中で実現していく事の困難さを感じつつ、社会の本音と建前の狭間で、バランスを取りながら共生していきたいと思う。そして、アスペルガー症候群に対する理解と支援の必要性を本人、家族のみならず、医療や教育の現場からも協力を得、広く社会に呼びかけていきたいと思っている。

〔よしだ・しょうこ〕

アスペルガー症候群の当事者として

芳田コウヨウ

今回、アスペルガー症候群の当事者として執筆させて頂く事になり、嬉しく思いながらも緊張している。これから、私自身がアスペルガー症候群であったがために起こったと思われる今までの出来事や、その時々に感じた事、考えなどを拙い文ながら、ここに書き綴りたいと思う。

最初に、私自身の簡単な自己紹介と家族構成を説明しておく。

私は現在二十八歳の男で、定職には就かず、主に本、ゲームやDVDソフト、他にはオーディオ関連の電化製品などを購入して日々を楽しんでいる。しかし、購入した物が自分の思うようにならない場合は、何とか良くしようと、四苦八苦することもある。

次に家族構成だが、自分が生きて経験して来た枠の中でしか、分析や判断ができない父、実力が有るにも拘らず、自分の心や考えなどに気付く訓練を怠り、二番手、三番手で在る事に安心感を見出している母、そして頭がとても良く、場の空気をある程度感じ取り、常識溢れる優しい、でも何か引っ掛かる感じのする妹の四人家族だ。

幼少期の自分の思いと行動

それでは、幼少期の私自身を取り巻いていた状況や、それらに付随した思いと行動が、一体どの様なものだったのかを説明する。

遡って思い起こすと、まず保育園や幼稚園の頃は、先生方が決めた約束事や言葉といったものを意識して拒絶していた。自分で他の事を意識していたのだ。決まり事は冷ややかに観察し、それ以外に興味を持ち、優先して取り組んでいた。

例えば、幼稚園の広場で皆が遊ぶ時、私は一人、数時間前に降った雨によってできた水溜りに一握りの粘土を沈めて、色が変わり溶けていく様子を見続けていた。どんどん時間が過ぎていき、家へ帰る頃、また雨が降り出してきても、私は興味津々で粘土が溶けていく様子を静かに見守っていた。親が迎えに来ても、それでも私はその場を動く事はなかった。どんな事があっても、粘土がどんな風に溶けてなくなるのか、最期まで見届ける覚悟だったのだ。

そんな事だから、幼稚園の先生方には〝変な子〟、〝困った子〟と思われていた。もちろん親も同じ様に考えていたはずだ。親は「粘土の事なんかどうでもいいから、早く家に帰ろう」と言って、私の手を摑んで引っ張った。私は怒りながら、粘土を最期まで見たいのだと訴えたが、やはり先生方同様〝困った子〟だなという表情で、私は軽く引きずられる様にして半泣きで家へ連れて帰られた。

またある時は、同じクラスの子の頬に噛み付いた事もあった。その噛んだ時の、人の肉の感触というものを今でもはっきりと覚えている。歯と歯の間に隙間なく人の肌の弾力が入り込んで、頭の中に心地好い刺激が走った事を今でも思い起こせる。

断っておくが、私が突然一方的に噛み付いたわけではない。何か言い争っているうちに、冗談のつもりで「噛んでも良いか？」と聞くと「別に良いよ。噛めるものなら噛んでみろ」と言われ、最初は少し遠慮しながら頬に噛み付いた。ところが、「そんなに痛くない、余裕だ」と言われ、今度はもう少し力を入れて噛んでみた。すると、いきなり大声で「痛い！」と騒ぎ泣き出したのだ。事に気付いた先生が「噛むのを止めなさい！」と、私を引き離そうとしたが、私にはその状況が楽しかったので噛むのを止めなかった。もちろん、噛み切ろうなんて思ってもいなかったし、力も自分なりに抑えていた。だから相手の頬には多少の歯形が付いただけだった。当然その後、先生と親、相手の親にも怒られた。当たり前なのだが。

幼稚園では確か、話を聞かないという理由で、先生方に押入れの中に閉じ込められた事もある。閉じ込められた時に、足で何度も戸を蹴っていたら、余計に五月蝿いからと押入れから出してもらえた。

お昼寝の時間は、決まった場所で寝ると必ず寝小便をしていた。確か、寝小便をするのは部屋の真ん中辺りで、端の方で寝ればほとんど治まる様な癖だった。

同じ歳の子と話をしようとするのだが仲良くなりにくく、また、他の事に気を取られている事が多かったので話の輪にも入れず、行動も遅くなりがちだった。自ら進んで孤立したいわけでも、人を極端に嫌っているわけでもなかったのだが、結果として一人で居る事が多かった。

正直、私は他人の思いや考え、行動を変だと思っていた。逆に他人が、こちらを変だと思っていた事は、わけの分からない言葉で文句を言って張り合ってくるなど、その感情を露骨に表す人もいたので、子どもながら薄々徐々に感じ取っていた。

更に自由の幅が狭い環境へ

小学校に上がる頃になると、勉強というものが気になった。単純に面倒臭いと。他に好きな事、やりたい事もあるのにと。

しかし、小学生になって本当に大変だったのは、学校という共同作業との付き合いだった。対人関係で言えば、話題の速度、間の取り方や使い方、時間の流れという空間認識の仕方など、私と他人の間では少しのようで全く違うものばかりだった。

話は少し逸れるが、私は文章の中で何度か〝違う〟とか〝別〟という言葉で私と他との相違を表している。具体的にどういう事か、ここで説明しておきたい。

レーシングカーのF1と公道を走る普通の車。前者がアスペルガー症候群で、後者が一般（私の言葉で言えば〝多い側〟）である。

F1は車としては、すごく速く走れる機械なのだが、実の所、決められた場所でしか性能を発揮できず、すぐにマシントラブルを起こし、その度に修理改善を必要とする。

それに対して公道を走る一般車は、様々な方向性が有り、我々にとっても馴染み深い物で、様々な色や形、性能や価格など違いはあれど、街の中に自然に溶け込んでいる。参考にしてもらえると嬉しい。

私には小学校時代、行い続けていた事がある。それは、教科書のページの間に鼻をくっつける様に顔を埋め、匂いを嗅ぐという事だ。とても良い匂いで、私には果物の香りの様に感じられた。学年が変わり、新しい教科書になる事もあったので、そんな時は新鮮な気持ちで匂う事もできた。時間が経っても変わらず良い匂いの教科書もあったが、確か中でも私が特に気に入っていたのは国語、次いで図工と音楽の匂いだったと思う。

学校への登下校は、決められた班に分けられていた。ある日の下校途中、班長が道端で見つけた百円玉をこっそり自分のポケットに入れたのを見て、私は小さな声で「泥棒や」と二回ほど呟いた。すると、私の後ろの子が班長に駆け寄り、私が言っていた事を告げ口したのだ。班長は顔を真っ赤にして怒り出した。同じ班の中から私の発言を正しいと擁護してくれる子もおらず、「何を余計な事を言っているんだ」と言葉や態度で表され、馬鹿にされた事を思い出す。

小さい頃から教育の中では、落し物類は然るべき所へ届け出る様に言われ、私もそれが正しいと考えていたのだが、実際はそうではなく、その時々で身の振り方があるという事を知らしめられた。だが、当時の落し物に対する私の考えは間違ってはいない。ただ要領が悪かっただけなのだ。

下校時の話題は他にもある。帰り道にある、工場の玄関付近に簡単な鉄柵があった。私はその中から一本の鉄棒を選び、その天辺に白い布を頭から爪先まで全身覆い、目だけが見えている架空の人物を住まわせて、いつも色々な話を頭の中でやり取りしていた。

その状況下では、とても自分の心が楽しくなったり、意気投合して心が慰められたり、当時の私にとって、その場所と架空の人物との会話はとても大事なものだったのだ。

小学校では、知能指数を計る事があったはずだ。なんとなく、私も計った気がする。一人くらいの先生に「お前、馬鹿じゃなかったんやなぁ」などと、唐突に声を掛けられた事を覚えている。不審に感じながらも安心感を得ていた。

しかし、知能指数が正常だからといっても、依然として他人から見れば私は変わった存在だった。元気のない奴だったし、自分で他と違うと気付いていても、皆に合わせる事はしなかった。動けば違うと言われ、喋れば嘘、もしくは変な事を言う奴等々。私が否定的に受け取るというよりも、周りの雰囲気がそのように出来上がっていたと思える。

小学校五年の三学期に、親の転勤で現住所へ引っ越して来た。最初は、初めての場所という事もあり期待もあったが、そんな思いはすぐなくなった。この引っ越しにより、今まで築いてきたものを全てやり直さなくてはいけなくなったからだ。

新しい学校は、以前より街らしい所にあり、良い意味で違う気がしたが、やはり今までと変わらない、意味のなさそうな団体行動や他人との協調性を必要とされた。

協調性や積極性が大事なのは分かっている。発言や行動に移す事で組織や団体が回って行く事、場合によっては黙っている事も必要だという事も知っている。私はそれらに気付きながらも実行には移さなかった。例え実行したとしても、他から見ると少し違って見えたであろう。そんな考えばかりを繰り返していた。

私は、アスペルガー症候群が多い側で少しでも違和感なく存在するには、治療や矯正ではなく、本人がどう自覚し実行するか、多い側にも共通する部分で、心の弾き方や滑らせ方を実行できるか、ではないかと思う。

私の場合、疲れても好きな事を広く深く追求したり、自分を試すため、全てに近い心の中の考えを何人もの人格として登場させ、思うがままに動かし、考え合わせる等している。他にも人それぞれあると思う。程々に少しずつ、他の問題を抱え込まない程度に。

手遊びと集中力

小学校から中学校まで私の筆箱の中は、筆記用具が変形した物や全く関係のない物で常にパンパンに膨らんでいた。

ある時、同級生が私の筆箱に興味を持ち、中を見せて欲しいと言ってきたので、私は快く了承した。中からは用途が別物の変形した筆記用具、植物の種や葉等、およそ授業とは関係のない物ばかりが出てきた。同級生は呆れていたが、変形した筆記用具の出来映えや用途に興味津々だった事を覚えている。

中学の頃は、校内でシャープペンシルの使用が禁止されていた。もちろん私は持参していなかったが、同級生に私の二色ボールペンをシャープペンシルと間違われてしまっ

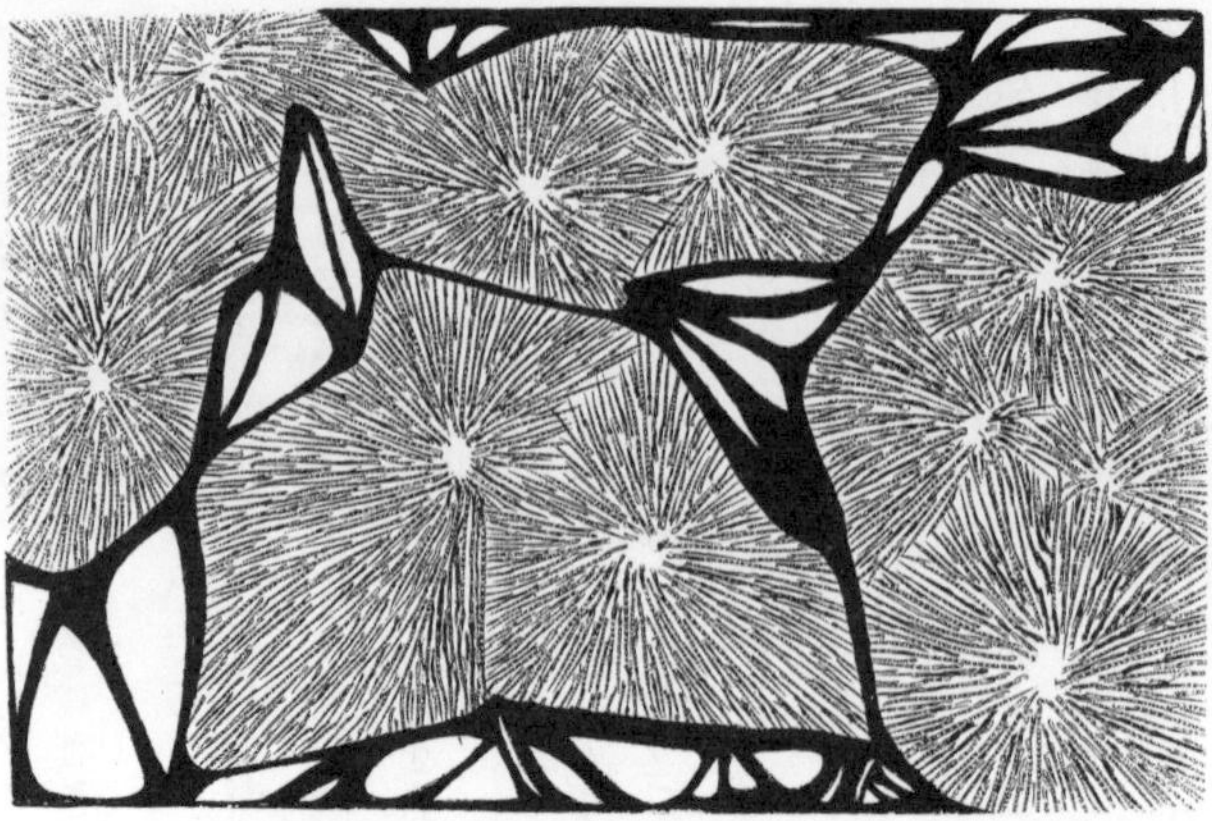

二匹のヘビと花火

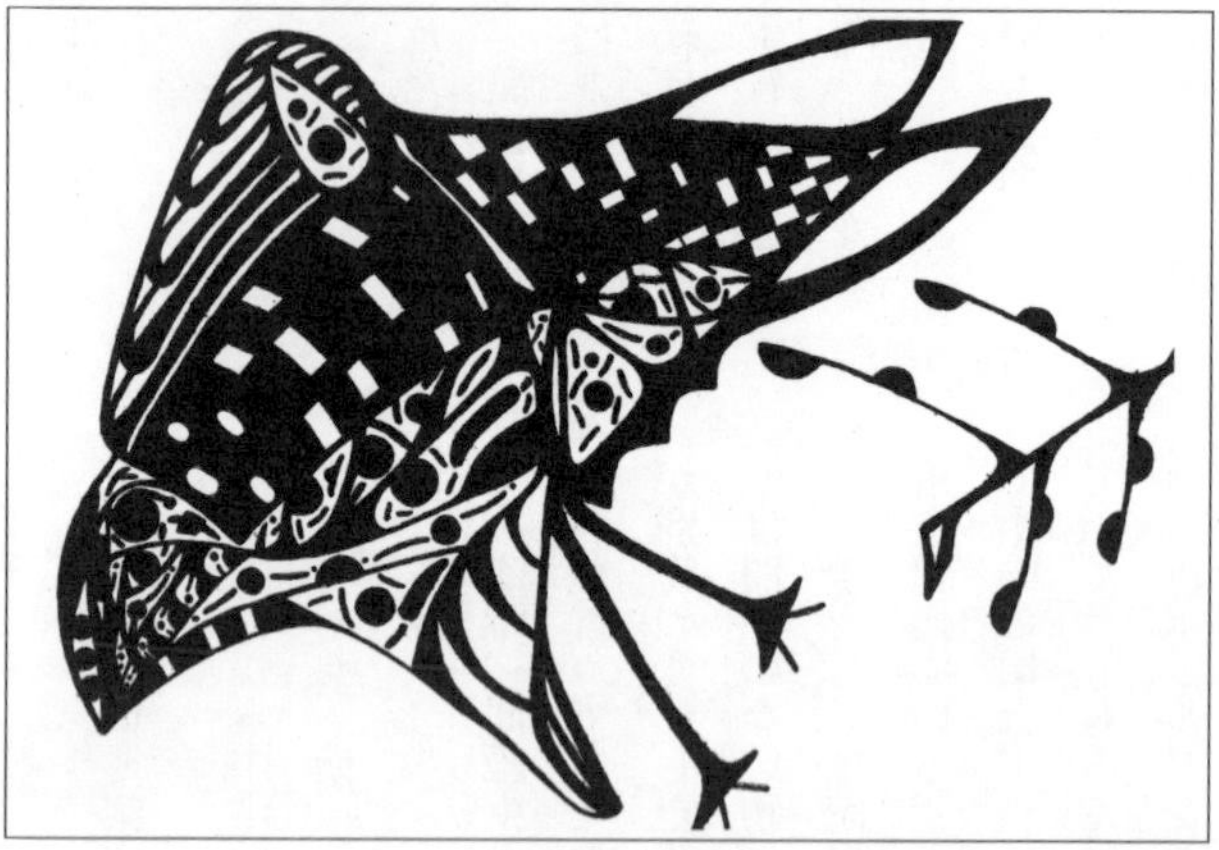

鳥　（いずれも、筆者画）

た。そして、取り上げられそうになったので、私は慌てて「これは一方のペン先をコンパスの針と付け変えてある物だ」と目の前で見せて説明した。すると、訝りながらも一応納得してもらえた。

手遊びは毎日のように行っていた。先生に見つかり注意されたり怒られたりしても、授業中など関係なく手遊びを止めることはなかった。

では、どんなものが手遊びの対象だったのか。確か石や粘土、木や鉄クズに硝子の破片、校内に植えられている木の葉や実、それ以外にも私の目に付き変形できる物は全て。

手遊びの材料に目を凝らす様になったきっかけは、小学生の頃にある。当時、色々な形の石を探して車や飛行機、ロボット等に当てはめて、少ない友人と様々な状況を想定して遊んでいた。石遊びの中で気に入った石は宝物として家へ持ち帰り、机の引き出しへ入れていた。しかし親に「外で拾って来たから汚い」と玄関に置かされ、数が増えて邪魔になってくると、今度は「元の場所に戻すか、捨てて来い」と言われた。お気に入りの石だったので泣きながら嫌だと怒っていたのを覚えている。だから、数がなるべく増えない様に、よく石を選んで置いておく努力をした。

中学の終り頃から高校辺りになってくると、手遊びの延長で自分が想像する物を何とか形にしようと、今までとは違った材料を使う様になった。

ハンダを溶解、接合して様々な形を創ったり、使わなくなった家電製品を壊して、中の電子部品を取り出し、部品どうしを組み合わせたりして戦闘機や少し変わった車、ロボット等を創っていた。

そんな中でも一番加工しやすく、手頃に入手できたのがロウ石だ。ロウ石は比較的軟らかく、彫りやすいものなので、刃物を駆使し、下書きなど一切せず、想像と自分の手の感覚だけを頼りに様々なものを彫り上げた。自分でもとても自信のある作品を次々と制作し、家族のみならず、他人にも高評価を得る事ができた。

手遊びの集中力もさる事ながら、授業面においては次の様な集中力があった。

中学の体育の授業で、走り高跳びがあり、皆が助走を付けてやっと跳べるかどうかの状況下、私は助走なしで跳び越えていた。ある程度までの高さだが。

助走なしで跳び越える私を周囲の皆は一様に驚きの目で見たり、悔しがったりしていた。助走を付ければもっと高く跳べるのに、なぜそうしないのかと疑問の声も出ていた。だが、なおも私は頑なに助走を付けずに跳び越え続けた。

私の場合、跳ぶ瞬間に集中力が高まっていたし、変な話、今さら元気良く助走を付ける事に気恥ずかしさも感じていたのだ。

また、私は数学を苦手科目としていたが、夏休みの補習授業においてマンツーマンで先生に教わると、理解して問題を解く事ができていた。集団で授業を進められるより、私一人に対して私のペースで進められるので集中できたのだ。

高校時代の教室の整頓

高校二年の頃、朝早くに登校し机や椅子等を全て真っすぐに整え、下校時は、電車の時間を遅らせてバラバラな向きになった机や椅子を再び整えていた。そうする事で自分の心が満足でき、気分も良かった。

この様な行動を当時の担任T先生は、とても良い事だと褒めてくれた。「朝、教壇に立って教室を見回した時に、とても気分が良い」と言ってくれた。私が教室の整頓をするのは自己満足のためだったのだが、褒められた事は純粋に嬉しかった。

私に対して自然に理解を示してくれたT先生の助けのお陰で、その後も様々な事が順調に進み、成績も段々と良くなっていった。

しかし高校を卒業すると、また小・中学校時代同様、息苦しさが蘇ってくるようになっていった。

社会と自分との差異

居心地の良かった高校を卒業後、ロウ石彫りの手の器用さを活かそうと、歯科技工士専門学校へ進んだ。しかし、話題を捉える速度、間の取り方や使い方の違い、思考する物事の感じ取り方等、やはり相違が多く重なり、授業でも先生の話が聞き辛くなり、結局、半年ほどで辞めてしまった。

ある時、全生徒で各部屋を掃除する事があったのだが、どう見ても負荷の少ない仕事に人手が多過ぎる状態で生徒達が群がり、更に私がそこに参加しても余計に効率が悪くなると思って手伝わなかった事がある。すると、怠け者と思われてしまい、一連の輪の中には入れてもらえずにいた。なぜか多くの場合、効率が悪く優先的でない事でも、他と合わせて動く者の方が良いとされる。そんな現実を理解はするが、納得はできない。強い嫌悪感を抱いてしまう。

専門学校を辞めた後、アルバイトや就職をしてみた。働いて給料をもらうという多い側での決め事を私は私なりに一生懸命にこなした。それなりの結果も出したが、多面において誤解し合う事が多く、アルバイトでも正社員でも、変な人、理解したくない人とあからさまに言葉や態度で表された。

その後に、別の専門学校へ通ったが、前述した同じ事の繰り返しだった。

私に何の努力も工夫もなかったわけではない。自分が考え思いつく状況の整理や物の見方の角度変更、軸ずらし等、自分自身の方向性は変えず他人の意見、言葉を自分なりに取り入れ柔軟に対応しようと動いてもみた。

アスペルガー症候群に対して医学面などから医者や研究者達が何らかの答えや定義を示している。それらの人に、社会の多い側が作った世界と自分は、同じ線上でつながっていると言われたかと思うと、都合により別物として判断されたりする。私も違うと考えざるを得ない場面も多く、とても疲れる。

自分を客観的に見ても、社会において大きく間違った所はない。むしろ全員ではないにしろ、他人の方がずるく、目の前の問題を片付ける事もできず、ただ刺激に反射している高性能な物体にしか思えなくなる事がある。

私は発達障害とは〝人間の在り方の可能性〟の一つであると思っている。今も昔も世界で多い側という一つの脳の在り方が主流とされ、別の方向性を持つ脳の者を否定し、色眼鏡で見続けようとする流れの強さを残念に思う。これでは人という世界はどんどん狭くなる。ある程度の狭さというのも必要だが、狭過ぎるのは考え物だ。

心ない人間や勉強不足の者が、教育機関や政治、医療はもちろん福祉関連等に従事している現実に、時々強い苛立ちを覚え、心を砕かれる。

世の中では個性を大事にし、個性的である事も良いという考えが存在している。しかし、個性とは何か。人それぞれに考え方はあるが、大半の人が分かりやすく、印象的なものに絞って答えるだろう。

例えば、特別な事ができるとか、お金や権力をどれだけ持ち、どの様に使えるのか、生まれつきの身体的特徴や能力など。しかし、私にしてみればこれらの答えは、刹那的な人の社会で都合の良いものに偏り過ぎているのではないのかと思う。

では、私が考える個性とは何か。私は、その人がその人で在るだけで、それが個性であると考える。なぜなら、人は他人には成り代われないから。

人を水の分子に置き換える事で、少し分かりやすくなるかもしれない。単純に考えると、海も川も水溜りであっても、それは水である。その水を人の社会として、更に水は小さな分子の集合体であり、その分子一つひとつが人なのである。

私は世の中を善悪や白黒で決め付ける事はしない。急ぎ過ぎる考え方もしないよう努力はしているが、時としてそれを強いられる事も多い。

私は、世界や人間社会はどこまでも灰色であると考える。客観的に考えれば黒はあると思うが、私の考え知る限り白であることはない。なぜなら白は存在しにくいからだ。すぐ汚れるから。人の世界は当然だが、人の力を及ぼしにくいとされる自然にも、人の考え求める白は存在しない。善くも悪くも全ての事柄は灰色であり、そこに感受性の豊な脳を持つ人間が線を引き、色を付け、在り方を決めて踊り踊らされているのが人間社会の面白い所でもある。そして問題点でもあるのだ。

私が世の中で面白いと思う所は、全ての動きと在り方である。問題点が進んでいるのではなく、その場で伸縮しているだけの人の心、道徳心というものだろうか。

アスペルガー症候群を知った時の多い側の感情の一つに〝直接的〟というのがある様だ。そう考える方が、多い側にとっては楽だし、分かりやすいからその様に理解しようとするのだろう。

私はアスペルガー症候群と判断されるまでに、いくつか病院へ通ったり相談員と話をしたが、相手は話の内容を理解しようとはせず、訳の分からない変な事を言う人だなと露骨に表すものが大半だった。

医者も様々だが、仮にも人の心や脳を扱う専門職であるのに、自分中心の体験や知識で多くの事を患者に対して判別する傾向が強い。もしくは、多いと思わざるを得ない。専門職であるならば、患者の発言や雰囲気をもっと真摯に受け止め、考察するべきだ。

今は時代も多少進み、アスペルガー症候群等を初め、発達障害も以前より少しは世間に認知されてきている。何らかの知識や助言も受けやすくなったのではと思う。

しかし、現在の発達障害に対する理解や支援は、わたしにとって到底納得のいくものではない。多い側の考えに自分も同じ様に合わせる事は難しい。長くは続かない。

私は今でも他人から、なぜその様な事を言われ、思われるのか分からない事が多い。後になってから、前後を理解するといった調子だ。他人が自分の考えや行動を意識、無意識に関係なく良いと思い、疑う様子も見せずにいる事の理解に苦しむ。

よく〝苦しいのは、皆同じ〟という言葉を見聞きするが、その人の苦しさは、その人のものでしかないのだから、皆と同じではないはずだ。私はきっと世の中というものは、どうしようもない様に全てができているのではないのかと思う。時代も国も関係なく。

段階を踏む安心感と息苦しさ

アスペルガー症候群だからなのか、はっきりはしないが、私は何か物事を決定、実行するには儀式的な段階を踏まなくてはならない事が多い。儀式とは言っても、宗教的な片寄った変なものではない。

例えば、順番を決めたり並べたり、頭の中でシミュレーションして組み立てができると、それを実行に移し、思い通りにできると満足して次に進めるといった感じだ。

逆に、思い通りにできなければ、できるまで何度も繰り返し極度のストレス下に陥り、数ヵ月間は気分の悪い状況になる。自分への動機付けの是非が、後々の自分と周りとの距離感を決定付ける。

私はアスペルガー症候群だからか、元来、性格の中に在るものなのか判らないが、自分自身に対しても他人に対しても、多面的な考え方や心の動きを行い、それを意識して自分に説明したり、他人の心や頭の中を想像して怒ったり納得したりする。これは、一般的に言うと本音と建前とか、人の二面性、三面性といった様なものだ。ただ私の場合は、五面性、六面性であり、良くも悪くも極端にこだわる部分がある。

しかし時々、これが多い側の心、安心感なのかと思ったり実感することもある。多い側の感覚が数秒間ではあるが、分かる事がある。過ぎ去った感覚の残り香を追いかけるように思い起こす事が最近多くなった。

自身の将来への不安と願い

アスペルガー症候群とは、繰り返しの中から違いを見つけて変えてゆく人達である。私は、多い側の考えや感覚をもっと上手く取り込み、使える様にしたいと考えている。それができれば不条理に感じるいくつかの事は消えるかもしれない。

既に、そのような感覚の共存を実行している人も多くいると聞いている。アスペルガー症候群への正しい理解と支援も強く望むが、様々な意味で私個人にとって良い巡り合わせ、すなわち、環境が整うことが重要なのではと考える。

しかし、ここで言う環境とは、自身の努力によって如何様にも変化していくので、常に平常心と順応性を疎かにせず在りたいと考える。

これから、もしアスペルガー症候群である人達に知り合う機会がある様なら、私の言葉をいくつかでも思い出し、御自分で解釈なされたうえで対応して頂きたい。

そして、良い関係を築かれていく事を願いながら、この文脈の最後とさせて頂きたいと思う。

〔よしだ・こうよう〕

喋る

座談会

いま、アスペルガー症候群が注目されている背景

自治医科大学教授　加藤　敏

京都大学教授　十一元三

北海道大学大学院教授　田中康雄

（司会）香川大学附属病院教授　石川　元

- 少年犯罪に現れたアスペルガー症候群
- まなざしと創造性
- 疾病か病質かをめぐって
- 現代日本は治療的な環境か
- 二次障害という曖昧な表現
- DSMの障害（ディスオーダー）と法律上の障害（インペアメント）
- 自閉症スペクトラム障害説の自家撞着
- イギリスの自閉症スペクトラム学説と日本のカナー型／アスペルガー型
- 生物学的研究を垣間見る
- カナーとアスペルガー
- 自閉性障害とアスペルガー障害の差異
- 治療／援助をめぐる今後の医療

石川　今日はお忙しい折、お集りいただきありがとうございます。最近、アスペルガー症候群は日本の臨床では高[1]機能広汎性発達障害という括りに含めてしまって、特徴を重視しないような傾向もあります。また、国際分類であるICD（WHO：国際保健機構による疾患の診断分類）でのアスペルガー症候群やDSM（アメリカ精神医学会による精神障害の診断分類）でのアスペルガー障害は、アスペルガーによる報告やウィングによる理解そのものの要約ではありません。出典を調べないで用語のみの共通性に注目して知識を得ると混乱される向きは多いかと思います。

さて、今日、加藤先生をお呼びしたのは、もう一度ドイツの精神病理学という原点に戻って、統合失調症（「精神分裂病」という名称だと誤解や偏見を生むということで日本だけで改変された名称）[2]や分裂気質との絡みでアスペルガー症候群を検討していただきたいと考えたからです。今日のアスペル

ガー症候群のもとになったアスペルガーの「自閉性精神病質」にはドイツ語圏の精神病理学で統合失調症[3]に関連のある用語として登場していた「自閉」が使用されているのです。

もうおひと方、十一先生をお招きしましたのは、アスペルガー症候群の[4]生物学的な側面を研究されていると同時に司法・犯罪関係にも該博であられるからです。昨今、わが国ではアスペルガー症候群が少年犯罪という側面から人口に膾炙しました。豊川での老主婦殺害事件や長崎市男児誘拐殺害事件ではアスペルガー症候群という診断が公表。遡って、神戸の酒鬼薔薇事件も「医療少年院で再診断がなされ、高機能広汎性発達障害と」されたと業界雑誌（「そだちの科学」五号、二〇〇五年十月）に記載。佐世保での小学校女児同級生殺害は、新聞発表では具体的な診断名は暈されていましたが、被疑者は長崎の事件よりアスペルガー症候群の典型に近いと関係筋から漏れ聞いています。十七歳ではありますが寝屋川市での中学校教諭殺傷事件も続きました。事件を起こす子どもが診断されるケースのごく一部であるとして、問題を避けて通ることができない状況に臨床家はいま置かれていると思います。

さらにおひと方、田中先生に来ていただいたのは、児童精神科の臨床だけでなく、学校や教育機関、家族会や自助グループに、長い年月の間携わってこられたからです。それでは、それぞれのお立場から、忌憚のないお話をお願いしたいと思います。

少年犯罪に現れた アスペルガー症候群

十一　佐世保のケースは[5]きぬ川学院に入ってから再度、児童精神科医が診察し、確定診断に至ったと報道がありました。

加藤　[6]酒鬼薔薇事件はいったん、神戸大学で行為障害プラス性的サディズムと鑑定したのでしょう。診断というものはどの基準（クライテリア）を取るかで大きく変わるものですね。

十一　重大事件に限りますと、少年ではないが最初は全日空のハイジャック事件、西沢容疑者です。一九九九年ですね。日数かけて慎重に鑑定されました。

加藤　新聞には人格障害とありましたが、アスペルガー症候群と診断されたのですね。

田中　少年時代の修学旅行の作文が新聞に載りましたよね。非常に克明な旅行ルートを辿るような記載だったのが印象的でした。

十一　アスペルガー症候群は短時間で診断が付く場合が少なくありません。西沢容疑者の脅迫状の内容を見ると、「拝啓ますます……」という感じで、まずは季節のあいさつから入り、そのあと、お宅のこういう警備態勢に不備があると、謹んでご報告いたします。最後に、調査料何千何百円を請求しています。よく見るパターンです。

石川　警備体制の不備を発見して誇らしげというより、言わないでいられない。

田中　なにか、次第に止められない、ブレーキが効かなくなっていくというサーキットがあるのかもしれませんね。

十一　ああいうことをやっているときは、目立ちませんけれど、既に少し混乱していると思います。

加藤　治療をどこかで受けていたケースで、その治療中に起こった犯罪例はあるのですか。

十一　西沢容疑者の場合は、確か統合失調症の疑いで薬物療法を受けていたようです。それ以外は未診断例が多く、特に若い人の場合は、石狩市のケースのように未診断、未介入がほとんどでした。

田中　わずかですが、カウンセリング、面接治療を受けてはいた方もあったと聞いています。

加藤　日本ではアスペルガー症候群は犯罪で結構有名になったが、むしろ犯罪をおかさない人がほとんどでしょう。

田中　杉山登志郎先生が「そだちの科学」五号（二〇〇五年十月）で、相談に来ているアスペルガー症候群と診断された方のうち、触法行為は四・七％で、九五％以上は触法行為とは無関係であったという自験例を出していますね。

石川　養育状況や虐待との関連で犯罪が顕在化しやすくなるという方向に考察は展開されているのですね。

田中　非行犯罪や虐待と発達障害との関連については、現在さまざまに議論されはじめています。

石川　ＡＤＨＤ[7]もそうですが、虐待に遭いやすいということなのでしょう。

田中　障害特性に気づかれにくいため、結果的に不適切な関わりに至るということもあるのでしょうね。

加藤　数としては虐待よりも、むしろいじめが多い。

田中　人間関係がなかなかうまくいかない、その意味では学生時代にいじめの標的になる可能性はあるでしょうね。ときには、そのときの状況を思い返すフラッシュバック[8]が生じる場合もあるようです。

石川　先ほど話に出た石狩市の主婦殺人事件。高校一年生の加害少年が中学時代、特定の男子にいじめられていて、ある日、殺意を持ってその男子に自宅に出向くと在宅していない。いったん戻るも、応対に出た母親を殺せば長男は衝撃を受けるだろうと母親をメッタ刺しにするという事件ですが、フラッシュバックが起きたと言われていますね。

十一　話を聞くと、一部はフラッシュバックだけで説明がつかない要素もあったようです。あの事件では、以前いじめられていた子の写真をめぐって傷害につながったわけですが、相手への恨みをはらすためというより、アルバムのその子の写真をみて不快な気分になるのを解消しようとし、相手の写真を消さなくても解決する方法として、本人を消すという独自の理屈です。こういう点が非常に独特な発想というか思考過程です。統合失調症の人と少し似ているようで異なるという印象を受けます。

石川　自分が購入した卒業アルバムつまりモノを傷つけるより当の人をという飛躍は、確かに独特ですが、パターンとしてみれば極めて分かりやすいですね。

田中　ニキ・リンコ氏の御著著[9]「俺ルール!?　自閉は急に止まれない（花風社）」のなかでも、当事者でない私たちが推測で、こうではないか、ああではないかと言うのだけれども、実際にアスペルガー・タイプの人間は、一の次二、二の次三だから四があるのだと単純に考えている。だから、あまり深読みしないで、浅読みしてほしいというようなことが書かれていました。

十一　深読みという話が出ましたが、確かに、これまで家庭裁判所調査官の多くは古い従来の臨床心理学を土台にしている。するとこちらの解釈を投影した形で読む。検察調書などもそういう説明になりやすいようです。

石川　初めて出たように見えても、よく話を聞くと昔は我慢していたとかいうことで、事件が起きてしまってから分かる場合もあるのですよね。

田中　いじめ体験でも、小さいときはそのことに無関心なようで、小学校高学年くらいから、過剰に意識して強い反応を示すことがあるようです。

十一　そうですね。それと、学校で教室が学級崩壊すると、当惑して問題行動になりやすい。枠組みがあるうちはアスペルガー症候群の人は、窮屈どころかかえって過ごしやすく、それが快適と言う方もいます。

石川　学校で問題が顕在化してくる場合も同じです。担任が白黒はっきりさせない人物であるとか、統制があいまいになるといけないですね。

十一　そういう状況の中で刺激的なネット情報とかを見ますと、余計嵌まってしまう。

石川　アスペルガー自身もホモセクシャルであるとか性的に歪んだところがあるが病的ではないというニュアンスで記述しているわけですが、酒鬼薔薇事件や長崎市男児誘拐殺害事件のように、たまたま合併した性的偏倚が行動化していると切実な問題になります。大部分が犯罪とは無関係だということは論をまたないのですが、例外ということで済まさず、臨床家サイドから積極的にメカニズムを公表していく時期がきているのではないでしょうか。

十一　特殊な例ではありますが、司法事例というのは、これまであまり焦点を当てられてこなかった精神病理を浮かび上がらせるには大変参考になると思います。多くの自閉性障害のように知的発達の問題がないため、独自性、特異性がストレートに現れるのではないでしょうか。そういう病理についてはまだ十分記載されていないというのが現状だと思います。

まなざしと創造性

石川　アスペルガーによる最初の報告では、むしろ子どもたちのプラス面を強調していますよね。

加藤　アスペルガー自身も言っている、創造性の問題は大事だと思います。アスペルガー症候群の原典となったハンス・アスペルガーの論文受理はカナーの発表と同じ年、一九四三年で、雑誌に発表されたのは四四年です。冒頭では感情欠陥（ゲフュールデフェクト）と、否定的な言い方で、統合失調症に一脈通じる見方がなされ、クレッチマーの分裂気質に比較されると述べ、後半、独自の創造性がある「男性的な知性の一つの極限型」という言い方で肯定的に捉えている。アスペルガーが何年も診ているケースの中には、社会的な関係には問題を残すけれど、純粋数学や化学の専門家など、その人でないとできない特異な才能を発揮する人もいるという。アスペルガーの原典を読んでみて、統合失調症も同じだと思いますが、ある種の役割を持てば一定の社会適応ができるということが述べられています。その意味では、アスペルガー症候群のなかでも適応の良いものをまず考えているような気がするのですよね。

石川　著者の温かい姿勢と事例の予想外な人懐っこさが伝わってきます。

加藤　アスペルガー症候群でも他人と視線が合わないという眼差しの問題は重要視されているようですね。統合失調症、対人恐怖や、ヒステリー、摂食障害、境界性人格障害で、それぞれの視線という人間の基本的な問題があるわけです。人間がこの世に生まれきて、まず親の視線に遭う。僕自身は最近、人間の存在様態を、外（ソト）へ出て仕事をしたり、人と会う裂開相と、家（うち）に帰って一人になったりしてくつろぐ内閉相とに分けています。

統合失調症でもうつ病でも、すべての精神障害の病態は、内閉、つまり自分が身を閉じてウチにこもるのか、あるいは裂開、つまり自分が身を開いてソトに出るのか、この二つの態勢次第で決まると考えています。子どもにとっての最初の裂開状況というのは、この世に生まれて親と対面することだと思います。この最初の裂開状況で他者の視線に晒されて、そこから内閉相に入ってしまう病態が自閉症（自閉性障害）という見方ができるかもしれないと思っています。生まれてある時点から、例えば三〜六ヵ月すると目線が合わなくなり、親との交流を絶ってしまう。だから、生まれた直後から器質的にすべて決まっているのではなくて、他者との出会いという状況因を問題にできると思う。アスペルガー症候群ではもう少しあとで、学童期から青年期の裂開状況で挫折する。自閉症が鎧のように他者を頑なに遮断するのに対してアスペルガー症候群はむしろ裂開状況に自分から入っていき、いろいろ学問的な営為もするし、もう一方で問題行動を起こしてしまうのでしょうね。

十一　カナーもアスペルガーもたまま「自閉」（オーティスティック）という言葉を使っていて、しかも診ていた状態像はカナーの方は人が居ても居ないかのように遊んでいる子ども、他方、アスペルガーは看護婦さんにくっついているような〝人なつこい〟子ども。にもかかわらず、二人とも直観的に「自閉」と思ったところが面白い。統合失調症の場合、今先生が言われた自閉性は、木村敏先生の自己理論では、ある精神病理学者のいう「他開」に相当し、それがむしろ自閉に見えるのですが、アスペルガー症候群もそう見ることができるのか、それとも統合失調症と根本的に違う病態がどこかにあるのかというのは、重要なことではないでしょうか。

加藤　ハンス・アスペルガーの論文を読んでみると、ある特定の人には非常に豊かな感情を持ち接近していく、しかし、多くの人には遮断しているという言い方をしているように思うのです。親密な関係は、親以外の特定の人や、動物だったらある、というように、選択性があるのが特色ですね。

十一　〝慣れ〟による変化や早期介入の問題も入ってくるかもしれませんね。

加藤　木村敏先生の話で出た「他開」は僕の見方では、まさしく人間がまなざしに晒されている状況といえる。自閉症もアスペルガー症候群も統合失調症も、いずれも周囲の人のまなざしに晒され過ぎてしまうという問題があり、まなざしに晒され過ぎ、それを何とか覆おうとして、いろいろな対処行動が出るといえます。そして、それぞれの防御手段に違いがあるのかもしれない。

十一　木村敏先生と最近、別の雑誌（「こころの臨床あらかると」二三巻三号、二〇〇四年九月）で座談会を持たせていただいた時、木村先生から、個の個体化の次元で問題が起きたのが統合失調症で、思春期という危機とオーバーラップするが、種としての人間の個体化に問題を有するのが自閉症だという話をうかがいました。

加藤　種の問題と言っていいか分からないけれど、自閉症圏では、胎児期から親子の結合が問題となり、生まれてから親のまなざしとの出会いが問題になると思う。そういう点では広義の個の問題という気がします。僕は犬を飼っていますが、犬は小さいときから飼い主と目が合います。哺乳類は本能的に視線が合うようになっているのに、人間という種だけが、仲間の視線をあえて避ける。自閉症でもアスペルガー症候群でも良好な社会適応ができてくるケースでは、他人と視線がよく合わせられるようになることがありますね。

田中　典型的な自閉症と言われる子どもでも五、六歳になると、視線も合いやすくなりことがあります。一般的には、生後数ヵ月の間に相手の表情を真似るという発達段階を経て、生後九ヵ月頃までに、他者の存在に気づき、一緒にものを見るようになりますよね。この時期に、指さしや一緒にモノを見るということが成立しにくい状況が、自閉症と診断される子どもに認められます。こうした、表情模倣とか共同注意の出遅れは、単純に世界に居て安心するという経験を得ることに時間がかかる。それから、安心を得て他者にピタッと寄り添え、互いの思いが重なり合うような雰囲気が成り立つまでに多くの時間がかかるのかなと、自閉症と診断される子どもたちを診ていると思うのですよね。

加藤　他者との出会いの際の最初の感情が人間化の一つの大事なポイントだと思う。そこで拒否してしまう状態が、自閉症の中核かなあと思います。他人と目と目が合うということと、人が他人に対して自分の言葉を発することはパラレルだと思う。自閉症では言語を発する、わたしが自分の名前を言うという辺も同時に障害が出るわけです。ラカン派精神分析の見地からは、アスペルガー症候群を含めて自閉症も、統合失調症と同様に言語世界に首尾よく入り込めないということができる。人間である以上、他者と分かちあう、言語世界に入ることができて初めて、自分の感情をもてるし、人とのまなざしも交わせる。言語による象徴化ができないという共通特徴が三者にはあるのではないかとみることができるわけです。

石川　まなざしの障害という脈絡の中で、言語の遅れが表面的にはないアスペルガー症候群と、そうではない自閉症（自閉性障害）とは区別できるのでしょうか。

十一　現象論から申しますと、たとえば高機能の自閉症でも、見事な語彙（ボキャブラリー）を使って雄弁に語る人が一部にいて、アスペルガー症候群の人でも少し壊れたような日本語を喋ってしまう人もいますが、どちらが自然に聞こえるかというと、やはりアスペルガー症候群であることが多いです。それから、共同注意[11]（ジョイントアテンション）という点について、カナーは視線が合わないと書いている。アスペルガーの記述では、不自然だとか、目が固定しているとか、一応視線は合うということです。合うけれど何か不自然にみえることは確かに多いといえます。両者は、言語発達に関しても同様で、程度は異なるもののハンディキャップの本質は似ている印象を受けます。精神分析家が、アスペルガー症候群の人を分析しているのだが進展しないとよく言われるのは、一応形式的には言語を流暢に使うのですけど、加藤先生がおっしゃるように象徴されていないところの問題が関係するように思います。

石川　自由連想を使って分析ということですか。

十一　自由連想が葛藤を示唆する意味連想として深まっていかなかったりするようですね。

加藤　神経症レベルでの自由連想ではない。むしろ、自動機械みたいな形での言葉の流出という状態ですね。アスペルガー症候群にも言語新作があると言われていますね。

十一　言語新作では、たとえば統合失調症の人が、自分に住みついている虫のことを指して造語する場合、正体はつかめないけれど、これがその正体・本質だというふうな、〝本質感〟が込められ、かつそれは〝未知〟のままに留まっている感じがありますが、自閉症・アスペルガー症候群の人は名前という音韻ラベルを与え、あまり未知性が感じられない気がします。同じメカニズムがあるかどうかというところが興味あるところです。

加藤　ドナ・ウィリアムズ[12]の場合は、キャロルとウィリーというある種の想像上の同伴者（imaginary compagnon）が二人いるわけでしょう。そういう人物が自分の支えになって、つまりラカンでいうと「想像上の杖」を持つということにより、それなりに社会に適応できている。ラカン派精神分析の見地からすると、あくまで喩えですけれど、精神病は、机に脚が四本あるうち一本が欠如している病態で、その一本をどう補うかが課題となるととらえられる。この見地からすればアスペルガー症候群でも、一本ない脚をどうするのかということが問題になるわけです。その場合にまずは、ドナ・ウイリアムズが良い例だけれども、自分で二人の想像上の同伴者をつくりだし、そういう人物に自分を委ねる形で、いわば「かのような人格（アズ・イフ・パーソナリティ）」をつくり、それがうまくいくと、曲がりなりにも仮の自我が隔離されて自分の言語が出てくる。自閉症の場合、そういうことはできないが、アスペルガー症候群だと仮の自我を何とか作る力を持っている。類比的に言うと統合失調症での、妄想型と寡症状性分裂病の違い、そんな気がする。

社会適応をしているアスペルガー症候群の人として、コロラド州立大学動物学の助教授のテンプル・グランディン[13]が挙げられる。彼女は牛の締めつけ機の研究・発明をとおし、自分の身体の容れ物、また居場所を作ることに成功したのですね。彼女の場合、仮の自我というものを発明によって作れたことによって、初めてああいう独創的な仕事ができる。一本ない脚の補填に成功し、自己治癒（オートテラピー）的な歩みをするアスペルガー症候群の人はわれわれの周囲にも結構いたりします。非常に優秀な人がいる。

田中　いわゆるアスペルガー症候群傾向のある人たちは、学問の世界に多い感じがします。ひじょうに粘り強いですよね。診断とは違いますが。

加藤　アスペルガー症候群は粘り強いですよ。裂開状況に出て行ってやれる特質があるのですね。

田中　強い集中力なども感じますよね。

加藤　概して仕事としては、ひとつには「分類」があっているといわれますね。カナー[14]のケースでも社会適応している二例は、ひとりは複写機の機械とか、もうひとりは電気関係の機械とか、ある種の限られた場所で、機械的な操作に関わっている。

田中　これは、すでに本（明石洋子「自閉症の息子と共に　ありのままの子育て」ぶどう社　二〇〇二）にもなっているので話してよいと思いますが、自閉症と診断されている自治体の男性職員のかたがいます。現在は三十歳くらいでしょうか。彼が高校時代に文房具屋のアルバイトをしていた時、分類作業が得意で、ノートが一冊売れると、倉庫から一冊補充するという在庫整理がピカイチだったといいます。適材適所だといい力を発揮するのですね。

石川　公務員になった「てっちゃん」の話ですね。分類、整理ということは世界の統合に繋がるのでしょうか。

加藤　精神病理の見方からすると、統合失調症とは違ってアスペルガー症候群の世界では、いかにも謎めいた不思議な未知性は確かにないのだけれど、アスペルガー症候群でも混乱したカオスの世界の体験があり、これをどう整理するかという本人なりのひとつの準拠枠ができると安定してくることがある。テンプル・グランディンがまさしくそうなのですが、自己治癒の活動が世の中の研究に貢献でき、うまくいくと発見ということになる。

十一　グランディンの場合は動物の視点が持てていますよね。むしろ私たちの対人的な視点を捨象することによってそれが可能になっているところがあるし、分類の軸みたいなのが独特で、かえって独創的です。

加藤　彼女は二十数年たって初めて他人と視線を合わすことができるようになった、というようなことを言っている。しかし個人的な親密さというものは、私にはどうしても理解できないと言っている。

疾病か病質かをめぐって

石川　アスペルガーの事例はドイツ語圏の精神病理学全体から捉えると、どのようなことが言えるのでしょうか。

加藤　僕が面白いと思ったのは、統合失調症との関連です。ドイツの精神病理学者ブランケンブルグ[15]が人とどう接してよいのか分からない、人と会うのにどういう洋服を着ていいか分からないといった患者の日常生活の悩みに注目し、「自然な自明性の喪失」[16]ということで寡症状性統合失調症の基本病態を取り出している。他方、アスペルガーも自閉性精神病質の子どもたちでは普通の人には分かりきっている事柄が分からない「自明性（セルブストフェルスタンドリッティヒカイト）」が欠けていると表現している。だから、普通の人であればできること、知っていることを教育する必要があると説いた。このように自明性の障害という点では、寡症状性統合失調症の基本的な在りようとアスペルガーが取りだした自閉性精神病質の在りようとは結構似ているのですね。

十一　去年（二〇〇四）の児童青年期精神医学会で小林隆治氏が「自明性の喪失を訴えたアスペルガー障害の一例」[17]という演題を発表された。アンネ・ラウはどうかという話がそれと関連して出ています。

加藤　ついでに付け加えると、ハンス・アスペルガーの論文で自閉性精神病質の子どもの特徴を記述するとき、「アンデルス・ザイン」という言葉が二カ所くらい出てきます。またブランケンブルグにも統合失調症について「アンデルス・ザイン」と特徴づけているところがあります。アンデルス・ザインには、自分が他人と違うというのと、周りから見てまったく違う、よそ者という、ふたつの意味があると思いますが、いずれにしてもアンデルス・ザインという点で自閉性精神病質と統合失調症が現象的に見て近縁な関係にあるように捉えられている。

石川　既存の精神病質との比較という点ではいかがですか。

加藤　基本的には、アスペルガーは自身の事例を、クレッチマーのいう分裂気質あるいはユングのいう（性格型）である「内向性」[18]と近縁であるとし、統合失調症とは一線を画すと確かに言っているのですね。僕は統合失調症の患者さんの幼児期を含む病前の様子をよく訊いているのだけれども、従来なら病前は分裂気質とみなされるケースが、昨今はアスペルガー症候群と言っているのだと思う症例は結構ある。分裂気質は、一般的には障害と認められないので、今日、社会支援という点では、アスペルガー障害の方が都合よく社会的に市民権を得られやすいという面がある。

十一　アスペルガー症候群は精神病理学的には人格障害の枠組みに入れて捉えたほうが好都合ではないかということになるのですね。

加藤　そうです。現在、アスペルガー障害はDSM[19]の中では臨床疾患の分類である1軸障害に入れられていますけれども、すべて1軸障害にすることは問題があって、人格のある種の歪みというか、欠陥があるという意味で人格障害の分類である2軸障害に、まずはしておいたほうがいいと思います。そこに、躁的な状態になって興奮が起きるとか、幻覚妄想が生じてくるといった、1軸障害に入れるべき病態が付加されてくるのと区別した方がいい。

というのは、ウィング[20]なども言っていますが、普通の、一応の良好な社会適応している人まで、アスペルガー障害だと診断されてしまい、困った問題が生じることがある。例えば診断が付くと、実際、外来などで、たとえば夫婦が不和に陥ってしまうケースもあるのですね。だから社会適応している人に対しては「2軸障害としてのアスペルガー障害」とすべきではないかと私は思っている。程度によっては確かに1軸ということがあるかもしれないけれど、少なくともアスペルガーが記述したレベルは2軸に収まるものが多いですね。

石川　軸に入れても、発達障害というもうひとつの属性があるので他の人格障害と区別しやすいということはないですか。

十一　臨床的感覚からしますと、たとえば「ああ、この人やっぱり分裂性人格障害[21]（スキソイド・パーソナリティ・ディスオーダー）なのだ」という、ある意味で安定したパーソナリティの人と、アスペルガー障害として診断したくなるような人たちはかなり違う印象を受けます。

田中　診断基準は行動の評価ですので、そこに詳細に当てはめるだけでなく、印象的にこれはどちらかといえばアスペルガー症候群だというような感覚（ゲフュール）で仕事をしていますよね。

石川　発達障害の場合、約束が少ないのでしょう。割と現実的で、比較的目に見える世界を扱っていて、歴史も浅く学派がいくつにも分かれていないし、用語の混乱が整理しやすいこともあって。

十一　そうですね。私の印象では、統合失調症の亜系とかいろいろな問題より、遥かにクリアな存在（エンティティ）に見えます。サブタイプに分けたとしても少数で止まる程度です。

田中　純粋系だと思うのですよね。統合失調症ならば、出立までの間にさまざまなファクターが入ってくると思う。発達障害でも、虐待とか、そういうものが絡んでくるとタイプ分けが厳しく難しくなるとは思いますが、元々は、分かりやすい気がします。

加藤　自閉圏と統合失調症では、ともに言語の象徴化作用に障害があるが、その中でどう防衛するのかという、防衛の違いがある。自閉圏にある人は、どちらかというと最初からモノへしがみつき、強迫様の状態がある。ドナ・ウィリアムズのように想像上の同伴者へのしがみつきが認められることもある。統合失調症の場合、少なくとも発症した病態においてはこうした在り方は特徴的ではない。そこが確かに違う。

十一　田中先生は、〝防衛〟としての即物性を好む傾向という考えについてはどう感じられますか。

田中　他者とつながるという意図が生まれないとコミュニケーションとしての言葉は獲得できない。ところが、彼らは人よりも世界を獲得することに、まず一生懸命になっている。それは、自分が置かれている、生まれたときの混沌とした状況を徐々に明確化していく部分を捕捉するチャンネルが柔軟ではないので、一つひとつをキチッと埋め込んでいかないと世界を手に入れられないのではないか。そうなると、かなり法則性があり、視覚的に安定したものの方が彼らとしては落ち着く。僕は、単純にそう考えているのですよ。その辺がある程度一定してからでないと、他者への興味というのは芽生えてこない。だから共同注意が遅れるのは仕方のないことだということです。防衛というものではないかもしれません。

十一　神経症圏がそうですし、統合失調症の人もそうだと思うのですけれど、葛藤のレベル、あるいは自衛する、防衛するのはむしろ対人原理がともかくも成立しているから、それが可能だと思うのですね。このレベルにおいては〝守る〟必要はないわけです。言い換えますと、自分の世界構成の原理をそれなりに積み上げたところで起きる問題の顕在化でしょうが、その辺が自閉圏ではかなり異なるといえるのではないでしょうか。

加藤　僕が「防衛」と言ったのは、ハイレベルのいわゆる神経症防衛ではなくて、欠損しているものがあり、どう補うかという動きが自閉圏のいろいろな症状の中にもあるのではないか、絶えず補填に成功する人が社会的に認められているのではということです。

十一　大学で教授になっているアスペルガー症候群の人を見ますと、仕事だけが成功していて、周りが大変な目にあっているということが多い。

加藤　それも一応の社会適応といえるのではないでしょうか。

十一　運営的なことにタッチしない限りはそうかもしれません。司法関係者でも少なくありません。

田中　潤滑油になってくれる人が周りにいることで、興味の中心にあるものだけに集中できる状態（シチュエーション）を作ることなのでしょうね。

現代日本は治療的な環境か

加藤　近代社会以降、統合失調症は大量の事例化をみたわけですが、今日、どうしてアスペルガー症候群など高機能広汎性発達障害が多数事例化してきたかという現象を考える時、時代的な社会の変化の要因は無視できないのではないか。ひとつの状況因として、学校での画一的かつ管理的な教育についていけないとか、現在の教育体制のもとで期待される人間像、何でも人とよく話ができて如才なく応対できる、自分の意見を人前で述べる、極めて正常な人格像が全国に蔓延する中で、不適応をきたしてしまうことが考えられる。もう一方で、現代社会がアスペルガー症候群に好都合なのは、コンピュータのグローバル化でしょう。そこで何とか自分の世界が見つかる。今の教育が、従来の試験による成績だけではなくて、他者との協調性や思いやりといった情操的な面に対して過干渉気味に神経質になっていることも事例化しやすくしている面があるのかなという気がしますけれど、どうなのですか。

十一　器用なコミュニケーションを求められる時代になってきている。それに対応できないで逆に被害念慮をもってしまうケースはよくあります。もう一つは、定型発達の子どもだったらむしろ窮屈な行動の枠組みを嫌うのですけれど、枠組みはあった方がすんなりといける。整然とした部分がないためにかえって不登校になってしまうという、通常とは逆の不登校がアスペルガー症候群には多いです。この両面において無定形（アモルファス）な環境に追い込まれているという印象があります。

石川　無定形（アモルファス）といえば、小学校教諭に聞くと、社会と理科が一緒になった生活科という授業ができた頃から、アスペルガー症候群のような子どもがよく発見されるようになったと言いますね。そういう枠のない要素が増える一方でただ勉強だけできる子が以前ほど褒められない。知的なものと社会性とが子どもの能力だとすると、昔は恐らく両者を足して評価したのが、今は両者を掛けた値で算定される。知的能力がいまひとつでも社会性さえあればきちんと仕事に就けて、うまく適応できうまくやっていける世の中に段々なってきている。純粋に知性を評価される機会は少なくなってきていますね。

加藤　いわゆる情性のＩＱ値が結構要求されるでしょう。大学の法人化もそういう面がありますよ。そうするとエモーショナルＩＱに問題のある人があぶり出されてくるのですね。その一つの端的な一群がアスペルガー・タイプ。分裂気質（シゾイド）もそうでしょう。大学の教員から段々消えてしまった。統合失調症圏の人は大学から去り、協調性が豊かな躁うつ病圏の人に有利になってきているように思います。

十一　大学が法人化して余計それが加速したような印象ですけれど。

田中　広汎性発達障害の場合、放り出されてしまうと再び入り込むことがひじょうに困難になると思います。嵌め込まれたままでいられるような社会の枠、良かれあしかれで難しいとは思うのですが、たとえば家制度や地域制度が堅固だと彼らはそれほど混乱せずに、ある意味で安心感を手に入れることができるのかもしれません。

石川　世襲制とかね。

田中　そうですね。僕ら小さいときから「嘘を言っちゃいけません」とか「黙ってものを取ったらいけません」とか、「してはいけないこと」という説明抜きにインプットされてきた中で、やってみたいと思ってもそれにブレーキを掛けるものがあった。それがなくて、純粋にしてみたいものをしてみたいから、してみようというようになっていくのは、十一先生の言われている「理科実験型」のタイプであるとか、あるいは二次的な問題が絡んできて、複雑になってしまった人間関係を一人で修復しなければならない状況だろうと思うのですけれども、いまのような時代背景では、こうした堅牢な枠の有無が大きいですよね。

加藤　しかし他方で、皆が同じことをやるスタンダードを要求された場合にアスペルガー症候群の事例化が起きる。学校で適応できない、学校で暴力を振るう。それで病院に来る。極端に言うなら、学校教育がなかったら少なくとも多数の事例化はないかもしれません。

二次障害という曖昧な表現

石川　疑問に思うのは、一般向きの雑誌や本では最近富みに目にするようになった二次障害[22]という言葉です。発達障害の専門用語のような態で登場するのだけれども、「パニック」と同様、英文の論文や成書にそれに相当する原文はない。二次災害とか二次危機（セカンダリー・クライシス）いう表現なら国際的にも通用すると思います。

二次と障害とですと論理的にみても、障害は障害で一次も二次もなく、障害があるために生じる、環境による反応は障害に含まれるはずです。しかも、日本で、二次障害という場合、実にいろいろなものが入っていて、当初はＡＤＨＤでいつも叱られ自尊心を喪失していったとか、ＬＤ[23]で学習意欲をなくして不登校になったというように、発達障害が基盤にあるために派生した症状を、心理的過程という形の因果関係で作文するのに使われていたようですが、意味内容がどんどん現場で肥大している感じがします。人によっては、学校の対応、いじめや虐待で発達障害が顕在化したり、うつや薬物濫用といった新たな合併症が発症したりすることまで含めていて、とにかく「悪いこと」「防ぐべきもの」というイメージが強い。しかも、問題だと思うのは、「二次障害さえ起きなければ発達障害は何の不都合も来さない」という曲解があって、家族の方々に学校と対立させ、育児には後悔をもたらしている。

もちろん、いじめや虐待の除去は重要なことですが、白黒はっきりした対応が割と有効な領域であるだけに、二次障害という用語の粗雑な論理が害毒になる場合もあると思うのです。

十一　確かに本来の基本症状以外に加わったもの全部ひっくるめている。ひとつは、先天的障害があると言われてしまうのが嫌な保護者を救うというニュアンスもあるけれど、逆にそれが翻って環境のせいではなく保護者への責任転嫁論という刃にもなる。いわば葛藤状態だと思うのです。

田中　広汎性発達障害だけに絞って二次的ということを考えると、十一先生が言われる「標準型」、最初の基本型としての特性があって対人関係で生じるさまざまなずれが、多数から見ると課題・問題として表現されていくというプロセスが一番分かりやすいですね。実際、特性から考えてみればよく起き得ることで、早めに気付いた人が理解して翻訳していくことで、事例化せずに済むということになると考えていますけど。

石川　ある熱心な小学校の先生が四年の授業で、四掛ける□は十二と板書して、□を指差し「これは何」と問うとみんな九九はできるから、ワーと手を挙げて「三」と言う。すると「違う」と先生は答える。みんなが不思議だなと思っていたら、正解は「シカク」だと告げた。意図は後で聞くと、数学の「x（エックス）」という概念を伝えたかったからだと。九九の練習ではなく未知な部分を導き出すプロセスを教えたかったと。ところが「シカク」という正解をほとんどの子は冗談として取って、「あっ、四角」とワハハで終わったのだけれど、一人の子だけはそれは三なのに先生が違ったことを教えたと興奮して、それからその先生の足音を聞いただけで癇癪が起きるようになった事例がありました。こういう場合、障害が根底にあることを踏まえながら、その都度対応を考えていくべきだと思うのですね。

加藤　これからはアスペルガー症候群を持つ人で、PTSDが生じたと問題にされる可能性があるわけですね。かなり単純な因果論的な考え方が現代社会において強くなっているわけですから。

石川　こだわりも強いですし。

田中　周りが予想する以上に当事者は傷ついていると思います。さっきの四角の話でも。

石川　しかも傷ついていることがおかしいとか時にはバカと見られてしまい、余計傷つくのでしょう。

十一　虐待の影響についても非常に微妙で、私たちだったら逆にトラウマを受ける所で案外平然としていることがあります。反対に、私たちにとって平気で当たり前の事項がトラウマティックになるとか。その点をきちんと理解するためには、やはり診断名というのを活用しないと周囲にうまく説明できないのではないでしょうか。

加藤　確かに教員や指導者に理解してもらうことが必要でしょう。

石川　家族の方もよく二次障害という言葉を使われます。親の会などで、二次障害があれば犯罪を起こしたり社会適応できなかったりして、二次障害がなければ科学者になったりというような話に置き換えられ発展していく場面に出くわしハラハラすることもあります。

田中　そうですね。それは危険なことですね。親の会なんかで聞いていると、たとえば「トム・クルーズだってLDだったのですよ」という話が、親の精神的支えになる場合もあるし、一方で「エジソンもアスペルガー症候群、[24]ヴィトゲンシュタイン、あの有名な哲学者だってそうだとしても、うちの子はそんな器じゃありません」と選ばれた者の栄光話を聞くより、今目の前のこの子のことについて話し合いたいという方も多数おられます。その辺のバランスが難しいと思いますね。

十一　家族会の人にもいろいろな意見があるようですが、要は、広汎性発達障害を持つ人であっても定型発達であっても、なるべく社会適応して本人や家族が苦しまず、不条理な目に遭わずに暮らせることが重要で、〝特殊な才能がある〟などを理由にカウンターバランスをとる必要はないと思います。そういうことがちゃんと分かっている親御さんもいれば、思想的に主張でつっぱしる保護者の方もおり、どうしても成功者を何とかというようなことになりやすい。

石川　こんな話もあります。当事者が二十歳の方で、それまで慢性の統合失調症という診断が付いていて、発達障害に関心のある研修医からアスペルガー症候群ではないかといわれDSMのポケット版を見せられ、アスペルガー症候群と統合失調症は両立しないので誤診を受けていたようだと言われた。それからしばらくして症状が悪化（シュープ）しての幻覚・妄想が再燃した。このとき、私が指導医から聞いたのは、ご両親が「統合失調症と診断されていたことによる二次障害ではないか」と抗議したという事実でした。「重ね着症候群」と表現した精神分析家がおられます。統合失調症というぼろの上にアスペルガー症候群というコートを着ると恰好いいというか、当事者についての定義だと思うのですが同じような考え方をする家族の方もおられますよね。

田中　ギルバーグ[25]本の中にも書いてありましたが、ご家族は自閉症という名前よりはアスペルガー症候群という言葉を好むという。

石川　より軽症の名称を選ぶということには該当しないのですが、不登校のため受診し、現在は二十歳を過ぎ、極めて適応が良い女性患者さんが中学生のとき、治療関係ができてきたので私ども診療部の福田琴が診断基準を示してアスペルガー症候群だと告知したら「ワーかっこいい」と言ったらしい。そこで、どうしてか聞いたら、単に「語呂が良いもん」という答えだったそうです。

田中　診断名というものは、相手をある程度説得して、この状態を説明するひとつの記号であって、そのことで当人が生きやすくなっていければ良いと思うので、「実はこういう病態を持っていて、有名な方や力のある方もいるのです」という励ましが個人的に必要な方もあれば、「そんなことよりも、この子がこの子なりに育ってきていることを喜ぼうよ」と言うことで、今を甘受できる親の方もおられ、ケースバイケースで使い分けるのですけれどもね。

加藤　才能ではなくて、その人が何らかの形で社会に場をもつということが一つの大きなポジティブな面になります。それから、アスペルガー症候群でも自閉症でも障害をもつ人が、何らかの社会的な参与をする。そこに生きがいを見つける。そうやって症状がよくなる。いま二次性と言っている不安と癇癪もなくなってくるという事例はよく観察されると思います。その人なりの良い面、できそうな面を引きだしてあげるということは大事です。

DSMの障害（ディスオーダー）と法律上の障害（インペアメント）

加藤　発達障害でも「障害」という言葉は普通、「一生続く」という見方をしてしまうわけです。絶望論に傾く傾向がありますね。先に話した、夫婦でどうも旦那がおかしいと病院へ行ったらアスペルガー症候群と診断され離婚話になる。診断が、うまくやっていた人への新たな差別概念になるのです。これから就職という場合でもアスペルガー症候群と言ったら、採用しないということになりかねない。代わりに障害者枠で採る会社もあるかもしれないけれども。「障害」という言葉は、医師として治療する側としても問題がある気がする。ドナ・ウイリアムズもそうだし、テンプル・グランディンもそうなのだけれど、一定の期間が経つと著しい不安や神経過敏が無くなり、人とのまなざしも交わせるようになる。障害は固定したままではない。実は障害者手帳というのは、事例によっては障害を固定してしまう難点があるように思う。統合失調症でもそうだけれど、治ってしまったらお金が出ないので、障害の程度をより重く書くことを要求されることがある。諸刃の剣なので、僕は少しどうかなあという気がするのですよね。

比較的最近、雑誌『精神科治療学』（通巻二〇九、二一一号、二〇〇四年九月、十月）でアスペルガー障害の特集をして、それにアスペルガー障害の当事者が特集全体を読んで印象を書き面白いことを言っている。アスペルガー障害ということであまり「障害」「障害」、というと、社会的な質を下げてしまうことになると。二十年もたって自分が初めてアスペルガー障害だと分かったという、それまで随分と全部苦労して、それなりに仕事してきた人なのですね。説得力があるなあと思ったのは、「障害」という言葉で人の援助を期待しすぎると、これも大きな問題ではないか」という条理です。生活苦のある人には良いのだけれども、障害をそれとして固定してしまうことは人間の将来における発展可能性という点では阻害的に働いてしまうことを危惧します。アスペルガー症候群に限らない問題ですがね。

石川　アスペルガー障害の「障害（ディスオーダー）」と障害者手帳の「障害（インペアメント）」が違うのも曖昧な日本語の問題ですね。

加藤　障害者手帳が交付される「障害」はインペアメント・レベルとしてＩＣＦ（ＷＨＯによる国際生活機能分類―国際障害分類改訂版。本特集の次号掲載予定）で規定されています。例えば、長い経過の統合失調症慢性期のように社会機能がひどく障害された状態が固定したものに関して言うわけですよね。

十一　ＤＳＭは何でもディスオーダーで一応組んでいますけれど、たとえば躁うつ病の場合だったら、ある年代で「発症」という概念が成立するかと思うのですね。ところが、発達障害というのはそういうものではない。私たち児童精神科の実感とすれば、障害という言葉は、一つの特性を表す呼び名であるという感覚でずっときていて、そんなに違和感がない。かつて一部のアスペルガー症候群の人が「障害」ときちんと位置づけしてほしい、それを言わずに世の中を定型発達者の解釈でやられるから、自分たちはしんどいという指摘もあります。そういう意味では、どこかで外延的に言わなければいけない面があり、その一方、そうなると誤解を招きやすいことになる。常にそういう矛盾がつきまとうのでしょうね。

加藤　ある人が言っているのだけれど、障害者の間にもいろいろな意見があり、対立があると。だから障害者の意見を代表することはすごく難しいと思います。

田中　単純に隠しておきたいという人と、公表して正しく権利を駆使したいという人と、間違いなく両極端がありますよね。ＷＨＯがＩＣＦモデルという新しい形を出したときには、すべての人類は障害があるということを前提にして、個人因子と環境因子というものを中に置き、個人責任ではなくなったと表記しています。しかし、そうは言われてもなかなかそうは行かないというところが現実にある。どちらの家系の問題だという辛い話や、さまざまなことから離婚に至るという話も、いまだにあり得ますよね。

石川　気づいていなくてたまたま東大の倉光修先生に指摘されたのですけれど、ＤＳＭの医学書院刊行定訳本ではディスオーダーに対応して「疾患」と表紙には意訳してありますね。

十一　新聞記者からよくくる質問は「鑑定が出ましたけど、病気なのですか」と。その時に「ＤＳＭの表面に「疾患」と書いてあるという意味では、病気になるけれど、一般に病気として想像される類いのものではありません」という変な説明になってしまいます。

加藤　医学モデルで精神疾患とそうでないものを区別する必要があり、差し当たりＩＣＤがはっきりした見解をとっているけれども、内科外科の疾患は、糖尿病とか、脳梗塞といったように明確な身体病巣がある、それはディジーズ（disease）だとし、精神疾患は社会的な振る舞いにかかわる症状の複合体のレベルにとどまっているので、ディスオーダー（disorder）とされている。そのために精神疾患のＩＣＤには研究用診断基準がついているのだけれど。さしあたって、医学モデルの疾患ではまだないのだと。

石川　ＤＳＭのディスオーダーは一種の症候群（シンドローム）と考えて良いのですね。

加藤　症状複合体は症候群ということですね。

石川　その辺が誤解されていて、ＩＣＤなどでいうアスペルガー症候群なら良いがＤＳＭのアスペルガー障害は抵抗があるという患者さんやご家族には説明が要るわけです。

加藤　エビデンスということが最近よく言われるけれども、精神医学では疾患自体が記述的なエビデンスに留まっているものが多いわけで、それらの病態がいかに明らかにされるかは大きな課題として残っています。だから、さしあたり内科外科モデルと違うということを、患者さんあるいは家族に知らせておく必要があると思う。スペクトル概念が出るのは精神科だけだと思います。内科外科でスペクトルは出ない。糖尿病だったら血糖値で診断がつく。血圧の正常・異常値もそうでしょう。スペクトルで扱うということは、数値では規定できず、言葉によって切り分けられるか、人間の社会的振舞いに関わる問題をさしあたり診ている。アスペルガー症候群はいい例ですよね。それなのにあたかも医学モデルとしての「疾患」かのように伝わってしまいますよね。そこが難しい。

自閉症スペクトラム障害説の自家撞着

石川　スペクトルという話が出たので、話題を変えましょう。広汎性発達障害という概念とよく混同されていますが、実際には広汎性発達障害のように含まれるものを細分化しないで、すべてひとつの繋がりにした「自閉症スペクトラム障害」という概念があります。精神科では有名な「分裂病スペクトラム障害」に名称を借りたのかもしれないが、アスペルガーの業績に注目したあとウィングが当初はスペクトラムでなく連続帯（コンティニュアム）と名付けたものです。

加藤　ウィングの自閉性スペクトル障害は広いですね。確かにスペクトルという概念自体が正常と異常の幅広い連続性を持っていて、どこで区切るかはかなり恣意的な作業になる。発達障害が社会的に大きな力を持つと、一応括弧付きかもしれないが「正常」な人が発達障害と診断されるのは少し問題がある。確かに障害と認められることが、教育上、また社会的な支援により大きな効力を持つ事例が少なくないわけですが、両刃の剣ということもあると思う。
十一　ウィングの議論は極端だと考える専門家も多いと思います。どんな疾患にも中間例というものがありますけれど、いきなり連続性を言ってしまうのは問題だと。古典的自閉症と区別したいという思いで彼女は区別することに賛成だったと思います。ところが、両者がどんどん収束がなくなり、最後にADHDとアスペルガーとが似ているとか、ちょっと極端な議論に走りすぎる感じです。
田中　ウィングはアスペルガーの論文の再発見をしたわけですが、人づてにですが、その後、世界中でアスペルガー症候群と高機能自閉症の鑑別に拘泥する状況をみて、自分の意図とは違い、残念に思う、というようなことを聞きました。
石川　アスペルガーという名称を大切にする場合、人格障害式の部分を膨らませてみているというニュアンスがあるのでしょうか。
十一　私はアスペルガーという診断単位を普段の臨床では大事にしていますけれど、それはむしろ実用的な理由、就労とか、司法の場合だと責任能力認定の場合ですね。例えば、背広を着て普段は紳士然と仕事している人物が、ある対人状況で混乱して触法行動となってしまった時、その人を「この人自閉症です」と言っても裁判官は信じません。ただし、学術的議論のレベルでは微妙なところですね。
田中　アスペルガーが発見し提示した四例は今の国際診断基準で採点し直すと、自閉症に該当するという話もありますよね。
加藤　言語機能は比較的良いのではないですか。
十一　全員良好とアスペルガーは書いているのですけれど、ただ田中先生が言われるように、操作診断という手順で法律のようにDSMを無理に当てはめると全部チェックがついてしまう可能性もあります。操作診断という手順があるのですが、それでも多くの臨床家はカナーの十一例とアスペルガーの四例はどこかが違うようだと感じています。随分共通点を持っているけれど、ワンステップ違うものがあると実感しているのも事実だと思うのです。そこをどう言葉にしていくかですけれど。
石川　病態把握として連続性を捉えることは大事でも、ただでさえスペクトルである世界により大きなスペクトルを設けることは必要なのでしょうか。
十一　スペクトラムという言葉がICDで使われたため、「連続帯」という訳語が一部で流行ったわけですけれど、実際、DSMではそれはどちらでもいいと。とにかく規定可能なエンティティ（医学的に明瞭に区別できる疾病もしくは状態）を名付けていくという立場（スタンス）といえます。その問題にもまして、広汎性発達障害が独特な認知行動特性を持っているということが認識されることの方が重要かもしれません。

イギリスの自閉症スペクトラム学説と日本のカナー型／アスペルガー型

十一　ウィングより遥か前に、日本がアスペルガーの論文に凄く注目しておりましたよね。世界で最初にアスペルガーを学会レベルで担ぎ出したのが日本で、議論すべてが必ずしも生産的でなかったかもしれませんが、これはカナー型かアスペルガー型かと、一九六〇年代に論争した。英語圏での議論でなかったことにもよると私は思うのですが、最初に議論したご本家である日本で、アスペルガーの一般解説書がウィングから出発するのは悲しい気がします。

石川　日本でのアスペルガー信奉者が、子どもの創造的な部分を伸ばすということを強調したので、放任と取られ、最小の枠組みも守れない、しつけができていなくて社会生活のできない人間を育成したと批判を浴びた。早くからアスペルガーが紹介されながら、カナー一辺倒になっていったのはその辺の事情もあるようです。

田中　論争については京都の小沢勲氏[26]が書いておられますね。

石川　『自閉症とは何か』ですね。詳細に自閉症の扱われ方を調べている。

田中　アスペルガーは、一九六二年に行われた上智大学での日本児童精神医学会での講演に招聘されています。

石川　自閉症をカナー型とアスペルガー型と分けたのが、精神科と小児科の対立みたいな形になっていた。たまたま日本にアスペルガーの弟子である平井信義という小児科医が居た。一方がカナーのもとで研修した牧田清志。日本の児童精神医学の伝統として残しておきたい分類とは思いますね。私たちが、高機能の自閉性障害かアスペルガー障害かというときの視点と精緻でないというだけでそれほど変わらないし、自閉性スペクトラム障害説よりは臨床に役立つと思います。教育現場では時にまだその名称が使われていますね。先日、日本の児童精神医学では草分けであられる村田豊久氏にお会いしたとき、あの時代、日本ほど自閉症研究のレベルが進んだ国はなかったと。

十一　私は、いまだにないと思うのですよね。それに、日本人というのはもともと、英米の症候学と比べて微妙なものをキャッチし、重んじる傾向がある。それを記述していくともっと素晴らしいと思います。ところが、一時、ラターが際立ったので、余計日本ではイギリスが本場のように思われている。アメリカでは、イギリスの認知障害説は最初から医学的仮説としては注目されず、疫学的実証研究の一つとして参考にされたという位置づけです。ウィングも同様です。

石川　アスペルガーの業績はドイツ語であるため英米では読まれずウィングが取り上げて初めて評価されたという尤もらしい話はイギリス側の喧伝かもしれませんね。アメリカでの力動精神医学は亡命したユダヤ人によって推進されていたのですからドイツ語は日常的だったはずだし、カナーはベルリンでアスペルガーはウィーンでと、医学の基礎を学んだのはドイツ語圏ですから。

加藤　アスペルガー症候群の研究をリードしているのは、ほとんどがアメリカでしょう。自閉症にしても、日本に入ってくるのはアメリカの考え方が主流ですね。

十一　認知研究はイギリスの、いわゆる児童心理学系の人が中心に頑張っていますね。

加藤　ドイツ・フランスでは研究はどうですか。

十一　論文は多くなく、特に生物学的なものはアメリカがほとんどかもしれません。

石川　ＤＳＭで取り上げてから、細かいニュアンスを捉えたものはなく、ただアスペルガー障害の診断基準を使ったというだけの研究ですね。アスペルガー症候群でなくアスペルガー障害（ディスオーダーズ）が表題にあるものが増えている。

田中　普及が早かったですものね。

十一　アメリカの症候学ですが、私がアメリカにいる間にびっくりしたのは、日本の児童精神科医ならどう診ても自閉症だと思うようなケースを、平気でＰＤＤ－ＮＯＳ（特定不能の広汎性発達障害）とか診断しているのです。どういうことかというと、確かに、まさに字義通りに診断基準を当てはめ、基準が一個でも当てはまらないと躊躇なくアルゴリズム（問題を解決する定型的な手法・技法。医学では薬物療法の際に多用）に沿って次に進む。日本とはかなりの文化差がありますね。

加藤　ＤＳＭの精神障害の分類は、マニュアル的で、アスペルガー症候群の思考様式と親和性があると言えるほど極端。一方、日本人の診断の仕方は微妙なニュアンスを大事にし、感性に富むと言いたいですね。現代はある意味ではアスペルガー症候群式思考様式に立脚しないと、スタンダードにならず、客観的な診断基準、また治療ガイドラインとして認められないという変な時代なのですよね。これは危険ですね。

十一　アメリカでは保健医療が得られるかどうかという問題とも関わるので、余計にそうですね。

石川　診断基準の部分のみ抜粋したＤＳＭのポケット版（ＭＩＮＩ－Ｄ）ではなく、分厚い親の本の方も読むように学生には指導しています。必ずといっていいほど例外が入っている。統合失調症とアスペルガー障害の合併する可能性や稀にある低機能のアスペルガー障害も書いてありますよ。分類とは別にこれまでの知見は全部、本文にメイビーという表現で拾っている。

田中　ポケット版だと簡単ですね。診断・統計マニュアルの本文で読むと、[27]エビデンスが集積され、適宜修正されてもいますね。

十一　アメリカではフィールドワークなどをワーキンググループが実施し、検証してゆきますので、やはりその成果はかなりだと思います。児童領域については、こまめな修正という点でもＤＳＭがＩＣＤより一歩進んでいますね。

生物学的研究を垣間見る

石川　十一先生はアメリカの大学での科学研究を現在も継続中ですね。

加藤　アスペルガー症候群に関する生物学系の研究の方はどうなのですか。

十一　私は、どちらかというと認知系の検査をやっており、私がやりたかったのは「狭義の認知の問題として考えられない」ということを言うために、認知のことをしてきたという感じですね。神経学的研究として一番堅固なやり方、つまり神経剖検[28]とかでは、自閉症の人はほとんど一定の場所に、神経成熟停滞という所見が見つかり、むしろ神経細胞数に増多があるのですね。そして、自閉症の特徴と所見のある部位とがかなり対応しており、恐らくそこを基盤と考えて間違いなかろうという方向にあると思います。

加藤　正常では、神経系の発達の中で、シナプス[29]の削除がなされるわけでしょう。

十一　そうですね。見つかった成熟停滞は、新皮質の高次感覚連合野ではなく、小脳を除くと辺縁系のある部分に限局する傾向がある、つまり系統発生的な観点からみると、遺伝学上（ジェネティック）の背景（バックグラウンド）がありそうな感じの結果だと思いまして。アスペルガー症候群に関してはまだそれは分かっていないのですが、どうも高機能自閉症とそうでないカナータイプと比べると、やはり同じような部位に所見が出ていますが、程度や範囲が違いそうだという、妥当（リーゾナブル）と思える推論も出ています。

田中　この間、十一先生がある学会で発表されたスライドを見せてもらったのですが、神経細胞ひとつひとつが未熟なのですよね。樹状突起[30]の出方も未熟なままで、なおかつ過形成[31]のまま刈り取りがないという、そういうタイプなのです。

石川　統計解析で結果が出ているのですか。

十一　ボストンのボーマンが少しずつ症例を重ねてゆき、一〇〇パーセント強い所見があったのが扁桃体[32]だったそうです。細胞からの樹状突起も二次分岐、三次分岐が少なく、枝分かれの乏しい状態に止まり、細胞体のサイズも小さいものが多いということです。

加藤　扁桃体に限局されているということ？

十一　限局ではなくて、パペッツの環状回路[33]の関連部位が中心です。私が決定的に面白いと思ったのは、高次新皮質がほとんど異常ない人が多く、カナータイプの自閉症でもそうだという点です。これは認知障害説に対する決定的な「否（ノー）」という答えだと思うのですね。もし高次認知がやられているために自閉という状態が起きているという、ラターの見解が正しいなら、まずそこに問題がないといけないのですけれど、剖検結果では前頭前野を含め高次感覚連合野にはあまり所見がみられません。

石川　統合失調症でもいろいろな部位が言われているみたいだけれど、前頭葉だけではないのですよね。

加藤　統合失調症では言語に関わる部位にも形態学的な変化が言われている。アスペルガー症候群はどうなのですか。

十一　アスペルガー症候群はMRI[34]研究しか出ていないと思います。まだ顕微鏡レベルでの神経病理の報告は聞いていません。

加藤　現在、統合失調症における脳画像の研究が盛んに行われている。健常者に比べて有意差があるという結果をよく見ると、何と五〇パーセント程度の人は健常人と変わらないという結果が少なくない。だから脳画像における異常所見といっても、内科外科の領域における疾患の決定的な所見とは違います。人間の高位のレベルが障害とされる場合、障害と身体の変化の一対一対応づけは極めて難しいということだと思います。精神障害についての生物学的研究は、いわゆる生物学的還元主義の方法論的限界を露呈される可能性があると思います。

石川　もちろん画像と一致するわけではないだろうけれど、統合失調症の患者さんに絵を描いてもらうと半分は普通の絵を描きます。

十一　あとロールシャッハとかバウムテストとかやりますと、統合失調症の人には曲がりなりにも〝投影〟は可能なのですね。かなり病的な内容も出ますけれど。一方、アスペルガー症候群の人にやってもらうと投影になっていない。いろいろな答えをするのですけれど。記憶からの取り出し、当てはめが多いです。

石川　統合失調症の人だと五〇パーセントぐらいは普通の人間を描いたりするのだけれど、残りの半数の人も崩れていても人間を彷彿とさせる形を作れることが多いのですが、自閉性障害で、人間自体が描けない子どもに出会う。アスペルガー症候群の子どもだと、棒人間しか描けないとそこを出発点に肉付けしていくとか、ロボットみたいな、関節をはめたような、左右対称の絵とか描きますよね。もう少し大きくなると、また女の子だと、アニメや劇画そのものをアレンジして、いずれにせよ人間くさい生の雰囲気が伝わってこないような絵ですね。比率からいったら五〇パーセントというのではなく、むしろかなり高率であるという感触です。

十一　他者、したがって自分のボディメージがうまく形成されていないという感じです。

石川　言葉ではいろいろ形容するのですよ、描きながらね。ところが、その形容したことが絵で伝わってこない。

十一　見事な小説が書けるアスペルガー症候群の人も絵を描くとそうなのですね。

加藤　象徴化の障害はより重篤であるということを考えますね。

田中　生物学的なのですよね。統合失調症よりも一卵性双生児の一致率が高いですよね。

石川　大抵ご両親のどちらかの方が、何らかの点で似ておられます。

十一　一卵性双生児の場合は八〇パー

セント以上の一致率で、かつ診断されない方もかなり特徴を持っているようです。

田中　きょうだいでも、類似した特性を診断は付かないけれども持つ、ということも指摘され、やはりかなり生物学的な背景をもつようです。

十一　そうなりますと、今まで言っていた人格障害は一体どう位置づけたらよいのかという、この問題は今からの課題だと思います。

加藤　人格障害はDSMでは本当に雑多なものになっていますよね。

石川　加えて、第2軸に記録されるようになっていることとも関連するが、青年期または成人期初期に認められるという前提で、発達の部分は基準から排除されています。

加藤　もしクレッチマー流の遺伝圏という考えで近いものを拾っていくとすると、アスペルガー症候群は統合失調圏に少なくとも気質という点では結構近いですね。クレッチマーなどの遺伝の研究では統合失調症の人の家族に分裂気質が集積していることが明らかになっている。アスペルガーの遺伝圏は問題にされているのでしょうか。アスペルガー症候群と統合失調症は遺伝的にはあまり交差がないという説が多いようですね。

十一　そうだと思います。気分障害やADHDなどは結構家族にありますけれど、あまり統合失調症と重ならない。あとは、チック障害とかとの重なりは結構ありますね。

田中　ADHDとチック、トゥレット障害強迫性障害との関連を指摘している文献もあります。[35]

十一　よく診ると近いですね。子どもの場合ひとつ診断が付くと、これは過剰診断でない意味で本当に複数併存する場合がかなり多いですが。それはそれだけ元の問題が……。

加藤　親に変わり者が多いということがアスペルガーの論文に書いてありますよね。変わり者といっても、いわゆる分裂気質とは違うのかもしれませんが。

石川　精神病理学でも、実証志向（エビデンス・ベイスト）との折衷を目指しておられる加藤先生のお立場から、現在の生物学に望まれることはどのようなことですか。

加藤　生物学には検査データが用いられます。たとえば自閉圏のものに実行機能の障害があるという説が一時あって、ウィスコンシン・カード分類テスト[36]が試みられた。しかし単なるカードの分類でしょう。日常生活の作業とはかなり違う。日常の場合、もっともっと複雑な過程があるわけですよ。つまりその人の実際の生活の場での動きと検査状況は全く違う。それなのに、ラットの研究知見をそのまま人間に当てはめるようなことになる。アスペルガー症候群でも統合失調症でも、障害はまずもって、対人場面を中心にした人間学的な文脈の中にある。それをどう捉えるかは「記述」によるというのが、まずは第一。医療現場であればアスペルガー症候群に入院してもらって初めて行動観察ができる。彼（彼女）らの対人場面に医療者も参与して、障害をつぶさにみる必要がある。検査だけでは分からないと思う。

石川　数値として出るには出ても、部分的な反応にすぎない、人間全体を考えていないものということですね。

加藤　検査所見は障害の一断片ですよ。アスペルガー症候群では、人間的なものに関わる認知が障害されていると考えられる。脳器質的なレベルの障害があるとしても、ただの脳器質障害とはやはり違う。アスペルガーは、自閉性精神病質は脳炎後の後遺症との鑑別が難しいと言った。しかし決定的に違うのは情動が豊かになるとか、ある時はしっかり解答ができるという場面があることだと指摘した。僕が感心したのは、彼らへの教育の要諦は、彼らに欠けている、普通の人なら日常生活でできる「自明なこと」を教育することだとはっきり述べていることです。そして、この際「あなたはこうしなくちゃいけない」と言ってはならず、「今一般にやられている法則はこうなのですよ」というように指導すると彼らはよく学べる、ということを言っている。これはアスペルガー症候群に対するSST[37]（社会生活機能訓練）と言える。要するに社会生活上の一般的な常識を知性に訴えて教えてあげるわけです。「あなたこうしなくちゃいけない」と言うと超自我的な命令というか親の主体侵入的なまなざしの性格を帯びるわけで、それはいけないのだと言っているように僕には思える。まなざしの問題が自閉症圏でも大きいのではないかと強く思っているものですから。

カナーとアスペルガー

十一　カナーの十一名の父親を、以前チェックしたことがあります。うろ覚えですが、四名が精神科医、四名がロイヤー、弁護士かなんかだった気がします。あと三名も知的プロフェッションやアート系の人だったと記憶しているのですが。

加藤　知的に高い人たちですね。アスペルガーもそうですね、結構知能が高い人々だと。

十一　ヨーロッパで有名な詩人だったとか、そういうことが書いてありましたけど。

石川　当時、あの年代の子どもたちを診察に行かせられるということは、かなりの身分だということもあるのでしょうか。

十一　カナーは最初の論文の中で、親の職業を知的なプロフェッショナルが多いと既に書いていて、その後いったん否定する論文が出ました。ところが、最近、やはりカナーが当初推測した特徴は本当ではないかというのが、たぶん再評価されている状況のようにみえます。

加藤　アメリカのIT産業のメッカであるシリコンバレーに多いとかね。コンピュータ技術関係である種の仕事とか。

石川　「冷たい親」の家庭という印象と関連があるのでしょうね。カナーが表現しているでしょう、「機械のような養育」とか。

田中　それでも、病態の描写は適確ですよね。

十一　私もそう思いますよ。カナーは精神科医でしたけれど、アスペルガーは小児科医で、子どもの変化する部分に対して、力動的解釈と療育を念頭に置いた思い入れが反映されているのに対して、カナーの描写というのは適確そのものですね。

田中　ほんとうにそうです。今でもあれ以上の描写はできないのではと。

加藤　僕はアスペルガーとカナーの二つを丹念に読んだけれども、現在ではあれだけ真摯な症例分析をなかなかやっていないですよね。そういう点でも新たに記述的なひとつの精神科医の作業を見直しする必要がある。皆すぐ、生物学（バイオロジー）に目が向いている。そうではなくて、やはり医学の出発点は記述です。カナーは十一例、アスペルガーは四例、それぞれちゃんと記述している。さらに、カナーは二十年後、フォロウアップの論文を出しているわけですよ。全部臨床記述で、生物学的な知見、考察など一行もない。ああいうものがオリジナルな研究ですよね。最近は、内科でもそうなのだろうけれど、精神科でも記述を疎んじる傾向があるのだけれど、小児精神医学領域でもＤＳＭをすぐに参照するのではなく、虚心坦懐にあらためて記述すべきではないかと思う。非常に人物像をよく捉えているでしょう。

十一　そう思います。それを案外捉えていないのがイギリスなのですね。認知的にこういう面白いことをした、ああいう特徴があるというふうに、ドライで分かりやすいのですけれど、丁寧な現象記載、症候論としての確立は未だないように思うのですけれど。

加藤　アスペルガーの最初の論文、博士論文だったのですね。緻密によく書かれていて、日本だっていまあれだけの分量の論文を受け入れる雑誌は、なかなかないでしょう。

十一　逆算すると、カナーよりだいぶ前から診ていたのでしょうね。

石川　子どもへの思い入れというか、良い子たちだから扱い方を間違えるなというような小児科医の治療的な目がありますよね。

田中　アスペルガーの行き先は、治療教育学ですものね。

十一　現在、これだけ療育が拡がっていますと、逆に重度の障害を持つ自閉症をみている方と、学校でアスペルガーの子どもに対応している方と、直面する問題があまりに違うのですね。逆に支援者同士で揉めることがある。私の場合、たまたま出発点は成人の精神医学で、子どもの発達をよく見ないと大人のあり方が見えてこないとはよく聞いていたのですね。ところが、最近思うのは、〝子ども時代の育ち方の帰結として大人〟というのは反面であり、大人における表現型を充分理解しておかないと、子どもの発達もうまく見えないのではないかと。

石川　大人のアスペルガー症候群を診ていると、子どものアスペルガー症候群を放置しておいてはいけないと思うということはよくありますね。

十一　そうですね。それと、アスペルガーは非常に教育的だし、夢を持たせるのですけれど、カナーはただ「冷徹な観察」以上の優れた示唆があると思います。実際の適応や外的な変化はあるにせよ、やはり基本的特性には変わらないところがあり、そこを理解することが重要だと見抜いた点です。統合失調症との関係や精神分析的な要因については二転三転していますが。

石川　その間にアメリカでは力動精神医学の目覚ましい発展があって、統合失調症もその時代には環境因で考えられていた。

十一　サリバン[38]もそのひとつですね。

田中　力動精神医学[39]の台頭により、かなり心因論に偏った時期ですよね。カナーによる児童精神医学の教科書でも自閉症は児童の精神病のところにある。

石川　右へ倣えということでしょうが、黒丸正四郎や牧田清志など、日本での児童精神医学黎明期の成書でもそうなっていますね。

十一　広汎性発達障害は、単なる新たなユニークな診断カテゴリーの出現というよりは、従来の考え方を根底から見直してくださいと、言っているようなところがあります。そこに大きな魅力を私は感じています。

加藤　アスペルガーは自閉性精神病質という記述概念のもとに、こういうひとつの病態がある、あるいは、そういう特徴ある人たちが居るのだと主張したわけで、実はあの論文は類型学（タキソノミー）に基づき、こういうふうに縁取りましたということですよ。それが非常に貴重ですね。

石川　そのころ類型学というのは流行していたのですか。

加藤　ドイツの伝統のなかでクルト・シュナイダー[40]がやっていました。

石川　カナーが同じような事例を報告したアスペルガーを知らないということは考えられませんね。

十一　大戦前後で交流が乏しかっただけでなく、カナーはどうも意図的に無視したみたいですね。

石川　同じような事例を取り上げたということで本家と総本家という角逐ですかね。中根晃先生が指摘しておられますが、アスペルガーの論文は英語ではヴァン・クレベレン[41]が専門誌に紹介していたわけですしね。

十一　それと、アスペルガーを紹介することで、カナーの思っていたある純粋な枠組みが崩れると思ったのではないかと、私は想像しているのですけれども。

田中　似た病態なのだけれども、おそらく中身が違うと考えていたということですかね。

十一　カナーはあるピュアな鋳型を取り出したいという意図を大切にしたと思います。

田中　そのために雑音をカットしたいという思いですかね。

自閉性障害とアスペルガー障害の差異

石川　DSMで、他の特徴は同じなのに、コミュニケーションや認知の障害が軽微であるということで、アスペルガー障害が自閉性障害と区別されていますね。そのため、高機能の自閉性障害とアスペルガー障害との差異についての夥しい論文が出ています。操作診断ですから、いったん分類しておいて、それぞれ分類した群内のケースが均質であるかどうかをあとで検討しようとしているわけです。一方で、臨床的にはどちらも区別できないということで高機能広汎性発達障害という大枠も最近出てきています。ところが、児童精神科ができて外来がオープンして患者さんを診る数が日に日に増えるにつれて、高機能の自閉性障害とアスペルガーとは違うという印象が日に日に増すのです。三歳ぐらいまでに言葉に障害がないように見える状態とそうでないものとは、出発点から違わないとしても、その時期までの経験により後々差が出てきてもおかしくないというのが実感としてあるのですよ。

十一 質の問題と量の問題があると思いますし、それと、少し話が飛ぶようですけれど、ハイデガーが「現存在」について語り方を変えていろいろな説明をしています。空間的でもあり時間的でもある等いろいろなことを言っているのですが、彼は僅かに子どもの問題に立ち入っているのですね。そこで、子どもの現存在は大人と全く同じようではないと考えていたと思います。〝質〟を扱っているような問題に対して〝量〟を考えるのは筋違いのようにみえますが、ある程度段階的なものを考えないと仕方ないと思うことがあります。その現象のひとつが、いま先生が取り上げられた自閉症（自閉性障害）とアスペルガー症候群の異同です。もちろん共通部分が色濃くあるのですが、ステップの違いとして言いたくなる問題が確かにあるといわざるを得ません。検査結果について言えば、たとえば共同注意という現象のひとつに反射的成分というのがあります。つまり意識的表象より前の現象として、相手と目が合っていて、相手がパッと逸らすとつられてしまうような現象です。

石川 少し違いますが、あっち向けホイ、ですね。

十一 そうです。その程度を調べたら、高機能の自閉性障害の人たちはほとんどなかったのですが、アスペルガー障害の人たちは大体みんな視線反射があり、ちゃんとつられたのです。私たちと同じように。

石川 アスペルガーが言っている「人なつこい」と関係があるような。

十一 それとも関係するかもしれません。同時に言語発達の、ひいては象徴化に際して、その構造の違いとも関係するかもしれません。こういう点でも、アスペルガー症候群の人たちの方が、定型発達者に近い言語行為をやっているという印象を受けます。だから、何かそこで、最初から少し違いがあると。

加藤 難しいですよねえ。統合失調症でも、小児発症の統合失調症と、それこそ四十代以降発症の妄想型の病態は明らかに違う。それを同じものといえるかどうか。やはり自己というか「私」の鋳型というか、鋳型がどれくらいつくられたかということではないでしょうか。アスペルガー症候群の場合、一応何らかの鋳型はできるでしょう。前に述べたドナ・ウィリアムズの想像上の同伴者やテンプル・グランディンの発明した牛の締めつけ機のように、何か「私」の鋳型をかたどるような支えが見えてくる。

十一　ファンクションする〝型〟のようなものですね。

加藤　ところが小児自閉症の場合は、そうした自己の想像的支えが形成されないように思う。そのため、強迫的なこだわりのように、外界にしがみついてしまう。差し当たり、その辺を記述で切り分けるしかないと思います。遺伝子レベルではこうした区別はなかなか難しい。遺伝子で何か発表されていますか、アスペルガー症候群の遺伝子とか。

十一　いくつか出ているのだけれど、結局は四ないしは六くらいの対遺伝子で、多分それは私たち人類が普遍的に持っているものという推測もあります。

加藤　アスペルガー症候群に特異的な単一の遺伝子の存在は、統合失調症と同様、考えにくいと思う。あったとしても多数の遺伝子の関与がある。遺伝子にも自由度があると考える必要がある。単一遺伝子疾患だって多様性がある。たとえば貧血疾患の、βサラセミアは単一の遺伝子の異常が明らかにされている。ところがアフリカで健診すると、明らかに遺伝子異常があるけれど、貧血がない元気な人がいる。だから単一の遺伝子病でさえも実は決定的な欠陥が覆われているものもあるのですね。つまりすべて症状と遺伝子異常が一対一対応するわけではない。多数の遺伝子が関与する多重遺伝子疾患(polygenic disease)であれば、もっと多様な表現型がみられるはずで、そのなかには病気が出ないものも少なくないと思われます。

治療／援助をめぐる今後の医療

田中　一般の成人精神医学の現場で、統合失調症のサブタイトルをどう分けるかというような、戸惑いに似ています。実際はそんなにきれいに分けられるものではないという印象でして、もう一方では、分けられなかったにしても個々にあるニュアンスの違いで、治療的なアプローチの仕方は微妙に変えていることがあるのですよね。それを徐々に明確にして言語化して、蓄積する作業というのが必要なのだろうけれど、残念ながらアスペルガー症候群にしても自閉症にしても、あるいは[42]PDD－NOSにしても、そもそも共通認識で仕事が行われているわけではなく、これは今後の課題だと思います。そうだとしたら、十一先生が今やられている幾つかの実証的な生物学的研究というのが大事なのだろうなと。統合失調症の謎が解けないのと同じぐらい解けない難しい問題なのだろうけれど。

十一　診断の問題に関しては、児童精神科医の場合、意見は分かれたとしても、比較的収束します。だから、現実に起きている診断に関する問題の多くは、単に診断が普及途上であるということだと思います。

加藤 小児科、あるいは精神科を受診しない自閉症、アスペルガー症候群が結構存在するはずなのですよね。アスペルガー症候群の場合、事例化しないケースの方が多い可能性がありますよ。

十一 私の調べたのは、ほとんど事例化していないケースです。教育相談や発達健診などです。

田中 表出言語が伸びているということで、一歳半、三歳検診では発見されていないことが多いと思います。その意味からも、五歳児健診も含めて、健診のこまやかさを検討していこうという動きもありますね。ただ、早期発見が早期の区分けにならないことを願っています。私は、はやい気づきと、じっくりとした対応こそが大切だと思っていますので。

加藤 厚生労働省が予防医学に力を入れ、日本人全員が健診を受ける方向を打ち出している。一応の良好な適応をしている大人や、子どもがアスペルガー症候群と診断されるケースが増えるかもしれません。しかし三歳でアスペルガー症候群と診断された事例で、その状態が、ずっと続くかどうかということは分からない。そのまま消えてしまう人もいると思われる。それを全例アスペルガー症候群にみあった治療的な対応をもしするならば、これは大いに問題を孕んでいる。統合失調症の初期状態の事例についても似たことがいえる。デンマークなんか初期を少しやっているみたいだけれど。しかし実はこの初期状態で統合失調症以外というのは沢山ある。[43]中安信夫のいう初期統合失調症で、統合失調症を発症する人は一〇パーセント弱というデータもあるようです。だから初期統合失調症の病態を呈する人でも、その後問題のまったくない形で社会生活を送る人も一部いる可能性がある。

田中 予防ということでの診断名は、この子にはこういう特性がある、この子の長所と短所はここであるという視点に立ち、まずは親に向き合い方を一緒に検討する、相談する、慰労する、ということが大切に思います。こうした子育て支援が初期にあるべきでしょうね。

加藤 あまり過度に医学化（メディカライズ）（患者として受け入れること）することはどうかなあと思います。過度の精神医学化（サイカイアトリゼイション）の働きに、医師は慎重であるべきだと思います。

十一 厚生労働省よりもむしろ文部科学省の方が力を入れているくらいなので、どちらかというと支援の方が必要だと思います。それと、日本ではなくてアメリカでの最近の研究ですが、一歳でハイリスク（危険な事象の起きる可能性が高い）の検出が相当可能で、ゼロ歳児でも児童精神科医がかなりの精度で気付いている。そういう意味では、他の疾患のような誤診、過剰診断、不要な受診でもめることが比較的少ないといえます。

加藤 見つけてどうしますか。文部科学省は。

十一 残念ながら不適応を起してしまってからという場合が多いですね。不適応で困っているのに気がつかれていない場合、深刻な問題に発展することがあります。適切な観点から子どもを眺め、個別支援への道を開いた点で、特別支援教育は意義があると思います。

石川 幼稚園までと小学校からと行政の管轄が違うでしょう。あれも問題ですよね。

十一 大問題です。省庁間のみならず、省庁内でも局ごとの縦割りの影響は大です。

石川 あれは解消されるような方向へはいくのですか。

十一 連携という意味では進めている段階といえます。発達障害者支援法はそれを後押しする結果になったように思います。

石川 薬物療法について今後の見通しは。

加藤 僕自身はいま統合失調症や躁うつ病をはじめとした精神障害を、クレペリン以前に立ち戻って、疾患横断的に、気分、活動性が高いか低いかという生命力動に、まず注目することが重要と考えている。例えば、古典的な意味でのマニーかメランコリーかを問題にする。大体、家庭や学校などで問題となり事例化するのはそのレベルだと思う。統合失調症の急性発症もそうだし、アスペルガー症候群が救急外来を訪れるという場合は興奮状態か広義のうつ、不安状態が多い。つまり、情動のひとつの大きな揺らぎが問題となる病態です。これは治療可能なレベルで、薬物療法が効果的なことが多い。このレベルでまず僕ら臨床医は対応する。だからこの生命力動のゆらぎを標的にする治療は、疾患横断的なわけです。ここで残されるのは人格構造の問題です。この対応には時間がかかる。これは精神療法的なアプローチあるいは社会援助とか教育で理解を共有するということで進められていく。それゆえ、純粋な医学レベルの対応と少し区別した方がいいような気がします。こうした視座に立つと、アスペルガー症候群全体の摑みがよくでき、治療的な実践がやりやすくなるのではないでしょうか。

田中 情動的に揺れたときというのはおそらく二次的な混乱で、基本的な課題というのはやはり社会になじまないとか、自分の世界を周囲と共有できない、周囲の状況が読み取りにくい、というなかにある途方に暮れた感じが常に内在していて、社会に打って出ようとするときに混乱を招くわけですよね。社会の枠がしっかりとしている幼稚園・保育所とか小学校時代よりも段々時期が経つとそこの枠構造が曖昧になってしまい、自分で調整しなければならなくなると混乱しやすくもなる。脳生理学的にはニュートランスミッターの失調があって、最近セロトニン系の関与も注目されています。リスペリドンなどは、ドーパミンとのセロトニンバランスの問題でという点では理にかなっているのではないかという気がするのですけれど。おっしゃるように、その子にある根底の所は変わらないので、そこをどう環境調整して構造をしっかりと安定させるか、というところはかなり継続的に行っていく。そういった意味でのハビリテーションが大事だろうと思います。

加藤　社会に参加していくという中でのある種の代償不全という事態は、統合失調症にもみられることで、精神障害に共通ともいえる。統合失調症の傾向をもつ人は顕在化しないこともあるけれども、大学生活なり異性との交流で破綻を来す。

石川　そのとき互いに近い状態にあるのだとしても、発達というかでき上がる途上の未完と、退行というか、できてしまってからの破損とではどこかで手応えの違いがあるのではないですか。

田中　統合失調症の患者さんとSSTもやったことがあるのですけれども、効果は近いと思います。ただ、統合失調症の場合は、SSTでひとつの型を提供しても、けっこう応用が利く。広汎性発達障害のあるかたの場合は、同じような応用、バリエーションがない場合がある。どの場所でもどの状況でもステレオタイプに行動することがある。それは、良いときと悪いときがあって、その良いとき悪いときの評価に対して、彼らがまた混乱する。だから、あまりその辺のシナリオを書きすぎると混乱させるという気がします。

でも、確かにソーシャルストーリーという形式、シナリオを書いて納得のうえ多少の見通しを持って世界に投機していこうという方法は、よい面もあり、SSTと根本的には同じだと思うのですが、おそらく統合失調症に至る、病態として出てくるまでの育ちと、広汎性発達障害の子どもたちが、最初期から獲得しないまま、世界に入って進んでいく場合とは異なる面がある。やはり発達障害は発達障害として、統合失調症は多少アンバランスで脆弱性をもっているけれども発達の障害ではなく、あくまでも出立の病理であり、自己投機の病理であろうというふうに分けていかないと、一緒でもいいような話になってしまう気がします。そこから先、社会との折り合いの付け方は本当に似ていますし、悪化するときの契機など全く同じだなと思いますが、基礎的な経験の無さというところが発達障害では大事で、だから統合失調症とは別に、乳幼児の時の保育とか、医療とは関係ないところでのアプローチというのも重要になっていくのではないかと思います。

石川　アスペルガー症候群を通して現時点での精神医学全域を再検討していただいた感があります。本症候群への援助にとって広い視点が必要であることも同時に実感できました。この辺で終わりにします。どうもありがとうございました。

(1) 高機能とは「知的に低くはない」という意味。境界線知能（IQ値七一―八四）も含まれる。広汎性発達障害は、障害領域が広く深い発達障害であることから広義の自閉症を総称するアメリカの概念で、その中では狭義の自閉症である自閉性障害やアスペルガー障害などに細分類されていることから、正常にまで繋がる連続帯と見なすイギリスの自閉症スペクトラム障害とは似ているが異なる。

(2) クレッチマーが痩せ型体格に見られるとした、二者択一傾向や刺激に応じない特徴などを有する性格基盤。

(3) 一八五七年生まれのスイス精神医学者オイゲン・ブロイラーは、それまでの早発性痴呆を「精神分裂病」と呼称するよう提案したことで有名だが、一九一一年の分裂病論の中で症状としての「自閉」を「内的生活の比較的あるいは絶対的優位を伴う現実離脱」と定義した。今日では、連合弛緩、両価性、情動障害と並ぶブロイラーの分裂病主要症状として知られている。自閉のある人間にとって外界は現実的意味を失い、自分だけの空想世界に生き傍目には寡黙でひとを寄せ付けない冷たさを感じさせる、とされた。今日では、連合弛緩、両価性、情動障害と並ぶブロイラーの分裂病主要症状のひとつとして知られている。

(4) 精神医学の二つの研究方向はモノに還元できない心理学的アプローチと、エビデンス（証拠）となるモノに準拠した生物学的アプローチに分かれてきた。最近は両者統合の気運もある）。

(5) 旧称「教護院」現在の「児童自立支援施設」は全国に五七ヵ所、各都道府県の義務として設置されているが、他に国立が二つあり武蔵野学院（男子）ときぬ川学院（女子）である。入所には二つのルートがあり、児童相談所で保護者の同意を受け児童福祉法の措置（保護者の同意が必要）による場合と、児童相談所で親が同意しないが送致が必要と判断し家庭裁判所の少年法の決定を取り付けたうえでという場合とがある。なお、少年法の決定には家庭裁判所の審判で施設送致という保護処分（少年法第二四条）の場合と、児童福祉法の措置で児童相談所に任せる（少年法第一八条第一項）の場合があるが、いずれも、強制力を有する。施設では、夫婦小舎制と呼ばれるように、職員とその家族が一〇―一六人くらいの子どもと二十四時間同じ屋根の下で一緒に生活をする体制がとられている。

(6) DSMでいう診断で他者の基本的権利を侵害する、年齢に応じて要求される社会軌範や規則から逸脱した行動様式。非行がこれに当て嵌まることもある。

(7) 注意欠陥・多動性障害。不注意、多動性、衝動性を基本症状とし、小学校だとクラスで一―二人の高率で見つかる。中枢刺激による薬物治療や環境調整が有効で、広汎性発達障害に比べると遥かに予後は良好である。

(8) 映画用語で瞬間的な場面転換を繰り返す技法から転じて、過去の精神現象が突如再燃する意味。

(9) 自分はADHDではないかと思っていてアスペルガー症候群との診断を受けた経験を持つ翻訳家。当事者向けのホームページを開いている。

(10) 京都大学名誉教授、河合文化研究所主任研究員。精神病理学では高名な精神科医。

(11) 共同注視ともいう。母子が同じ目線で一緒に玩具を見遣るなどの、モノや出来事に対して注意を共有するために身振りなどを使用する前言語レベルでの社会的伝達技能。

(12) 現在はイギリス在住の高機能自閉症と診断された女性。『自閉症だったわたしへ』など手記が邦訳されている。

(13) 六歳のときに自閉症と診断された女性。『我、自閉症に生まれて』などの手記が邦訳されている。

(14) アメリカ児童精神医学の父。ハンガリーに生まれベルリンで教育を受け一九二四年に渡米。その後、ジョンスホプキンス大学のマイヤーに師事し、同大学にアメリカで初めて設置された児童精神医学部門を担当。やがて「早期幼児自閉症」と命名した、児童における対人関係の歪みを最初に記述した。

(15) 一九二八年生まれ。テレンバッハと共に現代ドイツの精神病理学界を代表する一人。ハイデッガーに哲学を学んだのち臨床に密着した精神医学に転じ、ビンスワンガーの現存在分析を継承しながら、フッサールの、より厳密な方法論を取り入れた。その後は新しい精神分析理論、社会精神医学、反精神医学にも関心を持つ。『自明性の喪失―分裂病の現象学』などが邦訳。

(16) 幻覚・妄想など陽性症状を欠き目立たない経過をとる破瓜型および単純型統合失調症の総称。ブランケンブルグがその病理に着目した。

(17) ブランケンブルグの著書に症例として登場する、二十歳のとき睡眠薬自殺を企て入院した女性。

(18) 子どもと両親との関係という外的な面に注目するフロイトと個人の心内にある権力への意志を強調するアドラーの学説の差を、ユングが人間のタイプの差（内向、外向）だとする着想から生まれた。同じ神経症でも関心が客体に向かわず主体の内面へと向けられる内向では神経衰弱になり、方向が逆の外向だとヒステリーとして現れる。

(19) DSMでは精神障害を分類するのに多軸診断を採用し、1軸：臨床診断、2軸：人格障害と精神遅滞、3軸：併発する身体疾患、4軸：心理社会的環境的問題、5軸：機能の全体的評価、を記載し症例を多面的に捉える。

(20) ローナ・ウィング。イギリスの自閉症における臨床家・研究者。夫のジョーン・ウィングは社会精神医学領域における第一人者。

(21) DSMにおける人格障害の一型で、成人早期に始まり、社会的関係から遊離し対人状況の中で感情表現の範囲が限局されている偏りで、親密な付き合いになると急に気楽でなくなり病的体験が出現する分裂病型人格障害（スキゾタイパル・パーソナリティ・ディスオーダー）とは異なる。

(22) 『日本LD学会LD・ADHD等関連用語集』（二〇〇四）には「二次的障害」として「障害に由来する本来の症状が原因で環境との不適応を起したために生じた様々な症状」と定義され、secondary emotional difficulties と新作英語訳が併記されている。

(23) 一九六〇年代に神経心理学から教育界に用語として定着したLDは Learning Disabilities で、不器用から社会性の未発達まで含む広い概念で今日いうADHDやアスペルガー障害も含まれていた。それ以前の微細脳損傷（MBD）に、また昨今の（日本でだけの）軽度発達障害にほぼ相当するものである。一方、DSMでいうLDは Learning Disorders で、その他は設けられてはいるが読み、書き、算数の特異的な障害にほぼ限定している。両者とも「学習障害」という訳語であるがまったく内容を異にするため、出自を明らかにしておかないと混乱を招く。文部科学省は「学習障害」（平成十一年）を「基本的には全般的な知的発達の遅れはないが、聞く、話す、読む、書く、計算するまたは推論する能力のうち特定のものの習得と使用に著しい困難を示す状態」と規定し、中枢神経系に何らかの機能障害が推定されるとして、視・聴覚障害、知的障害、情緒障害、環境要因が原因となるものは除外している。診断は医療機関でおこなわれるが、治療は、たとえば読めて理解もできるが書けない書字障害の子どもにワードプロセッサーで作文させるなど、教育現場に委ねられる。知的障害があって各科目の能力にかなりの差異がある場合を「学習障害」として扱わないのは、総合的な知力がないと特に低迷している部分をいわゆるバイパスによって補完することが困難であるからである。

(24) ヒットラーの同級生で財閥が出自のユダヤ系オーストリア人の天才哲学者。大学教授。数学者、建築家であると同時に芸術家への資産投入、映画・音楽愛好、同性愛者という多彩な側面を持つ。

(25) 一九五〇年スウェーデン生まれ。イェーテボリ大学の児童青年精神医学科教授。『アスペルガー症候群がわかる本―理解と対応のためのガイドブック』の邦訳あり。

(26) 一九三八年生まれ、精神科医。『幼児自閉症論の再検討』『自閉症とは何か』など、各立場の自閉症観に批判を加えた著作があり、最近では痴呆老人問題についての論客として知られている。

(27) 科学的根拠に起因する医療や物質的証拠に依拠する医学をエビデンス・ベイスト・メディシンという。

(28) 剖検とは死因を決定するとか、そこに見られる病理学的変化を研究する目的で死体の器官を調べることをいう。

(29) 神経興奮の伝達を司る、神経細胞と他の神経細胞などとの接合部。

(30) 神経細胞が分岐した二種類の原形質突起のひとつで、他方は軸索突起である。

(31) 組織または器官における細胞数の増大。腫瘍形成は含まない。

(32) 脳において鈎の嗅皮質内部で側頭葉に見られる円形の灰白質塊。

(33) 哺乳類の前脳にある長い伝導回路で、海馬から脳弓を経て乳頭体に至り、そこから視床前核、帯状回。海馬傍回を経て海馬に戻る。

（34） 得られた画像により人体を診断する目的に用いられる磁気共鳴映像法。

（35） 小児期出現の常染色体劣性遺伝を持つチック症で、広範囲の運動チックと発声チックを特徴とし、時に強迫的行動、注意散漫を伴い、稀に汚言や反響語がみられる。

（36） 一九四〇年代に概念機能を測定するために開発。主に統合失調症の検査に用いられた。色、形、数がそれぞれ異なるカードを、順次、色、形、数のカテゴリーに従って他のカードとマッチさせるなど、認知能力を見るものである。

（37） 社会で生活する時、慣習に従い周囲の人々と意志や感情を伝達する際の、言葉や身振り、表情などの手掛かり、電話の掛け方、バスの乗り方、買い物の仕方など日常必要な対人技術をソーシャルスキルというが、それが練習や経験によって獲得されていない人たちに型をそのまま憶えてもらう形で習得させる訓練。

（38） 一八九二年生まれのアメリカ精神医学者。新フロイト派に属する精神分析学者。入院中の統合失調症の患者にインテンシィブな精神療法を行い有名になった。精神医学を対人関係の学として定義したことでも知られている。人間は他人に処するところからしか理解できないとして、精神科医による「関与しながらの観察」を提言。発達も対人関係の場における経験が決定する過程と捉えた。

（39） 人間の精神現象を、生物・心理・社会的な諸力の結果として、了解原理（心理的因果関係）に還元する方法論を基盤とする精神医学。通常は精神分析的精神医学のこと。特に戦後から記述精神医学と並んで精神医学の二大潮流となったが、生物学的精神医学の圧倒的優勢につれて凋落の一途を辿っている。

（40） 一八八七年生まれのハイデルベルク学派を代表するドイツ精神科医。ハイデルベルク大学精神科教授を務め、『臨床精神病理学』を出版。クレペリンの客観的・自然科学的精神を継承しヤスパースの記述現象学・了解心理学の系譜に繋がるが、あらゆる理論構成を排し臨床経験に基づき現象を忠実に記載し、正確な概念規定を行った。

（41） オランダの精神科医。一九五二年ヨーロッパで最初にカナーの自閉症と類似だとして自らの症例を英文で報告したほか、カナーの早期幼児自閉症とアスペルガーの自閉性精神病質の異同を考察。

（42） DSMにおける広汎性発達障害の一型で、特定不能のもの。

（43） 精神科医。東京大学附属病院分院助教授時代に、本格的に発症する以前の統合失調症の病態を臨床的視点から調査し、その後の日本での臨床や研究に大きな波紋を及ぼした。

（注：石川　元）

座談会 長崎市男児誘拐殺害事件「アスペルガー症候群」報道が臨床に投げかけたもの

長崎県中央児童相談所長 川原ゆかり
村田子どもメンタルクリニック院長 村田豊久
（司会）香川大学医学部附属病院教授 石川元

石川　今日はお忙しいところ、お集まりいただきありがとうございました。最近、これまでは十七歳問題として話題になっていた少年凶悪犯罪が低年齢化し、多発しています。そういった関心からとみにアスペルガー症候群が注目され始めました。事件後に家庭裁判所などから診断名が新聞やテレビで公表されることの是非については様々な意見があるかと思います。診断された人物がすべて同様の犯罪をおかすわけではないことは論を俟ちません。ただ、アスペルガー症候群に限らず、抱えている病気や障害がこころや発達に関連したものだと即座に全人格の問題として捉える向きがあることは確かなので、もっともっと専門家が正確な知識を普及させることが必要と考えています。「犯罪をするのはアスペルガー症候群のごく一部である」という紋切り型の説明は何の解決にもならないし、少なくとも専門家はもっと未来のある言葉を世の中に伝えるべきだと思います。

一方で、全国でも同様な現象が起きていると思われますが、私どもの児童精神科外来で見る限り、この種の事件報道のたびに、うちの子は大丈夫かと杞憂を抱え、保護者がお子さんを連れて受診されるという事実が少なからずあります。中には杞憂だけでなく、他機関に通院しているが事件と比肩できそうな問題行動が依然としてみられるのでセカンド・オピニオン[1]をという方もおられます。

　今回の座談を企画したのは、二〇〇三年九月の少年審判要旨が公表され、アスペルガー症候群を抱えていることが明らかにされた長崎での駿ちゃん事件の加害児に、知己である川原先生が、長崎県中央児童相談所の所長として深く関わっておられることを知ったからです。

　学会などでお見受けする先生は、現場に居られた時も行政に関わられた時も、常に子どものことを考えた視点から発言しておられました。今日は、事件を通して体験されたことを治療者もしくは児童臨床の専門家として、お立場上支障のない範囲で忌憚なく語って頂けることを期待しています。

　村田先生は日本の児童精神医学の草分け的存在で、特に自閉症がご専門。最近、雑誌「教育と医学」（二〇〇四年十月号）に「アスペルガーという言葉の流布への異議」と題するエッセイを寄せておられ、「鑑定結果が大々的に報道されると、偏見の累積。排除の機運が高まり、幼児期からアスペルガー症候群として子どもを育てあげてきた家族は報道に限りない憤懣を向けるが、報道は次の不可解な事件も同様の鑑定結果を期待しているようにも見える。障害の有無に関わらず、子どもが、異様な心理と些細な動機で大それた犯罪行為をすることへの、社会あるいは大人の取り組みが急務だ」と提言しておられます。私の師匠、神田橋條治とは九州大学医学部のご同級。先生にお会いするたびに師匠の「村田君は大の子ども好き」という言葉が髣髴とされる、そんな先生なのです。

強制的措置、三度の許可決定

石川　二〇〇三年長崎市で起きた男児誘拐殺人事件[2]。事件当時十二歳中学一年生で児童自立支援施設に入所中の加害少年の強制措置の許可申請に係る少年審判が〇五年九月二十二日に長崎家裁で開かれ、行動の自由を制限する、一年間の強制的措置の許可が決定しました。三年前、〇三年九月の児童自立支援施設送致に併せて一年間の強制的措置が許可されていまして、その後、〇四年に一年間の許可がありましたから、今回は三度目ということです。
　強制的措置というのはどのようなものなのですか？
川原　公職の立場にありますので、個人情報の保護と守秘義務の原則を弁えつつ、これまで、記者会見等を通して公表したことを中心に話をさせていただきます。

児童自立支援施設は児童福祉施設ですが、児童福祉施設は、本来児童の発達や成長を保障し、児童福祉の向上を目的にしておりますので、身体拘束や行動の自由の制限は児童福祉法の意に反します。しかしながら、この少年事件の重大性を鑑み、無断外出や不測の事態を防ぐために、家庭裁判所に許可申請をしました。そして、一年間の許可が決定したということです。強制措置は個別処遇をするということで、今までは長くても一八〇日でしたから、三回の強制措置の許可は異例のことだと承知しています。

石川　「異例」というのは、家庭裁判所というものが始まって以来？

川原　強制措置に関する以前の記録がないと聞いていますので、知っている限りでは初めての例かと。決定要旨の発表も初めてで、大変意義深いものと感謝しています。

石川　神戸の酒鬼薔薇事件加害少年の場合とは違うのですね？

川原　神戸の場合は十四歳でしたから、十四歳以上の触法少年[3]として、少年法で成人と同じような刑事裁判の対象となります。今回は十四歳未満なので、児童福祉法で対応することになりますが、重大犯罪でしたので、家庭裁判所の審判に付することが適当と判断して、家庭裁判所に送致をしたということです。

石川　強制措置というと単なる拘束なのか、それとも療育という意味も含めた更生なのかということについてはいかがですか？

川原　施設では通常小集団で生活指導や作業指導、学科指導、余暇活動などを通して生きるエネルギーを育てたり、ルールなどを学んだりするのですが、今回は療育と更生を目的とした、特別な個別指導になります。

石川　一般には、広汎性発達障害を抱えていると「相手の気持ちに立つことができない」といわれています。そういう特性を、飛躍によって無理矢理、犯罪の「相手の意志を無視する」側面に結びつけてしまうと、広汎性発達障害自体が消失しない限り矯正はできないということになります。しかし、広汎性発達障害のほとんどの子どもは犯罪とは無縁という事実との間に整合性がない。そこで広汎性発達障害という部分には触れずに、犯罪のところだけ「そんな残酷なことを人間はしないのだ」という社会常識を基準に贖罪させるということなのですか？　ひとりの人間の中でのことですから、実際にそういう分離は不可能だと思うのですが？

川原　贖罪教育をするに当たり、事件への直面化が必要になります。直面化の作業をするには発達障害の有する「相手の気持ちに立てない」という現実的な課題に突き当たり、発達障害の療育に力点を置くと事件を抉れなくなる……そういう関係にあるのではないでしょうか？　これはあくまで私の個人的な見解ですが、今回の審判結果は厳しいものでした。それなりの少年の成長や変化が、社会通念上の一般的レベルまでは到底達していないと指摘されたような気がしました。

村田　厳しいですよね。一昨年の女性裁判官とは別のお人柄のような印象を受けます。要旨を比べると、前の発表のときは事情も分かっていてかなりうまく書いておられた。今回は、論理の飛躍もあり、突き放すようにおっしゃっている。どうしたことかなと思ったのです。

新聞では、裁判所の、全然変わっていない、もっとお仕置きをしてやらないと駄目だ、ともとれる声明が先に出て、川原先生の、一生懸命にがんばり変化している、というコメントが続いているので、記事だけ見たら一般の読者は、児童相談所はちょっと甘いぞと曲解するかもしれませんね。

川原　変化や成長は微々たるものかもしれませんが、施設のスタッフのおかげでさまざまな成長を見ることができました。私は、今後も少年の成長を支援していきたいと思っています。

村田　杓子定規で事なかれ主義の声明を出す家庭裁判所は、子どものことなど考えていませんね。

川原　子どもの処遇の行政責任は児童相談所にあります。

石川　今まで少年事件があるたびに黙して語らなかった裁判所が一部を公表したことの意義は大きな評価に値します。ただ、情報公開が中途半端、つまり世の中に対してどう考えてくださいという、一般世間へのメッセージを欠いていたので、診断名だけが一人歩きしてさまざまな憶測を呼ぶのではないか、という不安を、障害を抱える親や支援者に与えていることもまた確かです。

川原　「中途半端」とは？

石川　この事件での「アスペルガー症候群を抱えること」の関与についてまで言及した情報を公開しない姿勢が、ということです。このケースに限って、障害と犯罪とがどう関連があってどう無関係かという説明をしたうえで、障害名を公開しないと、「アスペルガー症候群の犯罪」という形で一般化、概念化されてしまうからです。そういう備えがあって障害名を公開する、というのが筋ではないでしょうか？

もっとも、中途半端であることの背景には、一般常識という場を堅持するという裁判所本来の役割と、マスコミとの駆け引きとの兼ね合いもあるのだと思います。真相を公にしろというマスコミに対して、裁判所として個人情報を守秘義務があるから公にはできない。しかし、社会不安を煽る、常識が覆されるような事態なので、障害名くらい出しておかないと収拾がつかないことになるという背景が窺われます。ですから、同じ障害を抱えている人たちへの配慮や、少年の療育という側面への更なる着目など二の次とされた可能性があるのです。

村田　新聞を見ると川原先生の述べられた要旨がずいぶん裁判官の要旨と違っていたので、矯正関係の方、臨床家の方がずいぶん頑張っておられて少年は変わっていきつつあるのだな、ということは、読んでいて伝わってきました。

川原　成長期でもあり、私は信じたいと思います。

事件前の少年

石川　今回、地方紙や全国紙地方版のコピーを入手して事件の経過と少年のプロフィールを見返してみたのですが、母親が厳しくしつけたと書いてありました。少年は、もともと筋力がないので、階段もお尻をつかないと降りられない、ボールもフライになると投げるとか取るとかができない、高所を怖がる、走るのは苦手。勉強では国語と算数だけはよくできる。そういう子どもに母親は「普通の子になれ」「普通のレベルをめざせ」という教育をしていたと。すごく厳しくしつけて、小学校に入学してからは毎日勉強をみてやり、だんだん少年は嫌なことをやらされるので、夜徘徊するようになり、それでまた、こっぴどく叱責されたと。事件当日も、遅くなってしまったので母親の怒りを買うのが怖くて帰宅できず盛り場をうろつき、それが事件に結びついていったのだと。

村田　子どもの不器用に、かなり運動訓練を強制したようで、学校では「こういう子は困ります」と指摘したが、お母さんは「そうじゃない」と取り合わなかったという記事もありましたね。

川原　ご両親ともすごく素朴で、基本的にはどこにでもいらっしゃるような善良な方々だと思います。

石川　度の過ぎた教育ママだというのは、報道が「事件は起こるべくして起きた」という筋書きで進みたいために、憶測で作り上げたイメージということです。村田先生がどこかで読まれた、学校と保護者と意見が合わないというお話は、もし本当だとしたら、そのために発達障害の診断を受ける機会もなかったというようにも読み取れますね。実際の所はどうなのですか？

川原　かつての教育関係者の方々のお話をお聞きしましたけれど、さほど小・中学校時代のエピソードというものはなかったです。(4)

村田　小学校一年生二年生のときから、うちの子は困った、言うことを聞かないし、暴れまわる、勉強もしない、反抗的だ、というので、児童相談所に連れて行って査定や援助を求めるというようなことは、まったくなかったのですね。

川原　そういうことはありませんでした。

石川　「夫婦の不和がある」とか、少年がお母さんに叱られて家出し、夜中の三時頃まで遠方の祖父母のところへ向かい、保護されたとか。そんな話も書いてありました。(5)

川原　私の知らないことばかりですね。少年は、両親から大切に育まれた子だと思います。

石川　多動とか自閉症圏の症状についてはどうですか？

川原　小学校時代に、時々、大きな音がしたら「パニック」(6)になって教室を飛び出すことがごくまれにあったくらいです。

村田　そのことも顕著なものではなく、「児童相談所に」というほどではないということなのですね。

石川　一般によくあることですが、言葉の遅れもないし、多動・衝動があったりで周りが困ることもないと、「ちょっと変わっているなあ」という程度で見逃されてしまったということですね。

村田　そういうことであれば、未熟だけどかわいいところもあるな、という見方をする人もいたのでしょうね。「憎らしい奴だな」というのではなくて。

石川　お互いにタイプが似ていて母親と少年とがカプセルのような共生関係(7)があるという印象がありますが、少年は母親と良い関係ができていたのでしょうか？

川原　本当の親子関係ができていたかどうか、私にはよく分かりませんが、いわゆる「子育ての失敗や明らかな子育てのあり方が原因」ではないと思います。

石川　日頃、外来で子どもを診ての印象ですが、ADHDと同じように、子どもがアスペルガー症候群という場合、お父さんかお母さんのどちらかが、いわばアスペルガー・タイプであることが少なからずあります。

マスコミのさまざまな情報を吟味しながら判断していくと、恐らく少年もそうなのだろうなと思われるのですが、お母さんと男の子が似ているという場合、お母さんが育ったのは今より長閑な時代だし女性だったということで、結構「変わった子」だったとしても、周囲から非難され叱責されることなく過ごしてきた。そこで、息子が同じようでも特に拘泥しない。夫も鷹揚に構えた人で家庭が円満。

でも、親子が似通っているというのと親子関係ができているというのは違うわけで、そういうお母さんの理解というのは、子どもの気持ちに立つというものではなく、自分もこういうことがあったから、この子はこうなのだ、という極めて単純というか直線的因果律(8)なのです。

たとえば、私が経験したケースでは、お母さんが息子に声を掛けても振り向かない時がある。幾度かそういう場面に遭遇し、お母さんはふと気付いた。そういえば子どもの頃は自分も、自分以外を「景色」だと見ていたなあと。そして、誰かが声を掛けてきても応じなかったのは、ちょうど、テレビの中の俳優が観ている人に呼びかけてもその人が返事をしなければと思わないのと同じだったと、長じるにつれ分かってきた。そういう世界に母親である自分も昔は居たから、きっとこの子もそうなのだ、という形で息子を理解するのですね。そうした場合、母と子が近くて傍目にも良い関係なんだけれど、「本当の親子関係」かといわれると、少し違うのではないかということになるのでしょう。むしろ、共生関係かフォリ・ア・ドゥ(9)に近い、病的なニュアンスがあるのかもしれない。逆に息子に似ているのがお父さんだという場合は、アスペルガー型ではないお母さんが、他の子とは違うということを早くから正しくキャッチできていて、結構うまく対応できる場合が多いのですが。

少年との出会い

石川　先生が初めて少年をご覧になったとき、どのような印象を受けられたのですか？

川原　事件のあと、最初に会いに行った時に、遠くから動きを見て、「自閉症圏の障害のある子どもだ」とすぐに分かりました。

村田　ジェスチャーとか動きだとか表情だとか、ぎこちなさとかからですね。

川原　はい。会ってみて、「どうして今まで周りが気付かなかったのだろう」と率直な疑問を抱きました。でも、その後の印象から考えると、このような状態というのは、事件後の一過性のもので、元々は気付かれにくい、普通に近いレベルの子どもだったかもしれません。

村田　少年の場合、事件が起きてしまうまで臨床家が関わるチャンスがなかったというのは、そこまでひどくはなかったということでしょうね。消去法でアスペルガー障害という診断になるとしても、多分、ごく軽いアスペルガー障害というわけです。

石川　鑑定結果は目にしていませんが佐世保の少女も仮にアスペルガー症候群だとするならば、臨床的には少年のほうが軽症でしょうね。それと少年には性的偏倚という別診断があります。○三年十二月の長崎新聞に精神鑑定の結果が一部掲載されていて、性的サドマゾヒズムと小児性愛の傾向、異常な性嗜好の多重障害が認められた、とありました。男根にこだわりが強かったこと、ハサミで性器を傷つけ、相手が嫌がるのを喜ぶという具体的事実も報告されていますね(10)。

ただ、結果が誘拐殺人という犯罪になってしまっているのでそういう観点から見ることなど、できそうもないのでしょうが、子どもの場合は一過性にかなり顕著な性的偏倚が見られても消えていく場合も多々あるわけです。

川原　どの子どもも性衝動が高まる時期でもありますよね。十二歳というのは。

石川　徴候を周りが早く発見してうまく導くことができれば深刻なものではなくなっていくことがほとんどだと思います。しかし、昨今のわが国での子どもを取り巻く性的な状況とアスペルガー症候群を抱えることとが、どこかのバランスが崩れ悪影響を及ぼし合っている可能性もある。先に述べたように、アスペルガー症候群の症状として犯罪を一般化するというような無謀な短絡ではなく、この事例ではアスペルガー症候群を抱えていることが、性におけるそういう傾向にどう影響したかということを今こそ、専門家が生の情報を持ち寄って検討すべき時期だと思います。定常発達であれば世の中の仕組みが不文律であっても、誰にも教えられなくても理解するが、アスペルガー症候群の子どもではそういうことがなく、言葉での教育を要するわけですから、各ケースのメカニズムを解明しないまま放置することのほうが大きな犯罪ではないのでしょうか。

村田　アスペルガー自身も、自閉性精神病質の子どもには、同性愛的な傾向やサディスティックな傾向があるので少し注意しなければならないと言っていますね。

川原　頻度としては、実際には広汎性発達障害ではない性的逸脱行為事例の方がよほど多いです。長崎県中央児童相談所だけで数十件あります。

石川　広汎性発達障害の特性ではないということは明々白々なのですね。

川原　そのこともあってか、どうしても少年を見ていてギャップがあるのです。その行為と実像とのズレ、私には犯罪と発達障害とがどうして関係あるのかよく分かりません。犯罪に手を染める子どもたちには大人の感情を逆撫でするようなものがありますが、そういうところが少年にはまったくないのです。

石川　そういうギャップこそ、まさに発達障害が絡んだ場合にみられる特異性ということになるのですね。

村田　臨床的にキャッチなさったギャップなのだから、一番確かなものでしょう。

施設に少年を訪ねる

石川　少年が児童自立支援施設に入所後も、接触しておられるのですね？[11]

川原　定期的には担当の児童福祉司と児童心理司が面接をしています。私も時々会っています。少年は、善悪の判断はキチンとついています。事件のことを悩んでいます。そして、いろいろなプログラムに一生懸命取り組み、自分にとって今できることはこれしかないと思っているような気がします。「謝罪」といっても、今の立場で何を一体どうすれば良いのか分からないし、本当にどうしたらいいのだろうと悩んでいるのですよ。

広汎性発達障害の子どもの療育と更生は難しいと思うのですが、施設関係者のご尽力で子どもが成長するうえで必要なさまざまな経験を今、濃密な人間関係の中でしていることは確かです。

石川　たとえばどんなこと？

川原　製作活動で指先の巧緻性を高めたり、スポーツを通して、ルールを学んだり、身体をダイナミックに動かしたり、作業を通して働くことの意義を経験したり、勉強したり。

職員の一定の指導下で他児と交流していますが、問題はありません。

村田　うまいトレイナーが発達性失行[12]症を回復させるリハビリテーションみたいなものがされているのではないでしょうか。

川原　運動や遊びができるようになったから、対人関係や社会性がいきなり育つとかそういうものではないでしょうが、今は心身の全体の発達を促す時期なのかもしれません。

村田　話をお聞きすると、小脳の発育不全があり、昔の診断基準なら微[13]細脳機能不全症候群（ミニマル・ブレイン・ディスファンクション）と言われたようなお子さんですね。途轍もない不器用というか、先天性の失行症や視[14]空間自己身体定位失認があって、対人関係も適応行動にも不器用で、社会性もついていかない。そして割と可愛くて、甘えてくるし、腹黒いところもない。

石川　運動や遊びだけでなく、勉強もさせているのですか？

川原　学科指導は主要な指導項目ですので。教育は保障されています。

それに児童精神科医である主治医が素晴らしいお方で、治療は週に一回の頻度で面接され、少年ととても良い関係ができてきています。

石川　先ほど少年が「悩んでいる」と言われましたが、葛藤の仕方には何か特徴が見られるのですか？

川原　気持ちの深いところでは困っているとか苦しんでいるようだけれども、表出する言葉はこちらが解釈に戸惑うような、素っ気ないものになってしまう。どうもまとまった言葉に言語化すると何か自分が思っていることと違うものになってしまうみたいなのです。それが障害の特性かなと私は思ったのですけれど。

石川　そのことに気付き始めて悩み出したということなのですね。

そうだとすると、先生が記者に話された新聞に載ったことですが、実際には出さないけれど療育の中で、駿ちゃんのお父さんに対する謝罪文を書かせる試みをなされていますよね。そういう療育というのは、悔やむ気持ちでいるのに実際に文章として書くと「素っ気ない」ことに少年を気付かせるという所を目標にしたのですか？

川原　はい。施設で、贖罪教育としての事件の直面化作業の過程で、いろいろなことを文章化（言語化）させるという治療をしていただいているのですが、そういった試みを経て今回は違った反応がありました。今回は、被害児のお父さんの「三回忌にあたって」の手記を本人に読ませて、それに対してどう思うかということを半日くらいかけてされたのですね。そうしたら、少年はものすごく苦しみました。「言葉にしようと思うと公式見解になってしまう。困った、困った、どう書けばいいのだ、どう表現すればいいのだ」と。

石川　「公式見解」というのは？

川原　少年自身の言葉です。表現が浅いものになってしまうということを表現したいのだと思います。

石川　「言語化すると何か自分が思っていることと違うものになってしまう」という少年の特性は、診断基準に挙げるほど知られた症状ではないのですが、トニー・アトウッドがアスペルガー症候群のガイドブックで紹介している手記（ジョリフら、一九九二）に記載されているものに近いかと思います。そこには、頭の中では話すべき言葉が何か分かっていても口に出てこないとか、言葉が口まで出てしまうと違ったものになっていて、そのことに自分で気づくことも他人から指摘されることもある、という部分があります。

表現が意図とは違うという形で少年の中に生起し始めた葛藤である「公式見解」解決への援助として、施設ではその後、どのように対応されたのですか？

川原　「公式見解」、つまり表現が浅いものになってしまうということは、もっと深いところに違う気持ちがあるのだと主治医が少年に気づかせ、「まとまった文章でなくていいから、単語でいいから思いついたまま、感情を出してみたら？」と提案して引き出してみたのが、今回の謝罪文です。新聞掲載の「三回忌にあたって」と「手記を読んで」ということで、二つの文章になったのです。一行に三〇分くらい要した部分もあります。

そのとき、私自身に変化が起きました。文章自体はとても稚拙ですけれど、私は初めてこの少年の気持ちというか、こころに触れたような気がしました。今までと違いましたもの。その後、少年と会った時、時間は短かったのですが、初めてフィットしたという印象がありました。何気ない会話の中に、少年と「通じた」という感情を私は初めて持ちました。それまではどこか遠い人のような思いがしていたのですけれども。初めて感じた普通の距離感でした。それは、施設の指導力によるものであり、種元毅さんの手記が少年を揺り動かしたものでもあり、精神科医である治療者のお力によるものであろうと思います。やはり大きな治療効果だと。

村田　ありうるでしょうね。アスペルガー症候群の子どもにとって、サポートする周りの方々が自分のことを一生懸命に思ってくれれば、それは嬉しいし、興味を示すだけの回復力や積極性を持っている子どもたちではないでしょうかねえ。重篤な障害を持っていない限り、そういうことができるのではないかと思うのですけれど。

マスコミ報道の姿勢

石川　このように少年の実像の一部が明らかになると、先ほどお話ししたように、新聞を特集取材まで含めてまとめ読みして得られた印象、つまり病気があるうえに家庭で悪い扱いを受けたので、やむを得なく起こったことだという筋書きは、広汎性発達障害を抱えてはいない非行少年に昔から当てはめている紋切り型を借りてきたにすぎないことがますますよく分かります。

村田　文字になったらみんなが信じますよね。病気の子がしてくれたことで、うちの子の場合は違うと。

石川　それは神経症式の病理であって、定型発達の脳にとっては極めて理解しやすい因果関係だと思います。少年の場合、実際にはそのような屈折した心理過程を想定することができない。思っていることを表現すると内容が違ってきてしまうという障害を抱えた子どもと環境との繋がりは、もっと素朴でシンプルな形で構築されざるを得ないのではないでしょうか？

加害者が大人の場合、たとえば統合失調症だということ、あるいは精神病院での通院歴が分かると、途中で新聞から加害者の名前が消え、「何歳の男性」になって、背景とか動機とか掘り下げていたのがパッと引くというのが、報道にはよくある反応ですね。この事件の場合、アスペルガー症候群という診断が出てからの報道の姿勢の変化については取材される側としてどのように感じておられましたか？

川原　最初、マスコミは発達障害にあまり触れないようにしていると感じました。私はそれが発達障害児に対するマスコミの優しさだと最初は思っていたのですよ。

石川　「触れない」優しさというのは。

川原　発達障害児への偏見につながらないような配慮をしたということです。

石川　いつ発達障害ということがマスコミに伝わったのですか？

川原　先ほど述べた、〇三年九月に家庭裁判所が審判の要旨を発表し強制措置の許可が出た時点です。偏見につながるからあえて触れないのだと私は思っていたのですけれど、それも理由の一つかもしれませんが、どうも違うようです。要旨には、「パニック」を起こすとか、対人関係の共感性が乏しいとか、それがどういうことなのか記者たちにピンとこないから、扱おうとしなかったのかなあという気がしています。

石川　定型発達児の非行少年を想定した、つまりは無知から出発した理解だったということではないのでしょうか。ピンとこないから扱おうとしないのではと、先生はいつ気付かれたのですか？

川原　昨年九月二十二日に三度目の一年間強制措置を許可する決定に基づいて記者発表したときです。少年はもともと能力の個人内差があって、その差を埋めるためにいろいろなプログラムが用意されていて、とても少年は頑張っているということを述べました。すると一気に「それが贖罪教育と何の関係があるのか！」「何の意味があるのだ！」と。私は攻撃されたように感じ、これが、いわゆる社会の理解レベルなのかと傷つきました。

石川　「関係があるのか！」「意味もない！」と攻撃するというのは、あまりにも中立性を欠いた姿勢ですよね。むしろ、児童相談所と家庭裁判所の発表をそれぞれの立場だとして同等に評価し、読者にそのズレについて考えさせるのが望ましい情報提供の在り方ではないでしょうか。広汎性発達障害の部分でなく、非行少年の部分と捉えた方が追体験でき、変化を理解しやすいということなのでしょうね。「自分のコミュニケーションの不備を自覚した」とか「不器用を克服しつつある」という一見更生とは無関係な療育上の変化が「事件についての反省」に繋がる過程であるという理解はできないのでしょう。ですから発達障害であるとした場合でも、劣悪な家族環境や学校と保護者の相互不理解のもとで悪影響を被るとんでもないことを起こす発達障害なのだと、「自分たちが分かる」因果関係がつくられてしまう。

　私自身も、最初の記事では少年がしたことが周囲からすれば「晴天の霹靂」のごとく報じられていたものが、虐待を疑わせるほどの親子関係のせいでという方向に発展していくことに疑問を持ちつつも、取材特集などで段々断片的に予兆や裏付けのように見える証言や解釈が出現し、思わずなるほどと引き込まれるという体験をしていたのが、今日になってやはりおかしいと確信できたのです。

村田　確かに新聞はそのような流れになっていましたね。よくよく調べてみたら悪い子、ひどい親だったというふうに仕上げられていますね。

石川　段々にということですよ。最初は普通の子、よくできる子で「晴天の霹靂」という報道で市井の不安は随分と高まったのだと思います。そして発達障害の子どもというドンデン返しで読者は安堵する。アスペルガー症候群はラベルだけ残って中身は手品のごとく消え、いつの間にか「殺人」が入っている瓶に貼られているということですね。

村田　裁判所の強制的措置ということで一件落着してしまったということですね。

石川　結局、そんな風に一件落着してしまうと、こういう事件が起きてアスペルガー症候群と診断されたことはレッテルだけに終わり、臨床場面や教育現場との繋がりを断たれてしまう。性的偏倚とこだわりとの境界はどこなのか、殺人を招来した衝動はかんしゃく（日本語で言う「パニック」）とどこでどう区別したらいいのかと、アスペルガー症候群の症候におけるひとつのありかたを考えていくだけでも有用なのに、事例として臨床や教育に生かせるのに、殺人をした主体とアスペルガー症候群は切り離されてしまって、アスペルガー症候群を抱える人々に「少年はアスペルガー症候群というだけの魔物だ」とか、「同じアスペルガー症候群でもあの子は悪玉、うちの子は善玉」という、つかのまの安堵と差別意識を与えるだけに終わる。私たち専門家が「晴天の霹靂」から出発して、教育・医療・地域システムを考え直そうとする努力に結び付いていかなければ、事件の顚末がますます虚しいものに見えてしまいますよね。

贖罪過程での少年

石川　どうしてこのような事件が起き続けるのかということについて、先生のお立場からはどうですか？

川原　最近少年事件が続いていて、なぜなのだろうと私はよく考えるのですけれども、養育論だけでも片付けられない。脳の発達だけでも説明がつかない。食べる物とか食べ方とか、環境ホルモン[15]とか、母体の脆弱さだとか、いろいろなものが複合的に絡み合った結果なのではないかと思うのです。

だから、もっと社会全体でみていかないと。たまたま長崎で起こっただけなのだと、私は思うのです。今回、記者会見でも最後に、「なぜ事件が起きたのか」聞かれ、私は「分かりません。分かりたいと思う」。でも、「少年自身も分かってないかもしれません」と言いました。正直な気持ちでした。

村田　恐らくそうでしょうね。

川原　子どもの衝動は大なり小なり誰にもあって、それにストップがかかるかどうかということが問題なのであり、そこに脳の理論を出されると分からなくなるのです。前頭前野[16]の問題だけで片付けられるものでしょうか？　我々だって、殺したいほど憎いという相手が、誰しも一生に一人や二人いますよね。だけど実際に殺すまでには至らない。人を殺すまでには、多分、ハードルがいっぱいあるのではないかと思うのですよ。だけど、たまたまそういう沢山のハードルが何かのときに取れたら、誰でも人を殺すことがあるのかなと。アスペルガー症候群の子どもに続発している殺人事件も、たまたまそのハードルが何かの時点でガタガタと崩れたためにやってしまったということなのか、崩れることと特性とが関係があるのか、それとも別の理由があるのか？　何で行為に至ったのか……私自身もよく分からない。

石川　殺人というものには、衝動の結果ではなくても、条件さえ整えばごく平均的な人間が計画的に簡単に入ってしまえる世界もあるかもしれませんね。たとえば戦争でお墨付きをもらうとか、それが正しい任務だと認識すれば、確信犯[17]として頑張ってしまうのではないでしょうか。また、学生時代に犯罪者まがいのことをしていた人が、会社に就職したら危ない面がなくなって、会社が倒産したら犯罪に走るということもある。だから、常識的な生き方を強いられるとか、人間性を求められる社会で認められようとすれば、衝動を内に秘めた人間でも殺人に至らないよう予防するハードルが日を追う毎に高くなっていく、ということはじゅうぶん想定できることです。
広汎性発達障害の場合、そういう世俗の利害や人間関係、つまりは浮き世のしがらみが子どもの時代から既に希薄で、ハードルにならないというこじつけをマスコミに持ち出されるのが怖いですね。もちろん、広汎性発達障害を抱えていると、文化の影響を字義通りに受けてしまうという危険性は高いと思います。村田先生が書いておられたように「子どもが異様な心理と些細な動機で大それた犯罪行為をする」文化が現代では日常的なのでしょうか？

村田　ＮＨＫ特集で〇五年の八月でしたか「普通の子どもも平気で殺すような時代になってきたような気がする」という内容の番組を組んでいました。長崎市のある小学校の教諭が出て来られて、良いことを言われましたね。今の子どもたちのほとんどは「死んだって生き返ってくるのだ」と思っていて、家庭でお母さんから「死んだらもう返らないのだよ」と言われても「いや、死んだって生き返るよ」と応じるのだと。一般の子どもたちの中で、殺すことへの閾値が下がってきているのは確かだ、病気の子どもでなくて普通の子どもも些細な動機で殺す時代になってきた、というような特集でしたけれど。

石川　逆に言えば、子どもは殺さないという通念がある、もしくはあったということですね。

村田　私も子どもは殺さないと思っていたのですけれど、大正大学の滝川一廣さんなんかは、昔からあったと言う。

石川　一九六九年に川崎のサレジオ学園で男子生徒が同級生の首を斬って殺したという記事は鮮明に記憶していまして、ただ、中学生と思っていたのですが調べてみると高校生で子どもではなかった。インターネットで検索すると、四歳の子どもが玩具の取り合いから同じ年の女の子を砂場の穴に落とし砂をかぶせて窒息死させたのが最年少で、小学生になると四年生の女子が友達を十三階から突き落とすなど、頻度は低いかもしれませんが、割と多い嬰児殺し以外の殺人も起きてはいるようですね。

村田　滝川さんは、子どもが殺したという事件をよく調べていて……。だから今更騒ぐなということだそうですけれども。

石川　滝川先生一流の洒脱な毒舌で、「ゲーム脳」[18]とか「自閉症はテレビでつくられる」[19]とか、私の表現でいうと精神分析的脳科学といった珍説を皮肉っておられるのでしょうね。現代ならではの病理と少年事件とを安易に短絡させる風潮を戒めてということでしょうね。

川原　命の大切さとか道徳教育とか倫理教育だけで補えないものがあるような気がするのです。脳の科学として解明するだけでも限界があり、結論が出なくて、頭が痛くなります。横軸に身体の発達（身体能）があるとしたら、縦軸に精神発達という認知の発達（認知能）があって、それがちょうど年齢相応だったときに一〇〇として、定型発達としますよね。もう一方に社会性の発達（社会能）みたいなものがあって、もっと立体的に子どもの発達というのをみて、社会性の発達を含めたところで年齢相応になったときに、初めて、私たちがいう社会的動物としての人間の「こころ」が生まれるのかなと思います。認知能がすべてという問題ではないような気がします。

石川　高機能の広汎性障害の子どもに対して私たちは治療として、可能な限り「告知」を試みます。診断名を告げるとか、「平均的な脳でなく個性的な脳だよ」と伝えるだけの簡単なものではありません。知的にもっともっと劣っている子どもでも自然に身に付いていく「世の中の仕組み」への理解を知性のチャンネルで習得してもらうということですが、実例を挙げてコミュニケーションの特異性を指摘しながら、一般理解との齟齬を分かってもらうという高度な告知ができれば、障害は不治としてもかなり世界観が変化し行動も修正されると期待してのことです。それを川原先生たちは少年にやっておられるわけで、少年が自分の障害を葛藤という形で初めて意識できるようになったのは、川原先生が記者たちに腹を立てるほど、施設も少年自身も共にかなり労力を要する療育を積んできている証拠ですよね。

本当はウサギが欲しかった花子さん

石川　村田先生のエッセイにウサギの話が出てきますでしょう。

川原　どんな話ですか？

石川　村田先生は、ある日、高学年の、知能が低くはない、自閉症の二人にハッペの課題を試みました。[20]「花子はウサギが好きです。今度の誕生日には、ウサギが欲しいなあと両親に漏らしていました。とうとう誕生日がやってきました。両親から重い箱をもらいました。ところが開けてみると、期待していたウサギではなく、古い百科事典でした。しかし、花子は『お父さん、お母さんありがとう。これこそ、私が欲しいと思っていたものよ』と言いました。では、質問です。花子は本当にそう思っていたのでしょうか？　また、なぜそのようなお礼を言ったのでしょうか？」と。すると、二人による答は同じようなもので。「本当にそう思ってお礼を言った、なぜなら百科事典にはウサギのことがいっぱい載っているから」と。エッセイでの先生の主張はそこから始まります。

自閉症の人々によるそのような解答は「私たちが考えつかないような着想」であるとしたうえで、次のように問題を提起しておられます。「花子とウサギの課題が、『心の理論』をみるのに適切だとしたら、自閉症は「心の理論」がない人々といえましょう。しかし、嫌味を言った、皮肉を言った、と答える者よりも、事典にはウサギのことが書いてあるからありがとうという子どもが、人間として不適切な、不都合な発達をしていると言えるでしょうか」と。

そして最後に、「そんな着想ができる自閉症に限りない愛情、そして人間としての尊厳を覚え、ともに暮らしたい、ともに生きたいと願うような周囲であれば、そのような生活環境を持てた自閉症は、ますます素朴に、健気に、世俗的になることなく生きていくであろう」と。

川原　良いお話ですね。

石川　私も高機能の広汎性発達障害を抱えた子どもにハッペの課題をしてみたら、「本心です。百科事典にはウサギがたくさん出てくるから」という解答が確かに多かったので驚きました。アスペルガー症候群の場合、正解は多いです。

その中で、小学生なのですけれど、「本心ではない」と正解だったので、理由を訊いたら「何月何日に見たどういうテレビドラマの中で、欲しくないものをもらって、お上手を言ったという場面があって、それと同じだから、花子さんもプレゼントをくれたお母さんのことを考えて言ったのでしょう」と説明しました。語彙は豊富で抑揚なく喋るお子さんです。かなりの田舎で親戚に囲まれて手厚い保護を受けながら過ごしています。周りは子どもの頃から互いに知っている同級生ばかりでいじめられることはこれまでありませんでした。それでも、彼が突然大声で言ったりする内容が他の子どもからすると不気味で引いてしまう話だったりするので、少しずつクラスから浮きつつあります。自分の言動がそんなふうに周りに伝わっていることについてはもちろん自覚していません。それでも周りは子どもの頃から互いに知っている同級生ばかりで、そういう言動を彼らしいと受け止めています。しかしこの長閑な小学校も過疎化対策によって、別地域の学校と合併する日が目前に迫っています。

つまり、現代では「ますます素朴に、健気に、世俗的になることなく生きていく」生活環境というと、偶然に存在しない限り絢いような気もしますね。これから彼に告知をしていくのですけれども、今の生活環境に代わるものを治療で提供できるのかということになると、私たちの並大抵な努力では難しいのではないかという感じがします。

村田　少年の場合は、治療環境によってしか変えられない気がします。

石川　なぜウサギの話を切り出したか説明しておきます。事件の経過でいうとスタートの時点、たまたま全国放送のニュース番組を見たら、顔馴染みの川原先生が出て来られてびっくりしたのでよく記憶しているのですが、もちろんアスペルガー症候群だとかはまだ何も分かっていない時でした。インタビューに出られ、「子どもが子どもを殺めた」、「被害者も加害者も子どもなのですよ」と泣いておられた。

今日、川原先生からここまでのお話をお聞きして、そのインタビューのときからずっと一貫して、子どもをいたわる立場、子どもの気持ちを分かろうとする姿勢でおられることにあらためて感動いたしました。村田先生がおっしゃるように、相手を大事にして、相手のことを思って発言して、気持ちを聞いて、お互いに言葉の意味を確かめ合う。原初的な一対一の接触を川原先生中心にしておられて、少年は確かに良くなってきているのではないか。少なくとも、その姿勢には「広汎性発達障害だから気持ちは通じないよ」という気持ちが微塵だにない。悲惨な事件による引き合わせなのだけれども、少なくとも少年にとっては良い出会いであったのだと思うのです。

アスペルガーの教え

石川 不勉強なため、最近になってアスペルガーの原著に初めて接したわけですが、行間に滲み出る子どもへの姿勢に打たれ、まず思い出したのが村田先生のウサギのエッセイでした。

村田 ハンス・アスペルガーは、こういう子どもたちを記載した時、愛情をもってきめ細かく、根気良く関わっていると変わっていく、社会生活ができるようになる、変わり者ではあるけれど、そこまでは伸びていく、そのためには治療教育の環境に置くことから始めないといけないと言っています。

石川 カナーの姿勢とはかなり異なるわけですね。

村田 カナーはもっと絶望的というか、自閉になることで安定した状態なのだから、それを揺り動かしたら大変なことなのだ、いじらない方がいいという立場ですから、同じような症例を扱ってはいても随分と違いますね。カナーもアスペルガーとほぼ似たような時期にああいう特異な子どもたちを見つけたのですけれども、カナーは、皆が当てはめてみて分かりやすいよう箇条書き式にした診断基準、つまり今のDSMの基礎みたいなものを提唱したのです。

それに対して、アスペルガーは、二歳になった頃から少し異常が出てきて、二歳、三歳で手に負えないくらいだけれど、治療的な関わりの中で、あるいは一緒に生活しながらじっくりみていくと、やはり基本的に共感性の喪失がある、関係性がとれない、病気なのだと、ジワッと分かってきて、治療をしていく段階で、おかしいことを述べたり、同性愛的なことや性的ないたずらをしたり、男同士で強姦したりといったエピソードがみられる姿を、ひたすら描写しています。DSM式の、体系的な診断は嫌っているのです。

言葉は急に伸びてくるけれども、とんでもないことを時々口に出す。七歳の子どもが「ナイフがあったら母ちゃんの心臓を突き刺してみたい。血がドクドク出て凄いだろうな」と言ったというようなことを書いていますよ。アスペルガーとしては、そういう逸脱も周囲が一生懸命関われば治っていくし、社会適応もできると言いたかったのでしょうねえ。

石川 報道の影響が実に悲惨だというのは、確かに事件になる可能性のあるケースは学校訪問や外来診療で稀には出会うのだけれども、まったく事件の萌芽もないようなケースに「心臓を突き刺す」「血がドクドク」と何の逡巡もなく平然と口にする子どもが結構たくさん居るからです。そういう子たちの保護者が肩身の狭い思いをしているということです。バーチャル・リアリティをリアリティと混同するまでいかなくても、言葉とリアリティが同じように伝わってしまうことがコントロールできていない。そのままの言葉で包み隠さず表現することでしか印象を表現できない、しかもそれが周囲にどう受け取られているかという視点を欠くので、定型発達を遂げた子どもなら誰しもこころに抱き、でもここで言ってしまっては不味いなと誰から教わることもなく自覚してブレーキをかける思いや気付きがなく、そのまま口から言葉になって出てしまうのです。

幼稚園児では母親とレジで並んでいて肥満の婦人が隣りにいると「母さん、このおばちゃん本当にデブだね」。小学生では、離婚してから母子で暮らしている子どもが母親に「捨てられた女は二度と結婚するな」と。可愛がってくれた祖父の骨を、母親と箸で拾った話をして、担任に「どんな気持ちでしたか?」と問われて「ゾクゾクした」というので、周りが引いてしまう。中学生だとヤンキーに絡まれ「顔を貸せ」と言われ、顔の皮膜を引っぱがして渡すという想像をして「どうやって顔を剝いたらいいの?」と真顔で質問して、馬鹿にされたと思い込んだヤンキーに袋だたきに遭う。

こんなこと段々分かるだろう、ふざけて言っているのだと勝手に解釈して保護者も教諭も懇切丁寧に説明してくれないので、少しもそういう言葉は変わっていかない。そのうち、報道があって「骨をゾクゾクしたというような奴が事件を起こす」ということになってしまう。幾度も言いますが、アスペルガー症候群の子どもは、たとえば自分をいじめるクラスメートたちに「敵だ敵だ殺してやる」と日常的に広言しているのです。「心臓を突き刺す」「血がドクドク」のような過激な物言いをする子どもは少なくありません。家庭裁判所の中途半端な発表や報道の憶測による物語が恐いのは、そのような言葉を、アスペルガー症候群ではないまわりの大人や子どもが皮肉にも「字義通り」受け取るようになる方向に加担することでしょうね。川原先生が少年に感じておられたり、村田先生がエッセイで「人間として不適切な、不都合な発達をしていると言え」ないと断言される素朴さ、けなげさが事件に結びつけられてしまうのです。

村田　だから、アスペルガーは、環境をいったん仕切り直して治療教育の中に置くことから始めるわけです。

石川　現在の国際分類でも、アスペルガーという名称は用いられているわけですが、項目を読んでも、アスペルガーのそのような姿勢は薄れてしまっていて背景に浮かんできませんよね。村田先生がおっしゃるように、アスペルガーの姿勢が体系的な診断には馴染まないということなのですね。つまり、「アスペルガー障害」や「アスペルガー症候群」という診断システムには、アスペルガーが記載した、関わりの中で診断していく部分、あるいは異常性だけを取り出さないで優れた資質とペアとして全体像を捉える視点が欠けているわけです。

村田先生も、ウサギのエッセイの後の方で、生活環境のことに言及されておられましたけれども、多くの保護者の方々が、おそらくは少年のご両親も、自分たちだって愛情を持って一生懸命なのですとおっしゃる、そういう円満な生活環境だけでもまだ足りないということが、今日の話の中で段々と分かってきました。日本で誤解されたような、放任するということでもない。アスペルガーにとっての良い生活環境は治療教育のことで、その治療教育は一面ではすごく厳しいものがある。一定の、枠のある、並大抵ではない努力のもとに行われる子どもへの、意識的にしていかなければならない接し方ということなのでしょうか？

村田　そうですね。アスペルガーは、そのためには七歳頃から始めないと、ということで、小児科病棟で一生懸命取り組んで成果を上げたわけですよ。

石川　保護者に「愛情をもってきめ細かく、根気良く」と指導することを一方でしながら、専門家が治療として行うということなのですね。

村田　つまりは、今、川原先生がおっしゃっているような接し方をしさえすれば、子どもは変わるということをアスペルガーは最も言いたかったのでしょうね。

それに対して、現在の、マスコミレベルでのアスペルガー症候群への理解は、かつてアスペルガーがこの障害、こういう子どもたちを見つけて訴えた意図から離れ過ぎてしまっています。先に話したように、治療教育という枠の中で一生懸命愛情と根気で関わることで、もっと社会的に自立できるのだということを方法論として、アスペルガーは繰り返し述べていますが、ずいぶん良くなる疾患だということをまずは理解すべきではないでしょうか。……今こそアスペルガー的な態度が要請されるのではないかなと思うのですけれど。

石川　積極的に介入することが必要で、そのままにしておくと、あまりにも素朴だから、今のバーチャル・リアリティ、ゲームの殺し合いとか、ああいうのをバーチャルというふうに取れないようになってしまう瞬間もあり得るわけですね。

村田　バーチャル・リアリティを仮想でなく、もうひとつの現実として捉えてしまいやすい部分、そこをやはり矯正してあげないといけませんね。それが、そのあと社会に適応できるかどうかという重要なところだから。良い所をいっぱい持っていても、逸脱して悪いことをするところだけ残るということになってしまいますからね。

石川　アスペルガーはかなり早くから日本に紹介され、訳本まで出ているのですが、昨今は国際分類の名前にあるから知ったという若い人が多いですね。

村田　アスペルガーは一九六六年に日本児童精神医学会に呼ばれ、特別講演をしています。その時、自閉症にはカナー型と、アスペルガー型があり、アスペルガー型は軽症。六歳になると、どちらかの型に分かれ、それぞれで治療的接近の方法が違う、というようなことを述べているのですね。しかし、日本では、その説が受け入れられないばかりか、平井先生はアスペルガーの言うのが自閉症だ、それに対して牧田先生がカナーの主張こそすべてだと、矮小な論争に終わってしまったのです。それから二十五年も経って、ウィングさんなんかがアスペルガーを再発見するというようなことがあって、やがてアスペルガーの名前がＩＣＤとかＤＳＭに取り入れられた。

もっと、その時、アスペルガーが講演した趣意をそのまま素直に評価していれば、日本は自閉症領域では最先端の国になったと思うのですけれどもね。ウィングさんがお墨付けしたのを逆輸入して、国際的にはまた後ろに並ぶようなことになってしまっている訳ですよ。

石川　ウィング自体のアスペルガーの再評価というのは、いま村田先生がおっしゃったようなアスペルガーの治療的な面というか、そこに着目してというわけではないですよね。

村田　高機能を自閉症から区別したということで、アスペルガーの報告を評価したということですね。ただの、ロウＩＱ、ハイＩＱの問題だけです。

石川　だからウィングは、アスペルガーに留まることなく簡単にアスペルガーを通り越して、見方によっては現実的ではないファンタジーのような、自[21]閉症スペクトラム障害説に飛躍してしまうということになるわけですね。

村田　そうだと思います。今の日本も自閉症の研究家はたくさんいらっしゃって、皆さん良いことをおっしゃっているのでしょうけれど、何かインティグレートしませんね。精神科と小児科もそうだし、最近では、[22]ＴＥＡＣＣＨと、東海大学の小林隆治さんや京都大学の鯨岡峻さんの関係発達臨床との関係もそうだし……障害をもった子どもたちを慈しんで育てる仕事なのですからと、思うのですけれど。

石川　障害をもった子どもたちを慈しんで育てる仕事。そういう点では川原先生の悩みというのはまさに原点ですよね。

村田　行政のトップがヒューマニティをもって、優しさで接してくださるというのは勇気を与えられます。

川原　私は悩み続けないといけないのですかね。また、少年の話に戻るのですが、よほど環境を整えてやらないと、生きていけない。一方で種元駿君のことを思うと、胸が張り裂けそうになるのですけれども、加害少年が一生懸命に生きているさまをみると、事件を忘れさせるものをもっています。それは、何なのでしょう。他の犯罪少年とは違う。だからそこでやはり、アスペルガー症候群かなと思うのです。そして、親から大切に育てられたからではないかとつくづく感じます。

石川　定型発達を遂げている子どももとも、いわゆる重症なカナー・タイプの子どもとも違う、対人技術が空回りしているのに人なつこい、まさにアスペルガーが愛したと同じ感触を抱かせる子どもだと思いますよ。

川原　そして、アスペルガー症候群かなと思うと、ではなぜやったのだ、という原点へまた戻ってしまう。衝動とかこだわりとかがあるうえに、たまたま条件が揃ったからということで、はずみでああいうことになってやってしまったとも思うのですけれども。どんなに良いものを持っていても、感情の深いレベルで私たちと共通のいろいろなものが備わっていても、表現として相手に伝えられることができなければ、世の中には通じない。

記者会見の時にしみじみ思いました。報道から問われたのはそれでした。説明しても説明しても記者には分かってもらえない。対峙してしまうというか。この子は「周りに理解してもらえないなあ」という思いがよく分かりましたね。

表出レベルをもう少し細やかに、感情レベルのものを僅かずつでも言語化できるようにしてあげると、もっと楽になり、対人関係もうまくいくのでしょうけれど。今のままではやはり誤解されてしまいますもの。

石川　今、「加害者ばかりで被害者を大事にしない」という風潮もあって、加害者が発達障害を抱えていれば療育も更生の一部分であるはずなのに、療育の話を記者たちに切り出すと「更生されていない」とかき消されてしまうわけですね。被害者、加害者という問題ではなく、何度も繰り返しているのだけれども、少年の中でアスペルガー症候群と犯罪行為とがどこでどう絡み合っているのか、事件を治療や療育にいかに繋げていけるのか、ということを臨床家がマスコミに明らかにしていく義務がある。このことは被害に遭われたお子さんのお父さん種元さんが言っておられることにも一脈通じると思います。背景にある事実を社会に知ってもらいたいというお気持ちなのですよね。

川原　いつも被害児側には直接何もで

きず、加害少年側をサポートする立場の痛みを抱えていかないといけない。それがきついですね。
石川 お気持ちを察すると涙が出ます。事件に懸命に取り組まれておられるのを知ったとき、私は、川原先生を村田先生に無性に会わせたくなりましてね。ウサギの話も紹介したかったのです。片や加害少年との取り組み、片や日常診療のエッセイなのですが同じ姿勢を感じたのです。今日の話が進むにつれ、その姿勢はアスペルガー自身にも繋がっていくということが分かりましたし、ただ原本を繙いただけでまったく理解していなかった、アスペルガーの子どもへの思いが、対象が発達障害であることを超えた、原初的な治療技法であるとお二人に教えて頂いた次第です。

村田先生から「川原先生がおっしゃっているような接し方」とご指摘を受けて気付いたのですが、現在少年に対してなされているプログラムはアスペルガーの方式に近いものがあるのだと思います。いま、国家的規模で特殊な環境に置かれているから、少年にはそういう機会が与えられているわけで、普通の生活を送っていたのでは、日常に埋没するというか、自分の表現した言葉を相手がどう解釈したかということを聞かせてもらえる機会などなく、施設で起きているような変化はありえなかったのではと考えています。そして、長年にわたって発達障害の臨床に携わって来られた川原先生が、今回、記者の対応に落胆されたということは、現在の更生方法はそれなりに適切であるとどこかで確信されているからだと思います。

▨システムを変えるバネに
――五歳児健診の必要性

石川 最後に、この事件をアスペルガー症候群の臨床に活かすという、いわば本日の総括をしておきたいと思います。
村田 こういう不幸な事件が、ある意味では日本の発達・福祉行政の欠陥が露呈する契機にもなるわけです。マスコミの論評が事件を個人の病理に還元して攻撃するような方向ではなく、もっと発達・福祉行政の欠陥について提言するようであってほしいですね。

私たちに与えた教訓ということであれば、二度とこういう事態に陥らないよう、小学校一年や二年に関わる教諭の方々が、多くの研修を受けられて、不器用で少しちぐはぐな所がある子を見出し、性教育とか、児童相談とか、定期的訪問に乗せないといけないということでしょうねえ。そういうお子さんは必ずおられるはずですよ。そのことをマスコミが言ってくれると良いのですけれど、全然そういう意識はもっていただけないですよね。
川原 それと、乳幼児期から就学まで、母子保健でずっとフォローしていますが、就学時にそのデータがそこで終わってしまうという問題も大きいです。両者を繋ごうとして、今一生懸命システムを作っているところではあります。

石川　三歳児健診で終わってしまって、いきなり小学校ですからね。

村田　三歳児健診でアスペルガー症候群が引っかかるというのはなかなか難しいですよね。僕も四年間、福岡県糸島郡というところの三歳児健診を手伝ってきたのですけれど。

川原　よほど重い自閉症とか知的障害は、一歳六ヵ月健診・三歳児健診でフォローされますけれども、アスペルガー症候群の場合、言葉の遅れはありませんものね。だから五歳児健診の試みが必要だと思います。

石川　就学前にでも本格的なものをすれば良いのでしょうが、子どもが五歳以上になると、薄々問題があることに気付いている保護者が「障害児」と診断されるのをとても嫌がり健診を拒否する可能性があります。ひとつには「通常の学級に入れないのではないか」と思うからです。実際には、特殊学級へ行くか通常の学級に行くかは親の希望次第だし、特別支援教育体制のもとでは通常の学級に在籍して特殊学級に通級することもできるわけで、メニューはこれからはいくつかに増えてきて、保護者も今よりは受け入れると思うのですけどね。

村田　ニュージーランドのダニディン[23]という人口一七、八万人の町かな、二歳健診の後も、四歳、七歳、九歳、二十一歳までやるのです。そして、二歳の時に受けた子の九三パーセントくらい二十一歳まで来るのです。それでずっとフィードバックして、三歳の時のこのデータが危ないとか、二十一歳の時自殺する人、アディクション[24]になる人の幼児期はどうだったか、整合性がとれているのですね。日本の三歳児健診は、世界一優秀だって言いますでしょう。それがどうしてそれを小学校で活用できないのか。そのことを保健所の医師にお話ししたら、三歳児健診のデータを小学校に渡すと個人情報保護法に引っ掛かるから、とおっしゃるのですよ。

石川　外来でもレッテルを貼られるのを危惧して、学校には知らせず専門機関にまずというケースは多いですね。最初にお話ししたように、事件があると少なからぬ保護者が家の子は大丈夫かということでいらっしゃる。「犯罪をおかす場合はごく少数です」という言い訳めいた文言は反復できません。治療費を払って来られている方々に専門家として伝えることは、「どういう場合は可能性が出てくるので私どもも支援しますからそういう方向に行かないよう頑張っていきましょう」という具体的な言葉ではないかと思うのです。

　それと、健診だけではなく、教育現場でのコミュニケーション能力のチェックがもっと行われるべきだと思います。「みんなとうまくやる」という前向きの指導はあると思いますが、今日のお話の中で出た、「言葉として言語化すると何か自分が思っていることと違うものになってしまう」というような部分を早くから発見するような姿勢が必要です。指導以前のチェック体制がなく、誰でも時期がくれば人並みのことができるようになるという目で教育者が子どもを見るようなところこそ問題とされるべきだと思います。施設でも、言葉を出すことを優先して、子どもの身体をくすぐって発語だけ促進し、対人関係の問題には関心のない所すらあるのです。

アスペルガー症候群の子どもによくある「適当にやっておいてね」など日本語特有の曖昧さへの受容の悪さも、知識があれば現場で発見しやすいことだと思います。日本でだと、普通、曖昧でも済んでしまうのは、相手が勝手に解釈してくれるわけで、そういう無構造な世界もアスペルガー症候群の子どもには適応できないのです。

私ども診療と別に月一回、[25]学校医療連絡協議会という集まりを設けていて、そこである教諭から出た話ですが、社会科と理科と一緒になったような、[26]「生活科」ができた頃から、あとでアスペルガー症候群だと分かる、子どもの問題行動が増えたというのです。枠の緩やかな「生活科」ではアスペルガー症候群の子どもは、指示が曖昧な上に日本語の多義性が加わって大変な課題を突き付けられることになり混乱します。熱血漢の先生もそうですね。知識を伝えることと情熱を持つことはアスペルガー症候群の子どもにとっては無関係なのです。「自分流に考えろ」「世の中には答えの出ないこともある」「そんなことは無視してがんばれ」と言われても問いかけ自体がスッと入ってこない。相手がアスペルガー症候群の子どもの場合、論理の破綻した言葉に説得力があると考えないでほしい。自主性を尊重するとか個性を重視するという姿勢の教諭はアスペルガー症候群の子どもの天敵になったりすることがあります。

しかし、考えようによっては「生活科」や熱血漢の先生もテスト刺激として早期発見に利用できる訳で、そういうものと合わないということをキャッチするもうひとつの目が学校側に欲しいと思います。

良いお話がたくさん聞けました。私の好きな京都のイタ飯屋は、イタリアンがこれほど普及する前からの老舗ですが、食べ終わって一息ついていると、こちらは一見に近い客なのに、いつも、「お腹はいっぱいになられましたか？」と声を掛けてくれるのです。美味のひとときのあとでもあり、途轍もない心地よい気分になります。

今、そんな思いがしています。今日私が受けたゆったりとした余裕を明日からの超多忙な診療の中で、アスペルガー症候群を抱えるお子さんやご家族に還元していきたいものだという境地にいます。頑張ってみようと発奮しました。おつきあいの長いベテランのお二人の先生に甘えて、発達障害の世界では自称「大型新人」の私も随分くつろぎ、司会であることを投げ捨て言いたい放題喋りました。

今日は、長時間にわたり本当に有難うございました。

(1)　セカンド・オピニオン
診断や治療方針についての、主治医以外の医師による意見。医師からインフォーム（説明）を受けても、情報も知識もないうえ、治療法の選択肢が多岐にわたりどれがベストか判断に迷い逡巡している、患者や家族にとって、さしあたって利害関係がない別の医師への相談により不安が払拭される場合がある。

(2)　児童自立支援施設
「不良行為をなし、又はなすおそれのある児童及び家庭環境その他環境上の理由により生活指導等を要する児童を入所させ、又は保護者の下から通わせて、個々の児童の状況に応じて必要な指導を行い、その自立を支援し、あわせて退所した者について相談その他の援助を目的とする施設」（児童福祉法四十四条）。各都道府県及び国立の二ヵ所を含み全国に五八ヵ所。一〇人程度の児童を夫婦小舎制の家庭的雰囲気の中で二十四時間起居を共にする処遇を行っている所もある。

(3)　触法少年
刑罰・法令に触れる行為をした十四歳未満の少年。刑法では「十四歳に満たない者の行為は、罰しない」と責任年齢を規定し、処罰対象から除外している。警察は、児童福祉法に基づき児童相談所に通告。児童相談所の判断で家庭裁判所に送致されると、家庭裁判所は、少年審判を行い、児童自立支援施設等への送致などの「保護処分」を行う。

(4)　「教師の経験もある柴田弁護士は（精神鑑定後の）現在も「普通の子」という印象を崩していない」「（事件前は）社会生活に適応し、家庭生活にも異常はなかった……」と述べた（二〇〇三年九月二十日『長崎新聞』）。
弁護士の少年を見る眼も、川原所長と同様、新聞記事や精神鑑定といった、目的を持った「物語」によって動じないので、私には信頼できる。

(5)　「転園、転校、離婚、復縁、溺愛、ゲーム、奇声、情緒不安定、成績優秀、大柄、夫婦喧嘩、ハサミ、性―これらはみなメディアが報じた事件の表層だが、つまりはこの十二歳に似ていなくもない子・孫、生徒、近所の男の子がいたとしても、私たちは「この子に限って……」と祈るしかないわけである。（黒沼克史「十二歳という多面体を解く」：http://www.gks.co.jp/y_2001/sogo/ippan/03082001.html）
少年事件における加害者側と被害者側の著しい不平等を訴える『少年にわが子を殺された親たち』（草思社　二〇〇三）からの引用だが、現代の子どもをめぐるどこにでもあるような環境なのだという問題提起として捉えると、この文章は示唆的だった。

(6)　「パニック」
自閉症のかんしゃくを表す言葉として日本では広く定着しているが、skinship のように、英語にはない日本語英語で、「パニック障害」の場合のように、語源に対応しない。
ちなみに、ブレンダ・スミス・マイルズほか著、冨田真紀監訳（東京書籍）『アスペルガー症候群とパニックへの対処法』の原著名は Asperger Syndrome and Difficult Moments–Practical Solutions for Tantrum, Rage, and Meltdowns 唯一、panic tantrum が自閉症関連の英文にあったが、この panic は「周囲にパニックを引き起こす」という形容詞。

(7)　共生関係
元々は二つの生物が密接な機能的関連を持ちつつ相互に利益を与え合っている状態を示す生物学の用語だが、相互依存的な母子関係の心理的側面を記述するのに転用。

(8)　直線的因果律
ある出来事やある人が、別の行動の原因となる（AがBを引き起こす）、との仮定に基づく連鎖の一部を表現する方法。

(9)　フォリ・ア・ドゥ
二人（組）精神病。精神異常者、特に妄想のみられる患者と親しく生活する人々が、その妄想を信ずるだけでなく、更に感応を起こし、自ら妄想を築いたり幻覚を来したりする伝染現象。

(10)　「少年の「男性性器への異常なこだわりを（精神鑑定では）明記した。……小学校三年生ごろに負った性器のけがから性器に興味を抱き、アスペルガー症候群の特徴である「継続的な強いこだわり」が影響、異常な性嗜好と思春期に伴う性衝動の高まりも相まって性器への関心が変質したとしている。被虐的なマゾヒズムの要素として、自分の性器をトイレの洗剤などで痛めつける行為に及び、加虐的なサディズムの要素として、誘拐殺害事件前の今年四月、同市北部の大型商業施設で別の男児の性器を触るなど強制わいせつ事件を起こしていたことを（精神鑑定では）確認した」（二〇〇三年十二月三日『長崎新聞』）

(11) 児童福祉司と児童心理司

児童福祉法により児童相談所への配置が決められているケースワーカーと心理判定員。臨床心理士などのような民間資格でなく国家資格。福祉司が親子のさまざまな相談に乗ったり、関係者と調整を図り必要な指導を行うのに対して、心理司は親子の心理検査やカウンセリングを通して、こころのケアを担当。虐待問題への対応などでは、両者がペアで問題解決に当たることが推奨されている。

(12) 失行症

動作と行為の乖離、すなわち運動麻痺や失調や付随運動はなく、手足には作業を行う能力があり、意欲や理解はあるのに、上着のボタンを留めたり、靴ひもを結ぶなど、パターンや順序の記憶が必要とされる、意図した動作や指示された動作が行えない状態。頭頂葉または前頭葉の損傷によって起こる。

(13) 微細脳機能不全症候群（ミニマル・ブレイン・ディスファンクション）

当初は微細脳損傷（ミニマル・ブレイン・ダメージ）として北米で登場。MBDとの略語で、一九五〇年代末から小児の精神障害の一カテゴリーとして世界的に流行した。知的障害や粗大神経病学的異常が証明されないが、胎生期・周産期・新生児期に脳に器質的病変を起こしうる可能性のある要因は存在し、行動特徴として、運動過多、衝動性、注意集中時間の短さと転導性、協調運動の拙劣、主に抽象思考における学習困難、情緒の不安定と我慢の欠如などが挙げられる。現在は使われていない。ドイツの幼児脳損傷、北欧のDAMT症候群、日本の軽度発達障害と同様な括りといえる。

(14) 視空間自己身体定位失認

失認とは、ある一つの感覚を介して対象物を認知することができない障害で、その対象物は、通常は外界の物体を指すが空間や身体である場合もある。視（覚性）空間定位失認は、外界の物体の位置の認知が困難か不可能な状態で、何か物品を示してその位置を確認させた後、閉眼させてその物品がある方向を指すよう要請するとそれができない。

(15) 環境ホルモン

生体の成長、生殖や行動に関するホルモンの作用を阻害する性質を持つ化学物質。PCD、DDT、ダイオキシンの他、界面活性剤の成分や樹脂の原料や樹脂の可塑剤など数多くが知られているが、人体への影響が十分に解明されていないだけに脅威を与えている。

(16) 前頭前野

額の後部の前頭葉部分で、人類だけが特に発達している。思考力、学習・記憶力、コミュニケーション能、自制力、自発性を司り、新しい課題に対処しようとする時、学んだものをどう使うか、どの部位で課題を処理するかを判じて、他の部位に委ねる司令塔の役割を果たす。気持ちを抑えて理性的に行動できる源なので、ここが働かないと「キレる」状態を来すと考えられている。

(17) 確信犯

思想犯・政治犯・国事犯のように、道徳的・宗教的・政治的な信念に基づき、自分が行う事は正しいと信じきってなされる違法行為（昨今では「悪いこと、あるいは法律に触れることだと知りながら、意図的にあえてその行為をやってみせる」つまり故意犯の意味としての誤用が多い）。

(18) 「ゲーム脳」

昨今、斎藤環や山本広などの専門家によって論理の破綻や医学常識の欠落を指摘され話題になっている、日本大学文理学部教授森昭夫氏の著書『ゲーム脳の恐怖』での主張。最近では極めてレアな自閉症環境因説であり、「ゲームによる後天的自閉症」という表現が講演で話されたという。実際には両者に何の関連もないようだが文部科学省の「脳科学と教育」研究など、生産的な方向への刺激剤もしくは反面教師としての価値はあるかもしれない。

(19) 「自閉症はテレビでつくられる」

川崎医科大学小児科教授片岡直樹氏による、乳幼児期の長時間にわたるテレビ・ビデオの視聴が自閉症類似もしくはADHD類似の症状を引き起こすという警告に共鳴した医師無量真見氏は、著書『自閉症の意識構造』の中で「空間認識の欠如」をもたらすという観点から自閉症（記載では「自閉症類似症例」）の環境因による発症を論じている。

(20) ハッペの課題

ハッペが開発した「心の理論」（自閉症圏の子どもには他人の思考や感情を想像できない特性があることから、他者には自分とは独立した「心」（思考、感情）があるという理解の有無を検査するテスト）の実験課題。ハッペは、課題遂行時の脳内過程をPETで調べ、アスペルガー症候群では課題処理に用いる部位に特異性があるという結果を導いたことでも有名。

(21) スペクトラム障害説

自閉症のいくつかの下位分類である小児自閉症やアスペルガー症候群などを個別の障害としないで、程度の差だけを有するそれぞれが虹のように繋がった連続帯だと想定して、ウィングが命名した概念を基にした説。日本でほど、海外では浸透しておらず評価もされていない。

(22) TEACCH

自閉症者は言葉での伝達は困難だが、図形で読み取り伝えることは得意なので視覚を利用した方法をとるなどの発見を、療育の工夫として構造化したプログラム。

(23) ダニディン

ニュージーランド南島にある、海に面した坂の多い美しい都市。

(24) アディクション

嗜癖。アルコール、ギャンブルなど物質や行為に対する制御不能の心理的および身体的な常習性の依存。

(25) 学校医療連絡協議会

子どもと家族・こころの診療部の前身である香川医科大学児童思春期医学講座では、ADHDの症状が「退屈な授業」に誘発されて出現することから、学校の様子を観察しないで治療をする従来の慣習に疑問を持ち、リタリン投与前後に精神科医・小児科医のチームがボランティアとして学校訪問を重ねた。そのような活動の中で出来上がった、関心の高い教諭と医療スタッフとのパイプはやがてADHD学校医療連絡協議会となり、数年間、病院と教育現場との情報交換の場として機能した。ADHDの子どもの暴力に遭っている別の子どもの母親が相談のため参加するなど、外来ではお目にかかることのない状況への問題解決もそこでは模索された。二〇〇四年十月に香川大学医学部附属病院に子どもと家族・こころの診療部が設置されたのちは、第二水曜日十九時半から約二時間、外来を開放して、学校医療連絡協議会として継続。ADHDに限らず、軽度発達障害に関する問題で外来受診に導入できない事例の相談窓口を兼ね、医療スタッフと教諭を中心に家庭裁判所調査官から患者家族まで幅広い層の参加者を得て、毎月のように熱い討論が繰り広げられている。

(26) 生活科

比較的歴史が浅い、小学校で取り入れられている授業様式で、たとえば「秋となかよし」という単元の意図は、次のように書かれている。「ひとり一人に五感を使って秋を楽しむ活動を十分に味わわせ、それなりの秋の感じ取り方を大切にすることで、思いが深まり秋の良さに気付くことができると考える。そのために秋探検を繰り返し行い……自分だけの秋を見つけた喜びや友達の見つけた秋の良さを実感し、四季の変化や自然の素晴らしさに気付き、表現できる感性豊かな子を育てたい」。

臨床的にはその緩い枠や抽象性・曖昧性が広汎性発達障害を抱えた子どもを混乱させる契機となる。

（注：石川元）

＊川原ゆかり先生は、現在、長崎短期大学にご勤務です。

あとがき

石川　元

　筆者が編集し、二〇〇六年三、四月に刊行の『現代のエスプリ・アスペルガー症候群を究めるI、II』は、昨今のMOOKでは珍しく、完売になった。その後も照会が絶えないので、是非とも書籍にしたいと至文堂編集部から話があったとき、考えた。この人気が単に世相の「アスペルガー症候群」流行りを反映しただけでないとしたら、と。類書とは違う点。それは、研究、臨床、教育、事件、大人・子どもを同等に取り上げたことだ。自閉症スペクトラムの一部として捉え、子どもへの援助に絞った、似通った本ばかりが目に付く。これまでの歴史は一方向に固定され、なぜアスペルガー症候群でなければならないかを考える不協和音を成す情報が、読者にそのまま提供されていないようにみえる。

　書籍にする段階で、こうした傾向を更に色濃くと、心掛けた。再編集するだけでなく、新たな原稿も依頼（桐田論文など）。さらに不十分だった「歴史」は、我が身をむち打ち書き下ろすことにした。そこで欲を出し、我が国ではほとんど紹介のないヨーロッパ大陸の豊富な文献に手を付け始め、即座に二の矢をつがえたい書肆の期待を大きく裏切ることになった。MOOKを買いそびれ書籍を鶴首された読者には、この場を借りて深くお詫び申し上げたい。

　子どもを「自閉」と最初に表現したのはカナーでなくその五年前の、アスペルガーだという（日本で印刷になるのは本書が初めての）事実に直面したとき、今なぜ、広汎性発達障害でも自閉症スペクトラム障害でもなく、アスペルガー症候群でなければならないのか、という地平が見えた気がした。アスペルガーの仕事は、アーリア人対ユダヤ人の角逐が絡むためか、戦後も、英米主導の自閉症研究の中では隠蔽され続けた。「発掘」された暁にはスピリットを抜かれていた。現代日本も、英米の轍を踏んでから既に久しい。

「アスペルガー症候群」の呼称を最初に英語で提示したのはボス（一九七〇）であるが、八〇年代に入り「自閉」の子どもが統合失調症ではないというのが定説になった頃からアスペルガーの業績はヨーロッパ大陸以外でも注目され始めた。やがて国際分類にも組み込まれたものの、アスペルガーのアスペルガーたる真髄、人格障害説はまだまだ軽視されている。日本では「アスペっぽい」という巷の言葉の中で辛うじて棲息しているに留まる。臨床家の立場からすれば、特に大人のアスペルガー症候群に取り組む際、発達障害だけでなく、人格障害（変わり種）という捉え方は不可欠だと思う。

　とはいえ、本書には、編者の偏りに毒されてはいない、さまざまなお立場から、第一人者が玉稿を寄せられている。アスペルガー症候群とは何かは、今まさに繙かんとする読者の判断に委ねられているのだ。

〔編者略歴〕
石川　元（いしかわ・げん）
1948年名古屋市生まれ。
1976年東京慈恵会医科大学卒。児童精神科医。浜松医科大学附属病院医長在任中、描画療法と家族療法の普及に貢献し学会を設立。その後、米国国立精神保健研究所招聘研究員を経て、現在、香川大学医学部附属病院子どもと家族・こころの診療部教授。

アスペルガー症候群 歴史と現場から究める

平成19年10月10日発行

編者　石川　元

発行所　至文堂
東京都新宿区西五軒町４－２
03(3268)2441(代)

発行者　川上　潤

印刷　電算印刷

ISBN978-4-7843-0266-6